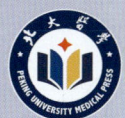

"十四五"高等职业教育专科校院合作"双元"规划教材

供医学检验技术及相关专业用

人体解剖与生理

主　编　郭新庆　宋　宇　付海荣
副主编　尹史帝　张宏亮　王　琳　田荆华
编　委（按姓名汉语拼音排序）

白昕雨（四川中医药高等专科学校）	热米拉·阿不来提（新疆维吾尔医学专科学校）
布海力切木·依明艾力（新疆维吾尔医学专科学校）	师淑君（山东中医药高等专科学校）
陈　文（菏泽医学专科学校）	宋　宇（长春医学高等专科学校）
方安宁（安徽医学高等专科学校）	田荆华（菏泽医学专科学校）
付海荣（重庆三峡医药高等专科学校）	王　琳（大庆医学高等专科学校）
高明灿（商丘工学院医学院）	王锦绣（大庆医学高等专科学校）
郭新庆（菏泽医学专科学校）	胥　颖（长春医学高等专科学校）
黄海兵（重庆三峡医药高等专科学校）	薛　兰（菏泽医学专科学校）
黄　俊（邵阳学院）	闫长虹（菏泽医学专科学校）
黄声鸣（临汾职业技术学院）	尹史帝（宜春职业技术学院）
李海清（石家庄人民医学高等专科学校）	张宏亮（洛阳职业技术学院）

北京大学医学出版社

RENTI JIEPOU YU SHENGLI

图书在版编目（CIP）数据

人体解剖与生理 / 郭新庆，宋宇，付海荣主编．—北京：北京大学医学出版社，2023.5
ISBN 978-7-5659-2819-2

Ⅰ．①人… Ⅱ．①郭… ②宋… ③付… Ⅲ．①人体解剖学 - 高等职业教育 - 教材 ②人体生理学 - 高等职业教育 - 教材　Ⅳ．① R322 ② R33

中国国家版本馆 CIP 数据核字（2023）第 013357 号

人体解剖与生理

主　　编：郭新庆　宋　宇　付海荣
出版发行：北京大学医学出版社
地　　址：（100191）北京市海淀区学院路 38 号　北京大学医学部院内
电　　话：发行部 010-82802230；图书邮购 010-82802495
网　　址：http：//www.pumpress.com.cn
E-mail：booksale@bjmu.edu.cn
印　　刷：北京强华印刷厂
经　　销：新华书店
责任编辑：崔玲和　　责任校对：靳新强　　责任印制：李　啸
开　　本：850 mm×1168 mm　1/16　印张：25.5　字数：728 千字
版　　次：2023 年 5 月第 1 版　2023 年 5 月第 1 次印刷
书　　号：ISBN 978-7-5659-2819-2
定　　价：98.00 元
版权所有，违者必究
（凡属质量问题请与本社发行部联系退换）

出版说明

国务院印发《国家职业教育改革实施方案》，提出了进一步办好新时代职业教育的具体措施，中共中央办公厅、国务院办公厅印发《关于推动现代职业教育高质量发展的意见》，为新时代职业教育的高质量发展指明了方向。文件指出要促进产教融合校企"双元"育人，完善产教融合办学体制，深化教育教学改革，创新教学模式与方法，改进教学内容与教材，完善"岗课赛证"综合育人机制，推动现代信息技术与教育教学深度融合，提高课堂教学质量；推动教师、教材、教法"三教"改革，强化教材建设国家事权，建设一大批校企"双元"合作开发的国家规划教材；推进习近平新时代中国特色社会主义思想进教材、进课堂、进头脑。

高质量的教材是实施教育改革、提升人才培养质量的重要支撑。为深入贯彻党的二十大精神，更好地支持新时代卫生健康职业教育事业发展、服务于我国高职专科医学检验技术专业人才培养，北京大学医学出版社有代表性地组织各地院校、行业单位启动了高职专科医学检验技术专业教材建设；在各方面专家的指导下，结合各院校教学教材调研反馈，经过论证决定启动16种教材建设。

本套教材的主要特点如下：

1．优选参编院校

遴选全国30余所优质高职院校的具有丰富教学经验的骨干教师参与教材建设，力求使教材的内容和深浅度具有全国代表性、普适性、实用性。

2．产教融合共建

吸纳教学医院、行业医院的临床检验岗位专家参与教材编写、审稿，学校教师与行业专家"双元"共建，确保教材内容符合行业发展、符合医院临床检验岗位实际和人才培养需求。

3．严把知识体系

教材编写对照教育部《高等职业学校医学检验技术专业教学标准》及相关大纲，明确培养需求，结合各地院校教学实际与行业医院临床检验岗位实际编排教材知识体系，纳入已有定论的知识、理论、技术，内容以"必需、够用"为度，"岗课赛证"融通建设，使教材既符合多数院校教学现状，又适度引领教学改革。

4．优化编写体例

以学生为中心，以突出技术技能培养为导向，设置"学习目标""案例""知识链接""自测题"等模块，图文并茂，使教材贴近情境式学习、基于案例的学习，促进学生的临床评判性思维能力、岗位胜任力培养。

5．实践纸数融合

将纸质教材与二维码技术相结合，按章节设置二维码，通过微信扫码获取拓展知识、微课、技术操作视频、图片等数字教学资源，促进"以学生为中心"的自主学习，实现以纸质教材为核心、配套数字教学资源的融媒体教材建设。为便于教师、学生使用，PPT课件统一做成压缩包，用微信"扫一扫"扫描封底激活码，即可导出PPT课件、激活教材正文二维码。

6．贯彻教材思政

深入贯彻课程思政教学要求，将思政潜移默化地融入教材中，培根铸魂、启智增慧，体现人文关怀，提高职业认同度，着力培养学生"敬佑生命、救死扶伤、甘于奉献、大爱无疆"的医者精神，引导学生始终把人民群众生命安全和身体健康放在首位。

本套教材供高职专科医学检验技术及相关专业用。希望广大师生多提宝贵意见，反馈使用信息，以逐步完善教材内容，提高教材质量，为新时代卫生健康职业教育事业发展和医学检验技术人才培养做出贡献！

前 言

为深入贯彻落实党的二十大精神、《国家职业教育改革实施方案》和《"健康中国2030"规划纲要》，服务于新时期高职医学人才培养改革发展大局，本教材的编写在形式和内容上有如下特点：

1. 培根铸魂，坚持立德树人、德技并修，深入贯彻课程思政教学要求，注重对学生知识、技能、素质三位一体的综合培养。参考布鲁姆教学目标分类系统修订了各章节的学习目标模块，在识记、理解、运用阶梯式学习基础上引入思政学习目标。对标思政学习目标，结合章节的知识点，精心编写了思政案例。同时，将课程思政元素融入各章的部分微课知识讲解，以润物细无声的方式，浸润学生心田。

2. 按职业教育"岗课赛证"融通教材建设理念，以医学职业技能和岗位胜任力培养为导向，在教材内容取舍上，力争必需、够用、实用。以学生为中心，贴近高职学生认知，教材中设置临床案例模块并穿插知识链接，夯实基础知识，培养实践技能。

3. 打造具有时代特色的高职融媒体教材。教材中加入思维导图、PPT、微课等数字化资源，给予学生自主学习和探索的空间；同时，有利于混合式教学开展，助推"课堂革命"。

4. 开展深度的校校合作，遴选全国各地高职院校具有丰富教学经验的骨干教师参与建设，力求使教材的内容和深浅度具有全国普适性。

5. 开展深度的校企合作，教材选用了250余幅3D数字人彩图（图片来源和版权：山东数字人科技股份有限公司）使教材图文并茂，体现创新性。

本教材的编写得到了多方面的大力支持，在此，向全体编者以及热心参与审稿的医院专家致以衷心的感谢！由于编委水平所限，对于本书中存在的疏漏之处，我们诚恳地希望读者与同仁给予批评、指正，以臻完善教材内容，为新时期我国高职医学教育发展和人才培养做出贡献！

郭新庆

目 录

第一章　绪论　　1

第一节　概述　● 1
一、人体解剖生理学的定义及其在医学中的地位　● 2
二、人体解剖生理学学习方法　● 2
三、人体的组成和分部　● 3
四、人体解剖学常用术语　● 4
五、人体生理学常用概念　● 6

第二节　人体内环境与稳态　● 7
一、人体与外环境　● 7
二、内环境与稳态　● 7

第三节　人体功能的调节　● 7
一、人体功能的调节方式　● 7
二、人体功能调节的反馈控制　● 9

第二章　细胞与基本组织　　12

第一节　细胞　● 13
一、细胞膜　● 14
二、细胞质　● 14
三、细胞核　● 16
四、细胞膜的物质转运功能　● 17
五、细胞膜的受体功能　● 21
六、细胞的生物电现象　● 21

第二节　基本组织　● 25
一、上皮组织　● 25
二、结缔组织　● 30
三、肌组织　● 36
四、神经组织　● 39

第三章 血液 49

第一节 概述 • 50
一、血液的组成 • 50
二、血浆的化学成分及作用 • 50
三、血量 • 51
四、血液的理化特性 • 52

第二节 血细胞 • 53
一、红细胞 • 54
二、白细胞 • 57
三、血小板 • 60

第三节 血液凝固和纤维蛋白溶解 • 61
一、血液凝固 • 61
二、纤维蛋白溶解 • 64

第四节 血型与输血 • 65
一、血型 • 65
二、输血 • 67

第四章 运动系统 70

第一节 骨与骨连结 • 70
一、概述 • 71
二、躯干骨及其连结 • 75
三、颅骨及其连结 • 81
四、四肢骨及其连结 • 85

第二节 骨骼肌 • 97
一、概述 • 97
二、头肌 • 99
三、颈肌 • 100
四、躯干肌 • 100
五、四肢肌 • 103

第五章 消化系统 111

第一节 概述 • 112
一、消化系统的组成和功能 • 112
二、消化管壁的一般结构 • 112
三、消化道平滑肌的生理特性 • 113

四、胸部标志线和腹部分区 • 114

第二节 消化管 • 115

一、口腔 • 115

二、咽 • 119

三、食管 • 120

四、胃 • 121

五、小肠 • 124

六、大肠 • 126

第三节 消化腺 • 128

一、肝 • 128

二、胰 • 132

第四节 消化与吸收 • 133

一、消化 • 133

二、吸收 • 139

三、消化活动的调节 • 141

第五节 腹膜 • 143

一、腹膜的解剖生理特点 • 143

二、腹膜与内脏器官的关系 • 144

三、腹膜形成的结构 • 144

第六章 呼吸系统　149

第一节 呼吸道与肺 • 151

一、呼吸道 • 151

二、肺 • 156

第二节 胸膜与纵隔 • 159

一、胸膜 • 160

二、纵隔 • 161

第三节 呼吸的过程 • 162

一、肺通气 • 162

二、肺换气与组织换气 • 168

三、气体在血液中的运输 • 170

第四节 呼吸运动的调节 • 172

一、呼吸中枢 • 172

二、呼吸运动的反射性调节 • 172

第七章　泌尿系统　179

第一节　肾的形态、结构和血液循环 • 180
一、肾的形态 • 181
二、肾的结构 • 181
三、肾的位置和毗邻 • 184
四、肾的被膜 • 185
五、肾的血液循环 • 185

第二节　尿的生成过程和调节 • 187
一、尿的生成过程 • 187
二、尿生成的调节 • 192

第三节　尿的输送、贮存与排放 • 194
一、输尿管、膀胱和尿道的形态与结构 • 194
二、尿液及其排放 • 196

第八章　生殖系统　199

第一节　男性生殖系统 • 200
一、内生殖器 • 200
二、外生殖器 • 204
三、男性尿道 • 205

第二节　女性生殖系统 • 206
一、内生殖器 • 207
二、外生殖器 • 211
三、乳房与会阴 • 212
四、月经周期 • 213

第九章　脉管系统　217

第一节　概述 • 218
一、脉管系统的组成 • 218
二、血液循环 • 218

第二节　脉管系统的解剖结构 • 220
一、心 • 220
二、血管 • 226
三、淋巴系统 • 242

第三节　心脏生理 • 247
一、心脏的泵血功能 • 247
二、心肌细胞的生物电现象 • 252

三、心肌的生理特性 • 256

第四节　血管生理 • 259

一、各类血管的功能特点 • 259

二、血流动力学相关概念 • 260

三、动脉血压与动脉脉搏 • 260

四、静脉血压与静脉回心血量 • 263

五、微循环 • 264

六、组织液的生成与回流及淋巴循环 • 265

第五节　心血管活动的调节 • 267

一、神经调节 • 268

二、体液调节 • 271

三、自身调节 • 272

第十章　感觉器　276

第一节　概述 • 276

一、感觉器和感受器的概念 • 276

二、感受器的分类 • 277

三、感受器的一般生理特性 • 277

第二节　视器 • 278

一、眼球 • 278

二、眼副器 • 282

三、眼的血管和神经 • 286

四、眼的功能 • 286

第三节　前庭蜗器 • 290

一、外耳 • 291

二、中耳 • 292

三、内耳 • 293

四、耳的功能 • 297

第四节　皮肤 • 299

一、皮肤的基本结构 • 299

二、皮肤的附属结构 • 300

三、皮肤的功能 • 300

第十一章　神经系统　303

第一节　概述 • 304

一、神经系统的分类 • 304

二、神经系统的活动方式 • 305

　　三、神经系统的常用术语 • 306

第二节　中枢神经系统 • 306

　　一、脊髓 • 306

　　二、脑干 • 310

　　三、小脑 • 314

　　四、间脑 • 315

　　五、端脑 • 317

　　六、脑和脊髓的被膜、脑的血管和脑脊液循环 • 325

第三节　周围神经系统 • 330

　　一、脊神经 • 331

　　二、脑神经 • 336

　　三、内脏神经 • 338

第四节　神经系统的传导通路 • 343

　　一、感觉通路 • 343

　　二、运动通路 • 346

第十二章　内分泌系统　353

第一节　概述 • 354

　　一、内分泌系统与激素 • 354

　　二、激素的分类和作用原理 • 354

　　三、激素作用的一般特征 • 356

第二节　内分泌腺 • 357

　　一、垂体 • 357

　　二、甲状腺 • 360

　　三、甲状旁腺 • 363

　　四、肾上腺 • 364

　　五、松果体 • 367

第三节　其他激素 • 367

　　一、胰岛素与胰高血糖素 • 367

　　二、维生素D_3 • 369

　　三、瘦素 • 369

第十三章　能量代谢和体温　372

第一节　能量代谢 • 372

　　一、机体能量的来源和转化 • 373

二、影响能量代谢的因素 • 374
　　三、基础代谢 • 376
第二节　体温及其调节 • 376
　　一、体温及其生理变动 • 377
　　二、体热平衡 • 378
　　三、体温调节 • 380

主要参考文献　　384

中英文专业词汇索引　　385

第一章 绪 论

数字资源

学习目标

通过本章内容的学习，学生应能够：

识记
1. 陈述人体解剖生理学的定义。
2. 说出细胞、组织、器官和系统的概念；人体的分部；解剖学姿势；人体功能调节的方式及特点。
3. 复述内环境及稳态；阈值及阈刺激。

理解
1. 领会课程学习方法蕴含的辩证唯物主义观点；形态与功能相联系的观点。
2. 对比矢状轴与矢状面的区别；冠状轴与冠状面的区别。
3. 对比兴奋和抑制的区别；正反馈和负反馈的区别。
4. 说明内环境稳态的临床意义；反射弧完整性的临床意义。

运用
1. 在标本和活体上确认并描述解剖学方位术语。
2. 利用所学知识解释肌内注射操作"两快一慢"的生理学基础。
3. 利用所学知识解释机体是有机的整体。

思政
1. 树立投身医学事业、救死扶伤、坚守使命的责任意识。
2. 养成敬重生命、感恩奉献的医者情怀。

第一节 概 述

案例导入

某患者，男性，60岁，体检时做肺部CT检查，CT横断面图像显示左肺上叶有一直径约3mm的微小结节影。

思考题：
1. 肺属于人体的哪个系统？
2. 何为横断面？

一、人体解剖生理学的定义及其在医学中的地位

人体解剖生理学是研究人体正常形态结构和生命活动规律的科学，主要包括人体解剖学和人体生理学两部分。**人体解剖学**主要研究正常人体各器官的形态、结构及其毗邻关系。恩格斯（1820—1895年）曾说："没有解剖学，就没有医学"。**人体生理学**以人体解剖学为基础，主要研究人体生命活动及其规律，两门学科存在密切的联系。

人体解剖生理学是一门重要的医学基础课。作为医学生，只有理解和掌握了人体各器官的正常形态结构及其生理功能，才能进一步认识和掌握疾病的发生、发展规律，才能正确地进行预防、诊断和治疗，从而提升医疗服务水平，增进人民群众健康福祉。

> **投身医学，勇担使命**
>
> **医学生誓言**
>
> 医务工作者应弘扬"敬佑生命、救死扶伤、甘于奉献、大爱无疆"的医者精神，全心全意为人民服务。恪守与践行医学生誓言是医务工作者的光荣使命。医学生誓言如下：
>
> 健康所系，性命相托。当我步入神圣医学学府的时刻，谨庄严宣誓：我志愿献身医学，热爱祖国，忠于人民，恪守医德，尊师守纪，刻苦钻研，孜孜不倦，精益求精，全面发展。我决心竭尽全力除人类之病痛，助健康之完美，维护医术的圣洁和荣誉，救死扶伤，不辞艰辛，执着追求，为祖国医药卫生事业的发展和人类身心健康奋斗终生。
>
> **阅读思考：**
> 谈谈你对"医学生誓言"的理解。

二、人体解剖生理学学习方法

（一）医德与医技并修

医德是医技的灵魂，医技是实现医德的手段。良好的医德医风是医务人员刻苦钻研业务知识的动力，是提高医疗技术的前提，是建立良好医患关系的纽带。过硬的医疗技术是医务人员的立足之本。没有对技术精益求精的精神，没有过硬的医疗技术，就难以实践为人民健康服务的宗旨。医德医风与医疗技术相辅相成、相互作用。医德的养成与医技的学习对于医学生来说同样重要。

（二）理论与实践相联系

人体解剖生理学是一门实践性很强的学科，要想学好，必须坚持理论联系实际，做到两个结合：①理论学习与实验学习相结合。在实验学习时，应克服尸体带来的恐惧和甲醛的刺激，通过对标本的观察、活体的触摸，形成对人体结构的形象认知。②基础知识与临床应用相结合。基础为临床服务、为职业岗位服务，故在学习过程中应联系临床相关知识，激发学习兴趣，增强对理论知识的理解和记忆。

> **敬重无语良师，志做医学精英**
>
> **大体老师**
>
> 在医学院校人体解剖学实验室，医学生会见到大体老师。大体老师是医学界对遗体捐赠者的尊称，是医学生的"无语良师"。这些遗体捐献者奉献他们的身躯，让医学生掌握和丰富人体的基本知识。他们虽然不说话，但是他们的无私奉献让学生们感受到救死扶伤的深刻内涵。
>
> **阅读思考：**
>
> 遗体（器官）捐献对社会医疗卫生事业的发展具有重要意义。对此，你有何看法？你是否愿意加入人体器官捐献志愿登记者队伍？

（三）局部与整体相联系

人体是由众多的器官、系统有机组合而成的有机整体。任何器官或局部都是不可分割的一部分，它们的功能活动在神经-体液调节下相互协调、相互依存、相互影响。如某一器官或系统出现疾病时，可相应地引起其他器官或系统的功能变化或形态改变。因此，在学习过程中，既要注意从整体认识各局部，又要注意每个器官的毗邻，通过局部来综合认识整体，防止认识上的片面性。

（四）形态与功能相联系

人体的每个器官都有特定的功能，器官的形态结构是功能的物质基础，功能也会影响器官的形态结构。如人体颈部的负重小于腰部，故颈椎椎体小于腰椎。长期卧床可导致骨质疏松、肌肉萎缩；加强锻炼可增加骨骼强度，使肌肉发达。因此，在学习的过程中既要观察形态，又要联系功能，这样才能更好地掌握知识。

（五）进化和发展的观点

人类是由低等动物经过长期发展进化而来的，需用发展的眼光看待人体结构。如在进化过程中，人类从爬行发展为直立行走，上肢不再需要支撑体重，所以上肢骨变得纤细；上肢得到解放后，可从事更多精细的工作，故上肢的关节变得灵活。现代人类仍然在不断地发展和进化，由于受到遗传、环境等诸多因素的影响，均可引起个体差异，甚至出现变异或畸形等。因此，运用进化和发展的观点去探讨人体的形态结构，有助于理解个体差异，从而更好地认识人体。

三、人体的组成和分部

（一）人体的组成

构成人体最基本的形态结构和功能单位是**细胞**（cell）。由形态和功能相同或相似的细胞及细胞外基质构成**组织**（tissue）。人体内有4种基本组织，即上皮组织、结缔组织、肌组织和神经组织。由若干种不同的组织有机地构成具有一定形态并执行特定生理功能的结构，称为**器官**（organ），如心、肝、肾、肺。多个器官为完成同一生理功能而彼此联结，形成**系统**（system）。人体有9大系统，即运动、消化、呼吸、泌尿、生殖、脉管、内分泌、神经系统以及感觉器。在神经-体液调节下，各系统彼此联络，相互协调，共同构成一个完整统一的个体。

（二）人体的分部

从外形上，人体可分成 10 个局部，每个局部又可分成若干小部分。人体重要的局部有：**头部**（包括颅部、面部）、**颈部**（包括颈部、项部）、**躯干**（分为背部、胸部、腹部和盆会阴部）、**四肢**（分为左、右上肢与左、右下肢）。上肢分为肩、臂、前臂和手；下肢分为臀、大腿、小腿和足。

四、人体解剖学常用术语

为了正确地描述人体各系统、器官的形态和位置，必须使用国际上统一的标准和术语进行描述。

（一）解剖学姿势

解剖学姿势（anatomical position）是指身体直立，两眼向正前方平视，两臂自然下垂，手掌向前，两足并立，足尖向前（图 1-1）。描述人体结构时，均以此姿势为标准，即无论被观察对象（尸体、标本、模型或患者）处于何种体位（俯卧位、仰卧位、横位或倒置），或仅为身体的一部分，仍应以解剖学姿势为标准进行描述。

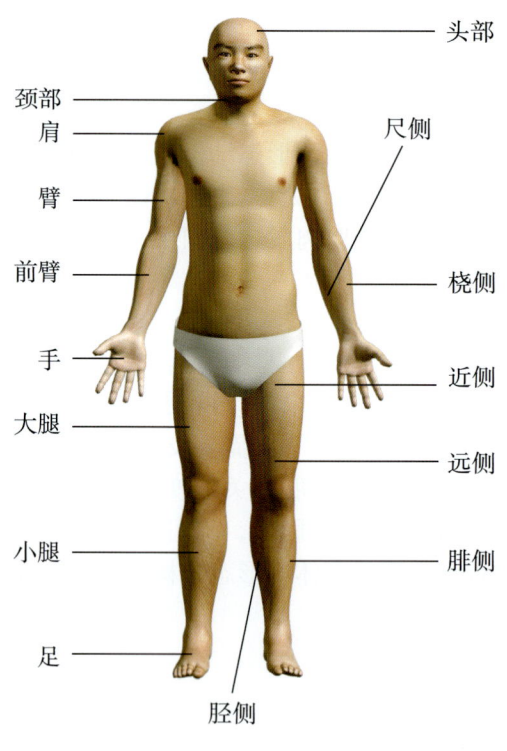

图 1-1 解剖学姿势

考点：解剖学姿势
考题举例 1-1

（二）方位术语

按照解剖学姿势，又规定了一些相对的方位术语。

1．上（superior）和下（inferior） 用于描述部位的高低关系，近头者为上，近足者为下。

2．前（anterior）和后（posterior） 用于描述部位的前后关系，近腹侧面者为前，也称**腹侧（ventral）**；近背侧面者为后，也称**背侧（dorsal）**。

3．内（interior）和外（exterior） 适用于空腔器官，靠近内腔者为内，远离内腔者为外。

4．内侧（medial）和外侧（lateral） 用于描述各部位与人体正中矢状面相应的位置关系。靠近正中矢状面者为内侧；远离正中矢状面者为外侧。前臂的内侧和外侧又称**尺侧（ulnar）**和**桡侧（radial）**；小腿的内侧和外侧又称**胫侧（tibial）**和**腓侧（fibular）**（图1-1）。

5．浅（superficial）和深（profundal） 是指与皮肤表面的相对距离，距离皮肤近者为浅；远者为深。

6．近侧（proximal）和远侧（distal） 用于描述四肢，靠近肢体与躯干附着部者为近侧；远离者为远侧（图1-1）。

（三）轴和面

1．轴 是分析关节运动时常用的术语（图1-2）。

（1）**矢状轴（sagittal axis）**：为前后方向的水平轴。

（2）**冠状轴（frontal axis）**：为左右方向的水平轴，又称**额状轴（coronal axis）**。

（3）**垂直轴（vertical axis）**：为上下方向，并与地平面相垂直的轴。

2．面 按上述三种轴，人体可设置以下相互垂直的三个面。

（1）**矢状面（sagittal plane）**：按矢状轴方向，将人体分成左右两部分的切面。通过人体正中线的矢状面，称为**正中矢状面（median sagittal plane）**。

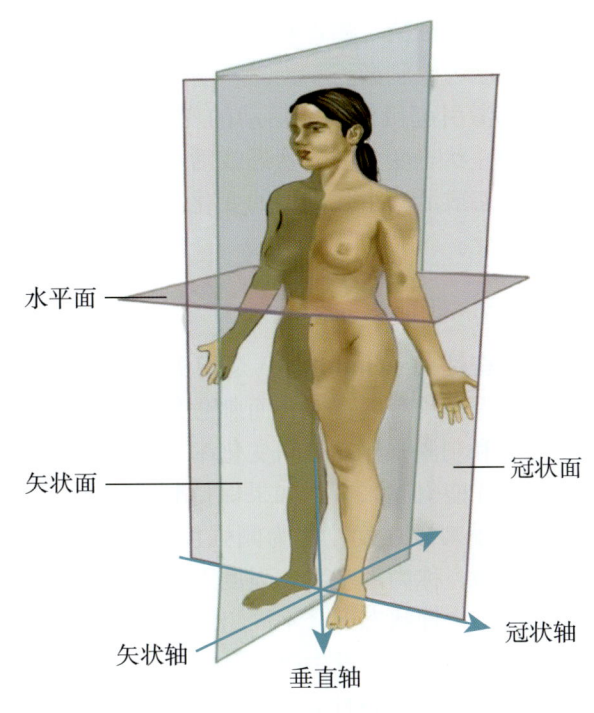

图1-2 人体的轴和面

（2）**冠状面（frontal plane）**：按冠状轴方向，将人体分为前后两部分的切面，又称**额状面（coronal plane）**。

（3）**水平面（horizontal plane）**：与上述两面垂直并与地面平行的切面，将人体横断为上下两部分，又称**横断面（transverse plane）**。

> **考点**：人体的轴和面
> 考题举例1-2

五、人体生理学常用概念

(一) 新陈代谢

新陈代谢（metabolism）是指机体与环境之间进行物质和能量交换的自我更新过程。新陈代谢包括合成代谢和分解代谢。合成代谢是指机体从环境中摄取营养物质，将其合成转化为自身物质，并贮存能量的过程；分解代谢是指机体分解自身物质，释放能量并将分解的代谢产物排出体外的过程。新陈代谢是生命活动最基本的特征之一，一旦代谢停止，生命也随之终结。

(二) 刺激和反应

能引起机体发生反应的内、外环境变化，称为**刺激**（stimulus）。按照性质，刺激可分为：①物理性刺激（如电、机械、温度和放射线）；②化学性刺激（如酸、碱、盐和药物）；③生物性刺激（如细菌、病毒和寄生虫）；④社会心理性刺激（如语言、文字、情绪）。生理学中最常用的刺激为电刺激。

刺激引起机体功能活动的变化，称为**反应**（reaction）。反应有两种基本形式，一种是由相对静止状态变为活动状态或活动由弱到强的变化，称为**兴奋**；另一种是由活动状态转为相对静止状态或活动由强到弱的变化，称为**抑制**。兴奋和抑制既相互对立统一，又可随条件改变而互相转化。

(三) 兴奋性

兴奋性（excitability）是指机体、组织对刺激产生反应的能力或特性。机体或组织发生反应的内因是具有兴奋性，而刺激是引起反应的外因，它必须具备三个条件：刺激强度、刺激作用时间和刺激强度-时间变化率（单位时间内刺激强度的变化幅度），且三个条件必须达到一定程度才能引起兴奋。如果保持刺激作用时间和强度-时间变化率不变，把能引起组织发生反应的最小刺激强度，称为**阈强度**（threshold intensity），简称**阈值**（threshold）。强度等于阈值的刺激，称为**阈刺激**；强度大于阈值的刺激，称为**阈上刺激**；强度小于阈值的刺激，称为**阈下刺激**。生理状态下，不同组织和细胞都有自己的阈值，即使是同一组织，如果功能状态发生变化，其阈值也会发生改变。

衡量组织兴奋性高低的指标是阈值，它的大小与组织的兴奋性呈反比关系，即阈值越大，说明组织的兴奋性越低；阈值越小，说明组织的兴奋性越高。由于神经、肌肉、腺体的兴奋性较高，常将这三种组织称为可兴奋组织。

> **知识链接**
>
> **肌内注射操作"两快一慢"的秘密**
>
> 一般来说，刺激强度越大、刺激作用时间越长和刺激强度-时间变化率越大，刺激越强，反应就越明显；反之亦然。鉴于此，在临床护理工作中，护士给患者进行肌内注射时要遵循"两快一慢"的原则，"两快"是指进针快和出针快，其目的是缩短刺激作用时间；"一慢"是指推药速度慢，其目的是降低强度-时间变化率，从而减弱刺激，减轻患者疼痛。

考点： 阈值
考题举例 1-3

第二节 人体内环境与稳态

一、人体与外环境

外环境是指人生活的自然环境和社会环境。人类活动与自然环境相互影响，人类应加强环境保护，以达到人与自然的和谐统一，共同维护整个生态系统的可持续发展。

社会环境是影响人体功能的另一个重要因素。随着社会的不断发展，由心理社会因素导致的疾病种类和患病人数明显增多。因此，医务工作者要高度重视心理社会因素对人体生命活动的影响。

二、内环境与稳态

人体内绝大部分细胞并不直接与外环境接触，而是生活在体液中。体液是人体内液体的总称，约占体重的60%，其中约40%分布于细胞内，称为**细胞内液**；20%分布于细胞外，称为**细胞外液**。细胞外液依据所在位置的不同而有不同的名称，如血浆、淋巴、组织液、脑脊液和房水。细胞外液是机体细胞直接的生存环境，称为**内环境**（internal environment），内环境对细胞的生命活动具有重要意义。

在正常情况下，内环境的化学成分和理化性质（如温度、渗透压、酸碱度及离子浓度）只在一个非常窄小的范围内波动。内环境的理化性质保持相对稳定的状态称为**内环境稳态**（**internal environment homeostasis**），这是细胞进行正常生命活动的必要条件。内环境稳态不是固定不变的静止状态，而是一种复杂的动态平衡，是一种相对稳定的状态。如果内环境稳态遭到破坏，将会引起人体功能的紊乱而出现疾病，甚至危及生命。

考点：内环境
考题举例 1-4

第三节 人体功能的调节

当机体的内、外环境发生变化时，体内各组织、器官的功能活动必须相互配合、相互协调，使机体作为一个整体来适应环境的变化，保持内环境稳态，以维持生命活动的正常进行。机体发生的这种适应性反应和各器官、系统间的协调统一，是通过机体的调节机制来实现的。

一、人体功能的调节方式

人体生理功能的调节方式有神经调节、体液调节和自身调节。

（一）神经调节

神经调节（**neural regulation**）指通过神经系统的活动对机体功能进行的调节，它在机体调节中起主导作用。神经调节的特点是反应迅速、准确、短暂。神经调节的基本方式是**反射**

（**reflex**）。反射是指在中枢神经系统的参与下，机体对刺激产生的规律性反应。反射活动的结构基础是**反射弧**，它由感受器、传入神经、神经中枢、传出神经和效应器组成（图1-3）。感受器能将所感受到的各种刺激转换为电信号，经传入神经传向神经中枢，神经中枢对传入的信号加以分析、整合并发出信号，通过传出神经来改变效应器的活动，从而完成反射活动。反射活动的正常进行有赖于反射弧结构与功能的完整性，反射弧中任何一个部分受到破坏或发生功能障碍，反射均不能完成。

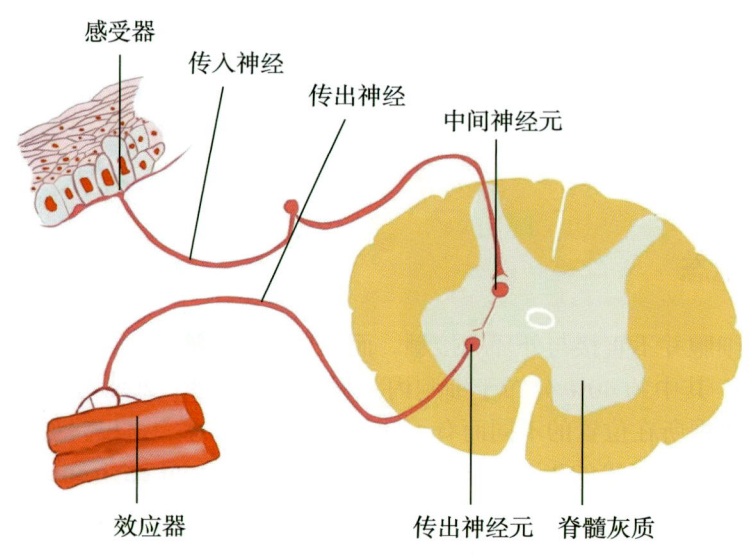

图1-3 反射弧示意图

（二）体液调节

体液调节（humoral regulation）是指体内的特殊化学物质经血液循环、组织液扩散等体液途径对机体功能进行的调节，体液调节作用的对象称为靶器官或靶细胞。参与体液调节的化学物质由内分泌腺或内分泌细胞分泌的激素、细胞产生的代谢产物（如 CO_2、H^+）和一些生物活性物质（如组胺、缓激肽）组成。体液调节的特点是作用缓慢、持久、范围广泛。

人体的内分泌腺大多数受神经支配，从某种意义上说，体液调节就成为神经反射传出通路的延伸（图1-4），这种复合调节方式称为神经-体液调节。例如，当交感神经兴奋时，可引起它所支配的肾上腺髓质分泌肾上腺素和去甲肾上腺素，从而使神经与体液因素共同参与机体的调节活动。

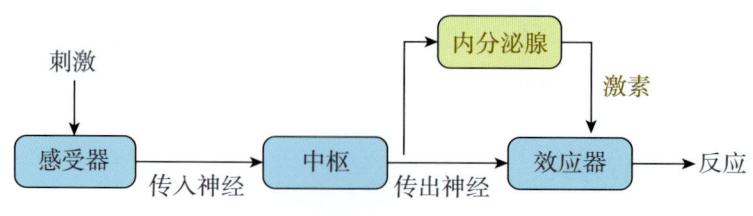

图1-4 神经-体液调节示意图

（三）自身调节

自身调节（autoregulation）是指某些组织、细胞不依赖神经和体液调节，自身对刺激产生的适应性反应。例如，通过去神经支配的肾或离体肾灌注实验观察，当灌注压在 80～180 mmHg 范围内变动时，肾血管通过舒缩活动使肾血流量基本保持稳定，从而保证肾的泌尿活动在一定范围内不受动脉血压改变的影响。

自身调节的特点是调节范围局限、幅度小、灵敏度低，是一种原始的、简单的调节方式，但对组织、器官的生理功能仍有一定的调节意义。

二、人体功能调节的反馈控制

根据控制论原理，人体的调节系统可以看成一个由控制部分和受控部分组成的自动控制系统，又称反馈控制系统。由控制部分发送到受控部分的信息称为控制信息；由受控部分返回到控制部分的信息称为反馈信息。人体的反射中枢或内分泌腺可看作控制部分，而其所支配的效应器或靶器官则可看作受控部分。由受控部分发出的反馈信息反过来影响控制部分活动的过程称为**反馈**（**feedback**）（图 1-5）。根据反馈的效果不同，反馈分为负反馈和正反馈。

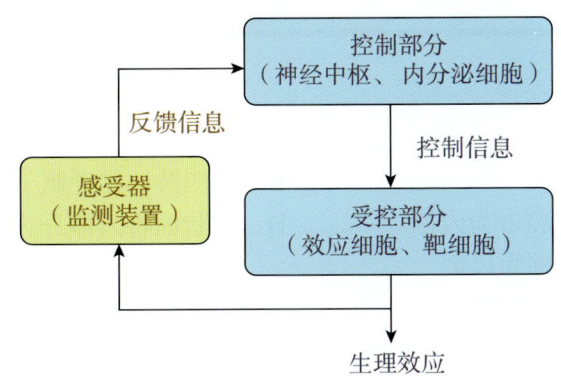

图 1-5　反馈调节

（一）负反馈

负反馈（negative feedback）是指从受控部分发出的反馈信息减弱控制部分的活动，使受控部分的活动与原效应发生相反的变化。在人体功能调节中，负反馈较为多见。例如减压反射，当人受到刺激后血压升高，通过神经-体液调节引起心搏减慢、减弱，血管舒张，使血压逐渐降低，恢复到变化前的正常水平。反之，当血压降低时，则可通过减压反射使血压升高，恢复到正常范围，从而使血压保持相对稳定。负反馈的生理意义是使机体的某种生理功能在一定水平上保持相对稳定。

（二）正反馈

正反馈（positive feedback）是指从受控部分发出的反馈信息加强控制部分的活动，使受控部分的活动与原效应发生相同的变化。血液凝固、排尿、排便、分娩和射精等过程都是正反馈的例子。正反馈的生理意义在于使机体的某种生理功能迅速加强，直至完成。

考点：反馈系统
考题举例 1-5

> **知识链接**
>
> **生物节律**
>
> 机体的功能活动按一定时间顺序发生规律性变化，称为生物节律。按其出现频率，生物节律可分为日周期、月周期和年周期等。生物节律的本质和运行规律研究意义重大，它除了调节睡眠之外，还负责调节身体多种重要功能，如行为举止、激素水平、体温、血压以及新陈代谢。生物节律紊乱常常是血脂异常、肥胖症和心血管疾病的"幕后黑手"之一。

（郭新庆　付海荣）

自测题

一、单项选择题

1．关于解剖学方位术语的叙述，错误的是
   A．近皮肤者为浅　　　　　　　　B．在四肢，靠近躯干的一端为近侧
   C．近空腔脏器内腔者为内侧　　　D．冠状面将人体分为前后两部分
   E．前臂的内侧又称为尺侧

2．关于面的叙述，正确的是
   A．将人体分为左右两部分的切面为冠状面
   B．将人体分为前后两部分的切面为水平面
   C．冠状面又称额状面
   D．将人体横断为上下两部分的切面为矢状面
   E．将人体分成前后两等份的切面为正中矢状面

3．生命活动最基本的特征是
   A．新陈代谢　　　　　B．兴奋性
   C．生物节律　　　　　D．生殖
   E．适应性

4．正常人体细胞外液占体重的
   A．15%　　　　　　　B．20%
   C．30%　　　　　　　D．40%
   E．5%

5．某人的心率从90次/分增加到120次/分的现象称为
   A．兴奋　　　　　　　B．反射
   C．反馈　　　　　　　D．阈值
   E．抑制

6．衡量组织兴奋性高低的指标是
   A．阈电位　　　　　　B．动作电位
   C．阈值　　　　　　　D．反射
   E．反馈

7. 机体内环境是指
   A. 淋巴　　　　　　　　B. 细胞外液
   C. 组织液　　　　　　　D. 血浆
   E. 细胞内液
8. 内环境稳态是指各理化特性
   A. 恒定不变　　　　　　B. 相对稳定
   C. 随机多变　　　　　　D. 绝对平衡
   E. 绝对稳定
9. 神经调节的基本方式是
   A. 兴奋　　　　　　　　B. 反应
   C. 反馈　　　　　　　　D. 反射
   E. 抑制
10. 下列关于反射的叙述，错误的是
    A. 必须有中枢神经系统的参与　　B. 其结构基础是反射弧
    C. 包括非条件反射和条件反射　　D. 望梅止渴属于条件反射
    E. 只要中枢存在，刺激即可引起反射
11. 神经调节的特点是
    A. 反应迅速　　　　　　B. 作用持久
    C. 调节敏感性差　　　　D. 持续时间较长
    E. 作用范围广泛
12. 以下生理过程为负反馈的是
    A. 血液凝固　　　　　　B. 排尿反射
    C. 体温调节　　　　　　D. 排便反射
    E. 分娩

二、名词解释

1. 解剖学姿势
2. 冠状轴
3. 阈强度
4. 内环境
5. 反射

三、问答题

1. 为了成为一名优秀的医务工作者，为什么要学好人体解剖生理学？
2. 器官捐献对社会医疗卫生事业的发展具有重要意义。对此你有何看法？如何开展宣传工作？你是否愿意加入人体器官捐献志愿登记者队伍？
3. 什么是内环境？为什么要维持内环境稳态？
4. 人体功能的调节方式有哪些？各有什么特点？

第二章 细胞与基本组织

数字资源

学习目标

通过本章内容的学习,学生应能够:

识记

1. 复述细胞膜的物质转运方式;动作电位和局部兴奋的特点;静息电位和动作电位的产生机制。
2. 描述细胞的结构及主要细胞器的生理作用。
3. 陈述上皮组织的结构特点;被覆上皮的分类、主要分布;疏松结缔组织中主要细胞的功能及纤维的分类、作用;软骨组织与骨组织的构成;神经元的结构、分类、化学性突触的结构;有髓神经纤维的结构;神经末梢的分类及作用。

理解

1. 分析细胞的生物电现象与兴奋性的关系。
2. 对比静息电位、动作电位和局部兴奋的区别;不同物质的跨膜转运方式。
3. 比较不同被覆上皮的结构特点;不同软骨的结构特点;骨组织内不同细胞的作用;三种肌组织的光镜结构特点。

运用

操作光学显微镜识别各种基本组织的主要结构。

思政

1. 培养严谨认真、追求真理的优秀品质。
2. 树立献身医学、勇担使命的职业信念。

第一节 细 胞

案例导入

某患者，女性，63岁，因呕吐、食欲缺乏3 d，全身乏力、双下肢麻木2 h就诊。既往有高血压史。以"低钾血症"收治急诊观察区。体格检查：T 36.5 ℃，P 64次/分，R 22次/分，BP 145/70 mmHg。专科检查：腹软、胃肠胀气，肠鸣音2次/分，四肢肌力3级，伴有四肢麻痹，血钾2.8 mmol/L。

思考题：
1．该患者全身乏力、双下肢麻木的原因是什么？
2．钾离子浓度对静息电位有什么影响？
3．动作电位产生的机制是什么？

人体约有10^{14}个细胞，组成不同组织的细胞虽大小、形态和功能有差异（图2-1），但它们的基本结构相同，都包括细胞膜、细胞质和细胞核三部分（图2-2）。

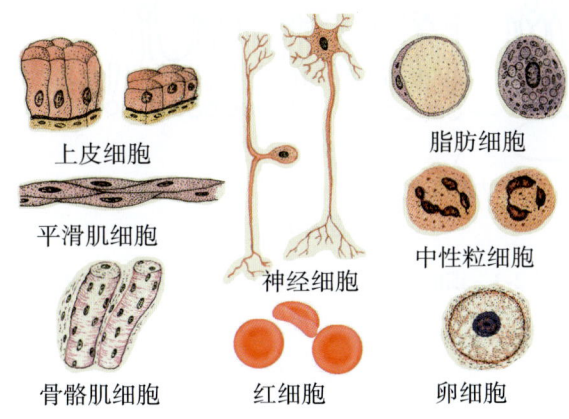

图2-1　各种细胞形态模式图

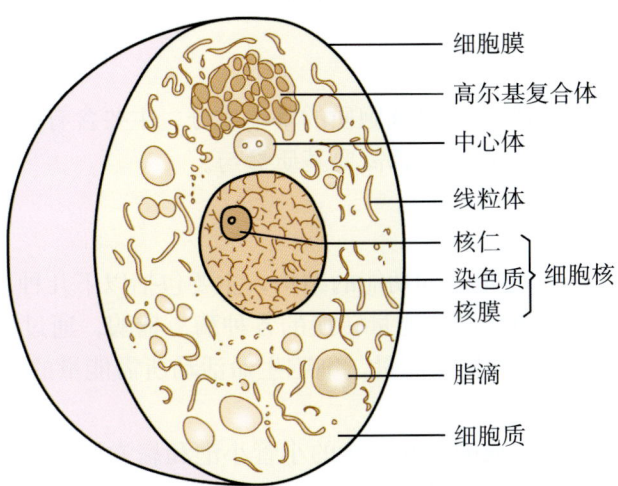

图2-2　细胞一般结构模式图

一、细胞膜

细胞膜是分隔细胞质与细胞周围环境的一层薄膜,厚 7～8 nm。细胞膜和细胞内各种细胞器的膜结构及其化学组成基本相同,主要由脂质蛋白质和少量糖类组成。关于细胞膜分子结构,被广为接受的是 1927 年 Singer 和 Nicholson 提出的液态镶嵌模型学说。这一学说认为,膜的基本结构是以液态脂质双分子层构成膜的基架,其中镶嵌着具有不同结构和功能的蛋白质,糖类分子与脂质、蛋白质结合后附在膜的表面(图 2-3)。其中,脂质在体温条件下呈液态,使膜具有某种程度的流动性;蛋白质是膜功能的主要体现者;糖类主要作为一种分子标记,发挥受体或抗原的作用。

细胞膜既是细胞的屏障,也是细胞与细胞外液之间进行物质和信息交换的媒介,如跨膜物质转运、生物电活动、跨膜信号转导以及许多药物对机体的作用等都与细胞膜密切相关。

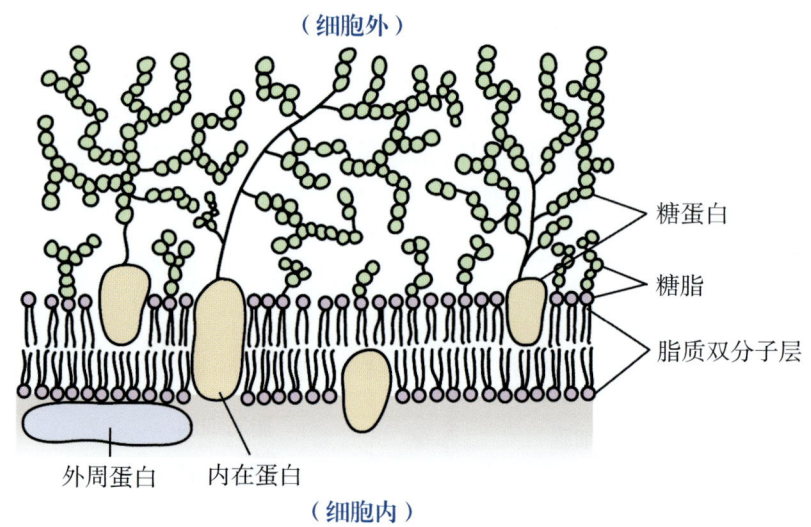

图 2-3 细胞膜的分子结构模型——液态镶嵌模型

二、细胞质

细胞质是指存在于细胞膜与细胞核之间的物质,是细胞新陈代谢的重要场所。

(一) 基质

基质指细胞质内呈液态的部分,是细胞质的基本成分,主要含有多种可溶性酶、糖、无机盐和水等,细胞的功能以及形态的维持都需要基质参与。

(二) 细胞器

细胞器是细胞质中具有一定形态和功能的结构,主要包括以下几种。

1. 线粒体 内含催化物质代谢和能量转换的各种酶、辅酶,通过氧化磷酸化合成腺苷三磷酸(ATP),为细胞的生命活动提供能量,细胞生命活动所需能量的约 80% 都是由线粒体提供的(图 2-4)。

2. 内质网 是由单位膜围成的相互连续的小管小泡和扁囊样结构组成的三维网状膜系统(图 2-5)。根据其外表面是否有核糖体附着,可将内质网分为两类:一类附着有核糖体,称为粗面内质网，主要功能是合成与分泌蛋白质；另一类无核糖体附着，称为滑面内质网，功能复杂，主要参与糖代谢、脂代谢和其他多种代谢过程，包括类固醇激素的合成、解毒以及调节 Ca^{2+} 的浓度等。

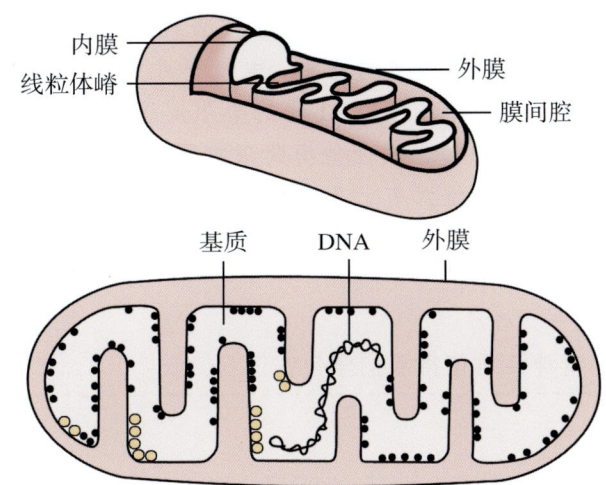

图 2-4　线粒体立体及切面电镜结构模式图

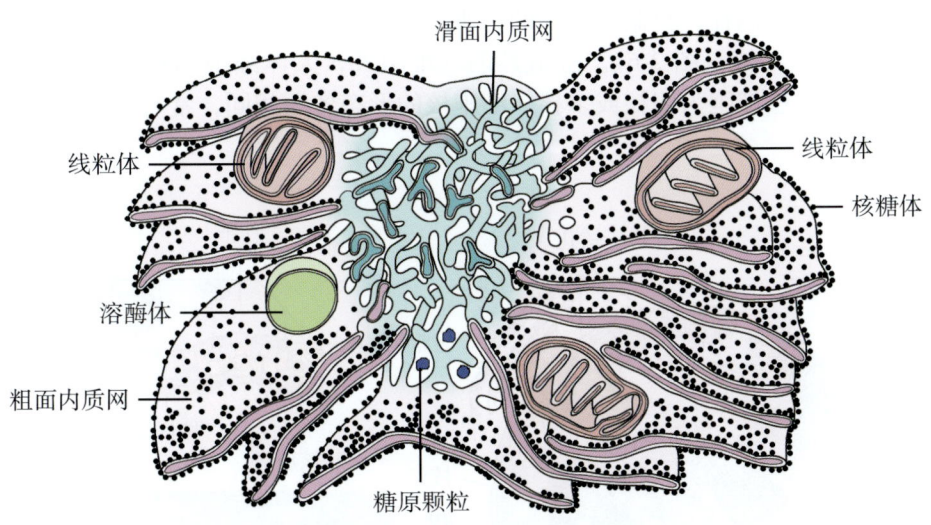

图 2-5　内质网、线粒体、溶酶体电镜结构模式图

3．高尔基复合体　由膜性的多层扁平囊泡及其周围成簇囊泡组成，其主要功能是对内质网合成的蛋白质进一步分类加工、修饰和浓缩，最后形成分泌泡和溶酶体。

4．核糖体　主要由核糖体 RNA（rRNA）和蛋白质构成，是合成蛋白质的主要结构。

5．溶酶体　由一层单位膜包围而成，呈球形或卵圆形，内含多种高浓度的酸性水解酶，其主要功能是进行内源性和外源性物质消化。

6．过氧化物酶体　是由一层单位膜包裹而成的圆形或卵圆形小体，内含多种高浓度的氧化酶，其主要功能是对细胞吸收或产生的各种物质氧化解毒，防止它们在细胞内聚集。

7．中心体　电子显微镜下可见每个中心体含有两个中心粒，能自我复制，参与细胞的分裂活动。

8．细胞骨架　是由蛋白纤维交织而成的立体网架结构，包括微管、微丝和中间纤维 3 种类型，主要功能是参与维持细胞形态、细胞运动、细胞内的物质运输、细胞分裂等。

> **献身医学，勇担使命**
>
> ### 五十春秋战瘟神
>
> 克山病又称地方性心肌病，于1935年在我国黑龙江省克山县被发现，由此得名。由于发病人数多，死亡率高，就像"瘟神"。患者主要表现为急性和慢性心功能不全、心脏扩大、心律失常，以及脑、肺和肾等脏器栓塞。电镜下可见心肌线粒体肿胀，嵴分离和断裂。为除掉这一"瘟神"，1953年，年仅31岁的哈尔滨医科大学副教授于维汉受组织重托，带队深入克山病病区。这一去，致使他摸爬滚打同克山病病魔缠斗了五十多个春秋。在1953—1972年的20年间，于维汉有十几个春节是在病区度过的。晚年，于维汉教授因脑出血住院，住院期间仍时常关心克山病的科研情况。克山病耗费了他大半生的精力，攻克克山病是他毕生的愿望。
>
> **阅读思考：**
> 于维汉教授的哪些精神品质值得我们学习？

三、细胞核

细胞核是遗传物质储存、复制和转录的场所，是细胞生命活动的控制中心，它由核膜、核仁、染色质和核基质组成（图2-6）。除成熟的红细胞外，人体细胞都有细胞核，每个细胞通常只有1个核，但有些细胞为双核或多核。细胞核的形态各不相同，常与细胞的形状、细胞类型、发育时期有关。

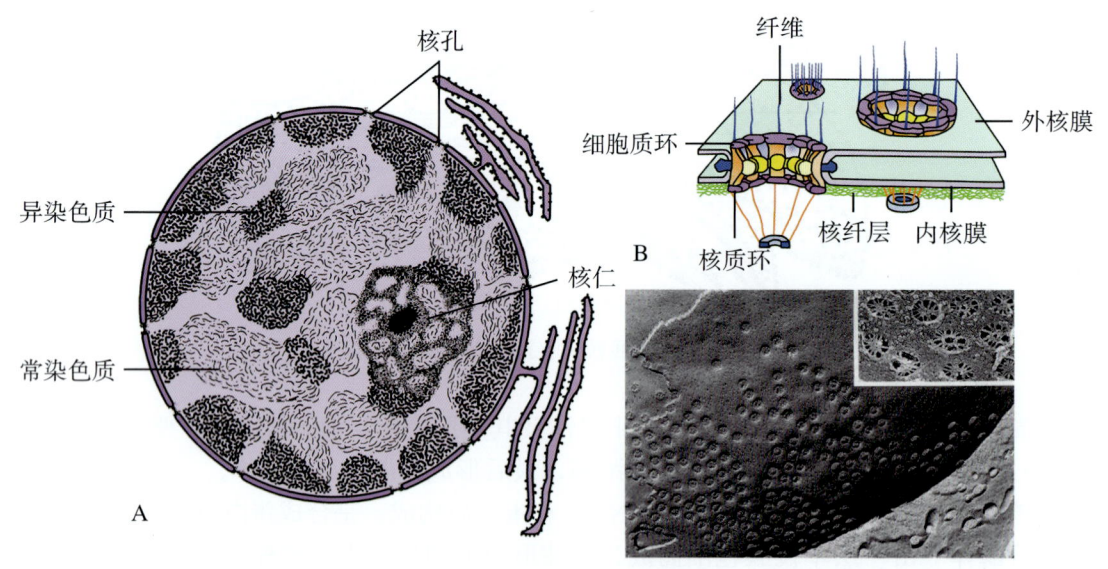

图2-6 细胞核结构示意图

A．细胞核电镜结构模式图；B．核孔复合体模式图；C．核孔复合体冷冻蚀刻扫描电镜像

（引自：Bloom, Fawcett. A Textbook of Histology [M]．12th ed. New York: Chapman and Hall, 1994）

（一）核膜

核膜是包被核内容物的双层膜结构，核膜的功能主要有稳定细胞核的形态和成分，控制细胞核和细胞质之间的物质交换，参与蛋白质、核酸等生物大分子的合成等。

（二）核仁

每个细胞中有核仁 1～2 个，甚至多个，核仁的主要化学组成为 RNA、DNA、蛋白质和酶类等，其功能与细胞内蛋白质的合成密切相关，是蛋白质合成机器——核糖体的重要装配场所。

（三）染色质和染色体

染色质和染色体都是遗传物质在细胞中的储存形式，主要成分均为核酸和蛋白质，它们是同一物质在不同细胞时期所表现出的不同形态。间期细胞中，染色质呈细网状，形态不规则；进入分裂期，染色质高度凝集形成染色体。

（四）核基质

核基质是指真核细胞核内除核膜、核纤层、染色质、核仁以外存在的一个由纤维蛋白构成的网架体系，又称为核骨架。核基质为核内 DNA 复制提供支架，是基因转录和加工的场所，参与染色体的构建。

> **考点**：细胞的结构
> 考题举例 2-1

四、细胞膜的物质转运功能

细胞膜是细胞与周围环境之间的屏障，各种离子和水溶性分子都很难穿越脂质双层的疏水区，因而细胞质中溶质的成分、浓度与细胞外液显著不同。细胞膜不仅在维持细胞正常的代谢活动中起重要作用，而且在物质跨膜转运中也起重要的参与作用。

（一）单纯扩散

脂溶性小分子物质从细胞膜的高浓度一侧向低浓度一侧转运的过程，称为**单纯扩散**（**simple diffusion**）（图 2-7），特点是不需要消耗能量、顺浓度差转运。以单纯扩散方式转运的物质有 O_2、CO_2、N_2、乙醇、尿素、甘油等。单纯扩散的方向和速度取决于该物质在膜两侧的浓度差和膜对该物质的通透性。物质的浓度差越大，扩散量也越大；脂溶性越大和分子量越小，则越容易扩散。

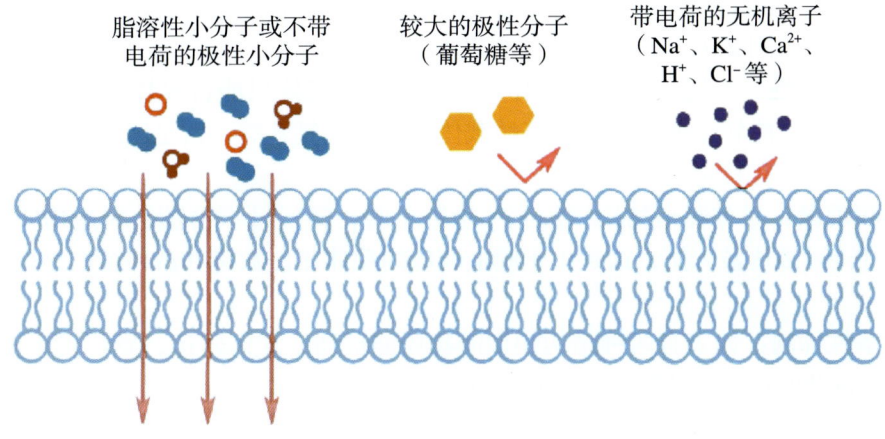

图 2-7　单纯扩散示意图

（二）易化扩散

水溶性或脂溶性很小的小分子物质或离子在膜蛋白的帮助下，顺浓度梯度和（或）电位梯度的跨膜转运过程，称为**易化扩散**（facilitated diffusion）。介导易化扩散的膜蛋白分为两大类，即载体蛋白（简称载体）和通道蛋白（简称通道），因此易化扩散可分经载体的易化扩散（载体转运）和经通道的易化扩散（通道转运）。

1. 通道转运　是指各种带电离子在通道蛋白的介导下，顺浓度梯度和（或）电位梯度进行的跨膜转运（图2-8）。当孔道开放时，离子可顺浓度梯度和（或）电位梯度经孔道跨膜流动；当孔道关闭时，离子转运停止。通道转运具有以下3个特点。

（1）**转运速度快**：据测定，经通道扩散的转运速率可达每秒$10^6 \sim 10^8$个离子，远大于载体的每秒$10^2 \sim 10^5$个离子或分子的转运速率。离子扩散速率的大小除决定于膜两侧离子的浓度差外，还受膜两侧电位差的影响。

（2）**离子选择性**：通道的离子选择性是指每种通道都对一种或几种离子有较高的通透能力，而对其他离子的通透性很小或不通透。根据通道对离子的选择性，可将通道分为钠通道、钙通道、钾通道和氯通道等。

（3）**门控性**：在通道蛋白分子内有一些可移动的结构或化学基团，在通道内起"闸门"作用。许多因素可刺激闸门运动，导致通道的开放或关闭，这一过程称为门控。在静息状态下，大多数通道都处于关闭状态，只有受到刺激时才发生构象变化，引起闸门开放。根据对不同刺激的敏感性，离子通道通常分为受膜电位调控的电压门控通道，受膜外或膜内化学物质调控的化学门控通道，以及受机械刺激调控的机械门控通道。

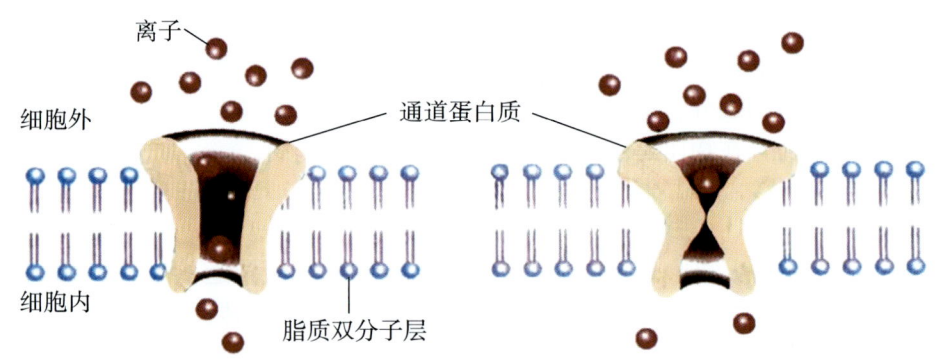

图2-8　通道蛋白示意图

2. 载体转运　是指水溶性小分子物质（如葡萄糖、氨基酸）在载体蛋白介导下顺浓度梯度进行的跨膜转运（图2-9）。载体转运具有以下3个特点。

（1）**结构特异性**：与通道的离子选择性相似，每种载体只能特异性地转运一种或几种溶质，如葡萄糖载体只能转运葡萄糖，氨基酸载体只能转运氨基酸，这是因为载体蛋白的结合位点只能选择性地与具有特定化学结构的物质结合。

（2）**饱和现象**：当被转运物质增加到一定数量时，转运量不再随被转运物质的增加而继续增大，此时转运量达最大值，这是由于膜上相应的载体蛋白数量和载体蛋白结合位点有限的缘故。

（3）**竞争性抑制**：如果有两种结构相似的物质能被同一载体转运，则将发生竞争性抑制，亲和力或浓度较低的物质，其转运将受到抑制，这是因为亲和力或浓度较高的物质更多地占据了有限的载体的缘故。

由于单纯扩散和易化扩散都是物质顺浓度梯度和（或）电位梯度进行的跨膜转运，细胞本身不消耗能量，所以将二者合称**被动转运**（**passive transport**）。

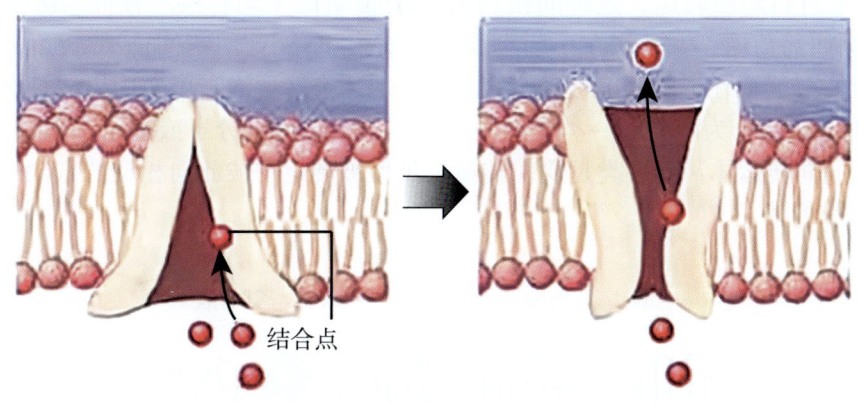

图 2-9　载体转运示意图

（三）主动转运

离子或小分子物质利用细胞代谢产生的能量，在膜蛋白的帮助下，逆浓度梯度和（或）电位梯度的跨膜转运过程，称为**主动转运**（**active transport**）。根据其利用能量形式的不同，分为原发性主动转运和继发性主动转运。

1. 原发性主动转运　是细胞直接利用代谢产生的能量将物质逆浓度和（或）电位梯度进行的跨膜转运。介导这一过程的膜蛋白是离子泵，具有 ATP 酶活性，可将细胞内的 ATP 水解为腺苷二磷酸（ADP）。原发性主动转运利用离子泵分解 ATP 产生的能量将离子逆浓度梯度和（或）电位梯度进行跨膜转运。在人体普遍存在的离子泵有钠 - 钾泵和钙泵（图 2-10）。

钠 - 钾泵简称钠泵，也称 Na^+-K^+-ATP 酶。钠泵每分解 1 分子 ATP，可将 3 个 Na^+ 移出细胞外，同时将 2 个 K^+ 移入细胞内。当细胞内的 Na^+ 浓度升高或细胞外 K^+ 浓度升高时，都可使钠泵激活，以维持细胞内外 Na^+、K^+ 浓度梯度。钠泵的生理意义主要是形成和保持 Na^+、K^+ 在细胞膜内、外的浓度差，Na^+、K^+ 在细胞内、外分布的不均衡是细胞生物电产生的基础，也是其他物质继发性主动转运的动力。

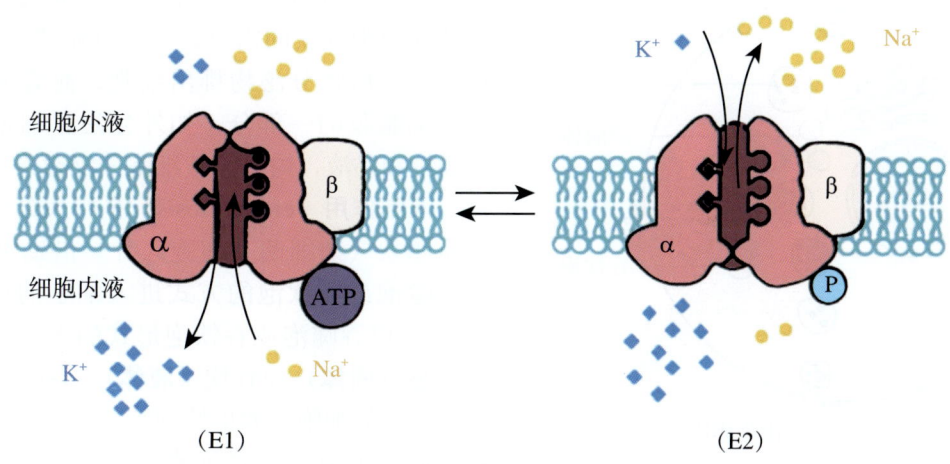

图 2-10　钠 - 钾泵转运示意图

2. 继发性主动转运 有些物质主动转运所需的能量并不直接来自ATP的分解,而是利用原发性主动转运所形成的离子浓度差,在离子顺浓度差扩散的同时将其他物质逆浓度梯度和(或)电位梯度进行跨膜转运,这种间接利用ATP能量的主动转运过程称为继发性主动转运(图2-11)。例如葡萄糖、氨基酸在小肠黏膜上皮细胞和肾小管上皮细胞的转运、甲状腺上皮细胞的聚碘、神经递质在突触间隙被轴突末梢重摄取、突触囊泡在胞质中摄取神经递质。

继发性主动转运分为两类:一类是同向转运,指被转运的分子或离子都向同一方向运动,如钠-葡萄糖同向转运体;另一类是逆向转运,是指被转运物彼此向相反的方向运动,如钠氢交换体、钠钙交换体。

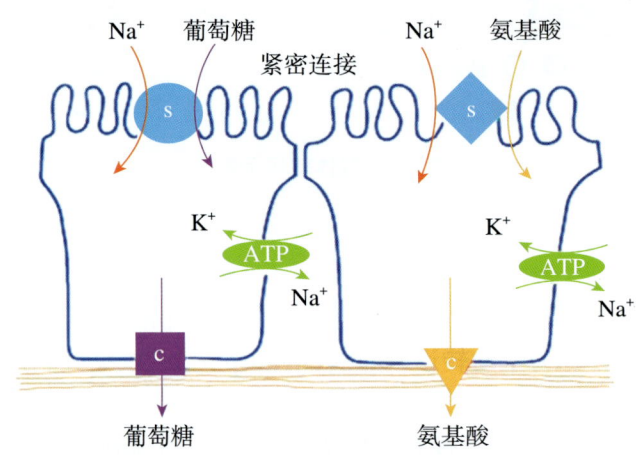

图2-11 小肠黏膜上皮细胞葡萄糖和氨基酸继发性主动转运示意图

(四)出胞作用和入胞作用

大分子物质或物质团块不能穿越细胞膜,它们可通过形成质膜包被的囊泡,以出胞或入胞作用的方式完成跨膜转运。出胞作用和入胞作用都要消耗能量,而能量由细胞内线粒体氧化过程中形成的ATP提供。

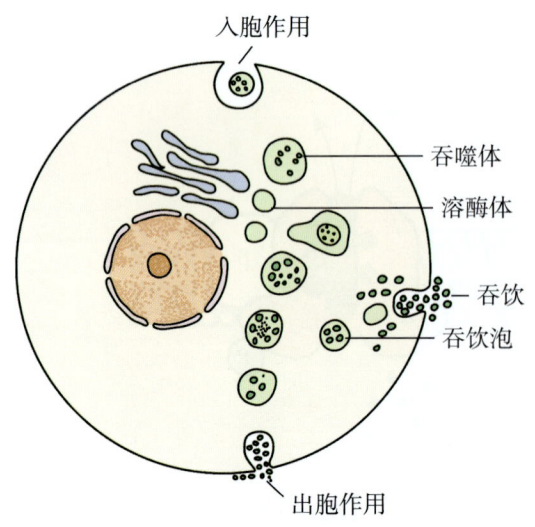

图2-12 入胞作用和出胞作用示意图

出胞作用(exocytosis)是指胞质内的大分子物质以分泌囊泡的形式排出细胞的过程(图2-12)。在出胞作用中,细胞内形成的分泌囊泡逐渐移向细胞膜的内侧,并与细胞膜发生融合、破裂,最后将分泌物排出细胞,而囊泡膜随即成为细胞膜的一部分,如外分泌腺细胞分泌酶原颗粒和黏液,内分泌腺细胞分泌激素。

入胞作用(endocytosis)是指大分子物质或物质团块(如细菌、细胞碎片)借助细胞膜形成吞噬泡或吞饮泡的方式进入细胞的过程(图2-12),以吞噬泡或吞饮泡形式的入胞作用分别称**吞噬**(固体)和**吞饮**(液体)。吞噬仅发生于一些特殊的细胞,如单核细胞、巨噬细胞和中性粒细胞,形成的吞噬泡直径较大(1~2 μm);吞饮则可发生于体内几乎所有的细胞,形成的吞饮泡直径较小(0.1~0.2 μm)。在入胞作用中,物质首先与细胞膜接触，接触处的细胞膜发生内凹或伸出伪足将物质包裹起来，然后与膜断裂，使物质连同包裹它的细胞膜一起进入细胞内，形成一个吞噬泡或吞饮泡，最后这些吞噬泡或吞饮泡与溶酶体融合，其内容物被溶酶体的各种酶分解。

> **考点**：细胞膜的物质转运功能
> 考题举例 2-2

五、细胞膜的受体功能

细胞的信号转导是指生物学信息（兴奋或抑制）在细胞间或细胞内转换和传递，并产生生物效应的过程。信号转导的本质就是细胞和分子水平的功能调节，是机体生理功能调节的基础。**受体**是指细胞膜上或细胞内能与某些化学物质（如激素、神经递质或某些药物）进行特异性结合并诱发生物效应的特殊生物分子，受体的化学本质通常是蛋白质；能与受体发生特异性结合的化学物质统称为**配体**。体内的多数神经递质、激素以及某些药物首先要与细胞膜上的受体结合，才能发挥其生物学效应。

六、细胞的生物电现象

一切活的细胞无论处于安静还是活动状态，都普遍存在**生物电现象**。细胞的生物电现象是由细胞膜两侧不同离子跨膜扩散产生的，又称**跨膜电位**，主要有两种形式，即静息电位和动作电位。细胞的生物电活动是细胞所有活动的基础。临床上，用放置于体表一定部位的电极把相关细胞生物电的综合表现记录下来，就成为心电图、脑电图、肌电图等临床诊断用的体表电图，借此对疾病进行诊断和评估。

> **严谨认真，追求真理**
>
> **生物电现象**
>
> 1791年，意大利解剖和生理学家路易吉·加尔瓦尼（Luigi Galvani，1737—1798年）偶然发现，如果将蛙腿的肌肉置于铁板上，再用铜钩钩住蛙的脊髓，当铜钩与铁板接触时，肌肉就会发生收缩，他把这种现象归因于生物电。他也被后人视为现代电生理学的奠基人和"生物电之父"。他多年从事解剖学研究和医学教学工作，具备娴熟的各种动物解剖经验和技巧，并对神经肌肉收缩研究动态有深入的了解。经过十余年的研究之后，他出版了著名的《论肌肉运动中的电作用》。人类对生物电的认识是一个不断积累、渐进的过程，从偶然发现，到逐步深入研究证实，是许多科学家共同努力的结果。
>
> 阅读思考：科学家追求真理的科学精神对你有何启迪？

（一）细胞生物电产生的机制

细胞生物电产生的基本原因是离子的跨膜扩散。产生离子扩散的条件有两个：一是膜两侧离子浓度分布不均衡，即存在浓度差，如由于钠泵的活动，细胞外液 Na^+ 浓度约为细胞内液的12倍，而细胞内液 K^+ 浓度约相当于细胞外液的39倍（表2-1）；二是细胞膜在不同状态下对离子的通透性不同,细胞膜对某种离子的通透性越大,这种离子的跨膜扩散对膜电位的贡献就越大。

表2-1　哺乳动物静息状态下骨骼肌细胞内外主要离子浓度

离子	细胞外液（mmol/L）	细胞内液（mmol/L）	浓度比
Na^+	145	12	12∶1
K^+	4	155	1∶39
Cl^-	120	4	30∶1
Ca^{2+}	1.2	0.0001	12 000∶1
有机负离子		155	

注：Ca^{2+}浓度为游离Ca^{2+}浓度。

（二）离子跨膜扩散的驱动力和平衡电位

当某种离子跨膜扩散时,它受到来自浓度差和电位差的双重驱动力。例如,当细胞膜只对溶液中的一种离子有通透性时,该离子将顺浓度差跨膜扩散,但扩散的同时也在膜两侧形成逐渐增大的电位差,且该电位差造成的驱动力与浓度差的驱动力方向相反,成为阻止离子进一步跨膜扩散的力量,直至电位差驱动力增加到等于浓度差驱动力时达到稳态,此时的跨膜电位差称为该离子的平衡电位。

（三）静息电位

在安静状态下,存在于细胞膜内外两侧的电位差称为**静息电位**（**resting potential**,**RP**）。记录跨膜电位时,将置于细胞外的无关电极接地,记录电极插入细胞内,因此记录到的电位是以细胞外为零电位的膜内电位（图2-13）。不同细胞的静息电位不同,但大多在 –10 ～ –100 mV,如骨骼肌细胞的静息电位约为 –90 mV,神经细胞约为 –70 mV,平滑肌细胞约为 –55 mV,红细胞约为 –10 mV。

人们通常把平稳的静息电位状态下,细胞膜电位内负外正的状态称为**极化**（**polarization**）；以静息电位为标准,膜内电位负值增大的过程或状态称为**超极化**（**hyperpolarization**）；膜内电位负值减小的过程或状态称为**去极化**（**depolarization**）或除极化；去极化至零电位后膜电位如进一步变为正值,即"内正外负",则称为**反极化或超射**（**overshoot**）；细胞膜去极化后再向静息电位方向恢复的过程称为**复极化**（**repolarization**）。

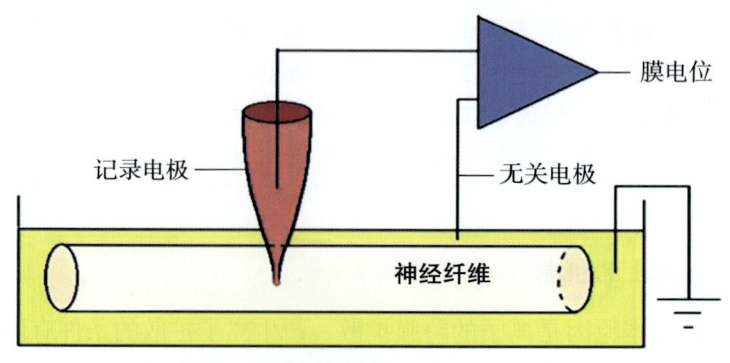

图 2-13　跨膜电位记录的实验示意图

静息电位产生的条件有两个：一是膜两侧离子浓度分布不均衡，即存在浓度差，如细胞外 Na^+ 浓度约为细胞内的 12 倍，而细胞内 K^+ 浓度约相当于细胞外液的 39 倍（表 2-1）；二是细胞膜在不同状态下对离子的通透性不同。在静息状态下，细胞膜对 K^+ 通透性较大，对 Na^+ 通透性较小，对有机负离子几乎没有通透性。因此，K^+ 顺着浓度差向膜外扩散。由于 K^+ 外流，致使膜外正电荷增多，膜内负电荷增多，形成了内负外正的电位差。由这种电位差形成的电场力对 K^+ 的继续外流构成阻力，当促使 K^+ 外流的动力（浓度差）与阻止 K^+ 外流的阻力（电位差）达到平衡时，K^+ 的净外流停止，使膜内外的电位差保持稳定，即为静息电位。因此，静息电位主要是由 K^+ 外流所形成的电化学平衡电位，所以又称 K^+ 平衡电位。

以神经和骨骼肌为检测对象时，静息电位通常都在 $-70 \sim -90$ mV，其负值总是不同程度地小于 K^+ 平衡电位，这是因为膜对 Na^+ 亦有一定的通透性，扩散内流的 Na^+ 可部分抵消由 K^+ 扩散外流所形成的膜内负电位。钠泵通过主动转运可维持细胞膜内、外两侧 Na^+ 和 K^+ 的浓度差，为静息电位的形成奠定基础。

考点：静息电位
考题举例 2-3

（四）动作电位的概念及特点

细胞受到一个有效刺激兴奋时，在静息电位的基础上产生快速的、可扩布的膜电位变化，称为**动作电位**（**action potential，AP**），动作电位是细胞兴奋的标志。

图 2-14 是记录到的神经纤维的动作电位，膜电位首先从 -70 mV 迅速去极化至 $+30$ mV，形成动作电位的升支（去极相），随后迅速复极至接近静息电位水平，形成动作电位的降支（复极相），两者共同形成尖峰状的电位变化，称为**锋电位**（**spike potential**）。0 mV 以上的部分，称为超射。锋电位历时短暂，持续约 1 毫秒，在锋电位后出现的低幅、缓慢的膜电位波动，称为**后电位**。后电位包括两个成分，前一个成分的膜电位仍小于静息电位，称为负后电位或后去极化，后一个成分大于静息电位，称为正后电位或后超极化。

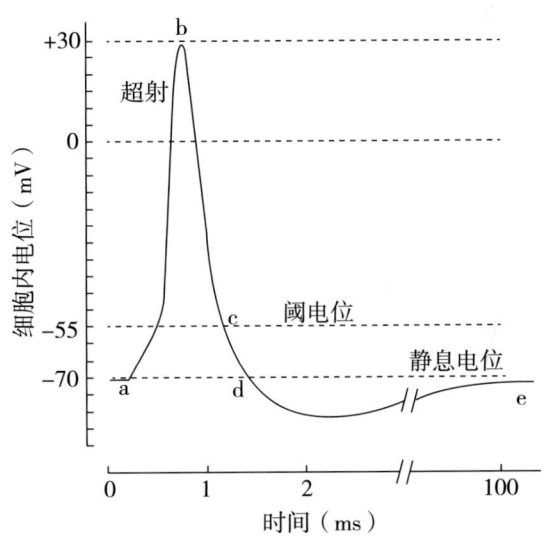

图 2-14 神经纤维动作电位示意图
ab. 锋电位上升支；bc. 锋电位下降支；cd. 负后电位；de. 正后电位

动作电位的特点：①"全"或"无"现象，即刺激强度未达到阈值，动作电位不会发生；刺激强度达到阈值后，即可触发动作电位，而且其幅度不会因刺激强度的增强而增大；②不衰减性传导，动作电位产生后，并不局限于受刺激局部，而是沿细胞膜迅速向周围传播，直至整个细胞都依次产生一次动作电位，而且动作电位在同一细胞上的传播是不衰减的，其幅度和波形始终保持不变；③脉冲式，无论刺激的频率如何改变，动作电位的锋电位部分不会发生重叠，因而细胞接受连续刺激后，连续发生的动作电位各自具有完整的锋电位特征，呈脉冲样。

（五）动作电位的产生机制

当细胞受到有效刺激时，首先是受刺激部位细胞膜上少量的钠通道开放，Na^+ 少量内流，使细胞膜发生局部去极化，当膜去极化达到某一临界值（阈电位）时，膜上钠通道突然大量开放，细胞外的 Na^+ 顺着浓度差和电位差快速、大量内流，细胞内正电荷迅速增加，使膜电位迅速升高，进而出现"内正外负"的电位差，此时由电位差形成的电场力对 Na^+ 的继续内流构成阻力。当促使 Na^+ 内流的动力（浓度差）与阻止 Na^+ 内流的阻力（电位差）达到平衡时，Na^+ 净内流停止，动作电位达到最大幅度（+30 mV），形成动作电位的上升支。因此，动作电位的上升支主要是由 Na^+ 大量快速内流所形成的电化学平衡电位。随后，钠通道迅速关闭，钾通道开放，K^+ 便顺着浓度差和电位差快速外流，细胞内正电荷迅速减少，膜电位迅速下降，直至恢复到静息电位水平，形成动作电位的下降支。因此，动作电位的下降支是 K^+ 快速外流形成的电化学平衡电位。

动作电位产生之后，膜电位虽已恢复，但膜内外的离子分布尚未恢复，由于膜内 Na^+ 浓度增加，而 K^+ 浓度减少，激活了膜上的钠-钾泵，将进入细胞内的 Na^+ 泵出，同时将逸出细胞外的 K^+ 泵入，从而恢复到静息时细胞内外离子的分布状态，维持细胞的兴奋性。

（六）动作电位的产生

当细胞受到一次有效刺激时，首先是受到刺激部位的细胞膜上钠通道部分开放，引起少量 Na^+ 内流，使膜内电位负值减小，发生去极化，当膜去极化达到某一临界电位值时，该处钠通道迅速大量开放，Na^+ 大量内流，从而暴发动作电位。这个能够引起细胞膜上钠通道迅速而大量开放的临界膜电位值，称为**阈电位（threshold potential）**（图 2-14）。实验表明，任何刺激只要能使膜去极化达到阈电位水平，即可触发动作电位，引起细胞兴奋。

可兴奋细胞受到一个阈下刺激，由于不能使细胞膜去极化达到阈电位，因此不能触发动作电位，但受刺激部位膜上的 Na^+ 仍可少量开放，Na^+ 少量内流，而产生局部去极化。这种阈下刺激引起的不能远距离传播的局部去极化，称为**局部兴奋（local excitation）**或**局部电位（local potential）**。

局部电位的特点：①在阈下刺激范围内，电位幅度随刺激强度的增大而增大，不表现"全或无"特性；②只能在较小的范围内传播，并且随传播距离的增加，幅度递减并逐渐消失；③电位幅度可以发生总和。由距离较近的空间内多个局部电位叠加而实现的总和，称为**空间总和（spatial summation）**；由同一部位短时间多次接受刺激而发生的总和，称为**时间总和（temporal summation）**。当总和的结果使得细胞膜去极化程度叠加达到阈电位时，便可暴发动作电位。故动作电位可以由阈刺激或阈上刺激而引发，也可以由多个阈下刺激总和而引发。

（七）动作电位的传导

动作电位在同一细胞膜的传播，称为**动作电位的传导**。细胞膜某一部分产生的动作电位可沿细胞膜不衰减地传导至整个细胞。当细胞膜某处产生动作电位时，兴奋部位细胞膜的膜电位由静息电位时的内负外正变为反极化的内正外负，所以周围未兴奋部位膜外电位高于已兴奋部位，膜内电位低于已兴奋部位。于是，在膜外产生了从未兴奋部位向兴奋部位流动的电流，膜内产生了从兴奋部位向未兴奋部位流动的电流，这种在兴奋部位和未兴奋部位之间流动的电流，称为局部电流（图 2-15）。电荷流动的结果导致未兴奋部位细胞膜呈现内正外负的状态，即产生去极化，去极化到阈电位而暴发动作电位。如此，动作电位便通过局部电流沿细胞膜传导至整个细胞。由于局部电流可以同时在神经纤维兴奋部位的两端产生，因此动作电位可以从受刺激的兴奋点向两侧传导，称为双向传导。在直径较大的神经纤维，局部电流沿轴突纵向流动的电阻较小，因而动作电位的传导速度较快。

由于有髓神经纤维髓鞘的绝缘作用，局部电流仅在无髓鞘包绕的郎飞结间发生，即在发生动作电位的郎飞结与静息的郎飞结之间产生，这种传导方式称为**跳跃式传导**（图 2-15）。因此，有髓神经纤维传导速度比无髓神经纤维快得多。

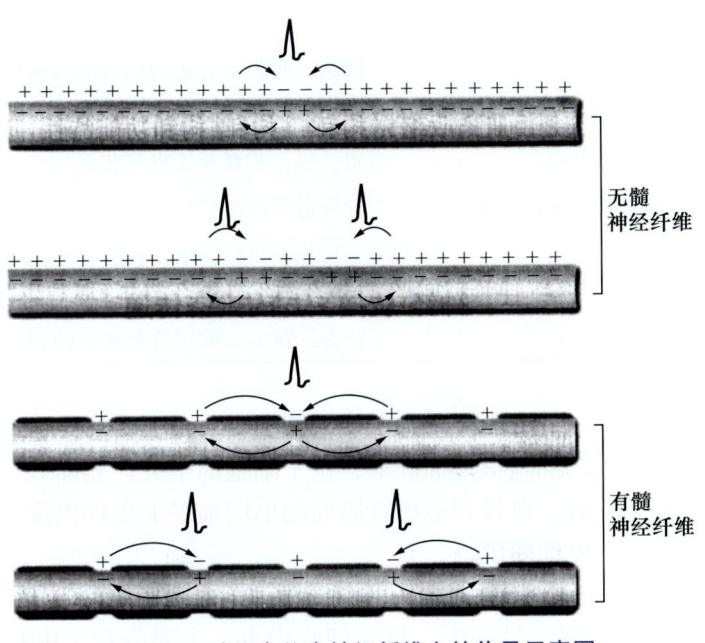

图 2-15　动作电位在神经纤维上的传导示意图

考点：动作电位
考题举例 2-4

第二节　基本组织

人体的基本组织分为上皮组织、结缔组织、肌组织和神经组织。

一、上皮组织

上皮组织（epithelial tissue）由大量紧密排列的细胞和少量的细胞外基质构成。上皮组织具有以下特点：①细胞多，排列紧密，细胞外基质少。②细胞有明显极性，即细胞的不同表面在结构和功能上有明显差别。其朝向体表或腔面的一侧称**游离面**；与游离面相对的面称**基底面**，该面与深层结缔组织之间隔有一层基膜。③一般无血管和淋巴管，其细胞获取营养及排出代谢物均依赖于深层的基膜和结缔组织。④有丰富的神经末梢，可接受各种刺激。根据功能不同，上皮组织分为被覆上皮和腺上皮两大类。

（一）被覆上皮

被覆上皮（covering epithelium）是覆盖于体表及衬贴于体腔和空腔器官内表面的上皮，具有保护、吸收、分泌、排泄等功能。根据上皮细胞排列层次和形态结构，将被覆上皮分为单层上皮和复层上皮。单层上皮又分为单层扁平上皮、单层立方上皮、单层柱状上皮和假复层纤毛柱状上皮；复层上皮又分为复层扁平上皮和变移上皮等（表 2-2）。

表2-2 被覆上皮类型及主要分布

被覆上皮类型		主要分布
单层上皮	单层扁平上皮	心脏、血管及淋巴管的腔面（内皮） 胸膜、腹膜及心包膜的表面（间皮）
	单层立方上皮	甲状腺滤泡及肾小管等
	单层柱状上皮	胃、肠、胆囊及子宫等腔面
	假复层纤毛柱状上皮	呼吸道等腔面
复层上皮	复层扁平上皮	未角化：口腔、咽、食管及阴道等腔面 角化：皮肤表皮
	变移上皮	肾盏、肾盂、输尿管和膀胱的腔面

1. **单层扁平上皮** 由一层扁平状细胞组成（图2-16）。表面观，细胞为多边形，边缘呈锯齿状或波纹状，相互嵌合，细胞核呈椭圆形，位于细胞的中央；侧面观，细胞扁薄，细胞核呈扁圆形，居中；分布于心脏、血管和淋巴管腔面的单层扁平上皮称**内皮**；分布于胸膜、腹膜和心包膜等处的单层扁平上皮称**间皮**。

2. **单层立方上皮** 由一层近似立方形的细胞组成（图2-17）。表面观，细胞呈多边形；侧面观，细胞呈立方形，细胞核呈圆形，位于细胞中央；主要分布于甲状腺滤泡及肾小管等处，具有分泌和吸收功能。

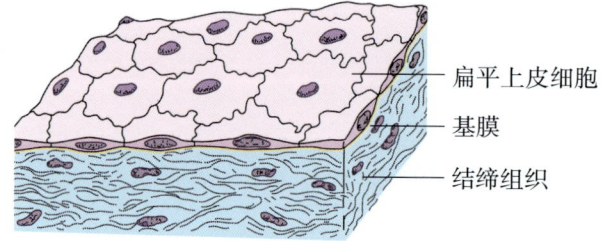

图2-16 单层扁平上皮立体结构模式图

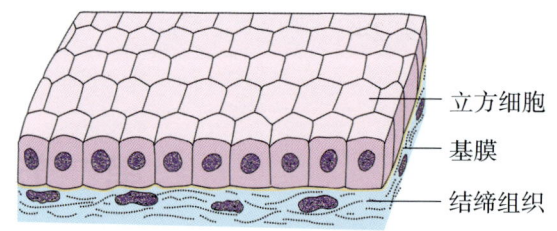

图2-17 单层立方上皮立体结构模式图

3. **单层柱状上皮** 由一层棱柱状细胞组成（图2-18，图2-19）。表面观，细胞呈多边形；侧面观，细胞呈柱状，细胞核呈椭圆形，靠近细胞基底部；该上皮主要分布在胃、肠等处，具有吸收和分泌功能。

4. **假复层纤毛柱状上皮** 由柱状细胞、杯状细胞、梭形细胞和锥形细胞组成（图2-20，

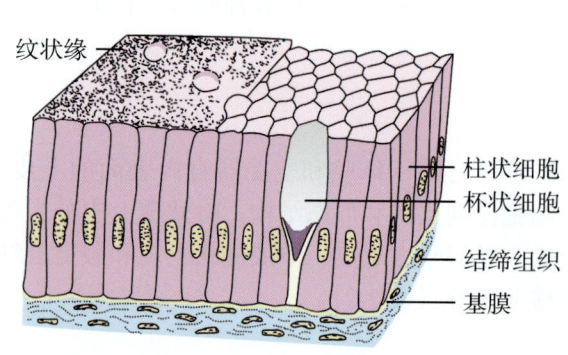

图2-18 单层柱状上皮立体结构模式图

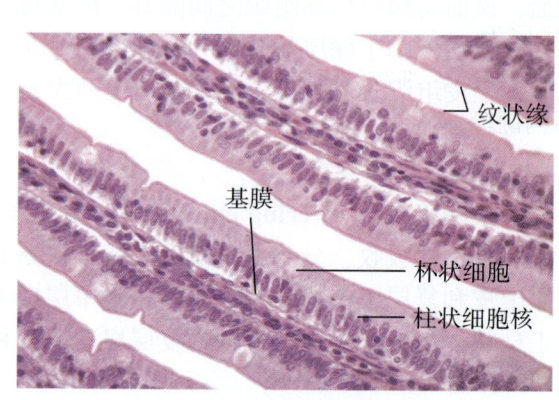

图2-19 单层柱状上皮切面光镜像（小肠）

图2-21）。由于上述几种细胞高矮不等，细胞核的位置参差不齐，但每个细胞的基底部都附于同一基膜上，所以从垂直切面观察，似有多层，但实为一层，故为假复层。而在柱状细胞的游离面有纤毛，故合称假复层纤毛柱状上皮。该上皮主要分布于呼吸道黏膜表面，有保护和分泌功能。

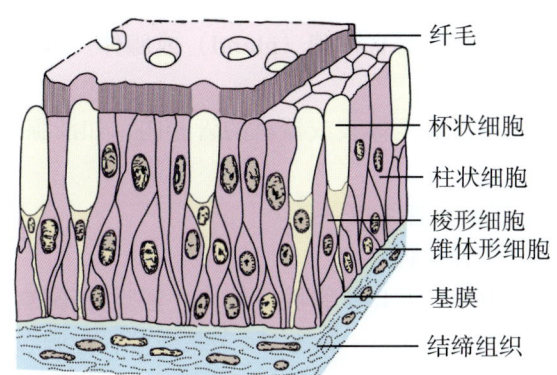

图2-20　假复层纤毛柱状上皮立体结构模式图

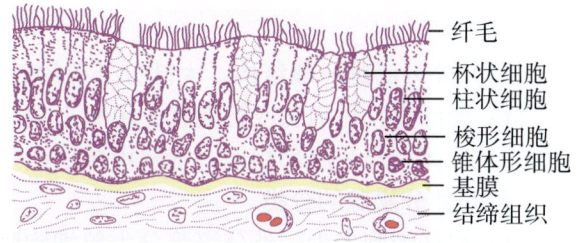

图2-21　假复层纤毛柱状上皮切面光镜结构模式图

5．**复层扁平上皮**　又称**复层鳞状上皮**，由多层细胞组成（图2-22）。侧面观，基底层为一层矮柱状或立方形基底细胞，细胞质嗜碱性较强；中间层为数层多边形细胞；表层为几层扁平状细胞。基底层细胞具有分裂、增生能力并向表层推移，其他各层细胞均无分裂能力。复层扁平上皮的基底面与深层结缔组织相连处起伏不平，使二者之间的接触面积增大，这样既有利于上皮细胞的新陈代谢，又提高了连接的牢固性。复层扁平上皮分布于常受到机械摩擦的部位，如皮肤、口腔、咽、食管和阴道等处，具有很强的保护作用，其中分布在皮肤表面的复层扁平上皮，浅层细胞的细胞质内充满角质蛋白，故称**角化复层扁平上皮**；分布在口腔、咽、食管、阴道黏膜的复层扁平上皮，其浅层细胞的细胞质内含角质蛋白少，故称**未角化复层扁平上皮**。

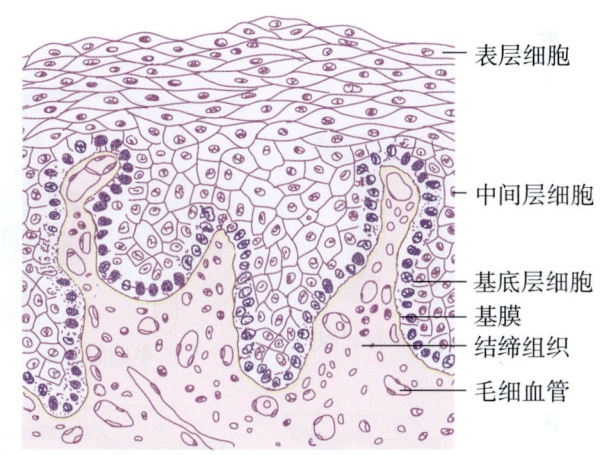

图2-22　复层扁平上皮光镜结构模式图

6．**变移上皮**　由多层细胞组成（图2-23）。变移上皮的特点是细胞的层数和形态可随所在器官的容积改变而变化。当器官空虚时，上皮变厚，细胞层数增多，体积变大。侧面观，基底层为矮柱状或立方形细胞，中间层为多边形细胞，表层为立方形细胞；当器官膨胀充盈时，上皮变薄，细胞层数减少，细胞也变小；变移上皮主要分布于泌尿管道，如肾盏、肾盂、输尿管和膀胱等腔面，具有保护作用。

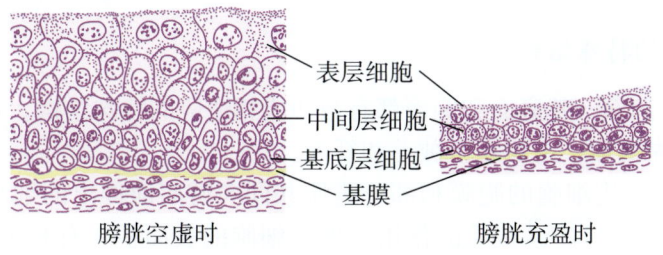

图2-23　变移上皮光镜结构模式图

考点：上皮组织的特点；被覆上皮的分类、分布
考题举例 2-5

（二）腺上皮和腺

以分泌功能为主的上皮称**腺上皮**，以腺上皮为主构成的器官称**腺**（gland）**或腺体**。人体的腺分为外分泌腺和内分泌腺两大类。

1．外分泌腺 有导管，又称**有管腺**，分泌物可经导管排至体表或器官的管腔内，如汗腺、唾液腺。

（1）外分泌腺一般结构：大部分外分泌腺由分泌部和导管组成。

1）**分泌部**：呈泡状或管泡状，由腺上皮围成，产生分泌物。

2）**导管**：与分泌部相连，管壁由单层或复层上皮组成，开口于管腔或体表，输送分泌物。

（2）外分泌腺的分类

1）根据细胞多少，外分泌腺分为**单细胞腺**和**多细胞腺**。

2）根据分泌物性质，分为**浆液性腺**、**黏液性腺**和**混合性腺**。

3）根据分泌部形状，分为**管状腺**、**泡状腺**和**管泡状腺**（图 2-24）。

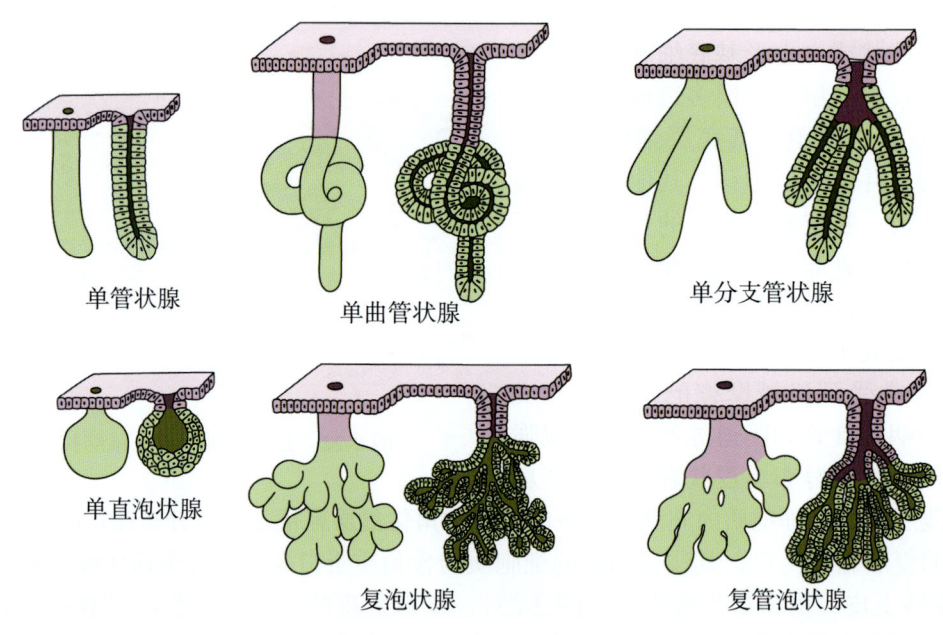

图 2-24 外分泌腺模式图

2．内分泌腺 无导管，又称**无管腺**，但腺细胞周围有丰富的毛细血管和淋巴管，其分泌物称**激素**，激素直接进入周围的血管和淋巴管中，随血液和淋巴输送到全身。

（三）上皮组织的特殊结构

在上皮细胞的游离面、基底面和侧面都有与功能相适应的特殊结构。

1．上皮细胞的游离面 主要有微绒毛和纤毛。

（1）**微绒毛**：是上皮细胞的胞膜和部分胞质共同向游离面伸出的细小指状突起，一般在电镜下才能辨认（图 2-25）。微绒毛的作用是增大细胞的表面积，有利于细胞对物质的吸收。在吸收功能活跃的上皮细胞，游离面的微绒毛较发达，如小肠上皮细胞、肾小管上皮细胞，并

聚集形成光镜可见的纹状缘或刷状缘（图2-19）。

（2）**纤毛**：指上皮细胞的胞膜和部分胞质共同向游离面伸出的粗长指状突起，较微绒毛粗长，光镜下清晰可见（图2-20）。细胞质内含有纵行排列的微管。纤毛具有节律性定向摆动的能力，可将上皮表面的黏液及其黏附的物质定向推送，如呼吸道上皮细胞表面的纤毛摆动可清除分泌物及表面附着的灰尘、细菌等异物。

2. 上皮细胞的侧面 主要是分化出的一些特殊的结构，称**细胞连接**。常见的细胞连接有紧密连接、中间连接、桥粒、缝隙连接4种（图2-25）。这些连接具有封闭细胞间隙、加强细胞间相互联系和参与细胞间信息传递等作用。

3. 上皮细胞的基底面 主要有基膜和质膜内褶。

（1）**基膜**：是上皮细胞基底面与其深层结缔组织之间的薄膜，电镜下分为基板和网板两层（图2-26）。基板和网板分别由上皮细胞和结缔组织的成纤维细胞产生，除具有支持、连接功能之外，还有选择性通透作用，故上皮组织可通过基膜与深层结缔组织进行物质交换。

（2）**质膜内褶**：是上皮细胞基底面的细胞膜折向细胞质内形成的皱褶（图2-27），使细胞基底部的表面积增大，有利于加快水和电解质转运。

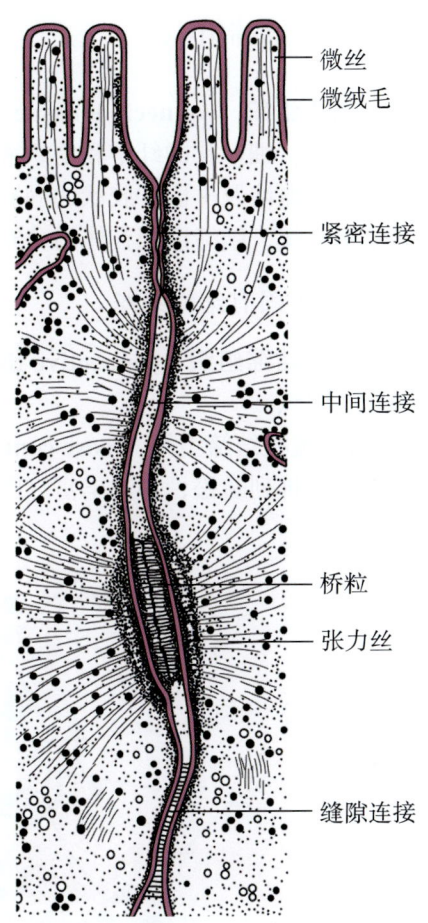

图 2-25 微绒毛及上皮细胞四种连接电镜结构模式图

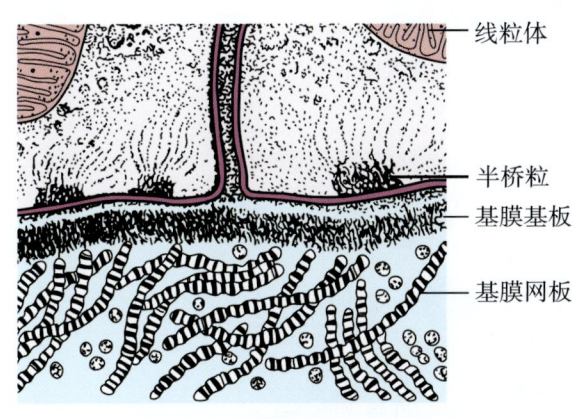

图 2-26 基膜电镜结构模式图

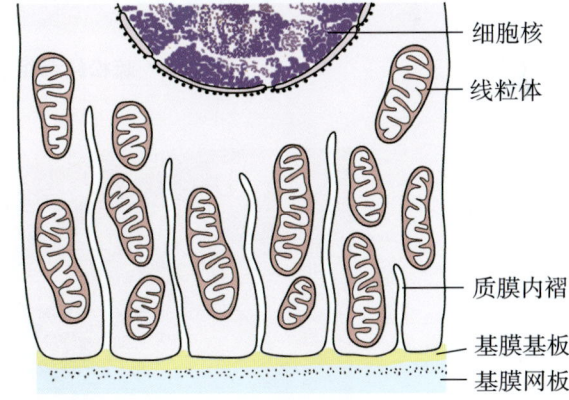

图 2-27 质膜内褶电镜结构模式图

知识链接

上皮性肿瘤

上皮性肿瘤即在上皮组织发生的肿瘤，有良性及恶性之分。

良性上皮组织肿瘤：由被覆上皮发生的肿瘤常呈乳头状，称乳头状瘤；由腺上皮发生的肿瘤称腺瘤，多见于甲状腺、卵巢、乳腺和肠等处。

恶性上皮组织肿瘤：即由被覆上皮及腺上皮发生的恶性肿瘤，统称癌，常见的类型有鳞状细胞癌（鳞癌）、基底细胞癌、移行上皮癌、腺上皮癌，分别发生于身体不同部位的复层扁平上皮、变移上皮、腺上皮等处。

二、结缔组织

结缔组织（connective tissue）由少量细胞和大量细胞外基质构成，细胞外基质包括无定形的基质、细丝状的纤维和组织液等。细胞分散于细胞外基质内，无极性。广义的结缔组织包括液态的血液及淋巴、胶状的固有结缔组织和固态的软骨组织与骨组织。狭义的结缔组织指固有结缔组织。结缔组织在体内分布广泛，具有连接、支持、营养、运输和保护等功能。

（一）固有结缔组织

固有结缔组织（connective tissue proper）包括疏松结缔组织、致密结缔组织、网状组织和脂肪组织。

1. 疏松结缔组织（loose connective tissue） 又称**蜂窝组织**，特点是细胞种类多、数量少，纤维少且排列疏松，基质丰富（图 2-28，图 2-29）。

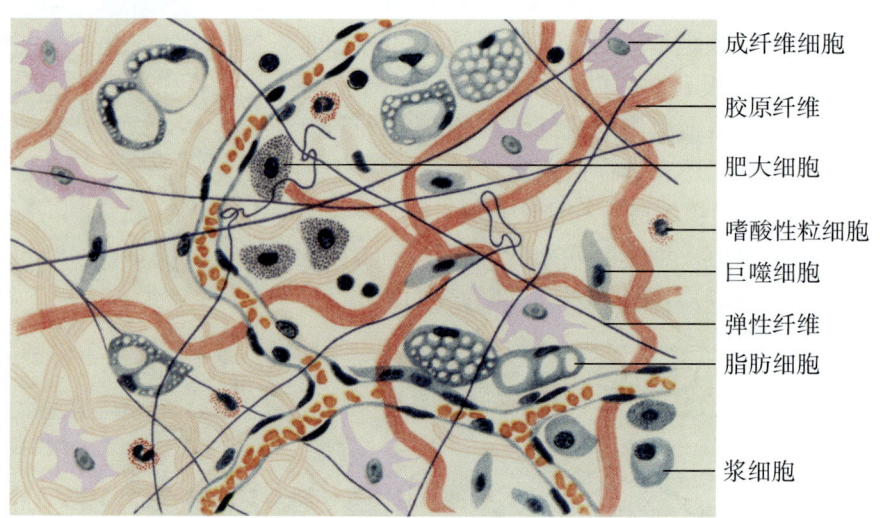

图 2-28　疏松结缔组织（大网膜）铺片模式图

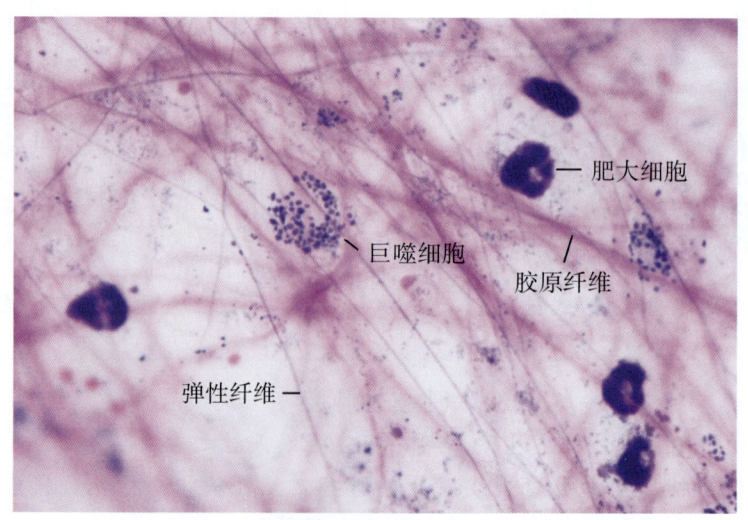

图 2-29　疏松结缔组织（大鼠肠系膜）铺片光镜像

（1）**细胞**：主要有以下几种。

1）**成纤维细胞**：细胞呈扁平星状，细胞质呈弱嗜碱性（图2-28）。电镜下，细胞质内含丰富的粗面内质网和游离核糖体、发达的高尔基复合体等细胞器（图2-30）。成纤维细胞具有合成纤维和基质的功能，在创伤修复中起重要作用。当成纤维细胞处于静止状态时，细胞变小，呈长梭形，细胞核变小，染色深，称**纤维细胞**。当功能活跃时，纤维细胞又转变为成纤维细胞。

2）**巨噬细胞**：来源于血液中的单核细胞，形态多样，呈圆形、椭圆形等，功能活跃时，常伸出较长的伪足而形态不规则，细胞质内含有许多大小不等的颗粒或空泡（图2-28，图2-29）。电镜下，细胞质内含大量溶酶体、吞噬体和吞饮小泡、较发达的高尔基复合体、少量粗面内质网和线粒体等（图2-31）。巨噬细胞广泛分布于结缔组织，具有变形运动和吞噬异物、细菌、衰老及死亡细胞的作用，还与机体的免疫反应有关。

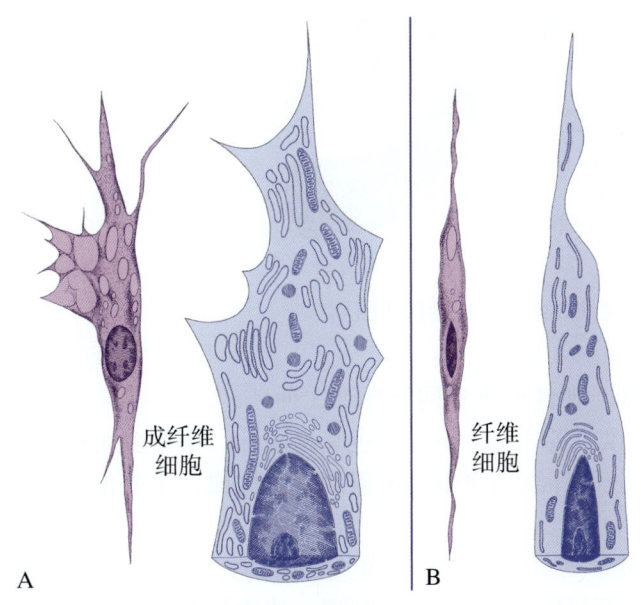

图2-30 成纤维细胞（A）和纤维细胞（B）的光镜和电镜结构模式图

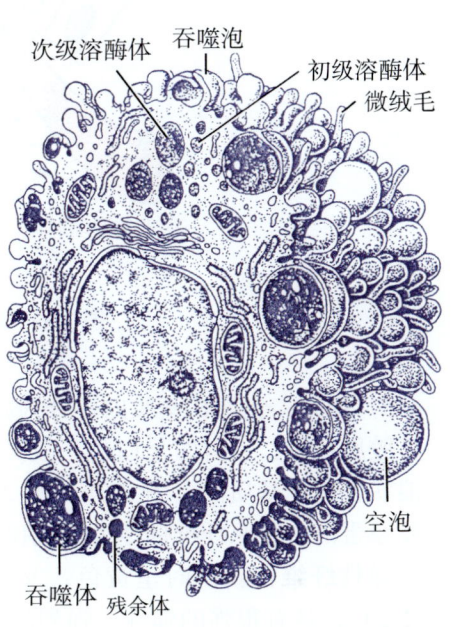

图2-31 巨噬细胞立体结构模式图

3）**浆细胞**：呈圆形或椭圆形，细胞核呈圆形，位于细胞一侧，染色质呈粗块状，以核仁为中心呈辐状排列，形似车轮。细胞质丰富，呈嗜碱性（图2-28）。电镜下，细胞质内含大量粗面内质网和发达的高尔基复合体。浆细胞来源于B淋巴细胞，可合成和分泌免疫球蛋白（抗体），参与机体的体液免疫。

4）**肥大细胞**：呈圆形或椭圆形，细胞质内含有白三烯和粗大的嗜碱性颗粒，颗粒内含肝素、组胺和嗜酸性粒细胞趋化因子等。肝素有抗凝血作用；组胺、白三烯等能使毛细血管扩张、通透性增加及支气管平滑肌收缩或痉挛，从而引起过敏反应。

5）**未分化的间充质细胞**：是一种原始、幼稚的未分化细胞，多分布在血管壁周围。在形态上，该细胞很难与成纤维细胞相区分。在机体受伤修复的过程中，此类细胞可增殖、分化为成纤维细胞等多种细胞。

6）**脂肪细胞**：单个或成群存在。细胞较大，呈圆形、椭圆形或多边形，细胞质内含脂滴，细胞核被脂滴挤于细胞一侧，呈新月形（图2-28）。脂肪细胞具有合成、贮存脂肪，参与脂代谢的作用。

（2）**细胞外基质**：由基质和纤维组成。

1）**基质**：呈无定形胶状，有一定的黏稠性，其化学成分为蛋白多糖和水。蛋白多糖由蛋白质和几种多糖结合而成。多糖成分中以透明质酸最重要，它与蛋白质分子和其他多糖分子结合，形成**分子筛**，能阻止细菌、异物通过，起防御屏障作用。有些细菌，如溶血性链球菌或癌细胞能分泌透明质酸酶，分解透明质酸，使屏障解体，致使感染蔓延，形成蜂窝织炎，或致使肿瘤浸润扩散。

此外，基质中含有大量**组织液**。组织液是从毛细血管渗出的液体，是细胞赖以生存的内环境，细胞通过组织液与血液进行物质交换（图 2-32）。组织液不断更新，当组织液的产生和回流失去平衡时，基质中的组织液含量可增多或减少，导致水肿或脱水。

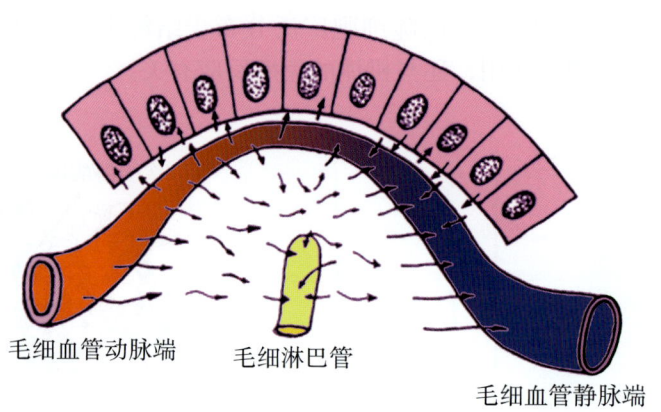

图 2-32　组织液与血液之间物质交换模式图

2）纤维：包埋在基质内，分为胶原纤维、弹性纤维和网状纤维 3 种。

胶原纤维：新鲜时呈白色，故又称**白纤维**。苏木精 - 伊红染色呈嗜酸性。数量多而粗，呈波浪状分散在基质内（图 2-28，图 2-29）。胶原纤维由更细的**胶原原纤维**构成，主要化学成分是胶原蛋白。胶原纤维韧性大、抗拉力强。

弹性纤维：新鲜时呈黄色，又称**黄纤维**。苏木精 - 伊红染色呈淡红色，较细（图 2-28，图 2-29），具有很强的弹性。强烈的日光照射可使皮肤弹性纤维断裂，使皮肤弹性降低而出现皱褶。

胶原纤维和弹性纤维在疏松结缔组织中交织成网，使组织既有韧性，又有弹性。

网状纤维：分支多并连接成网。纤维无弹性，但有韧性。在普通染色下，纤维着色很浅，很难分辨；但用硝酸银浸染，则被染成黑色，因此又称**嗜银纤维**。网状纤维主要分布在网状组织以及结缔组织与其他组织的交界处，如基膜的网板、毛细血管周围。

考点：疏松结缔组织中主要细胞的功能及纤维的分类、作用
考题举例 2-6

2．致密结缔组织　是以纤维为主要成分的固有结缔组织，纤维粗大，排列致密，细胞和基质少（图 2-33）。细胞主要是成纤维细胞，纤维是大量的胶原纤维和弹性纤维。致密结缔组织主要分布于肌腱、韧带、皮肤的真皮和器官的被膜。

3．网状组织　由网状细胞、网状纤维和基质组成。**网状细胞**是有突起的星形细胞，相邻细胞的突起连接成网；网状纤维由网状细胞产生，交织成网，成为网状细胞依附的支架（图 2-34）。网状组织主要分布于红骨髓、胸腺、淋巴结、脾和扁桃体等处，为血细胞的发生、发育提供适宜的微环境。

4．脂肪组织　由大量脂肪细胞聚集而成（图 2-35），其间有少量的疏松结缔组织将其分

隔成若干小叶，主要分布于皮下、肠系膜和网膜等处，具有贮存脂肪、缓冲、保护、参与体温调节和脂肪代谢等作用。

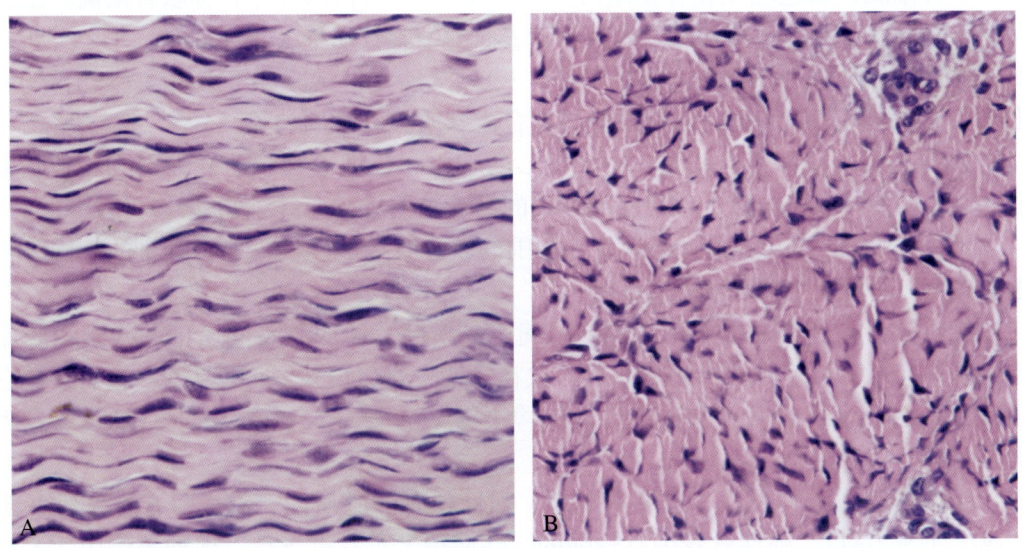

图 2-33　致密结缔组织（人肌腱）纵切面（A）、横切面（B）光镜像

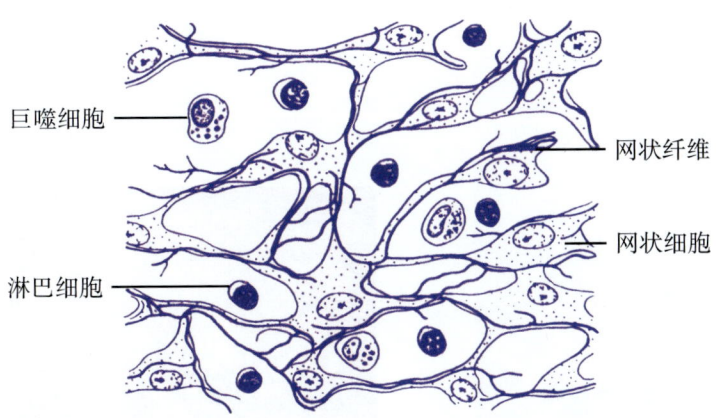

图 2-34　网状组织光镜结构模式图

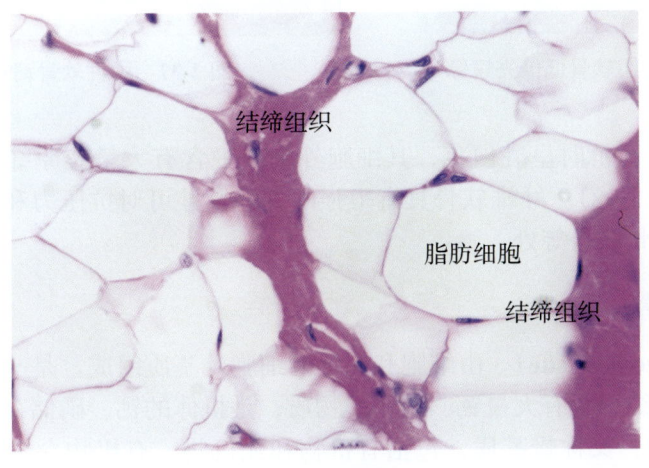

图 2-35　人黄色脂肪组织光镜像

（二）软骨组织和软骨

1. 软骨组织（cartilage tissue） 由软骨细胞和软骨基质组成。

（1）**软骨细胞**：被包埋在软骨基质内（图 2-36）。其所占的腔隙，称**软骨陷窝**。细胞的形态、大小随发育程度不同而有差异。靠近软骨表面的细胞较幼稚，小而扁平，单个分布；中央部的细胞较成熟，大而圆，成群分布，多为 2～8 个聚集在一起，它们均由一个幼稚的软骨细胞分化而来，故称**同源细胞群**。软骨细胞具有合成基质和纤维的功能。

（2）**软骨基质**：即细胞外基质，由无定形的基质和包埋于其中的纤维构成。基质呈凝胶状，主要由水和蛋白多糖构成。包埋在基质中的纤维主要有胶原纤维和弹性纤维。

2. 软骨（cartilage） 由软骨组织及其周围的软骨膜构成。根据所含纤维的不同，将软骨分为透明软骨、弹性软骨和纤维软骨 3 种。

（1）**透明软骨**：新鲜时呈半透明状，较脆，易折断。透明软骨间质中的纤维为胶原原纤维，纤细且其折光率与基质的折光率相近，故在光镜下难以分辨（图 2-36）。透明软骨有一定的弹性，能承受较大的压力，具有支持、缓冲等作用，主要分布于关节软骨、肋软骨及呼吸道壁的软骨等。

（2）**弹性软骨**：新鲜时呈不透明的黄色。弹性软骨的基质内含有大量弹性纤维，并相互交织成网状（图 2-37）。弹性软骨因有较强的弹性而得名，具有支持、保护等作用，主要分布于耳郭、外耳道、会厌等处。

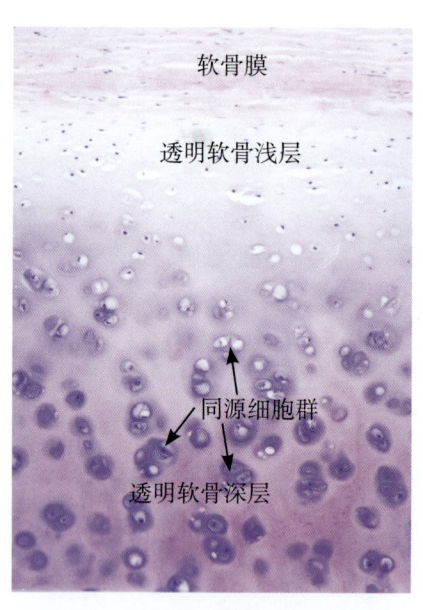

图 2-36 人气管透明软骨低倍光镜像

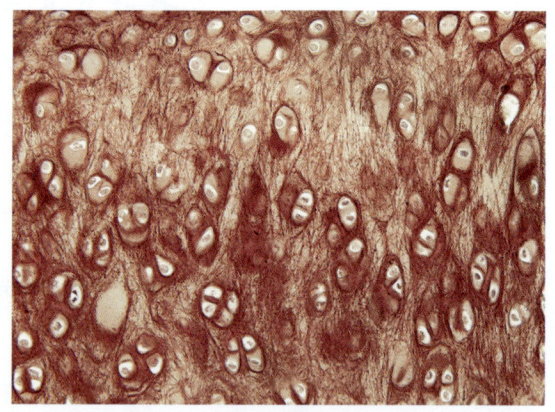

图 2-37 弹性软骨高倍光镜像

（3）**纤维软骨**：新鲜时呈乳白色，其细胞外基质中含有大量胶原纤维，粗大的胶原纤维交叉或平行排列（图 2-38）。纤维软骨具有很强的韧性，并可对抗压力和摩擦力，主要分布于关节盘、椎间盘和耻骨联合等处。

（三）骨组织和骨

1. 骨组织（osseous tissue） 由细胞和钙化的细胞外基质组成，是一种既坚硬又有一定韧性的结缔组织。骨组织中含有大量钙、磷等矿物质，是机体的钙、磷储存库。

（1）**细胞外基质**：又称**骨基质**，包括有机物和无机物。有机物含量少，约占成人骨重量的 35%，包括大量的胶原纤维和少量的基质。基质呈凝胶状，使骨组织具有韧性。无机物又称骨盐，含量较多，约占骨重量的 65%，主要为钙、磷和镁等。有机成分使骨组织具有硬度。

骨的胶原纤维、基质和骨盐构成的薄板状结构，称**骨板**（图 2-39）。

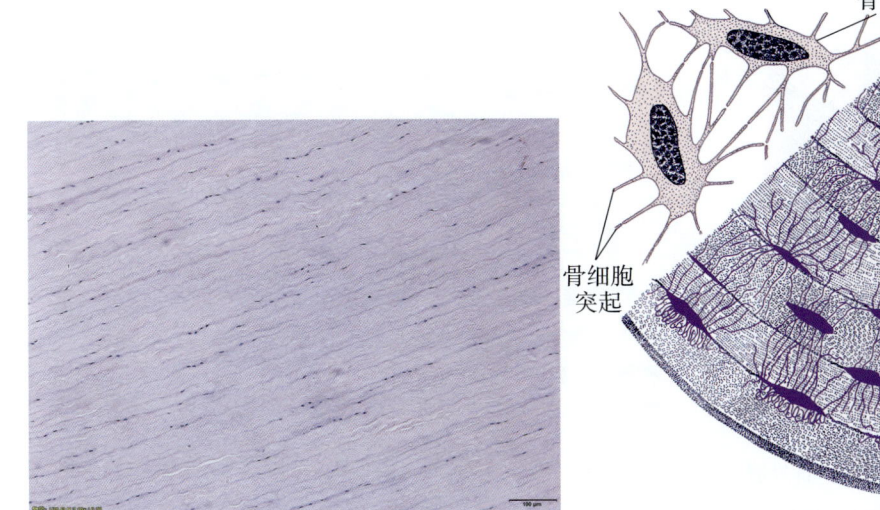

图 2-38　纤维软骨高倍光镜像

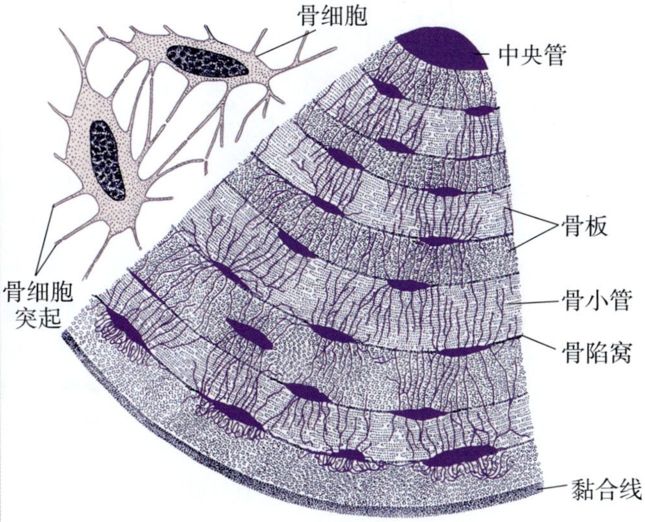

图 2-39　骨板与骨细胞结构模式图

（2）**细胞**：骨组织的细胞有骨原细胞、成骨细胞、骨细胞和破骨细胞 4 种（图 2-40），其中骨细胞最多，包埋于骨基质内，其余 3 种细胞均位于骨组织表面。**骨原细胞**是骨组织的干细胞，它能分裂、分化为成骨细胞。**成骨细胞**能合成纤维和基质。**骨细胞**由成骨细胞转化而来。**破骨细胞**数量少，具有溶解和吸收骨基质、释放钙离子的作用。

成骨细胞形成骨与破骨细胞破坏和重吸收骨，是骨组织的发生和骨的生长、发育、修复必不可少的两个方面，通过两者的协同活动，完成骨的成型和改建。

2．长骨的结构　长骨主要由骨松质、骨密质、骨髓及骨膜构成。

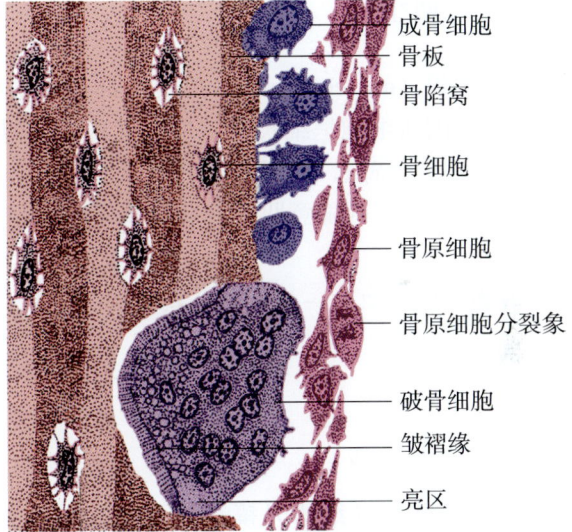

图 2-40　骨组织各种细胞模式图

（1）**骨松质**：多分布在长骨的骨骺，由片状和（或）针状的骨小梁连接而成，之间有肉眼可见的腔隙，腔隙内充满红骨髓。骨小梁由成层排列的骨板和骨细胞组成。

（2）**骨密质**：分布在长骨骨干，由不同排列方式的骨板组成。骨板排列方式有以下几种（图 2-41）。

1）**外环骨板**：环绕于骨干外表面。

2）**内环骨板**：位于骨干的骨髓腔面。

3）**骨单位**：又称哈弗斯系统，由 10～20 层以哈弗斯管为中心呈同心圆排列的骨板构成，位于内、外环骨板之间，是长骨干负重的主要结构。

4）**间骨板**：为填充在骨单位之间的一些不规则的平行骨板，它是旧的未被吸收的骨单位或外环骨板的残留部分。

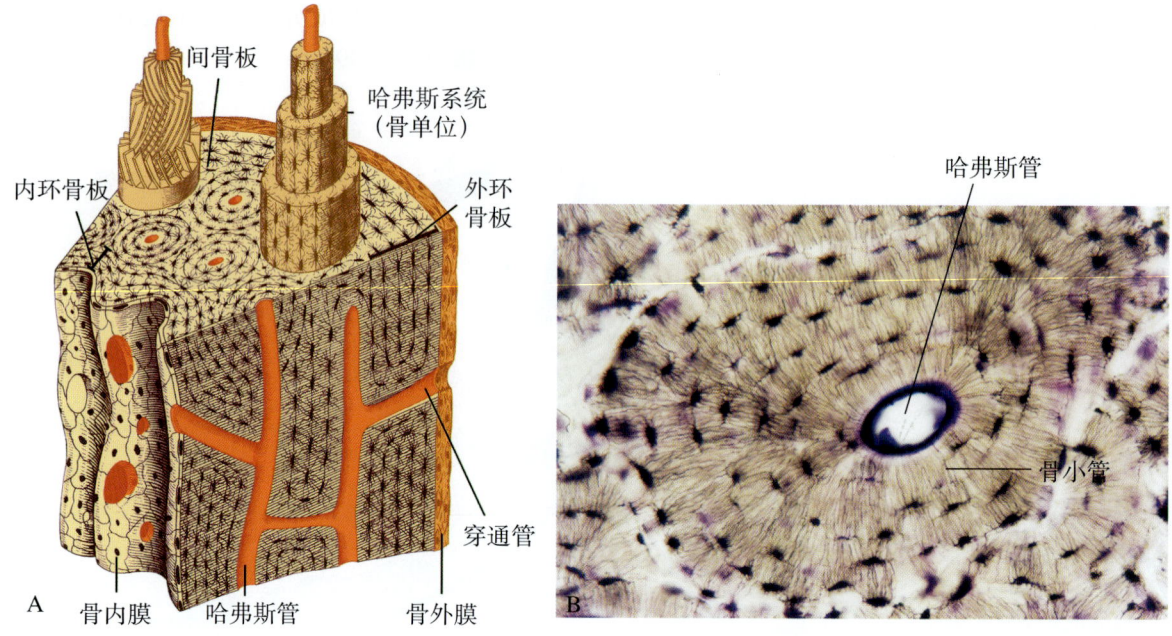

图 2-41 长骨骨干立体结构模式图（A）与骨单位（B）

三、肌组织

肌组织（muscle tissue）主要由具有收缩功能的肌细胞组成，其间有少量结缔组织、血管和神经。因肌细胞呈细长纤维形，又称**肌纤维**，其细胞膜称**肌膜**，细胞质称**肌质**（**肌浆**）。根据结构和功能特点，肌组织可分为骨骼肌、心肌和平滑肌3种。骨骼肌和心肌属于横纹肌，受躯体神经支配，为随意肌。心肌和平滑肌受自主神经支配，为不随意肌。

> **考点**：肌组织的一般结构特点、肌节
> 考题举例 2-7

（一）骨骼肌

1. 骨骼肌纤维的光镜结构 骨骼肌纤维呈长圆柱状，直径 10～100 μm，一般长 1～40 mm，最长可达 10 cm 以上。骨骼肌纤维是多核细胞，一条肌纤维内可含有数个至几百个呈扁椭圆形的核，位于肌膜下方（图 2-42）。肌质内有沿肌纤维长轴平行排列的肌原纤维，呈细丝样，每条肌原纤维上都有明暗相间的带，且排列在同一平面上，构成了整个骨骼肌纤维呈明暗相间的周期性横纹。明带又称 I 带，暗带又称 A 带（图 2-43）。用油镜观察，暗带中央有一条窄带，着色浅，称 H 带，H 带中央有一条深色的 M 线，明带中央有一条深色的 Z 线。相邻两条 Z 线之间的一段肌原纤维称**肌节**，每个肌节由 1/2 明带 + 暗带 +1/2 明带构成，是骨骼肌纤维结构和功能的基本单位。

2. 骨骼肌纤维的电镜结构

（1）**肌原纤维**：由粗、细两种肌丝有规律地沿肌原纤维长轴排列构成。明带由细肌丝构成，暗带由粗肌丝和细肌丝共同构成，而 H 带只有粗肌丝（图 2-43）。粗肌丝由肌球蛋白组成，肌球蛋白呈豆芽状，尾部呈杆状，固定于 M 线，似豆瓣的头部露于粗肌丝表面，称**横桥**。横桥有两个特性：①在一定条件下可以与细肌丝上的肌动蛋白分子呈可逆性结合；②具有

ATP 酶作用，可分解 ATP 提供能量，引起横桥向 M 线方向扭动，牵引细肌丝向 M 线方向滑行。细肌丝由肌动蛋白、原肌球蛋白、肌钙蛋白组成（图 2-44）。

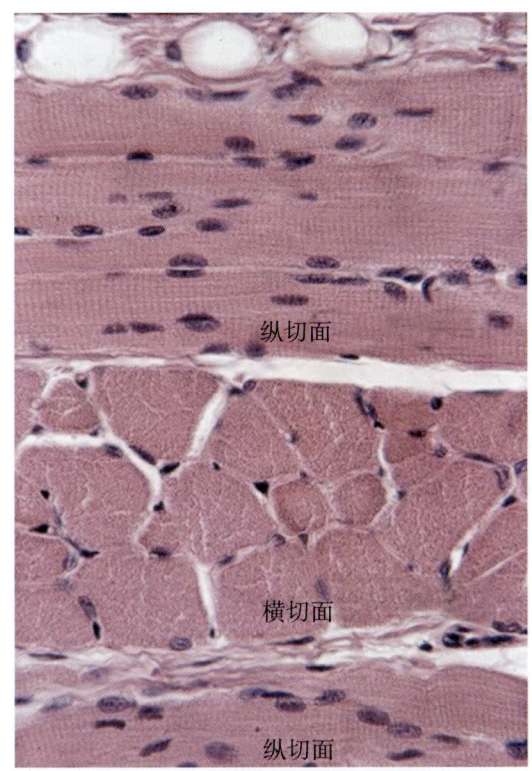

图 2-42　人骨骼肌纵、横切面光镜像

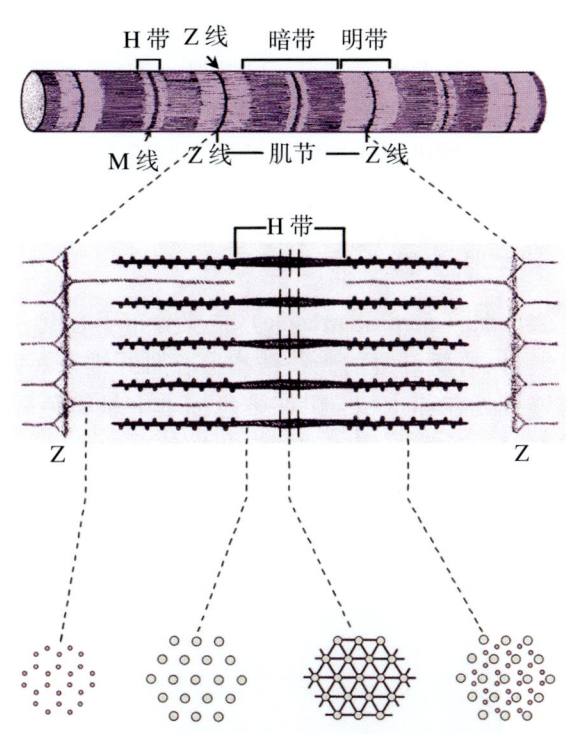

图 2-43　骨骼肌肌原纤维电镜结构模式图

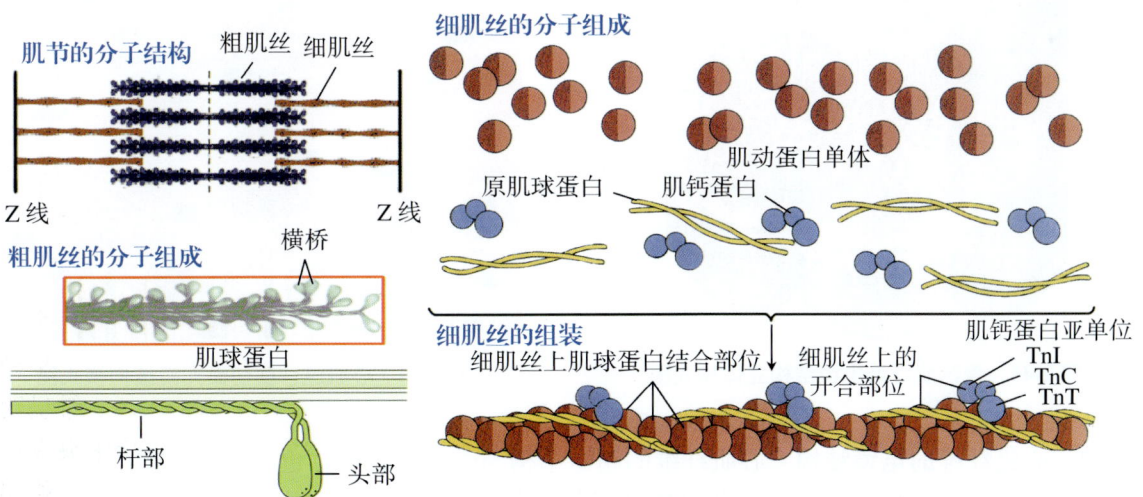

图 2-44　骨骼肌粗肌丝和细肌丝的分子结构模式图

（2）**横小管**：是肌膜垂直于肌纤维长轴并向肌质内凹陷形成的管状结构，位于明带与暗带交界处（图 2-45）。同一平面的横小管在细胞内分支吻合，环绕在每条肌原纤维周围，将肌膜的兴奋快速传到细胞内，引起同一条肌纤维上的肌节产生同步收缩。

（3）**肌质网**：是肌纤维中特化的滑面内质网，位于相邻两个横小管之间（图 2-45）。中部纵行包绕一段肌原纤维，称**纵小管**，其两端扩大呈扁囊状，称**终池**。每条横小管与两侧的终池组成**三联体**，在此将兴奋从肌膜传递到肌质网膜。肌质网膜上有钙泵，能逆浓度差将肌质中的钙泵入肌质网内储存，调节肌质中 Ca^{2+} 的浓度。

3. 骨骼肌纤维的收缩原理 骨骼肌纤维的收缩原理为肌丝滑行理论。主要过程为：①运动神经末梢将神经冲动传递给肌膜；②肌膜的兴奋经横小管传递给肌质网，引起肌质网钙通道开放，大量 Ca^{2+} 涌入肌质；③ Ca^{2+} 与肌钙蛋白结合，暴露出肌动蛋白上与肌球蛋白头部的结合位点，二者迅速结合；④横桥 ATP 酶被激活，分解 ATP 并释放能量，引发横桥向 M 线方向摆动，牵引细肌丝向 M 线方向滑行，肌节缩短，肌纤维收缩；⑤肌纤维收缩结束后，肌质中的 Ca^{2+} 被迅速转运回肌质网，肌质中 Ca^{2+} 浓度下降，肌动蛋白和原肌球蛋白构型恢复原状，横桥与肌动蛋白分离，肌节恢复原来的长度，肌纤维舒张。

（二）心肌

心肌（cardiac muscle）主要分布于心壁。

1. 心肌纤维的光镜结构 心肌纤维呈短圆柱状，多数有分支，并互相连接成网。心肌纤维连接处在苏木精 - 伊红染色标本中呈染色较深的横行或阶梯状粗线，称**闰盘**。闰盘纵向部分有缝隙连接，便于细胞间化学信息的传递和电冲动的传导。多数心肌纤维只有一个细胞核，少数有两个，位于中央，呈卵圆形。心肌纤维也有明暗相间的横纹，但不如骨骼肌纤维明显（图 2-46）。

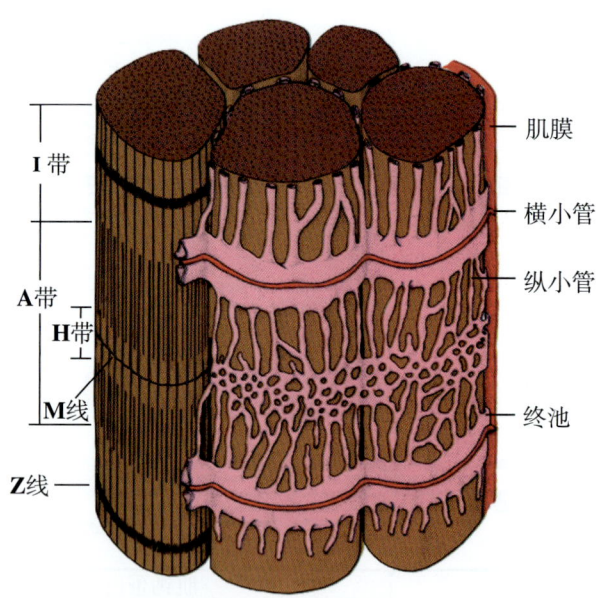

图 2-45 骨骼肌纤维电镜结构立体模式图

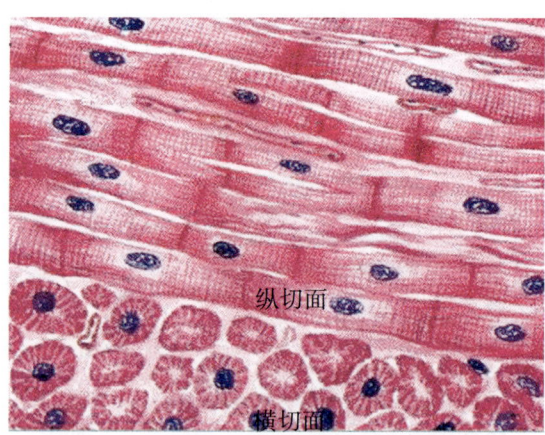

图 2-46 心肌纵、横切面光镜结构模式图

2. 心肌纤维的电镜结构 心肌纤维的超微结构与骨骼肌相似，也含有粗、细两种肌丝以及由其组成的肌节（图 2-47）。心肌纤维超微结构特点：①肌原纤维粗细不等、横纹不明显，肌原纤维间有丰富的线粒体；②横小管较粗，位于 Z 线水平；③肌质网纵小管稀疏，终池扁小，横小管与一侧终池紧贴形成**二联体**，故心肌纤维的贮钙能力低。

（三）平滑肌

平滑肌（smooth muscle）广泛分布于消化管、呼吸道、血管等中空器官的管壁上。

1. 平滑肌纤维的光镜结构 平滑肌纤维呈长梭形，无横纹，胞质呈嗜酸性，细胞核 1 个，呈长椭圆形或杆状，位于细胞中央（图 2-48）。

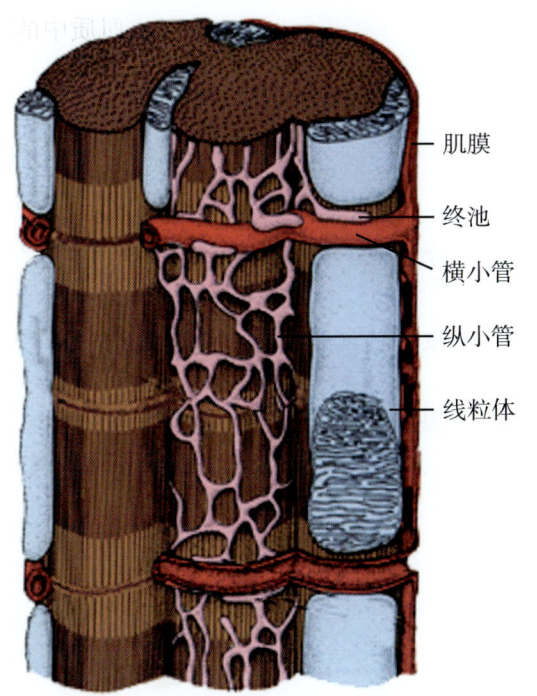

图 2-47 心肌纤维电镜结构立体模式图

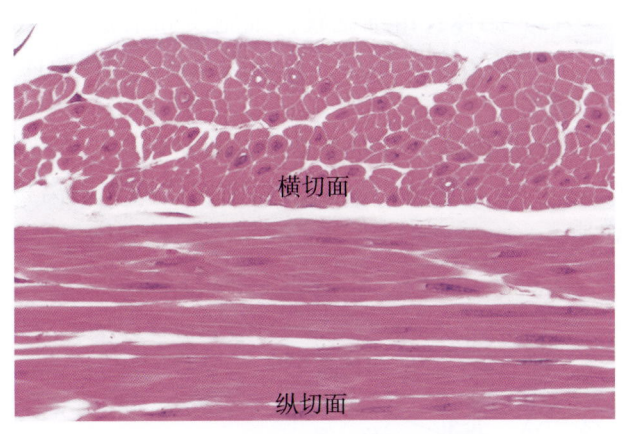

图 2-48 人平滑肌纵、横切面光镜像

2. 平滑肌纤维的电镜结构 平滑肌细胞内无肌原纤维及明显的肌节结构,但存在细肌丝和粗肌丝。平滑肌细胞内只有少量肌质网,稀疏,呈小管状。相邻平滑肌纤维之间有缝隙连接,可传递化学信息和神经冲动,引起相邻肌纤维的同步收缩。

知识链接

骨骼肌纤维与运动

骨骼肌纤维根据其收缩速度可分为快肌纤维和慢肌纤维。经常进行运动,骨骼肌会变得粗壮。研究发现,力量训练可引起肌肉体积和横截面积增大、肌纤维增粗,这主要由肌纤维内收缩蛋白增加所致。生长激素能促进肌肉蛋白质的合成,力量训练可以影响生长激素的分泌与释放。Saltin 发现,耐力训练可引起慢肌纤维选择性肥大,速度、爆发力训练可引起快肌纤维选择性肥大。有报道称,优秀运动员在最大用力时,神经系统可以动员 90% 的肌纤维参与收缩,而普通人在最大用力时,只能动员 60% 的肌纤维参与收缩。了解不同运动方式对骨骼肌纤维的影响,有助于制订运动训练和康复计划。

四、神经组织

神经组织(nerve tissue)由神经细胞和神经胶质细胞组成。神经细胞(nerve cell)又称神经元(neuron),约有 10^{12} 个,是神经系统结构和功能的基本单位,具有接受刺激、整合信息和传导冲动的功能。神经胶质细胞(neuroglial cell)的数量是神经元的 10~50 倍,对神经元起支持、营养、保护和绝缘等作用。

考点：神经元的结构、分类、突触
考题举例 2-8

（一）神经元

1. 神经元的结构 神经元的形态不一，根据其结构可分为胞体和突起两部分（图 2-49）。

（1）胞体：由细胞膜、细胞质和细胞核构成，是神经元的代谢中心。在胞体的细胞质内，除含有一般细胞所具有的细胞器，如线粒体、高尔基复合体等外，还含有尼氏体和神经原纤维。

1）尼氏体：又称嗜染质，数量较多，在光镜下呈嗜碱性的颗粒状或小块状（图 2-49，图 2-50）。尼氏体由发达的粗面内质网和游离核糖体构成，主要功能是合成蛋白质和神经递质。

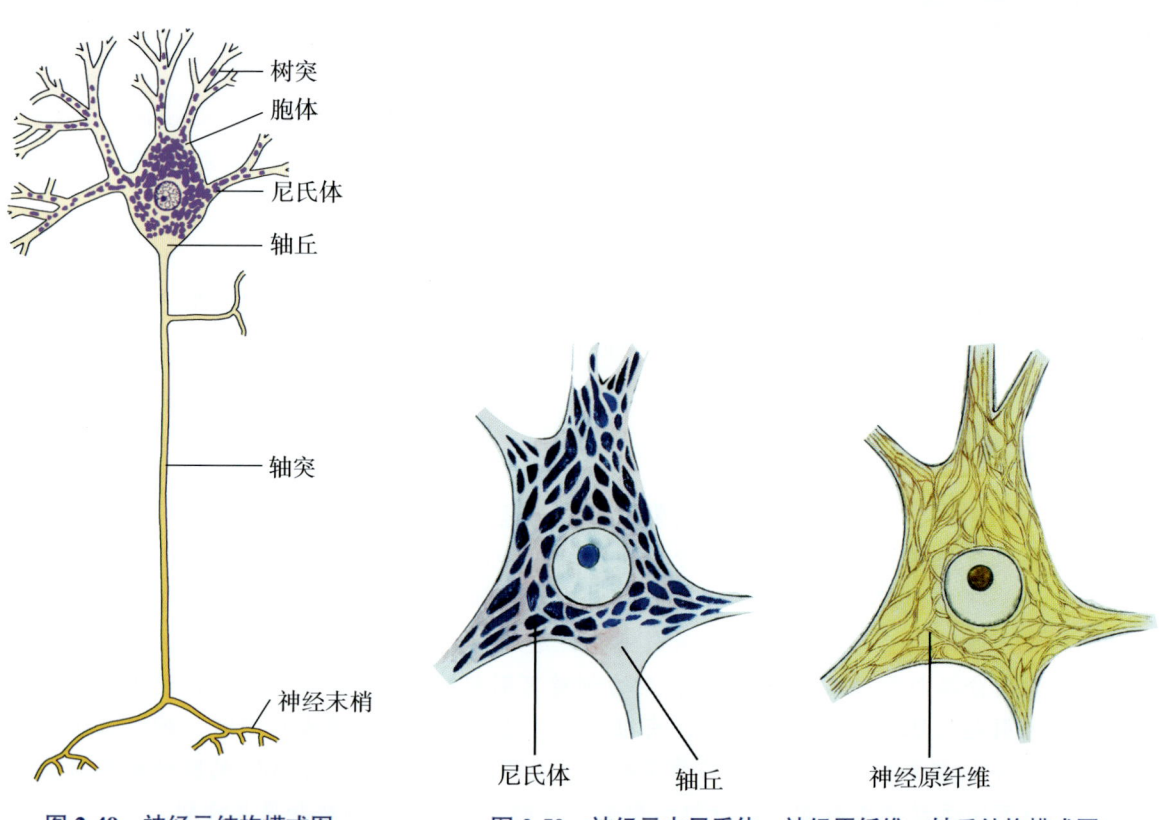

图 2-49 神经元结构模式图　　图 2-50 神经元内尼氏体、神经原纤维、轴丘结构模式图

2）神经原纤维（neurofibril）：在镀银染色下，神经原纤维被染成棕黑色，呈细丝状，在胞体内交错排列成网，伸入突起，构成神经元的细胞骨架，还与细胞内的物质运输有关。

（2）突起：由神经元的细胞膜和细胞质向细胞表面突起而形成，分为树突和轴突。

1）树突：每个神经元有 1 个至多个树枝状分支，其内部结构与细胞质基本相似。每一个树突表面可见大量的短小突起，称**树突棘**。树突和树突棘扩大了神经元接受刺激的表面积，并将神经冲动传至胞体。

2）轴突：每个神经元只有 1 个轴突，通常由胞体发出。根据所在部位的不同，其长短不一，长者可达 1 m 以上，可有侧支呈直角分出。胞体发出轴突的部位呈圆锥形，称**轴丘**，此处无尼氏体，故染色较浅。轴突的主要功能是将神经冲动由胞体传向轴突终末至其他神经元或效应器。

2. 神经元的分类

（1）**按神经元突起的多少分类**：可分为以下 3 类（图 2-51）。

1）**多极神经元**：有一条轴突和多条树突。

2）**双极神经元**：有一条轴突和一条树突。

3）**假单极神经元**：从胞体发出一个突起，在距胞体不远处分为两支，一支进入中枢神经系统，称**中枢突**；另一支进入周围器官，称**周围突**。

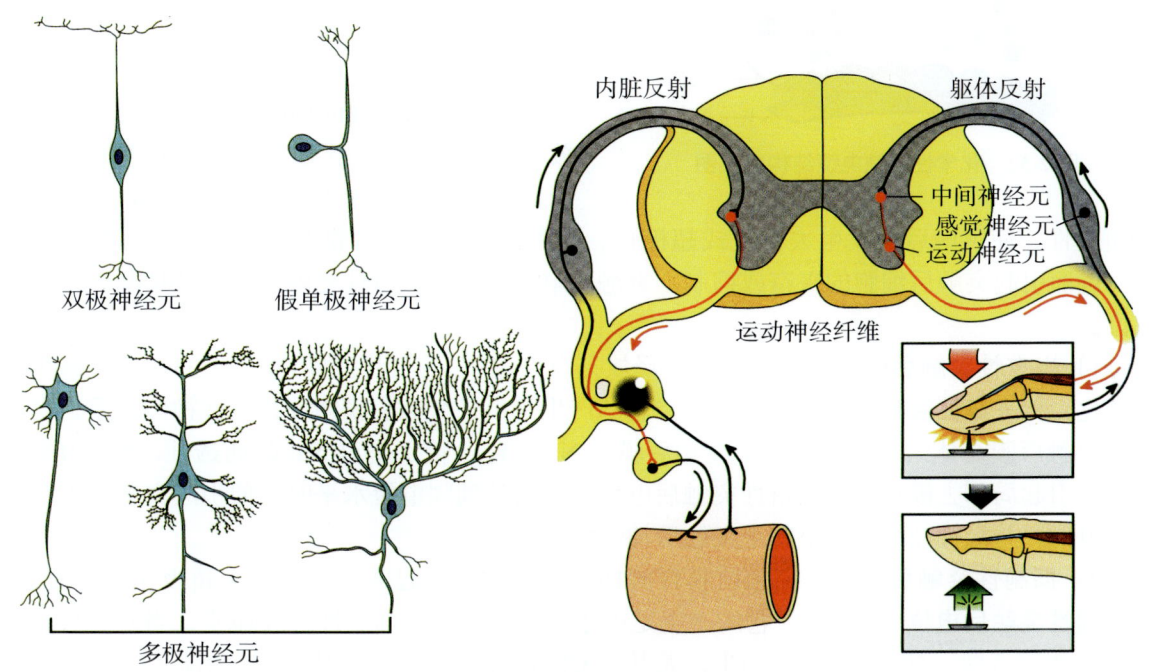

图 2-51 神经元分类模式图

（2）**按神经元功能分类**：可分为以下 3 类（图 2-51）。

1）**感觉神经元**：又称**传入神经元**，多为假单极神经元，作用是将感觉信息由外周传向中枢。

2）**运动神经元**：又称**传出神经元**，通常为多极神经元，作用是将神经冲动由中枢传递给外周的肌或腺体，以产生效应。

3）**中间神经元**：又称**联络神经元**，位于感觉神经元与运动神经元之间，主要为多极神经元。人的中间神经元占神经元总数的 99%，在中枢神经系统内构成复杂的神经元网络。

3. 突触（synapse） 是神经元与神经元之间，或神经元与效应细胞之间的特化的细胞连接，是神经元传递信息的重要结构。最常见的是一个神经元的轴突终末与另一个神经元的树突、树突棘或胞体连接，分别形成轴-树突触、轴-棘突触、轴-体突触。突触可分为**化学性突触**和**电突触**。化学性突触以神经递质传递信息，比较常见。电突触实质是缝隙连接，以电流（电讯号）传递信息，比较少见。

（1）**突触的结构**：电镜下，化学性突触由突触前成分、突触间隙、突触后成分 3 部分构成（图 2-52）。突触前、后成分彼此相对的胞膜，分别称**突触前膜**和**突触后膜**，两者之间有宽 15～30 nm 的**突触间隙**。突触前成分内有许多**突触小泡**，内含神经递质。突触后膜中有神经递质特异性受体及离子通道。

（2）**神经递质**：是能特异性地作用于突触后神经元或效应器细胞上的受体并产生效应的

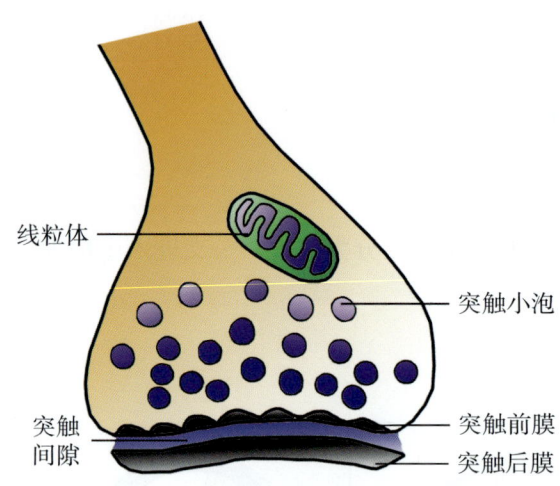

图 2-52　化学性突触电镜结构模式图

化学物质。神经递质由神经元胞体合成，经神经原纤维运输至轴突末端。外周神经递质主要包括乙酰胆碱（ACh）和去甲肾上腺素（NA）。中枢神经递质主要包括胆碱类（ACh等）、单胺类（多巴胺、NA、5-羟色胺等）和氨基酸类（谷氨酸等）3种。

（3）**突触传递的过程**：当神经冲动传到突触前神经元轴突末梢时，使突触前膜对 Ca^{2+} 通透性增加，Ca^{2+} 内流进入细胞。由于 Ca^{2+} 的作用，使突触小泡与突触前膜接触、融合、破裂，使突触小泡内的神经递质通过出胞作用释放入突触间隙，经扩散与突触后膜上的特异性受体结合，进而改变突触后膜对 Na^+、K^+、Cl^- 的通透性，使突触后膜发生去极化或超极化。这种发生在突触后膜上的电位变化称**突触后电位**，进而引起突触后细胞的兴奋或抑制。突触后电位可分为兴奋性突触后电位和抑制性突触后电位。

1）**兴奋性突触后电位**：由突触前膜释放兴奋性递质，引起突触后膜产生的局部去极化电位变化，称**兴奋性突触后电位**（EPSP）。它的产生是由于突触前膜释放兴奋性神经递质，当递质与突触后膜受体结合后，提高了突触后膜对 Na^+、K^+，特别是对 Na^+ 的通透性，Na^+ 内流入细胞，引起局部去极化。当兴奋性突触后电位总和后达到阈电位水平时，便引起突触后膜产生动作电位，并沿神经纤维传至整个突触后神经元。

2）**抑制性突触后电位**：突触前膜释放抑制性递质，引起突触后膜产生超极化电位变化，称**抑制性突触后电位**（IPSP）。它的产生是由于突触前膜释放抑制性神经递质，当递质与突触后膜受体结合时，使后膜对 K^+、Cl^-，尤其是 Cl^- 的通透性增大，引起 Cl^- 内流，使突触后膜出现超极化。这种电位可降低突触后膜的兴奋性，呈现抑制效应。

（4）**突触传递的特征**

1）**单向传递**：指兴奋只能由突触前神经元向突触后神经元方向传递，而不能逆向传递。

2）**突触延搁**：兴奋在突触处传递较慢的现象称突触延搁，这是由兴奋在突触处传递过程的环节较多所致。

3）**总和**：单根传入纤维的单一冲动只能使突触后神经元产生较小的 EPSP，一般不能引起突触后神经元产生动作电位。但是由一根神经纤维连续传入的冲动（时间总和）或多根神经纤维同时传入的冲动（空间总和）叠加起来，当达到阈电位水平时，就可使突触后神经元暴发动作电位。

4）**对内环境变化的敏感和易疲劳**：因为突触间隙与细胞外液相通，因此内环境理化因素的变化，如缺氧、二氧化碳分压升高、麻醉剂以及某些药物均可影响化学性突触传递。研究发现，用高频电脉冲长时间连续刺激突触前神经元，突触后神经元的放电频率将逐渐降低，说明突触传递相对容易发生疲劳，可能与递质的耗竭有关。

（二）神经胶质细胞

在神经元与神经元之间、神经元与非神经细胞之间，除突触部位外，一般都被神经胶质细胞分隔、绝缘，以保证信息传递的专一性和不受干扰。神经胶质细胞有突起，但无轴突和树突之分，也没有传导神经冲动的作用。根据其存在的部位，分为中枢神经系统的神经胶质细胞和周围神经系统的神经胶质细胞。中枢神经系统的神经胶质细胞包括**星形胶质细胞**、**少突胶质细**

胞、小胶质细胞和**室管膜细胞**4种（图2-53）。周围神经系统的神经胶质细胞包括**施万细胞**、卫星细胞。

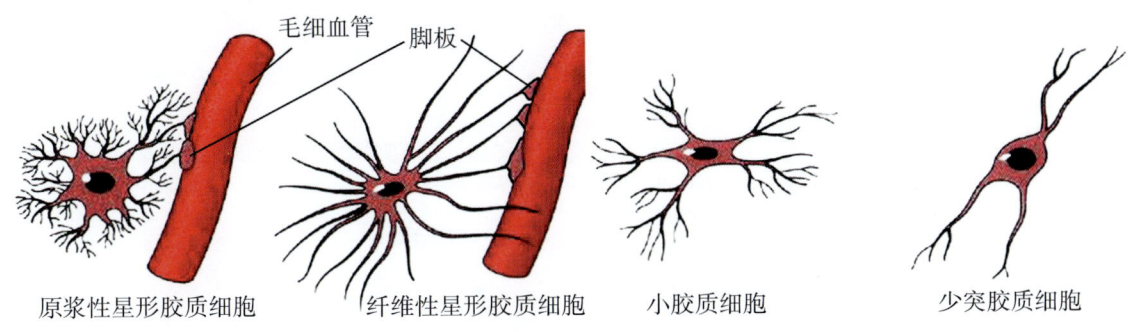

图 2-53　中枢神经系统的几种神经胶质细胞形态模式图

（三）神经纤维和神经

1. 神经纤维（nerve fiber）　由神经元的长突起外包神经胶质细胞构成。神经元的长突起（通常是轴突）构成神经纤维的中轴，称轴索；神经纤维的作用主要是传递神经冲动。根据包裹轴索的神经胶质细胞是否形成完整的髓鞘，神经纤维分为有髓神经纤维和无髓神经纤维两类。

（1）**有髓神经纤维**：在周围神经系统与中枢神经系统的构成有所不同。

周围神经系统的有髓神经纤维由施万细胞同心圆包绕轴突形成髓鞘。一个施万细胞包卷一段轴突，构成一个结间体。相邻施万细胞之间没有髓鞘，轴膜裸露，称**郎飞结**（图2-54，图2-55）。由于髓鞘的电阻高，起绝缘作用，故有髓神经纤维的神经冲动的传导是从一个郎飞结跳到下一个郎飞结，呈跳跃式传导，传导速度快。结间体越长，跳跃的距离也越大，传导速度也就越快。

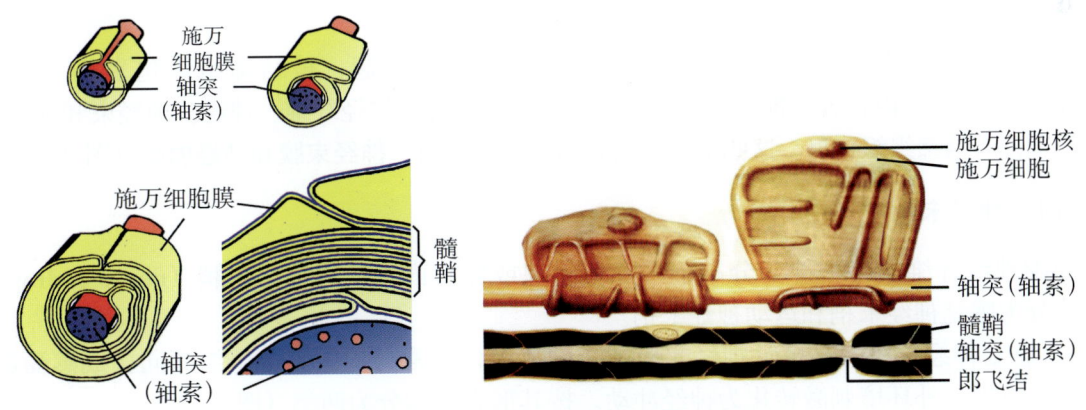

图 2-54　周围神经纤维髓鞘形成示意图

中枢神经系统的有髓神经纤维的髓鞘由少突胶质细胞包绕轴突而成，一个少突胶质细胞的多个突起可分别包绕多个轴突。

（2）**无髓神经纤维**：周围神经系统无髓神经纤维是指施万细胞表面形成多个纵行沟槽，沟内有轴突，不形成髓鞘包裹它们。中枢神经系统无髓神经纤维的轴突外面没有特异性的神经胶质细胞包裹，轴突裸露地走行在有髓神经纤维或神经胶质细胞之间。无髓神经纤维的神经冲

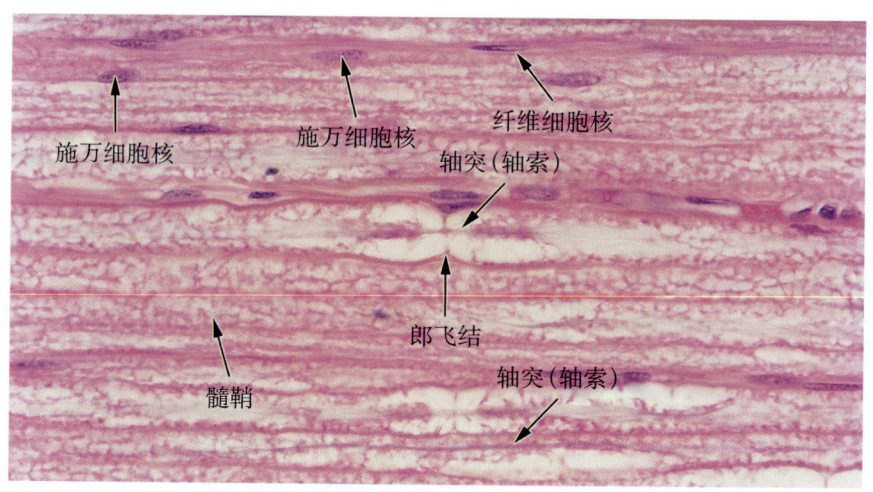

图 2-55 有髓神经纤维光镜像（纵切面）

动传导速度较慢。

不同的神经纤维传导兴奋的速度有很大差异，除与神经纤维有无髓鞘有关外，还与神经纤维的直径、髓鞘的厚度及温度的高低等因素有关。一般来说，直径大、有髓鞘的纤维，传导速度快；直径小、无髓鞘的纤维，传导速度慢。在一定范围内，温度升高，传导速度加快；温度降低，则传导速度减慢；当温度降到 0 ℃以下时，神经传导发生阻滞，局部可暂时失去感觉，这是临床局部低温麻醉的依据。

神经纤维传导兴奋还有一些自身特征。①完整性：神经冲动的传导要求神经纤维在结构和生理功能上具有完整性。如果神经纤维被切断、损伤、麻醉或冷冻，即破坏其结构或功能的完整性，冲动的传导会发生阻滞。②绝缘性：一条神经干内含多条神经纤维，但它们同时传导兴奋时互不干扰，如同相互绝缘。③双向性：神经纤维的一个局部发生的动作电位，会同时向相反的两个方向传导。这一特征在离体实验中易于见到，但在活体情况下，由于神经元的极性关系，传导一般表现为单向性。④相对不疲劳性：相对于突触传递而言，神经纤维具有长时间保持其传导兴奋的能力。

2. 神经 周围神经系统的若干条神经纤维集合在一起，被结缔组织包裹构成**神经**（**nerve**）。一条神经内含若干神经束，而每一神经束又含许多神经纤维。神经、神经束和神经纤维的周围都有结缔组织包裹。这些结缔组织分别称**神经外膜**、**神经束膜**和**神经内膜**（图 2-56）。

（四）神经末梢

周围神经纤维的终末部分分布于全身各组织或器官内，形成**神经末梢**（**nerve ending**）。按功能分为感觉神经末梢和运动神经末梢。

1. 感觉神经末梢 是感觉神经元周围突的末端，通常与周围其他组织共同构成**感受器**，其功能是将内、外环境刺激转化为神经冲动。按其形态结构分为两类（图 2-57）。

（1）游离神经末梢：由感觉神经纤维终末脱去髓鞘反复分支而成，分布在表皮、角膜、黏膜上皮、浆膜、骨膜、关节囊等处，感受温度、疼痛和轻触等刺激。

（2）有被囊的神经末梢：其结构特点是周围均具有结缔组织包裹。

1）触觉小体：呈卵圆形，被囊内有许多扁平状细胞，裸露的轴索呈螺旋状缠绕于扁平细胞上。触觉小体多分布在手指、足趾掌面的真皮乳头内，感受触觉。

2）环层小体：呈卵圆形或圆形，被囊内有数十层呈同心圆排列的扁平细胞，多见于手掌、足趾的皮下组织以及关节囊、肠系膜等处，感受振动觉和压觉。

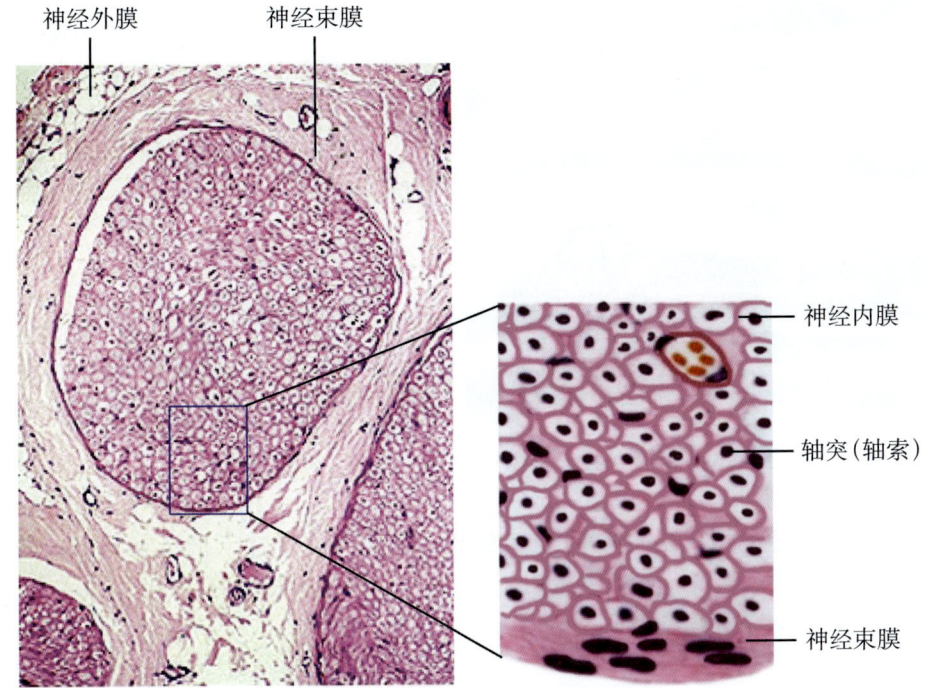

图 2-56 神经横断面光镜结构模式图

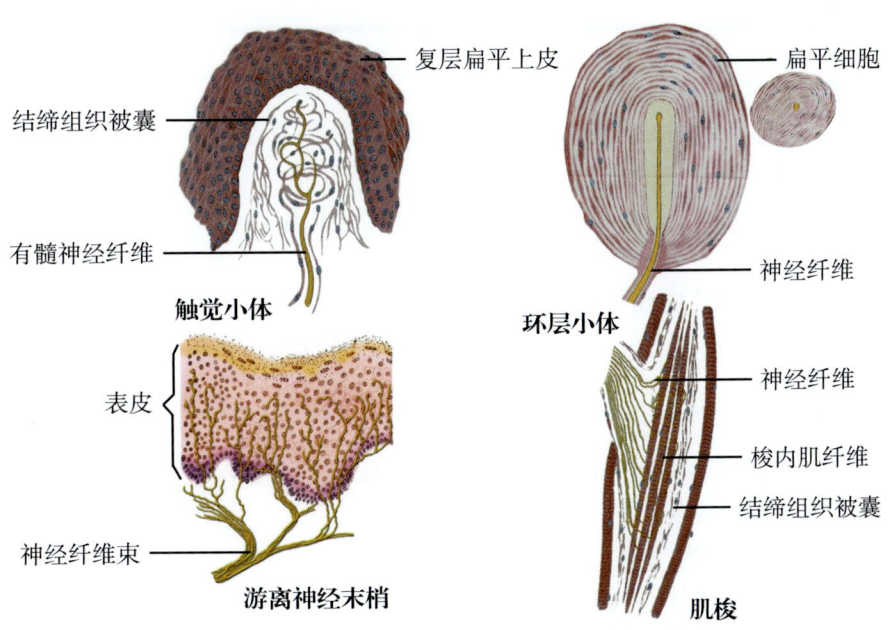

图 2-57 感觉神经末梢光镜结构模式图

3）**肌梭**：为分布在骨骼肌内的梭形结构，被囊内有数条梭内肌纤维，裸露的轴索缠绕在梭内肌纤维的外表，感受肌纤维的伸缩、牵拉变化，调节骨骼肌纤维的张力，属本体感受器。

2. 运动神经末梢 是运动神经元的轴突分布于肌组织或腺细胞的终末结构，分为躯体运动神经末梢和内脏运动神经末梢两类，支配肌细胞的收缩，调节腺细胞的分泌。

（1）**躯体运动神经末梢**：支配骨骼肌运动。分布于骨骼肌的运动神经末梢，在接近肌纤维处失去髓鞘，裸露的轴索在肌纤维表面形成爪状分支，每一分支与一条骨骼肌纤维连接，在连接处形成扣状膨大附着于肌膜上，称**运动终板**，属于化学性突触（图 2-58）。

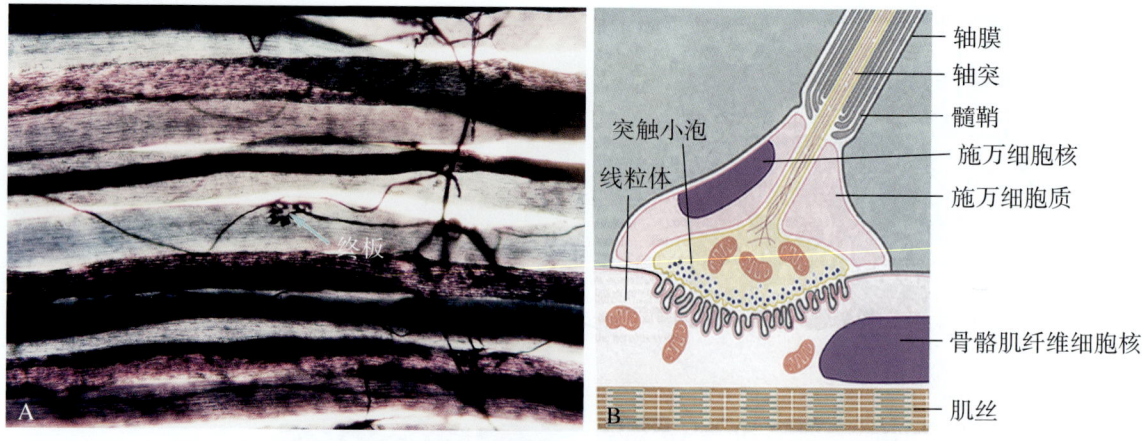

图 2-58　运动终板光镜像（A）和电镜结构模式图（B）

（2）**内脏运动神经末梢**：是自主神经节发出的无髓神经纤维末梢反复分支，终末附于内脏和血管的平滑肌或腺体细胞，支配平滑肌、心肌的运动或腺细胞的分泌活动。

（张宏亮　布海力切木·依明艾力）

自测题

一、单项选择题

1. 人体 O_2、CO_2 出入细胞膜是通过
    A．单纯扩散　　　　　　　　B．易化扩散
    C．主动转运　　　　　　　　D．入胞作用
    E．出胞作用

2. 安静时细胞膜内 K^+ 向膜外移动是由于
    A．单纯扩散　　　　　　　　B．载体转运
    C．通道转运　　　　　　　　D．出胞作用
    E．主动转运

3. 在一般生理情况下，每分解一分子 ATP，钠泵运转可使
    A．2 个 Na^+ 移出膜外
    B．2 个 K^+ 移入膜内
    C．2 个 Na^+ 移出膜外，同时有 2 个 K^+ 移入膜内
    D．3 个 Na^+ 移出膜外，同时有 2 个 K^+ 移入膜内
    E．2 个 Na^+ 移出膜外，同时有 3 个 K^+ 移入膜内

4. 以下关于动作电位的描述，正确的是
    A．动作电位是细胞受刺激时出现的快速而不可逆的电位变化
    B．膜电位由内正外负变为内负外正
    C．具有全或无的特点
    D．刺激强度越大，动作电位幅度也越高
    E．受刺激后，细胞膜电位的变化也可称复极化

5. 细胞膜在静息情况下，对下列哪种离子通透性最大
    A．K^+　　　　　　　　　　B．Na^+

C．Cl⁻ D．Ca^{2+}
E．Mg^{2+}

6．静息电位的大小接近于
　　A．钠的平衡电位　　　　　　　　B．钾的平衡电位
　　C．钠平衡电位与钾平衡电位之和　　D．钠平衡电位与钾平衡电位之差
　　E．锋电位与超射之差
7．人工地增加细胞浸浴液中 Na^+ 的浓度，则单根神经纤维动作电位的幅度将
　　A．先减小后增大　　　　　　　　B．不变
　　C．减小　　　　　　　　　　　　D．增大
　　E．先增大后减小
8．阈电位是指
　　A．造成膜对 K^+ 通透性突然增大的临界膜电位
　　B．造成膜对 K^+ 通透性突然减小的临界膜电位
　　C．超极化到刚能引起动作电位时的膜电位
　　D．造成膜对 Na^+ 通透性突然增大的临界膜电位
　　E．造成膜对 Na^+ 通透性突然减小的临界膜电位
9．假复层纤毛柱状上皮分布于
　　A．胃　　　　　　　　　　　　　B．气管
　　C．膀胱　　　　　　　　　　　　D．输尿管
　　E．子宫
10．对复层扁平上皮的叙述，错误的是
　　A．由多层细胞组成　　　　　　　B．基底层细胞有分裂增生能力
　　C．食管黏膜为未角化复层扁平上皮　D．基底层平整
　　E．具有很强的保护作用
11．能合成基质和纤维的细胞是
　　A．巨噬细胞　　　　　　　　　　B．成纤维细胞
　　C．脂肪细胞　　　　　　　　　　D．浆细胞
　　E．肥大细胞
12．每个肌节包括
　　A．1/2 明带 +H 带 +1/2 明带　　　B．1/2 明带 + 暗带 +1/2 明带
　　C．1 个明带 +1 个暗带　　　　　　D．1/2 暗带 + 明带 +1/2 明带
　　E．1/2 明带 +1 个暗带
13．关于双极神经元的描述，正确的是
　　A．只有一个轴突　　　　　　　　B．具有一个轴突和一个树突
　　C．具有一个树突和两个轴突　　　D．具有一个轴突和多个树突
　　E．无树突

二、名词解释

1．静息电位
2．动作电位
3．局部兴奋
4．主动转运
5．突触

三、问答题

1．简述细胞膜物质转运的方式。
2．简述动作电位的产生机制及特点。
3．简述被覆上皮的分类及作用。

第三章 血液

数字资源

学习目标

通过本章内容的学习，学生应能够：

识记
1. 说出血液的组成及其理化特性；血浆渗透压的组成及生理作用。
2. 说出红细胞、白细胞和血小板的正常值及生理功能；红细胞的生理特性、生成和破坏。
3. 复述血液凝固的过程和途径；促进和延缓血液凝固的方法；ABO血型系统的分型和血型鉴定；Rh血型系统的特点和临床意义；输血原则。

理解
1. 区分血浆晶体渗透压和血浆胶体渗透压的异同。
2. 区分内源性和外源性凝血途径的异同。
3. 对比ABO血型系统和Rh血型系统的特点。

运用
1. 解释引起贫血和出血性疾病的原因。
2. 运用所学知识指导安全输血。
3. 认识血液与健康的关系，运用所学知识开展健康科普宣传教育。

思政
1. 增强为社会奉献的公民意识。
2. 养成创新思维和勇于探索的科学精神。

血液是在心血管系统内循环流动的红色液体，是体液的重要组成部分。血液具有运输、防御、保护、调节酸碱平衡等功能，对维持机体内环境稳态、维持机体正常生命活动具有重要意义。血液检验在临床诊断和治疗上具有重要的意义。当血液总量或组织、器官的血量不足时，可引起各器官功能障碍、结构损伤甚至坏死。很多疾病都能引起血液组成成分或理化性质发生特征性变化。

第一节 概 述

一、血液的组成

血液由**血浆**（blood plasma）和混悬于血浆中的**血细胞**（blood cell）组成（图3-1），血浆和血细胞合在一起称**全血**。

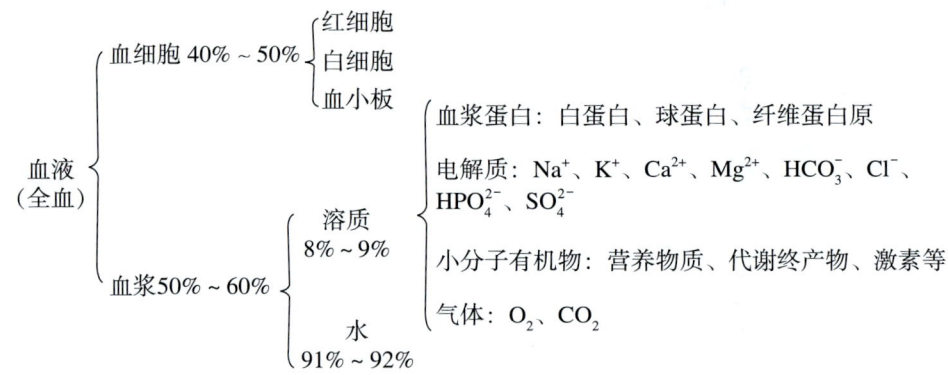

图 3-1 血液的组成

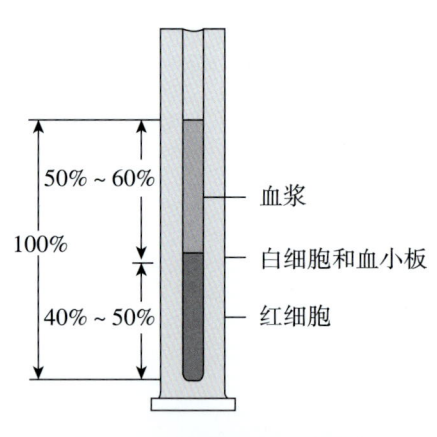

图 3-2 血液的组成示意图

将采取的新鲜血液加抗凝剂离心后，可见血液分为三层（图3-2）：上层淡黄色透明液体为血浆，占总容积的50%～60%；下层为深红色不透明的红细胞，占总容积的40%～50%；中间灰白色的薄层为白细胞和血小板，约占总容积的1%。

血细胞在全血中所占的容积百分比，称**血细胞比容**（hematocrit）。由于血液中的有形成分主要是红细胞，故也称**红细胞比容**，正常成年男性的血细胞比容为40%～50%，女性为37%～48%，新生儿为55%。血细胞比容反映了全血中血细胞数量和血浆容量的相对关系，红细胞增多（如红细胞增多症）或血浆减少（如严重烧伤）均可引起血细胞比容升高；红细胞减少（如贫血）或血浆增多（如妊娠后期、输液过多）均可引起血细胞比容降低。血细胞比容主要用于贫血和红细胞增多症的诊断、血液稀释和血液浓缩变化的测定、计算红细胞平均体积和红细胞平均血红蛋白浓度等。

二、血浆的化学成分及作用

血浆是含有多种溶质的水溶液，其中水占91%～92%，溶质占8%～9%。

（一）水

水的含量与循环血量的相对恒定密切相关，对实现血液的物质运输、调节体温等功能具有重要作用。

（二）溶质

溶质的主要成分包括血浆蛋白、多种电解质和小分子有机物（如葡萄糖、激素）等。

1. 血浆蛋白 是血浆中多种蛋白质的总称，主要包括白蛋白（又称清蛋白）、球蛋白和纤维蛋白原。正常成人的血浆蛋白含量为 60～80 g/L，其中白蛋白为 40～50 g/L，球蛋白为 20～30 g/L，纤维蛋白原仅为 2～4 g/L，白蛋白/球蛋白（A/G）比值为（1.5～2.5）∶1。白蛋白和大多数球蛋白主要由肝脏产生，肝病时常引起 A/G 比值下降，甚至倒置。

血浆蛋白的主要生理作用有：白蛋白和球蛋白可作为载体，运输脂质等一些低分子物质；白蛋白是形成血浆胶体渗透压的主要成分；纤维蛋白原参与血液凝固；球蛋白能参与机体的免疫功能等。

2. 电解质 血浆中的电解质绝大部分以离子形式存在，阳离子主要以 Na^+ 为主，还有少量 K^+、Ca^{2+}、Mg^{2+} 等；阴离子以 Cl^- 为主，还有少量 HCO_3^-、HPO_4^- 等。电解质参与形成血浆晶体渗透压、调节酸碱平衡、维持神经和肌肉的兴奋性等。

3. 非蛋白含氮化合物 主要包括尿素、尿酸、肌酐、肌酸、氨基酸和胆红素等物质，非蛋白含氮化合物含量测定是临床上判定肾功能的一项重要指标，当肾衰竭时，血液中的非蛋白含氮化合物就会增高。

4. 其他成分 血浆中还包括葡萄糖、脂类、激素和气体等物质。

三、血量

人体内血液的总量称**血量**（**blood volume**）。正常成人的血量占体重的 7%～8%，相当于每公斤体重有 70～80 ml 血液。血量包括心血管系统内快速流动的循环血量和小部分滞留于肝、肺、腹腔静脉和皮下静脉丛内的储存血量。机体在剧烈运动、情绪激动或大量失血时，储存血量可参与血液循环，以补充循环血量。

相对稳定的血量有助于维持正常的血压和血流，保证组织的足够灌流。少量失血（不超过全身血量的 10%）时，由于心脏活动增强，血管收缩和储存血量释放等功能代偿，循环血量可得到补充，机体可无明显的临床症状，因此健康成人一次献血 200～300 ml 是不会损害身体的。中等失血（达全身血量 20%）时，机体代偿功能将不能维持血压于正常水平，可出现血压下降、脉搏细速、四肢冰冷、眩晕等症状。严重失血（达全身血量 30% 以上）时，如不及时进行抢救，可危及生命。

考点：血量
考题举例 3-1

传递爱心，奉献社会

无偿献血，无限光荣

血液被誉为"生命之河"，生命的存在一刻也离不开它。无偿献血是血液最科学、最安全的来源，是预防经血液传播疾病的重要手段之一。科学证明，每次献血 100～400 ml 只占人体总血量的 2.5%～10%。血液具有很旺盛的代偿能力，献血不但绝对无损健康，相反还能增进血细胞的新陈代谢，有益身心健康，无偿献血是无私奉献、救死扶伤的崇高行为，帮助患者解除病痛，抢救生命，其价值是无法用金钱来衡量的。

阅读思考：
1. 你认为无偿献血有什么重要意义？你是否愿意加入无偿献血志愿者的队伍？
2. 说一说在献血前和献血后都有哪些注意事项？

四、血液的理化特性

（一）颜色

血液的颜色来源于红细胞内的血红蛋白。动脉血中红细胞含氧合血红蛋白较多，呈鲜红色；静脉血中红细胞含去氧血红蛋白较多，呈暗红色。血浆因含有微量的胆红素而呈淡黄色。空腹血浆清澈透明，进食后因摄入较多的脂类食物，血浆中悬浮着脂蛋白微滴而变得混浊，从而影响血浆一些成分检测的准确性。因此，临床上做某些血液成分分析检测时，要求空腹采血，以避免食物对检测结果产生影响。

（二）比重

正常人全血比重为1.050～1.060，红细胞比重为1.090～1.092，血浆比重为1.025～1.030。全血比重主要取决于红细胞的数量，红细胞比重主要取决于血红蛋白的含量，而血浆比重主要取决于血浆蛋白的含量。测定全血或血浆比重可间接估算红细胞数或血浆蛋白的含量。

（三）黏滞度

血液黏滞度是由其内部分子或颗粒之间的摩擦而产生的。全血的黏滞度为水的4～5倍，主要取决于红细胞的数量；血浆的黏滞度为水的1.6～2.4倍，主要取决于血浆蛋白的含量。血液的黏滞度是形成血流阻力的重要因素之一。大面积烧伤患者，血浆由创面大量渗出，血液黏滞度增大；而当机体严重贫血时，由于红细胞数量减少，血液黏滞度下降。

（四）血浆渗透压

渗透压是指溶液中溶质分子通过生物半透膜吸引水分子的能力。渗透压的大小与溶质的颗粒数目呈正比，与溶质的种类以及分子的大小无关。正常人的血浆渗透压约为300 mOsm/L，相当于770 kPa（5790 mmHg），由**血浆晶体渗透压**（crystal osmotic pressure）和**血浆胶体渗透压**（colloid osmotic pressure）两部分组成，其中血浆晶体渗透压约为298.5 mOsm/L，相当于766.7 kPa（5765 mmHg）；血浆胶体渗透压约为1.5 mOsm/L，相当于3.3 kPa（25 mmHg）。

1. 血浆晶体渗透压　由血浆中的晶体物质（80%来自Na^+和Cl^-）形成。由于晶体物质分子量小，溶质颗粒数较多，晶体渗透压约占血浆总渗透压的99.6%。血浆晶体渗透压对维持血细胞内外水的平衡以及血细胞的正常形态起重要作用（图3-3）。正常情况下，细胞内外溶液的渗透压相等，红细胞保持正常的形态和功能。当血浆晶体渗透压增高时，红细胞内的水分就向外渗出至血浆，使红细胞发生皱缩；反之，当血浆晶体渗透压降低时，血浆中的水分渗入红细胞，红细胞体积增大，增大到一定程度时，红细胞发生破裂，血红蛋白逸出，这种现象称为**溶血**。

2. 血浆胶体渗透压　由血浆蛋白（75%～80%来源于白蛋白）形成，其数值很小，仅占血浆总渗透压的0.4%。血浆晶体物质分子小，能够自由透过毛细血管壁，使毛细血管内外两侧的晶体渗透压基本相等，因此对血管内外水分的分布不发生显著影响。而血浆蛋白分子量大，难以通过毛细血管壁，一般血浆中蛋白质浓度高于组织液，所以血浆胶体渗透压高于组织液胶体渗透压。血浆胶体渗透压对维持血管内外的水平衡和保持正常的血浆容量具有重要作用（图3-3）。如果机体营养不良、肝病、肾病等导致血浆蛋白含量减少，血浆胶体渗透压降低，血管内吸引水分的力量减弱，过多的水分从毛细血管进入组织间隙而形成水肿。

3. 等渗溶液　与血浆渗透压相等的溶液，称**等渗溶液**，如0.9%NaCl溶液（即生理盐水）和5%葡萄糖溶液；渗透压高于血浆渗透压的溶液，称**高渗溶液**；渗透压低于血浆渗透压的溶

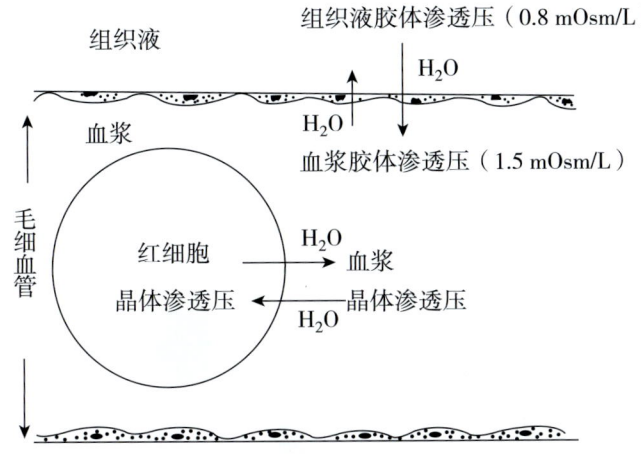

图 3-3　血浆晶体渗透压与血浆胶体渗透压作用示意图

液，则称**低渗溶液**。临床上给患者输液时，多输入等渗溶液，特殊情况需要输入高渗溶液或低渗溶液，输入量也不宜过多，以免影响细胞的形态和功能。

（五）酸碱度

正常人血浆呈弱碱性，pH 为 7.35～7.45。人体新陈代谢过程中产生的酸性或碱性物质不断进入血液，但血浆 pH 却能维持在正常范围内，这主要依靠三个方面的调节作用：①血液中的缓冲系统（如血浆中的 $NaHCO_3/H_2CO_3$、Na_2HPO_4/NaH_2PO_4；红细胞中的血红蛋白钾盐/血红蛋白）缓冲调节体内过多的酸或碱，其中 $NaHCO_3/H_2CO_3$ 是血液中最重要的缓冲对；②肺的呼吸作用，通过呼出 CO_2 进行调节；③肾的排泄作用，通过排酸来调节。如果进入血液的酸碱物质过多，超出了机体的缓冲能力，血浆 pH 即发生变化。血浆 pH 低于 7.35 时，称**酸中毒**；高于 7.45 时，称**碱中毒**；如果血浆 pH 低于 6.9 或高于 7.8，将危及生命。

考点：血浆渗透压的生理作用
考题举例 3-2

第二节　血细胞

案例导入

某患者，女性，25 岁，因面色苍白、头晕、乏力 1 年余，加重伴心悸 1 个月来诊。患者进食正常，不挑食，二便正常，无便血、尿色异常、鼻出血和齿龈出血。睡眠好，体重无明显变化。既往身体健康，无胃病史，无药物过敏史。结婚半年，月经初潮 14 岁，7 天 /27 天，末次月经半个月前，近 2 年月经量多，半年来更明显。经检查，初步诊断为月经过多引起的缺铁性贫血。

思考题：
1．什么是贫血？
2．红细胞的合成原料是什么？
3．缺铁性贫血的常见病因有哪些？

血细胞包括红细胞、白细胞和血小板（图3-4）。正常生理状态下，血细胞的形态、数量相对稳定。临床上把血细胞的形态、数量、百分比和血红蛋白含量的测定结果称**血象**。患病时，血象变化为诊断疾病的重要指标。

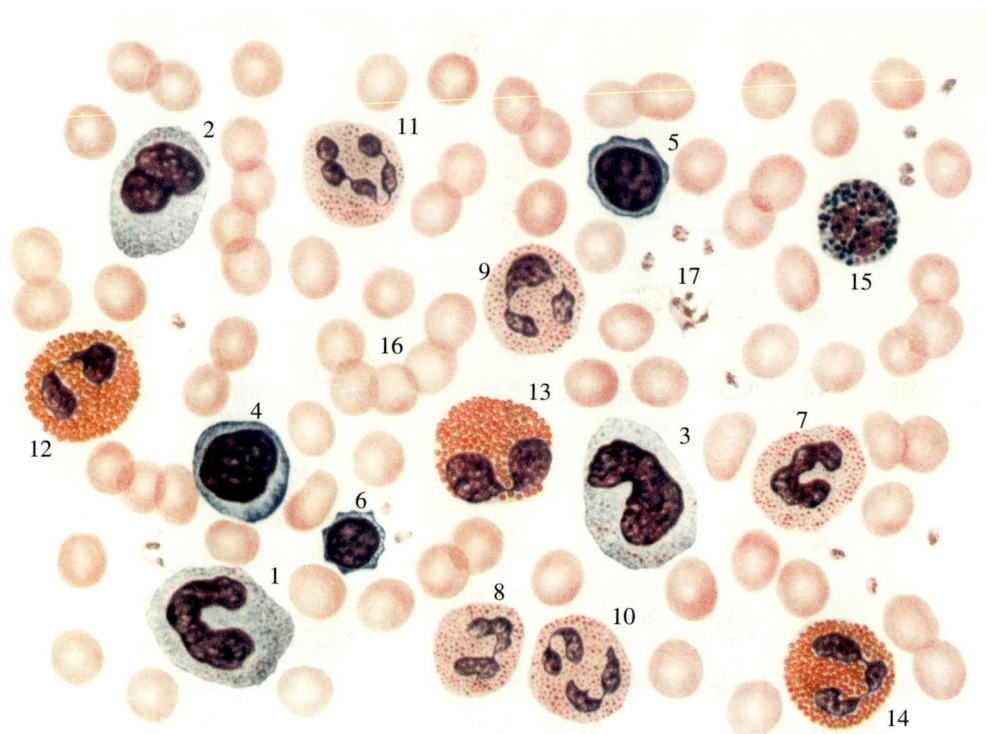

图3-4 各种血细胞光镜结构模式图

1～3.单核细胞；4～6.淋巴细胞；7～11.中性粒细胞；12～14.嗜酸性粒细胞；15.嗜碱性粒细胞；16.红细胞；17.血小板

一、红细胞

（一）形态、数量和功能

1. 形态 成熟的红细胞呈双凹圆碟形，直径为7～8 μm，周边较厚，中央较薄，没有细胞核和细胞器，胞质内充满**血红蛋白**（**hemoglobin**，**Hb**），呈红色（图3-4，图3-5）。

2. 数量 红细胞（red blood cell，RBC）是血液中数量最多的血细胞。我国成年男性红细胞数量为（4.0～5.5）×10^{12}/L，平均为5.0×10^{12}/L；女性为（3.5～5.0）×10^{12}/L，平均为4.2×10^{12}/L；新生儿为6.0×10^{12}/L以上。红细胞中血红蛋白的浓度，成年男性为120～160 g/L，女性为110～150 g/L，新生儿血红蛋白浓度可达170～200 g/L。生理情况下，红细胞数量和血红蛋白含量随性别、年龄、生活环境和机体功能状态不同而有一定差异。如儿童低于成人（但新生儿高于成人）；高原居民高于平原居民；妊娠后期因血浆量增多而导致红细胞数量和血红蛋白浓度相对减少。临床上将外周血中红细胞的数量或血红蛋白含量低于正常，称**贫血**（**anemia**）。

外周血液中除成熟的红细胞外，还有少量未完全成熟的红细胞，称**网织红细胞**（图3-6）。网织红细胞较成熟红细胞略大，细胞内尚残留部分核糖体。网织红细胞在血流中经过1～3天后完全成熟，核糖体消失。在成人血液中，网织红细胞占红细胞总数的0.5%～1.5%，新生儿因造血功能旺盛，可多达 3%～6%。网织红细胞计数常作为判断红骨髓生成红细胞能力的指标之一，对贫血等某些血液病的诊断、疗效判断具有重要意义。

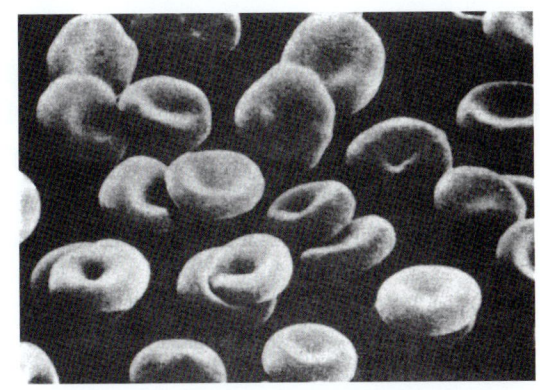

图 3-5　人外周血红细胞扫描电镜像

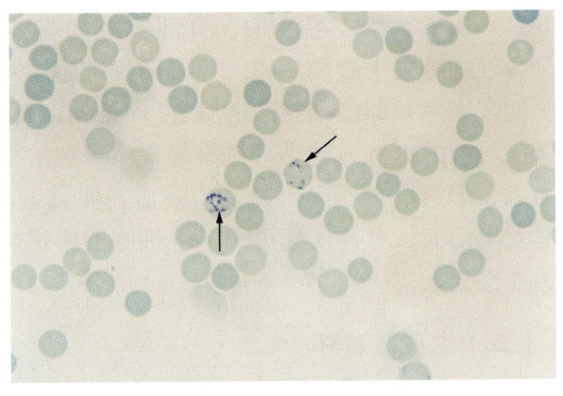

图 3-6　人外周血网织红细胞光镜像（煌焦油兰染色）

3．功能　红细胞的主要功能是运输 O_2 和 CO_2，并能缓冲血液酸碱度的变化。红细胞的运输功能主要与血红蛋白有关，血红蛋白只有存在于红细胞内时才能携带 O_2 和 CO_2，如果红细胞破裂或溶解，血红蛋白被释放到血浆中，即失去正常功能。

（二）生理特性

1．可塑变形性　血液循环中的红细胞在通过比它直径小的毛细血管和血窦孔隙时，发生变形卷曲，通过后再恢复其正常形态，这一特性称**可塑变形性**（图 3-7）。可塑变形性是红细胞生存所需的重要特性。红细胞的变形能力取决于红细胞的几何形状、红细胞内的黏度和红细胞膜的弹性。衰老的红细胞、遗传性球形红细胞和受损的红细胞可塑变形能力常降低，难以通过直径比其小的脾血窦，进而被脾血窦中的巨噬细胞吞噬。

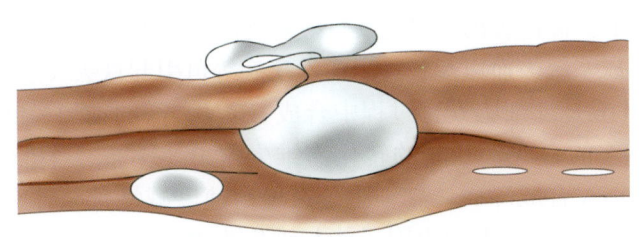

图 3-7　红细胞挤过脾窦的内皮细胞裂隙（大鼠）

2．悬浮稳定性　生理状态下，红细胞能相对稳定地悬浮于血浆中而不易下沉的特性，称**悬浮稳定性**。红细胞呈双凹圆碟形，表面积与体积比值较大，使红细胞与血浆之间的摩擦力较大，并且血液在血管内不断流动形成层流，因此红细胞能较稳定地分散悬浮于血浆中而不易下沉。通常以红细胞在第一小时末下沉的距离来表示红细胞的沉降速度，称**红细胞沉降率**（**erythrocyte sedimentation rate，ESR**），简称**血沉**。用魏氏法检测的正常值，成年男性为 0～15 mm/h，女性为 0～20 mm/h。红细胞沉降率越快，表示红细胞的悬浮稳定性越差。生理情况下，月经期或妊娠期的妇女红细胞沉降率加快；病理情况下，如活动性肺结核、风湿热、肿瘤和贫血患者可出现红细胞沉降率加快。

3．渗透脆性　红细胞在等渗溶液中才能维持其正常的形态和大小。在高渗溶液中，红细胞内水分外渗而发生皱缩。在低渗溶液中，水分将进入红细胞内，使之膨胀，膨胀至一定程度时，红细胞破裂，发生溶血。实验显示，将红细胞置于0.9%NaCl溶液中红细胞保持正常的形态和大小；若将红细胞置于0.6%～0.8%NaCl溶液中，红细胞会膨胀变形；若置于0.40%～0.45%NaCl溶液中，有部分红细胞破裂溶血；若置于0.30%～0.35%NaCl溶液中，则全部红细胞发生破裂溶血。这说明红细胞膜对低渗溶液有一定的抵抗力，抵抗力的大小用渗透脆性来表示，即**红细胞渗透脆性**（osmotic fragility of erythrocyte）。渗透脆性越大，表示其对低渗溶液的抵抗力越小，越容易发生破裂溶血。生理情况下，新生的红细胞对低渗溶液的抵抗力大，渗透脆性小，不易发生溶血；而衰老的红细胞对低渗溶液的抵抗力小，渗透脆性大，容易发生溶血。有些疾病可影响红细胞的渗透脆性，如遗传性球形红细胞增多症患者的红细胞渗透脆性变大。

（三）生成与破坏

1. 红细胞的生成

（1）**生成部位**：胚胎时期，红细胞在卵黄囊、肝、脾和骨髓生成；出生后，红骨髓是生成红细胞的唯一场所。红细胞的发育和成熟是一个连续的过程，即由红骨髓内的造血干细胞分化为红系定向祖细胞，再经原红细胞、早幼红细胞、中幼红细胞、晚幼红细胞和网织红细胞阶段，最终成为成熟的红细胞。电离辐射、某些药物（如氯霉素、抗癌药物）、化学毒物以及病毒感染等因素可引起骨髓造血干细胞及造血微环境损伤，导致骨髓造血功能降低，从而引起全血细胞减少，这类贫血称为**再生障碍性贫血**。

（2）**生成原料**：红细胞的主要成分是血红蛋白，合成血红蛋白的主要原料是铁（Fe^{2+}）和蛋白质。成人每日需要20～30 mg的铁用于红细胞的生成。铁的来源有两部分：95%为内源性铁，由衰老的红细胞在体内破坏后释放出来，每日约25 mg，绝大部分以铁蛋白的形式储存于肝、骨髓和巨噬细胞系统，供造血需要时重复应用；5%为外源性铁，由食物供给，每日为1～2 mg，外源性铁多为Fe^{3+}，须在胃酸作用下转变为Fe^{2+}才能被吸收。当内源性铁丢失增多或铁的吸收量减少，或机体对铁的需要量相对增多时，可引起机体缺铁，从而导致**缺铁性贫血**，也称**小细胞低色素性贫血**。慢性腹泻、胃炎及胃酸缺乏以及胃大部分切除可引起铁吸收障碍；月经过多、妊娠失血、泌尿系统失血以及各种出血性疾病等可引起铁丢失过多，导致缺铁性贫血。

（3）**成熟因子**：叶酸是红细胞发育过程中合成DNA必需的辅酶，叶酸在体内需转化成四氢叶酸后才能参与DNA的合成，叶酸的转化需维生素B_{12}参与。当机体内叶酸或维生素B_{12}缺乏时，红细胞核内DNA合成障碍，红细胞分裂增殖速度减慢甚至停滞，而引起**巨幼红细胞贫血**，又称**大细胞性贫血**。胃液中的内因子能与维生素B_{12}结合形成复合物，保护维生素B_{12}不被消化液破坏，并促进其在回肠被吸收。当胃大部分切除或萎缩性胃炎时，内因子分泌减少，可导致维生素B_{12}吸收障碍，可引起巨幼红细胞贫血。

（4）**红细胞生成的调节**：当机体所处环境或功能发生变化时，红细胞生成的数量和速度将根据机体需要进行调整。红细胞的生成主要受红细胞生成素和雄激素调节。

1）**红细胞生成素**（erythropoietin，EPO）：是一种主要由肾合成的糖蛋白，能促进红系祖细胞的增殖和分化、血红蛋白的合成及骨髓释放网织红细胞。组织缺氧是刺激红细胞生成素合成释放增多的主要原因，当肾血流量减少、贫血、缺氧时，均可使肾合成和分泌红细胞生成素增加，促进红细胞生成，从而提高血液运输氧的能力，以满足组织对氧的需要，严重肾病会伴发贫血，称**肾性贫血**。

2）**雄激素**：主要作用于肾，促进红细胞生成素的合成，使骨髓造血功能增强；雄激素还能直接刺激红骨髓造血，使红细胞生成增多，这是成年男性红细胞数量和血红蛋白含量高于女性的重要原因。

2. 红细胞的破坏　红细胞的平均寿命为 120 天，每天约有 0.8% 的红细胞更新。衰老的红细胞因可塑变形能力减弱和脆性增加，在血流湍急处可因机械冲撞而破损，或容易滞留在肝、脾等处，被巨噬细胞吞噬消化。巨噬细胞吞噬红细胞后，释放出铁、氨基酸和胆红素，其中铁和氨基酸可被重新利用，胆红素转变为胆色素随粪或尿排出体外。脾功能亢进时，可使红细胞破坏增加，引起**脾性贫血**。

> **考点**：红细胞的生成
> 考题举例 3-3

> **知识链接**
>
> **造血干细胞移植**
>
> 白血病是起源于造血干细胞的恶性克隆性疾病，系造血干细胞发生突变引起的造血系统恶性肿瘤，主要表现为异常白细胞及其幼稚细胞增殖失控、分化障碍、凋亡受阻，在骨髓或其他造血组织中异常增生，浸润至肝、脾、淋巴结等组织，使正常造血功能受抑制。常见的临床症状为发热、出血、贫血、肝大、脾大、淋巴结肿大等。造血干细胞移植是指首先以放疗、化疗或免疫抑制剂预处理患者异常的造血与免疫系统，继而将供体或自身的造血干细胞输注到患者体内，重建正常造血和免疫系统的治疗方法，目前为治疗恶性血液病的有效手段。

二、白细胞

（一）分类和数量

正常成人**白细胞**（white blood cell，WBC）总数为 $(4.0 \sim 10.0) \times 10^9$/L，新生儿白细胞总数大于成人，为 $(12.0 \sim 20.0) \times 10^9$/L。血液中白细胞数目可因机体处于不同功能状态而发生变化，如在餐后、剧烈运动、疼痛、情绪激动、月经期、妊娠期及分娩期，白细胞数量可有所增加。

根据其胞浆中有无特殊嗜色颗粒，白细胞分为粒细胞和无粒细胞两大类。粒细胞又可根据其嗜色不同，分为中性粒细胞、嗜酸性粒细胞和嗜碱性粒细胞；无粒细胞包括单核细胞和淋巴细胞（图3-4）。临床上将各类白细胞占白细胞总数的百分比，称白细胞分类计数（表3-1）。在各种急慢性炎症、组织损伤或白血病等情况下，白细胞总数和分类计数可发生特征性变化，对疾病诊断与疗效观察具有重要的参考价值。

表3-1　白细胞分类计数及主要功能

分类	百分比	主要功能
粒细胞		
中性粒细胞	50% ~ 70%	吞噬细菌与坏死细胞
嗜酸性粒细胞	0.5% ~ 5%	抑制组胺释放
嗜碱性粒细胞	0 ~ 1%	释放肝素和组胺
无粒细胞		
淋巴细胞	20% ~ 40%	参与特异性免疫反应
单核细胞	3% ~ 8%	吞噬细菌与衰老的红细胞

（二）白细胞的形态、结构及功能

白细胞为无色的有核细胞，在血液中一般呈球形，在组织中可有不同程度的变形。白细胞的主要功能是通过吞噬作用和免疫反应，实现对机体的防御和保护作用。

1. 中性粒细胞　是白细胞中数量最多的一种，占白细胞总数的 50%～70%。细胞呈球形，直径 10～12 μm。细胞核形态多样，有的为弯曲杆状，称杆状核；有的核分叶，称分叶核。分叶核的细胞核叶数为 2～5 叶不等，正常成人血液中多见 2～3 叶核的细胞。核分叶越多，越趋于衰老（图 3-8）。在病理情况下，细胞核 1～2 叶数量比例增多，称**核左移**，如严重的细菌感染；细胞核 4～5 叶数量比例增多，称**核右移**，如骨髓造血功能障碍。中性粒细胞具有较强的变形运动和吞噬能力，其吞噬对象以细菌为主，当局部组织遭受细菌等侵害时，中性粒细胞穿过毛细血管壁聚集到病灶部位，发挥吞噬作用。在急性细菌感染时，其数量增多。中性粒细胞吞噬细胞后，自身也常坏死，成为脓细胞。中性粒细胞在血液中停留 6～7 小时，在组织中可成活 2～3 天。

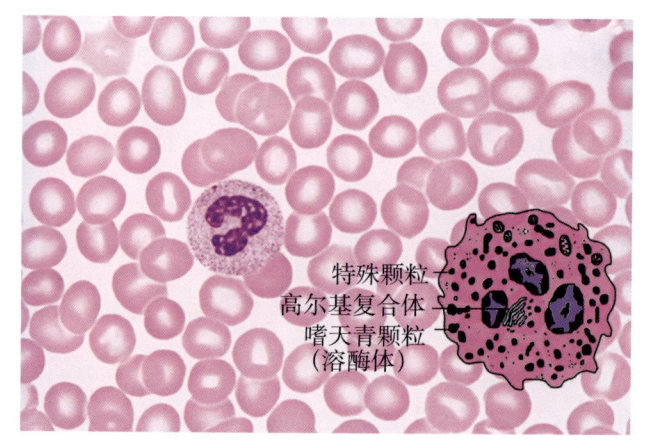

图 3-8　人外周血中性粒细胞光镜像和电镜结构模式图（右下插图）

2. 嗜酸性粒细胞　占白细胞总数的 0.5%～5%。细胞呈球形，直径 10～15 μm，核常为 2 叶，胞质内充满粗大的嗜酸性颗粒，染成橘红色（图 3-9）。嗜酸性粒细胞能做变形运动，能吞噬抗原抗体复合物，释放组胺酶灭活组胺，从而抑制机体过敏反应。嗜酸性粒细胞还能借助抗体与某些寄生虫表面结合，释放颗粒内物质，杀灭寄生虫。故在过敏性疾病或变态反应性疾病以及寄生虫感染时，血液中嗜酸性粒细胞增多。嗜酸性粒细胞在组织中可成活 8～12 天。

3. 嗜碱性粒细胞　占白细胞总数的 0～1%，细胞直径为 10～12 μm。细胞核呈 S 形或不规则形，着色较浅。细胞质中含有大小不一、分布不均的嗜碱性颗粒（图 3-10）。颗粒内含有肝素、组胺、嗜酸性粒细胞趋化因子，胞质内含有白三烯。嗜碱性粒细胞的功能与肥大细胞相似，组胺和白三烯均参与过敏反应，肝素有抗凝血作用，嗜酸性粒细胞趋化因子能吸引嗜酸性粒细胞。嗜碱性粒细胞可在组织中成活 10～15 天。

4. 单核细胞　占白细胞总数的 3%～8%，是白细胞中体积最大的细胞，直径 14～20 μm，呈球形。胞核形态多样，呈肾形、马蹄形或不规则形等。核常偏位，染色质颗粒细而松散，故着色较浅。胞质较多，呈弱嗜碱性，含有许多细小的嗜天青颗粒，使胞质染成深浅不匀的灰蓝色（图 3-11）。单核细胞具有活跃的变形运动、明显的趋化性和一定的吞噬功能。单核细胞是巨噬细胞的前身，它在血流中停留 1～5 天后，进入其他组织，分化为各种形式的巨

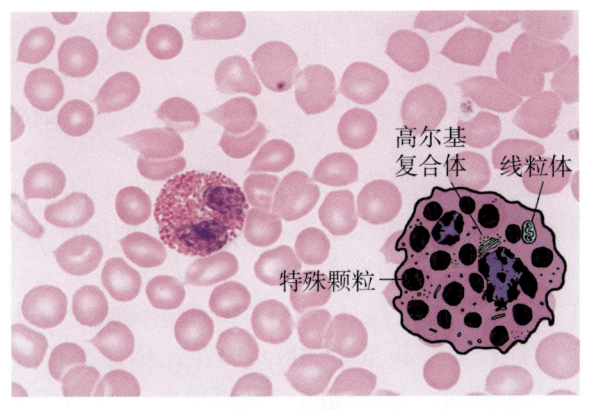

图 3-9 人外周血嗜酸性粒细胞光镜像和电镜结构模式图（右下插图）

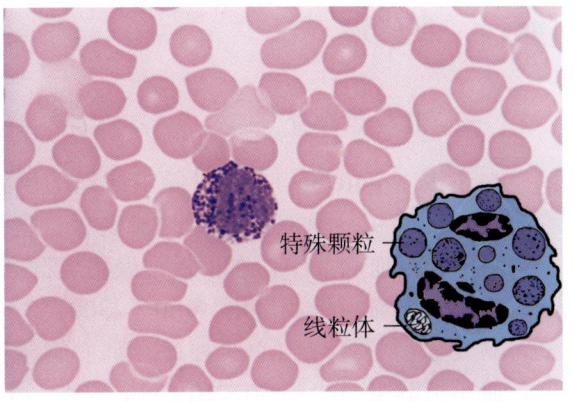

图 3-10 人外周血嗜碱性粒细胞光镜像和电镜结构模式图（右下插图）

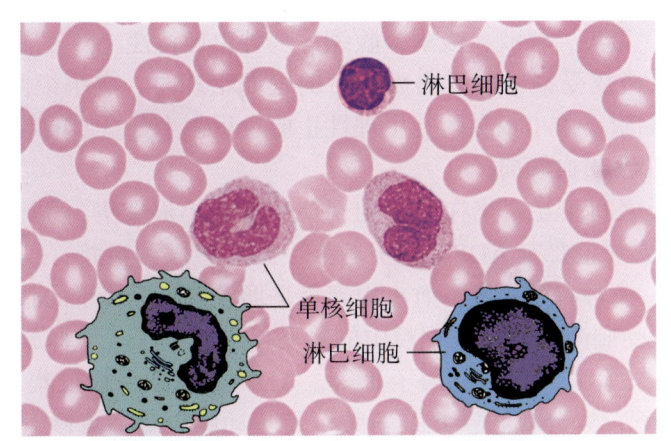

图 3-11 人外周血淋巴细胞、单核细胞光镜像和电镜结构模式图

噬细胞，行使吞噬功能以及参与免疫应答等。

5．淋巴细胞 占白细胞总数的 20%～40%。细胞呈球形，大小不一，细胞核呈圆形，一侧常有凹陷，染色质致密呈块状，染色深。细胞质很少，只在细胞周边成一窄缘，呈嗜碱性，常含少量嗜天青颗粒（图 3-11）。

根据淋巴细胞发生部位、免疫功能等不同，可将其分为 **T 淋巴细胞、B 淋巴细胞**和**自然杀伤细胞（NK 细胞）**等数种。血液中的 T 淋巴细胞约占淋巴细胞总数的 75%，参与细胞免疫。B 淋巴细胞占淋巴细胞总数的 10%～15%，B 淋巴细胞受抗原刺激后增殖分化为浆细胞，产生抗体，参与体液免疫。NK 细胞约占淋巴细胞总数的 10%，在杀伤肿瘤细胞中发挥重要作用。

（三）白细胞的生成与破坏

白细胞起源于骨髓中的造血干细胞。白细胞的生成需一定量的蛋白质、叶酸、维生素 B_{12} 和维生素 B_6 等。白细胞寿命长短不一，粒细胞在外周血液中的寿命不到 1 天；单核细胞在血液中的寿命为几小时到几天，但进入组织后可生存数月；T 淋巴细胞的寿命可长达 1 年以上，B 淋巴细胞在血液中生存一至数日。衰老的白细胞大部分由肝、脾内的巨噬细胞吞噬分解，小部分穿过消化道和呼吸道黏膜而被排出。

三、血小板

(一) 形态和数量

血小板（platelet）是从骨髓中成熟的巨核细胞胞质裂解脱落下来的具有生物活性的小块胞质，无细胞核。呈双面微凸的圆盘状，直径 2～3 μm。当血小板被激活时，可伸出伪足，呈不规则形。血涂片中，血小板常聚集成群（图 3-4），血小板的寿命为 7～14 天。

正常成人血小板数量是 $(100～300)×10^9/L$。血小板数量超过 $1000×10^9/L$，称血小板过多，易发生血栓，导致心肌梗死、脑血管栓塞等疾病；血小板低于 $100×10^9/L$，称血小板减少，血小板数量减少到 $50×10^9/L$ 以下时，可产生出血倾向，导致皮肤、黏膜出血，出现瘀点或瘀斑，称**血小板减少性紫癜**。

(二) 生理特性

血小板具有黏附、聚集、释放、吸附、收缩等多种生理特性。

1. 黏附 当血管内皮受损，暴露出内膜下的胶原组织时，血小板便黏着于胶原组织上，这种现象称血小板的黏附。血小板黏附是生理性止血过程中十分重要的起始步骤。若血小板黏附功能受损，有可能出现出血倾向。

2. 聚集 血小板之间相互聚集在一起的现象，称血小板聚集。引起血小板聚集的因素，称致聚剂。生理性致聚剂主要有 ADP、肾上腺素、5-羟色胺、组胺、胶原和凝血酶等；病理性致聚剂主要有细菌、病毒和药物等。血小板聚集是形成血小板栓子的致病基础。

3. 释放 血小板受刺激后，将其颗粒中的物质排出的过程，称释放。释放的物质主要有 ADP、5-羟色胺、儿茶酚胺、血小板因子Ⅲ等。ADP 可使血小板聚集，形成松软的血小板血栓，堵住破损的血管；5-羟色胺、儿茶酚胺可使小动脉收缩，减慢血流，有助于止血；血小板因子Ⅲ参与凝血过程。

4. 吸附 血小板能吸附许多凝血因子于其表面，使血液凝血和生理性止血得以发生、进行。当血管破损时，大量血小板可黏附、聚集于血管破损处，使局部凝血因子浓度升高，有利于血小板发挥其生理性止血的功能。

5. 收缩 血小板内的收缩蛋白发生收缩作用，可使血凝块硬化，形成坚实的止血栓，使止血更加牢固。当血小板数量减少或功能下降时，可使血凝块回缩不良，临床上可根据体外血凝块回缩试验估计血小板数量和功能是否正常。

(三) 生理功能

1. 参与生理性止血 正常情况下，小血管受损破裂出血时，通常经数分钟出血自然停止的现象，称**生理性止血**。生理性止血包括血管收缩、血小板血栓形成和血液凝固等过程。血小板在生理性止血中的作用主要有：①血小板释放 5-羟色胺和儿茶酚胺等缩血管物质，使受损血管收缩，血流减慢，裂口缩小，有利于出血停止；②黏附、聚集形成较松软的血小板血栓，暂时堵塞小的出血口；③修复小血管受损的内皮细胞。临床上把血管破损（常用采血针刺破指尖或耳垂）后血液自行流出到自然停止所需的时间，称**出血时间**，正常值为 1～3 分钟。测定出血时间可以了解生理性止血过程是否正常。生理性止血功能过强时易出现血栓，而生理性止血功能减退时有可能出现出血倾向。

2. 促进血液凝固 血小板可释放多种血小板因子，如纤维蛋白原激活因子（PF_2）、血小板磷脂表面（PF_3）、抗肝素因子（PF_4）等，使凝血酶原的激活速度加快。另外，血小板还能吸附多种凝血因子，促进凝血过程发生。血液流出血管至出现纤维蛋白细丝所需的时间称凝血时间，其正常值为 2～8 分钟（玻片法）。测定凝血时间，可以了解凝血因子是否减少。

3. 维持血管内皮的完整性 血小板对毛细血管内皮细胞具有营养、支持和修复作用。血小板可随时沉着于血管壁，以填补血管内皮细胞脱落时留下的空隙，并与内皮细胞融合，促进内皮的修复，维持毛细血管内皮完整性，防止红细胞逸出。

考点：血小板的生理功能
考题举例 3-4

第三节 血液凝固和纤维蛋白溶解

一、血液凝固

血液由流动状态变成不能流动的凝胶状态的过程，称**血液凝固**（blood coagulation），简称凝血。它是一系列循序发生的酶促反应过程，其本质是使血浆中可溶性纤维蛋白原变为不溶性纤维蛋白多聚体，并网罗血细胞和血液中的其他成分形成血凝块。血凝块在血小板的作用下发生回缩并析出淡黄色透明的液体，称**血清**（serum）。血清与血浆的区别在于，血清中缺乏纤维蛋白原和血液凝固时消耗的一些凝血因子。

（一）凝血因子

血浆与组织中直接参与血液凝固的物质，统称**凝血因子**（blood coagulation factor）。目前已知的凝血因子有 14 种，其中 12 种使用罗马数字编号（表 3-2），即凝血因子 I～XIII（其中因子 VI 事实上是活化的 Va，因而被取消）。

表 3-2 根据国际命名法编号的凝血因子

因子	同义名	因子	同义名
因子 I	纤维蛋白原	因子 VIII	抗血友病因子
因子 II	凝血酶原	因子 IX	血浆凝血激酶
因子 III	组织因子	因子 X	Stuart-Prower 因子
因子 IV	Ca^{2+}	因子 XI	血浆凝血激酶前质
因子 V	前加速素	因子 XII	接触因子
因子 VII	前转变素	因子 XIII	纤维蛋白稳定因子

凝血因子有以下几个特征：①除因子 IV 是 Ca^{2+} 外，其余的凝血因子均为蛋白质，多数以无活性的酶原形式存在，在参与血液凝固的过程中被激活才具有活性，被激活的凝血因子习惯上在其右下角用字母"a"标记；②除因子 III（组织因子）存在于血管壁和组织中，其他凝血因子均存在于血浆中；③多数凝血因子在肝合成，其中因子 II、VII、IX 和 X 的合成需要维生素 K 参与，因此，肝功能损害或维生素 K 缺乏，都会导致凝血过程障碍而发生出血倾向；④ Ca^{2+} 作为一个重要的凝血因子，参与血液凝固过程的多个环节。

考点：凝血因子
考题举例 3-5

（二）凝血的过程

血液凝固是由凝血因子按一定顺序相继激活而生成凝血酶，最终使纤维蛋白原变成纤维蛋白的过程，分为 3 个基本步骤：①凝血酶原激活物的形成；②凝血酶的形成；③纤维蛋白的形成。

1. 凝血酶原激活物的形成　首先需要激活因子 X。根据因子 X 激活的途径和参与凝血因子的不同，可将血液凝固分成内源性凝血和外源性凝血两条途径（图 3-12）。在生理性止血过程中，既有内源性凝血途径的激活，也有外源性凝血途径的激活，两者相互促进，同时进行。

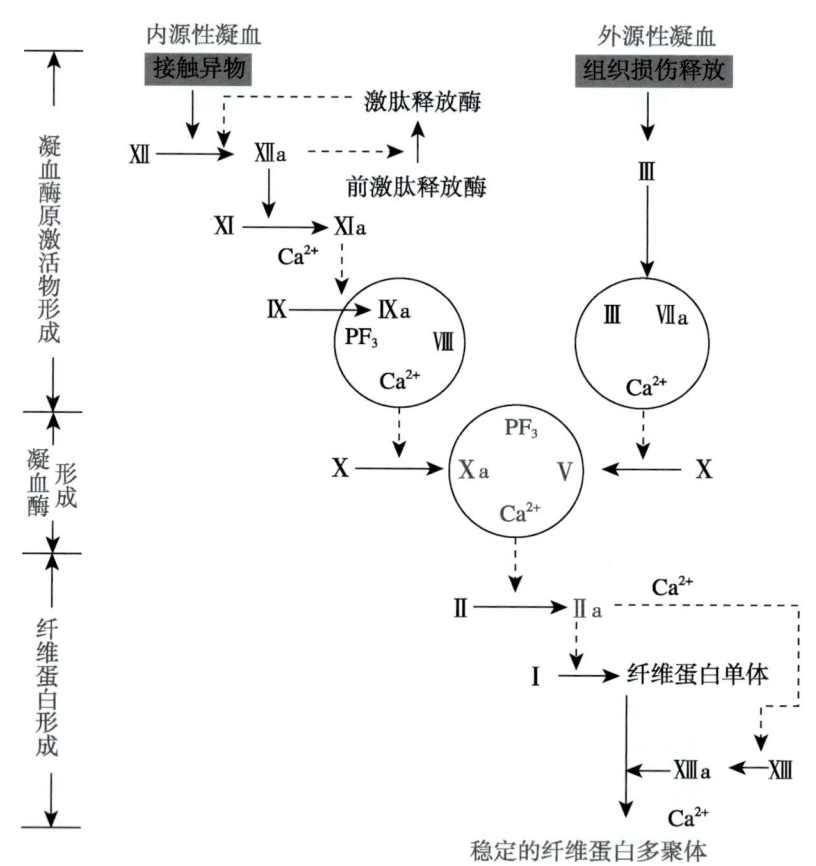

图 3-12　血液凝固过程示意图
⟶ 表示催化作用；⟶ 表示反应方向；----▶ 表示正反馈促进

（1）内源性凝血途径：参与血液凝固的因子全部来自血液，由因子Ⅻ启动。当血浆中的因子Ⅻ接触到受损血管内膜下的胶原纤维时被激活，变为活化的因子Ⅻa，Ⅻa 可激活前激肽释放酶使之成为激肽释放酶，后者反过来又能激活因子Ⅻ，通过这一正反馈过程形成大量Ⅻa，Ⅻa 的主要功能是将因子Ⅺ激活成Ⅺa。Ⅺa 在 Ca^{2+} 的参与下再激活因子Ⅸ，Ⅸa 与因子Ⅷ、PF_3 及 Ca^{2+} 组成因子Ⅷ复合物，该复合物能将因子 X 激活为 Xa。因子Ⅷ是一个辅助因子，本身虽不能激活因子 X，但能使Ⅸa 激活因子 X 的作用提高 20 万倍。

> **知识链接**
>
> **血友病**
>
> 血友病是一类因遗传性凝血因子缺乏所导致的严重凝血功能障碍性疾病，包括甲型、乙型和丙型3种类型，分别缺乏因子Ⅷ、Ⅸ和Ⅺ，其中甲型血友病最常见。患者血液凝固过程非常缓慢，微小的创伤也可导致出血不止，皮肤出血可形成皮下血肿，关节、肌肉出血累及膝关节时，可导致跛行，不经治疗者往往造成关节永久性畸形，严重者可因颅内出血而致死，目前血友病主要通过补充相应的凝血因子来预防或治疗出血症状。

(2) **外源性凝血途径**：由因子Ⅲ启动。当组织损伤伴有血管破裂时，组织释放因子Ⅲ到血液中，与血浆中的因子Ⅶ、Ca^{2+}形成复合物，从而将因子Ⅹ激活为Ⅹa。因子Ⅲ广泛存在于血管外组织中，尤其在脑、肺和胎盘组织中特别丰富。

2. 凝血酶的形成 在凝血酶原激活物的作用下，凝血酶原（因子Ⅱ）被激活为具有活性的凝血酶（因子Ⅱa）。

3. 纤维蛋白的形成 纤维蛋白原在凝血酶的作用下能迅速被催化分解成纤维蛋白单体。同时，凝血酶在Ca^{2+}参与下还能激活因子ⅩⅢ，ⅩⅢa使纤维蛋白单体聚合成牢固的不溶于水的纤维蛋白多聚体并交织成网，将血细胞网罗于其中，从而形成血凝块，实现凝血。

需要强调的是：①凝血过程本质上是一种酶促反应，属于正反馈，一旦触发，就会形成"瀑布"样连锁反应链，迅速进行直至完成；②Ca^{2+}（因子Ⅳ）在多个凝血环节上起促凝血作用，而且它易于处理，因此在临床上可用于促凝血（加Ca^{2+}）或抗凝血（除去Ca^{2+}）。

考点：凝血酶原激活物的组成
考题举例 3-6

（三）抗凝和促凝

1. 抗凝血物质 生理情况下，血液在心血管内循环流动而不发生凝固，即使当组织损伤而发生生理性止血时，凝血也只限于受损伤的局部，并不蔓延到其他部位。除了与血管内膜光滑完整、血流速度快有关外，还与存在于人体血浆中的多种抗凝血物质有关。

(1) **抗凝血酶Ⅲ（antithrombin Ⅲ）**：是肝细胞和血管内皮细胞分泌的一种丝氨酸蛋白酶抑制物，能与凝血酶结合形成复合物而使其失活，还能封闭因子Ⅶa、Ⅸa、Ⅹa、Ⅺa、Ⅻa的活化中心，使这些因子失活，从而阻断凝血过程。正常情况下，抗凝血酶Ⅲ的直接抗凝作用慢而弱，但它与肝素结合后，其抗凝作用可增加2000倍。

(2) **肝素（heparin）**：主要是由肥大细胞和嗜碱性粒细胞产生的一种酸性黏多糖，存在于大多数组织中，尤以肝、肺组织中最多。肝素可与抗凝血酶Ⅲ结合，使后者与凝血酶的亲和力增强，从而使凝血酶失活。此外，肝素还可抑制凝血酶原的激活过程，阻止血小板的黏附、聚集与释放反应，促使血管内皮细胞释放凝血抑制物和纤溶酶原激活物。目前，肝素已在临床实践中广泛应用于体内、外抗凝。

(3) **组织因子途径抑制物**：主要由小血管内皮细胞分泌，是一种相对稳定的糖蛋白。它的作用是直接抑制Ⅹa的活性，在Ca^{2+}的参与下，灭活因子Ⅶ复合物，从而发挥抑制外源性凝血途径的作用。

2. 促进和延缓血液凝固的方法

（1）促进血液凝固的方法：为防止患者在手术中大出血，常在术前注射维生素 K，以促进肝大量合成凝血酶原等凝血因子，起到加速血液凝固的效果；在手术或机体因创伤而出血时，需要防止出血与促进血液凝固，常用温热生理盐水纱布压迫手术部位或创面，血液与纱布粗糙面接触，可加速因子Ⅻ的激活并促进血小板黏附、聚集和释放血小板因子，同时温热又能加速凝血的酶促反应，故可加速血液凝固。

（2）延缓血液凝固的方法：生理实验和临床工作中常用枸橼酸钠等抗凝剂体外抗凝，因为它们可与血浆中的 Ca^{2+} 结合成不易解离的络合物，血钙浓度降低而使血液不能凝固；临床上还常采用光滑的器皿取血或盛血，可减少因子Ⅻ的激活和血小板的黏附、聚集和释放反应而延缓凝血过程；或将血液置于低温环境中延缓血液凝固。

二、纤维蛋白溶解

纤维蛋白溶解（fibrinolysis）简称纤溶，是指纤维蛋白在纤维蛋白溶解酶的作用下被降解液化的过程。纤溶的基本过程分为两个阶段，即纤溶酶原的激活和纤维蛋白的降解。参与纤溶过程的物质构成纤溶系统，包括纤溶酶原、纤溶酶、纤溶酶原激活物和纤溶抑制物（图 3-13）。

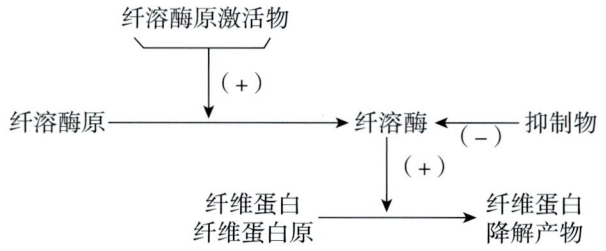

图 3-13　纤维蛋白溶解系统示意图
(+) 激活；(−) 抑制

（一）纤溶酶原

纤溶酶原是一种主要由肝合成的糖蛋白。当血液凝固时，纤溶酶原大量吸附在纤维蛋白网上，在纤溶酶原激活物的作用下被激活成纤溶酶。纤溶酶有很强的蛋白水解作用，能将纤维蛋白分解成很多可溶性的小分子肽，统称纤维蛋白降解产物。

（二）纤溶酶原激活物

纤溶酶原激活物能使纤溶酶原激活成纤溶酶，广泛存在于血浆、组织、排泄物和体液中，根据其来源不同可分为 3 类：①血管激活物，由小血管内皮细胞合成，当血管内出现血凝块时可大量释放。②组织激活物，广泛存在于各种组织中，子宫、前列腺、肾上腺、甲状腺、肺等处含量较丰富，组织损伤时释放，故这些器官手术时不易止血并容易发生术后渗血现象。妇女月经血不容易凝固与子宫内膜含有丰富的纤溶酶原激活物有关。③依赖因子Ⅻ的激活物，如血浆中的前激肽释放酶，被Ⅻa 激活后生成的激肽释放酶可以激活纤溶酶原。

（三）纤维蛋白的降解

在纤溶酶的作用下，纤维蛋白和纤维蛋白原被分解为许多可溶性小肽，统称纤维蛋白降解产物。这些降解产物通常不再发生凝固，而且其中一部分小肽还有抗凝作用。

（四）纤溶抑制物

血液中的纤溶抑制物有两类：一类为抗纤溶酶，如 α_2-抗纤溶酶，能与纤溶酶结合形成复合物，从而使纤溶酶失去活性；另一类是纤溶酶原激活物的抑制物，它能与纤溶酶原激活物结合形成不稳定的复合物，使它们失去活性。

在生理状态下，凝血与纤溶是两个既对立又统一的功能系统，两者保持动态平衡，使机体既能实现有效止血，又可防止血管内形成血栓，从而维持血液的正常流动。如果二者的平衡被打破，将导致血栓形成或出血倾向，给机体造成危害。

第四节　血型与输血

一、血型

血型（blood group）通常是指红细胞膜上特异性抗原（凝集原）的类型。Landsteiner 在 1901 年发现了人类第一个血型系统——ABO 血型系统。目前，国际输血协会（ISBT）认可的血型系统有 23 个，如 ABO、Rh、P、MNSs、Lutheranl，其中与临床关系最密切的是 ABO 血型系统和 Rh 血型系统。

不断探索，科学精神

血型的发现

1901 年，奥地利医生兰德斯坦纳经过反复实验发现了第一个血型系统——ABO 血型系统，依照血型的理论有目的地指导输血，使得输血的成功率大大提高，他也因这一重要发现在 1930 年获得了诺贝尔生理学或医学奖，被誉为"血型之父"。后人为了鼓励无偿献血，同时为了纪念兰德斯坦纳的功绩，将他的生日 6 月 14 日定为世界献血者日。

阅读思考：

1. 你认为血型的发现有哪些重要的意义？
2. 兰德斯坦纳为现代医学做出了重大的贡献，挽救了无数人的生命，他的哪些精神品质值得我们去学习？

（一）ABO 血型系统

1. ABO 血型的分型　ABO 血型系统中有 A、B 两种抗原，根据红细胞膜上 A 抗原与 B 抗原的有无和不同，分为 A 型、B 型、AB 型和 O 型 4 种血型。红细胞膜上只含 A 抗原者为 A 型；只含 B 抗原者为 B 型；同时含有 A、B 两种抗原者为 AB 型；不含 A、B 两种抗原者为 O 型。在血清中含有与上述抗原对应的天然抗体（凝集素），即抗 A 抗体和抗 B 抗体。A 型血清中含抗 B 抗体，B 型血清中含抗 A 抗体，AB 型血清中既不含抗 A 又不含抗 B 抗体，O 型血清中既含抗 A 又含抗 B 抗体。ABO 血型系统中各血型抗原和抗体的分布列于表 3-3。

当抗原与其所对应的抗体相遇时，会发生抗原-抗体反应，如 A 抗原与抗 A 抗体、B 抗原与抗 B 抗体，可引起红细胞聚集成簇，这种现象称**红细胞凝集**。因此，若将血型不相容的两个人的血液相混合，就会发生红细胞凝集反应，一旦发生红细胞凝集，在补体的作用下可引起凝集的红细胞破裂而发生溶血。

ABO 血型系统还有亚型，与临床关系较密切的是 A 型中的 A1、A2 亚型。因此，输血时需注意亚型的存在。

表3-3　ABO血型系统中的抗原和抗体

血型	红细胞膜上抗原（凝集原）	血清中抗体（凝集素）
A 型	A	抗 B
B 型	B	抗 A
AB 型	A 和 B	无
O 型	无	抗 A 和抗 B

2. ABO 血型的鉴定　临床上根据是否发生红细胞凝集反应，进行 ABO 血型的鉴定，方法有正向定型和反向定型。正向定型是用已知的标准血清（含抗体）去检测未知的红细胞膜上的抗原（图 3-14）；反向定型是用已知血型的红细胞检测血清有无抗 A 或抗 B 抗体。同时进行正向定型和反向定型是为了相互印证，保证鉴定结果的准确性。

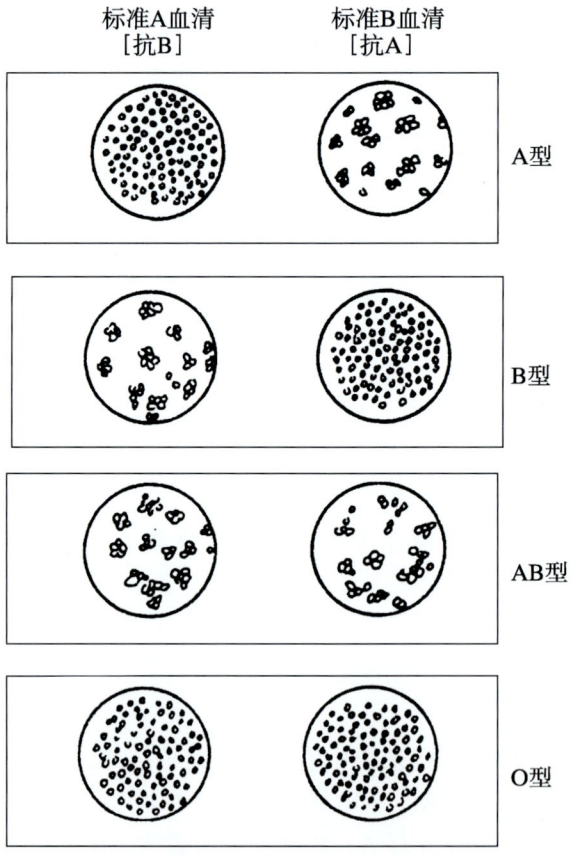

图 3-14　ABO 血型玻片检查法

（二）Rh 血型系统

1. Rh 血型的分型与分布　Rh 血型抗原最先在**恒河猴（rhesus monkey）**的红细胞上被发现。已发现人类红细胞膜上有 40 多种 Rh 抗原，与临床关系密切的有 D、E、C、c、e 5 种，其中 D 抗原的抗原性最强。临床上，红细胞膜上含有 D 抗原者为 Rh 阳性，不含 D 抗原者为 Rh 阴性。在我国汉族人群中，Rh 阳性者约占 99%，Rh 阴性者约占 1%。但在有些少数民族人群中，Rh 阴性者的比例较高，如苗族约占 12.3%，塔塔尔族约占 15.8%。

2．Rh 血型的特点与临床意义　与 ABO 血型系统不同，人类血清中不存在抗 Rh 的天然抗体，只有当 Rh 阴性者接受 Rh 阳性的血液后，才会通过体液免疫产生抗 Rh 抗体。因此，Rh 阴性受血者第一次接受 Rh 阳性血液时，不会发生明显的输血反应，但会产生抗 Rh 抗体，若再次输入 Rh 阳性血液时，即可发生红细胞凝集反应，输入的红细胞将被破坏而导致溶血。

此外，Rh 血型系统的抗体主要是 IgG，分子量较小，可以透过胎盘。因此，当 Rh 阴性的母亲第一胎怀有 Rh 阳性的胎儿时，Rh 阳性胎儿的红细胞可在分娩时进入母体，使母体产生抗 Rh 抗体。由于抗 Rh 抗体出现缓慢，故第一胎通常不会发生新生儿溶血。但若 Rh 阴性母亲再次怀有 Rh 阳性胎儿时，母体内的抗 Rh 抗体可透过胎盘进入胎儿血液，导致胎儿红细胞发生凝集，出现新生儿溶血，严重时可导致胎儿死亡。因此，对于多次妊娠均造成死胎的孕妇，特别是少数民族地区的妇女，应引起高度重视。

考点：Rh 血型系统的临床意义
考题举例 3-7

二、输血

在临床工作中，输血是一种重要的抢救和治疗措施。为了保证输血的安全性，提高输血治疗的疗效，必须严格遵守输血原则。

（一）首选同型输血

输血前必须鉴定血型，保证供血者与受血者的 ABO 血型相合。对于生育年龄的妇女和需要反复输血的患者，还必须使供血者与受血者的 Rh 血型相合，避免受血者在被致敏后产生抗 Rh 抗体，导致输血反应。

（二）交叉配血试验

为了保证输血安全，即使已知供血者和受血者的 ABO 血型相同，输血前也必须进行交叉配血试验。即将供血者的红细胞与受血者的血清相混合，称主侧；同时将受血者的红细胞与供血者的血清相混合，称次侧（图 3-15）。若主侧和次侧均未发生凝集，则为配血相合，可以输血；若主侧发生凝集反应，不管次侧结果如何，均为配血不合，绝对不能输血；若次侧发生凝集而主侧未凝集，则为配血基本相合，只能在紧急情况下输血，输血时应遵循"一少（<200 ml）、二慢、三勤看"的原则。

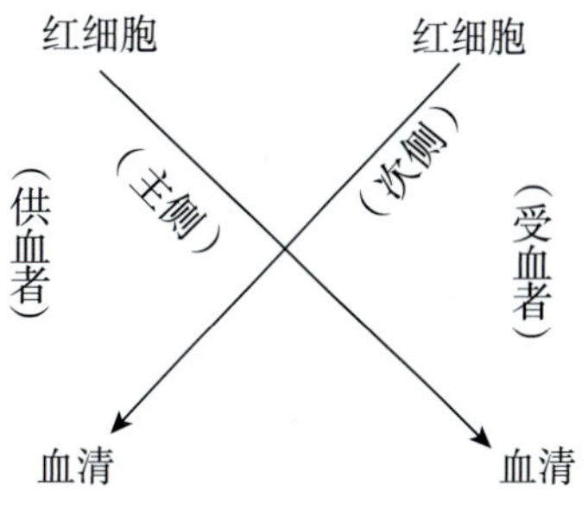

图 3-15　交叉配血试验示意图

（三）成分输血和自体输血

随着医学和科学技术的进步，输血疗法已从原来的输全血发展为成分输血，有利于增强治疗的针对性，提高疗效，减少不良反应，且能节约血源。成分输血是将人血中的各种不同成分，如红细胞、粒细胞、血小板和血浆，分别制备成高纯度或高浓度制品，再输注给患者。如严重贫血患者可输注浓缩的红细胞悬液；对于出血性疾病患者，可根据疾病的情况输注浓缩的血小板或含凝血因子的新鲜血浆；大面积烧伤患者可输入血浆或血浆代用品。

自体输血是采用患者自身血液成分，以满足本人手术或紧急情况下需要的输血疗法。可在手术前定期反复采血储存，需要时回输给患者；也可在手术过程中无菌收集出血，经适当处理后再回输给患者。自体输血扩大了血源，又避免了因异体输血传播获得性免疫缺陷综合征、乙型肝炎等血液传播性疾病的潜在危险，以及因异体输血出现的不良反应及并发症，是一种值得推广的、安全的输血方式。

（王　琳　热米拉·阿不来提）

 自测题

一、单项选择题

1. 血液的组成是
   A．血清＋血浆　　　　　　　　　　B．血清＋红细胞
   C．血浆＋红细胞　　　　　　　　　D．血浆＋血细胞
   E．血清＋血浆蛋白

2. 血细胞比容是指血细胞
   A．在血液中所占的重量百分比　　　B．在血液中所占的容积百分比
   C．与血浆容积的百分比　　　　　　D．与白细胞容积的百分比
   E．与血小板容积的百分比

3. 构成血浆晶体渗透压的主要成分是
   A．氯化钾　　　　　　　　　　　　B．氯化钠
   C．碳酸氢钾　　　　　　　　　　　D．钙离子
   E．碳酸氢钠

4. 合成红细胞的主要原料是
   A．铁和蛋白质　　　　　　　　　　B．内因子
   C．维生素 K　　　　　　　　　　　D．维生素 B_{12} 和叶酸
   E．红细胞生成素

5. 某患者未受明显创伤，皮肤却经常出现大片青紫色瘀斑，可能的原因是
   A．红细胞减少　　　　　　　　　　B．中性粒细胞减少
   C．血小板减少　　　　　　　　　　D．淋巴细胞减少
   E．凝血因子缺乏

6. 凝血因子Ⅱ、Ⅶ、Ⅸ、Ⅹ在肝合成依赖于
   A．维生素 A　　　　　　　　　　　B．维生素 C
   C．维生素 D　　　　　　　　　　　D．维生素 K
   E．维生素 E

7. 内源性凝血途径的启动因子是
   A．因子Ⅻ　　　　　　　　　　　　B．因子Ⅲ
   C．凝血酶原　　　　　　　　　　　D．Ca^{2+}
   E．PF_3

8. 血浆中最重要的抗凝物质是
   A．蛋白质　　　　　　　　　　　　B．抗凝血酶Ⅲ和肝素

C．组织激活物　　　　　　　　　　D．激肽释放物

E．尿激酶

9．下列关于输血的叙述，错误的是

A．O型血可少量、缓慢地输给其他血型者

B．ABO血型相符者输血前仍须做交叉配血试验

C．Rh阳性者可接受Rh阴性者的血液

D．AB型者可少量、缓慢地接受其他型血

E．父母的血可直接输给子女

10．关于交叉配血试验的叙述，错误的是

A．供血者红细胞与受血者血清相配合，称主侧

B．对已知的同型血液输血，可不必做此试验

C．主侧和次侧无凝集反应，可以输血

D．主侧有凝集反应，不论次侧是何结果，均不能输血

E．主侧无凝集反应，次侧发生凝集，在严密观察下，可以少量、缓慢输血

二、名词解释

1．血细胞比容

2．红细胞沉降率

3．血液凝固

4．血型

三、问答题

1．运用所学知识分析临床上出血性疾病的可能原因。

2．一位患者需要输血治疗，应遵循什么输血原则？

数字资源

第四章 运动系统

学习目标

通过本章内容的学习，学生应能够：

识记
1. 复述运动系统的组成；关节的基本结构；骨骼肌的形态及结构。
2. 描述骨的分布、名称及数目；四肢骨的关节组成；浅层肌的名称及位置。
3. 陈述脊柱、胸廓、骨盆的组成；颞下颌关节的组成及特点；躯干肌和四肢肌的名称、位置及功能。

理解
1. 区分各部椎骨的形态特点。
2. 对比关节两侧肌肉的作用。
3. 比较上肢、下肢肌肉的分布特征。

运用
1. 克服恐惧心理，在骨骼标本上识记骨性标志。
2. 运用所学知识，分析骨、关节病变可能出现的运动障碍。
3. 认识运动与健康的关系，运用所学知识开展运动功能科普宣传教育。

思政
1. 树立奉献青春、传递爱心的优秀品质。
2. 养成敬畏生命、科学严谨的职业操守。

运动系统由骨、骨连结和骨骼肌三部分组成，对机体起支持、保护和运动作用。

第一节 骨与骨连结

案例导入

某患者，男性，73岁，走路不慎滑倒致左侧大腿根部疼痛，活动受限，入院就诊。X线检查发现其患有骨质疏松症，左侧股骨颈骨折。

思考题：
1. 根据骨的形态学分类，股骨属于哪一种类型？
2. 髋关节的组成包括哪些？
3. 解释患者活动受限的原因。

一、概述

(一) 骨

骨（bone）是一种器官，具有修复、再生和改建能力。骨不仅支撑人体、参与运动，也是人体最大的钙库，骨髓还具有造血功能。成人骨共有206块（图4-1），按其所在部位，可分为**颅骨**、**躯干骨**和**四肢骨**三部分。

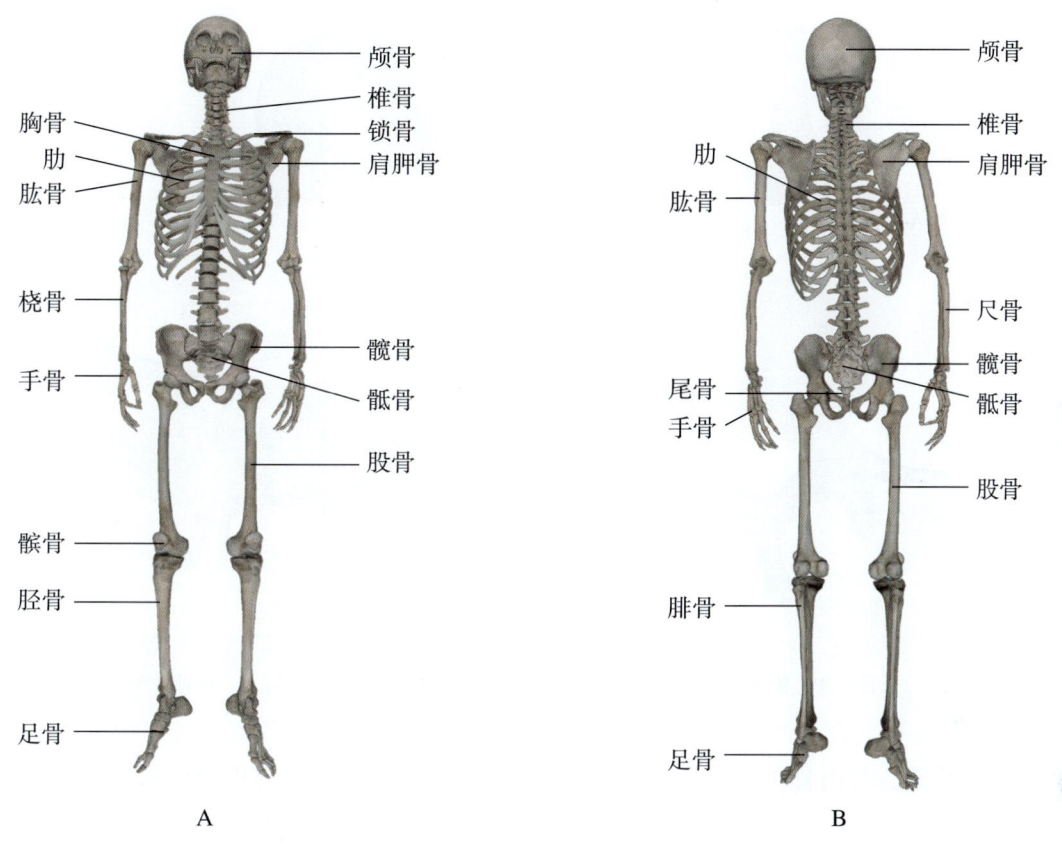

图 4-1　全身骨骼
A．前面观；B.后面观

1. 骨的形态　按照形态，骨可分为以下4类（图4-2）。

（1）**长骨**（long bone）：呈管状，多分布于四肢，如肱骨、股骨，分一体两端。体又称**骨干**（diaphysis），内有空腔称**骨髓腔**（medullary cavity），容纳骨髓。两端膨大称**骺**（epiphysis），其表面有光滑的关节面。

（2）**短骨**（short bone）：一般呈立方形，分布于既承受较大压力，又运动复杂的部位，如腕骨和跗骨。

（3）**扁骨**（flat bone）：呈板状，常构成颅腔、胸腔及盆腔的壁，对腔内器官起保护作用，如颅盖骨、胸骨和肋骨。

（4）**不规则骨**（irregular bone）：形状不规则，主要分布于躯干、颅底和面部，如椎骨。有些不规则骨内有含气的腔，称**含气骨**（pneumatic bone），如上颌骨。

考点：骨的分类
考题举例 4-1

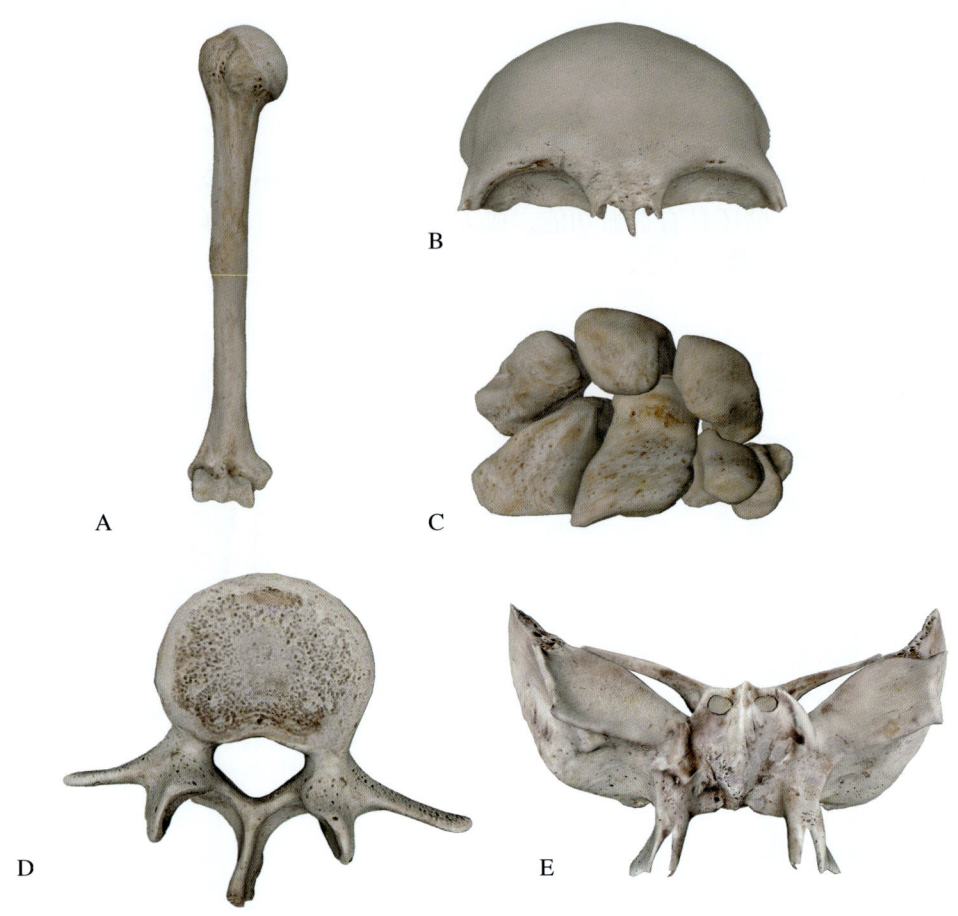

图 4-2 骨的分类
A. 肱骨（长骨）；B. 额骨（扁骨）；C. 腕骨（短骨）；D. 椎骨（不规则骨）；E. 蝶骨（含气骨）

2. 骨的构造 骨由骨质、骨膜和骨髓构成，并有神经、血管、淋巴管分布（图4-3）。

（1）**骨质**：是骨的主要成分，分骨密质和骨松质。**骨密质**（compact bone）分布于骨的表层，致密、坚硬，具有较大的耐压性。**骨松质**（spongy bone）分布于骨的内部，呈海绵状，由相互交织的骨小梁构成，骨小梁按所承受的压力方向排列，因而能承受较大的重量。颅盖骨内、外表层为骨密质，分别称**内板和外板**，其间夹的骨松质称**板障**。

（2）**骨膜**（periosteum）：紧贴在除关节面以外的骨表面，由结缔组织构成，富含血管和神经，对骨的营养、生长和修复具有重要作用。骨膜内层含有成骨细胞和破骨细胞，分别具有生成新骨和破坏骨质的功能。

（3）**骨髓**（bone marrow）：充填于骨髓腔和骨松质间隙内，分**红骨髓**和**黄骨髓**。胎儿和幼儿时期的骨髓全部为红骨髓，具有造血功能。约5岁以后，长骨骨干内的红骨髓逐渐被脂肪组织代替，呈黄色，称黄骨髓，无造血功能，但具有造血潜能。慢性失血过多时，黄骨髓可逐渐转化成红骨髓，恢复造血功能。

> **知识链接**
>
> **骨髓穿刺术**
>
> 骨髓穿刺术是用骨髓穿刺针刺入髂前上棘等部位的骨松质内，抽取红骨髓以检查细胞、原虫和细菌等指标，常用于鉴别诊断不明原因的发热，观察骨髓造血情况。

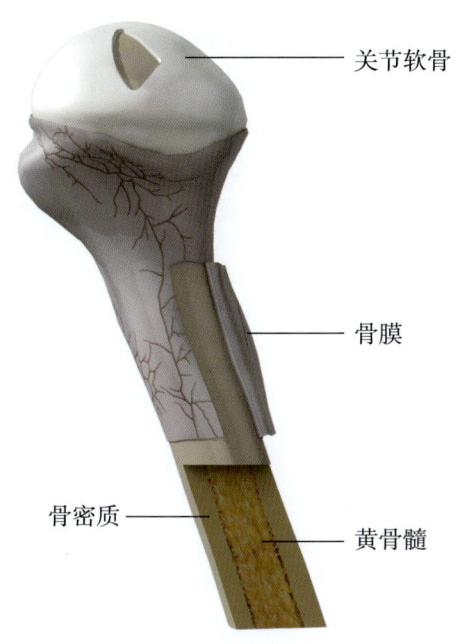

图 4-3　骨的构造

3. 骨的化学成分和物理特性　骨主要由有机质和无机质构成。

有机质主要是骨胶原纤维和黏多糖蛋白等，赋予骨的弹性和韧性；无机质主要是以碱性磷酸钙为主的钙盐类，使骨坚硬。骨的化学成分和物理性质随年龄的增长而发生变化，幼儿骨的有机质和无机质约为 1∶1，故骨的韧性较好，不易骨折，易弯曲变形；成人骨的有机质和无机质比例约为 3∶7，其弹性和坚硬性都处于最佳状态。老年人骨的有机质减少，无机质增多，有机质和无机质比例约为 2∶8，此时骨的脆性较大，易发生骨折。

奉献爱心，传递希望

郑州大学临床医学系大学生捐献干细胞救助武汉 19 岁少女

骨髓移植即造血干细胞移植，是通过静脉输注造血干、祖细胞，重建患者正常造血与免疫系统，从而治疗一系列疾病的治疗方法。2007 年 8 月 6 日，郑州大学临床医学系马同学作为河南省第 57 例骨髓捐献志愿者，接受造血干细胞采集。2007 年 4 月，马同学的 HLA 分型与一位患者初配相同，经过健康体检后，完全符合捐献造血干细胞的条件。8 月 2 日，经过 4 个多小时的造血干细胞采集，马同学捐献了 146 毫升造血干细胞，他笑着对记者说："感觉良好，没什么特别大的反应，再说我将来也要当医生，救死扶伤是我的职责！"，他还祝福远在武汉的患者罗姑娘，希望她能闯过难关，早日康复。

阅读思考：
1. 结合马同学的事迹，说说你对医学职业素养的理解。
2. 传递生命新希望，如何开展骨髓捐献宣传？你是否愿意加入中华骨髓库？

（二）骨连结

骨与骨之间借纤维结缔组织、软骨或骨相连，形成**骨连结**。根据连结方式不同，骨连结可分为直接连结和间接连结两大类。

1. 直接连结 是指骨与骨之间借纤维结缔组织、软骨或骨直接连结，连结紧密，其间无间隙，不活动或仅有少许活动，分为纤维连结、软骨连结和骨性结合（图 4-4）。

2. 间接连结 是指**滑膜关节**（synovial joint），简称**关节**，特点是两骨相对面之间互相分离，内有腔隙，周围以结缔组织相连结，在肌的牵动下能够产生运动。

（1）**关节的基本结构**：由关节面、关节囊和关节腔三部分组成（图 4-5）。

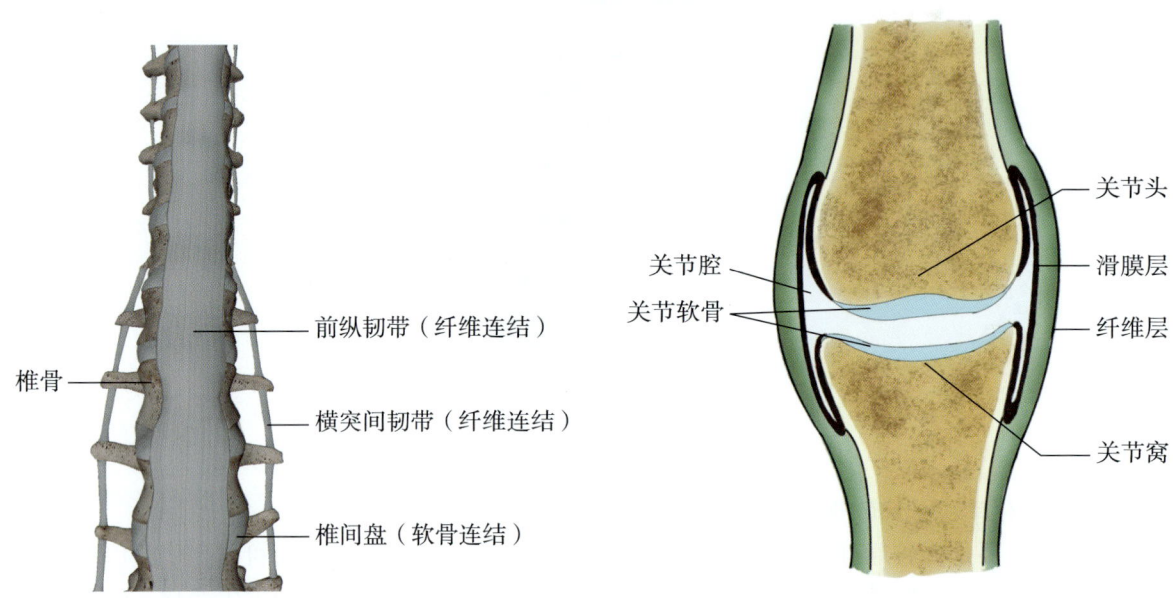

图 4-4　骨的直接连结　　　　　　图 4-5　关节的基本结构

1）**关节面**（articular surface）：指相邻骨的接触面，每个关节至少包括两个关节面，凸者称**关节头**，凹者称**关节窝**。在活体骨的关节面上都覆有一层透明软骨，称**关节软骨**（articular cartilage）。

2）**关节囊**（articular capsule）：是附着于关节面周缘或附近骨面上的结缔组织囊，分内、外两层。外层为**纤维层**，由致密结缔组织构成，含有丰富的血管和神经；内层为**滑膜层**，是薄而光滑的疏松结缔组织膜，能分泌少量滑液，具有营养和润滑作用。

3）**关节腔**（articular cavity）：是关节囊滑膜层和关节软骨围成的密闭腔隙，腔内为负压，有利于维持关节的稳固性。

（2）**关节的辅助结构**：某些关节除具备上述基本结构以外，还可出现某些辅助结构（图 4-6），它们可增强关节的稳固性或灵活性。

1）**韧带**（ligament）：由致密结缔组织构成，连接相邻两骨，可增强关节的稳固性或限制关节的过度运动，可分为**囊外韧带**和**囊内韧带**。

2）**关节盘**（articular disc）：是位于两关节面之间的纤维软骨板，周缘附着于关节囊，将关节腔分为两部分。关节盘多呈圆盘状，但膝关节的关节盘呈半月形，称**半月板**。

3）**关节唇**（articular labrum）：为附着于关节窝周缘的纤维软骨环，使关节窝加深，关节面增大，以增加关节的稳固性。

考点：关节的基本结构和辅助结构
考题举例 4-2

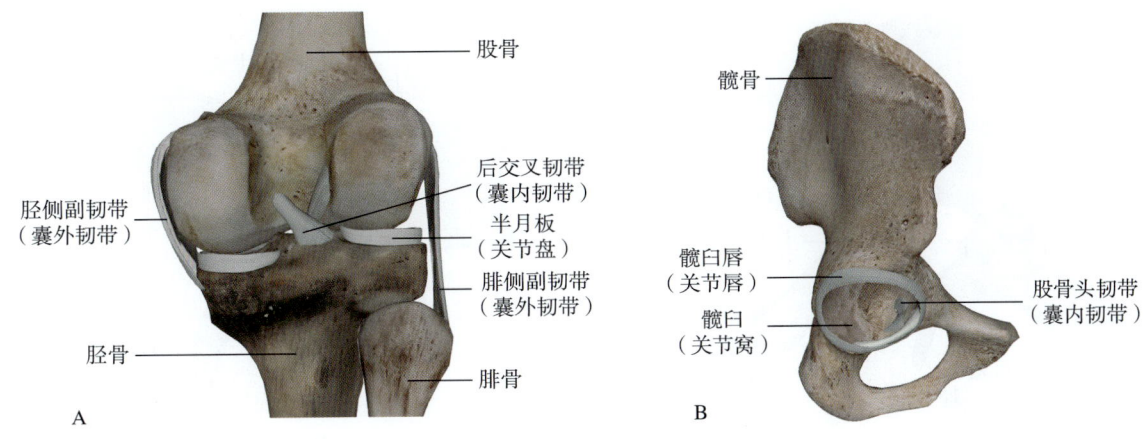

图 4-6 关节的辅助结构
A. 韧带和关节盘（膝关节）；B. 关节唇（髋关节）

（3）**关节的运动**：关节的运动形式分为以下 4 种。

1）**屈和伸**：指围绕关节冠状轴所作的运动。运动时两骨相互靠拢、角度变小，称屈；反之，则为伸。

2）**内收和外展**：指围绕关节矢状轴所作的运动。运动时骨向身体正中矢状面靠拢，称内收；反之，则称外展。

3）**旋转**：关节沿其垂直轴进行的运动称旋转，骨的前面转向内侧时称**旋内**；转向外侧时称**旋外**。在前臂，将手背转向前的运动称**旋前**；将手掌转向前的运动称**旋后**。

4）**环转**：具有冠状和矢状两轴的关节还可作环转运动，即运动时骨的近端在原位转动，远端作圆周运动，是屈、展、伸、收依次连续的复合运动。

二、躯干骨及其连结

成人躯干骨共 51 块，包括 24 块椎骨、1 块骶骨、1 块尾骨、1 块胸骨和 12 对肋，参与脊柱、胸廓和骨盆的构成。

（一）脊柱

成人**脊柱**（vertebral column）由 24 块椎骨、骶骨和尾骨连结而成，上承载颅，下接髋骨，构成人体的中轴，除有支持躯干、保护脊髓的作用外，还参与胸腔、腹腔和盆腔的组成。

1. 椎骨 幼年时有 33 块，分为颈椎 7 块，胸椎 12 块，腰椎 5 块，骶椎 5 块及尾椎 4 块。成年后 5 块骶椎融合成 1 块骶骨，4 块尾椎融合成 1 块尾骨。

（1）**椎骨的一般形态**：椎骨（vertebrae）由椎体和椎弓构成。**椎体**（vertebral body）位于椎骨的前部，呈短圆柱状，是椎骨负重的主要部分。**椎弓**（vertebral arch）位于椎体的后方。椎弓与椎体围成**椎孔**（vertebral foramen），各椎骨的椎孔连成容纳脊髓的**椎管**。椎弓又分为**椎弓根**和**椎弓板**。椎弓与椎体相连接的部分较细，称椎弓根，其上、下缘各有一切迹，相邻椎骨的上、下切迹围成**椎间孔**（interverterbral foramen），内有脊神经及血管通过；椎弓的后部扩展变宽，称椎弓板。椎弓板上有 7 个突起：**棘突**（spinous process）1 个，自椎弓正中伸向后方或后下方；**横突**（transverse process）1 对，伸向两侧；**上关节突和下关节突**，各 1 对，自椎弓根和椎弓板相接处分别向上、下方突出（图 4-7）。

（2）**各部椎骨的主要特征**

1）**颈椎**（cervical vertebrate）（图 4-8）：椎体小，呈椭圆形；椎孔较大，呈三角形；上、

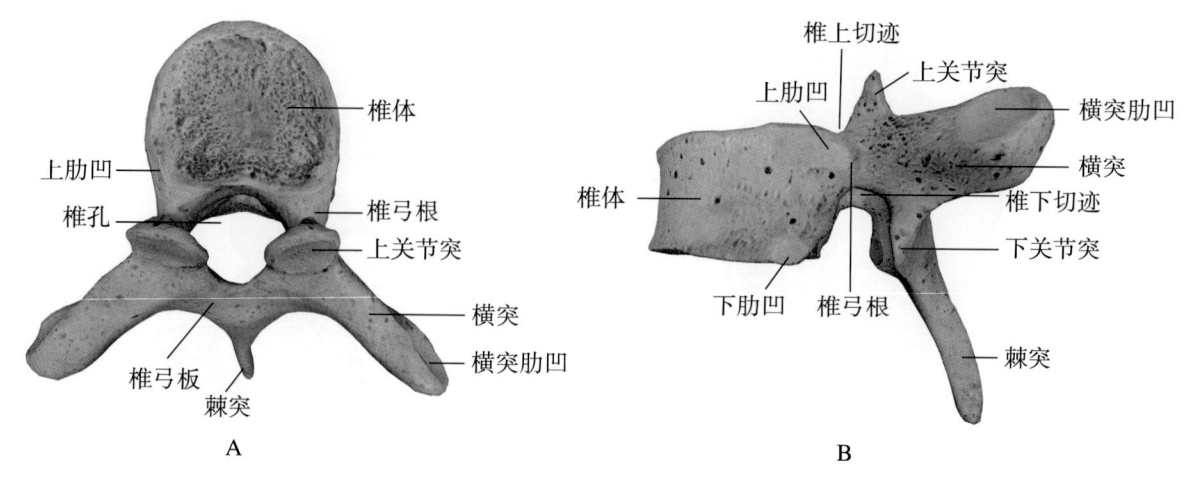

图 4-7 椎骨的一般形态
A. 胸椎（上面观）；B. 胸椎（侧面观）

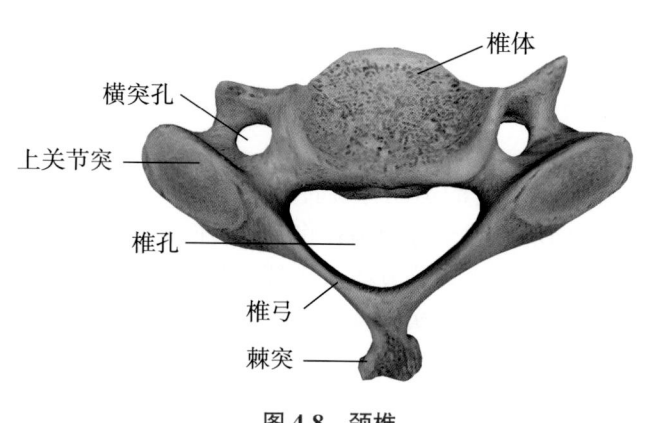

图 4-8 颈椎

下关节突的关节面几乎呈水平位；横突根部有**横突孔**（transverse foramen），内有椎血管通过；第 2～6 颈椎的棘突较短，末端分叉。

第 1 颈椎又名**寰椎**（atlas），呈环形，无椎体、棘突和关节突，由前弓、后弓和两个侧块组成，前弓后面正中有齿突凹。第 2 颈椎又名**枢椎**（axis），椎体向上有一指状突起，称**齿突**，与齿突凹相关节。第 7 颈椎又称**隆椎**，棘突长，末端不分叉，体表易扪及，常作为计数椎骨的标志。

2) **胸椎**（thoracic vertebra）：椎体呈心形，其两侧的上、下缘后部各有一半圆形**肋凹**；横突末端前面有**横突肋凹**；上、下关节突的关节面几乎呈冠状位；棘突细长，伸向后下方，呈叠瓦状排列（图 4-7）。

3) **腰椎**（lumbar vertebra）：椎体粗壮，呈肾形；椎孔大，呈三角形；上、下关节突的关节面几乎呈矢状位；棘突呈板状，水平后伸，各棘突间的间隙较宽，有利于进针穿刺（图 4-9）。

考点：椎骨的外形
考题举例 4-3

4) **骶骨**（sacrum）：呈三角形，底向上与第 5 腰椎体相连，尖向下与尾骨相连接（图 4-10）。骶骨前面中部有 4 条横线，横线两侧有 4 对**骶前孔**。骶骨的背面正中线有骶椎棘突融

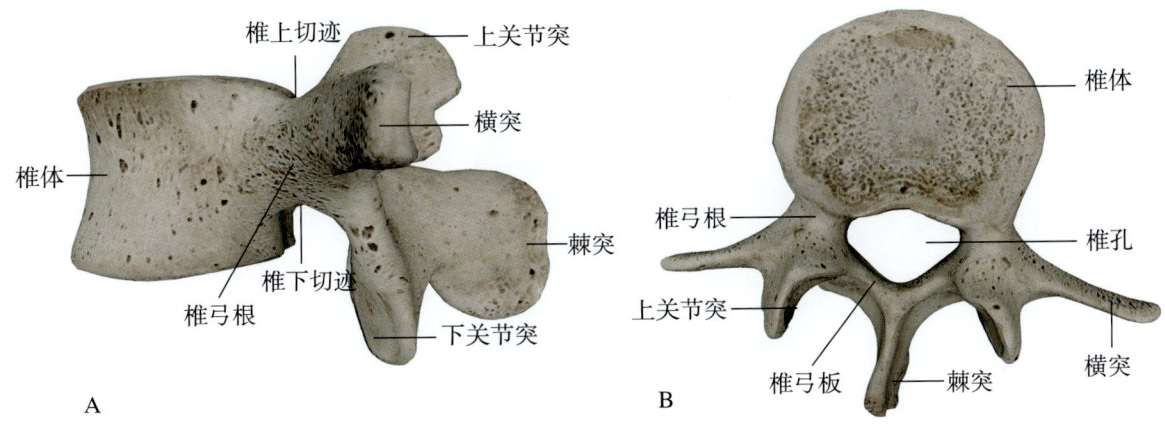

图 4-9 腰椎
A. 侧面观；B. 上面观

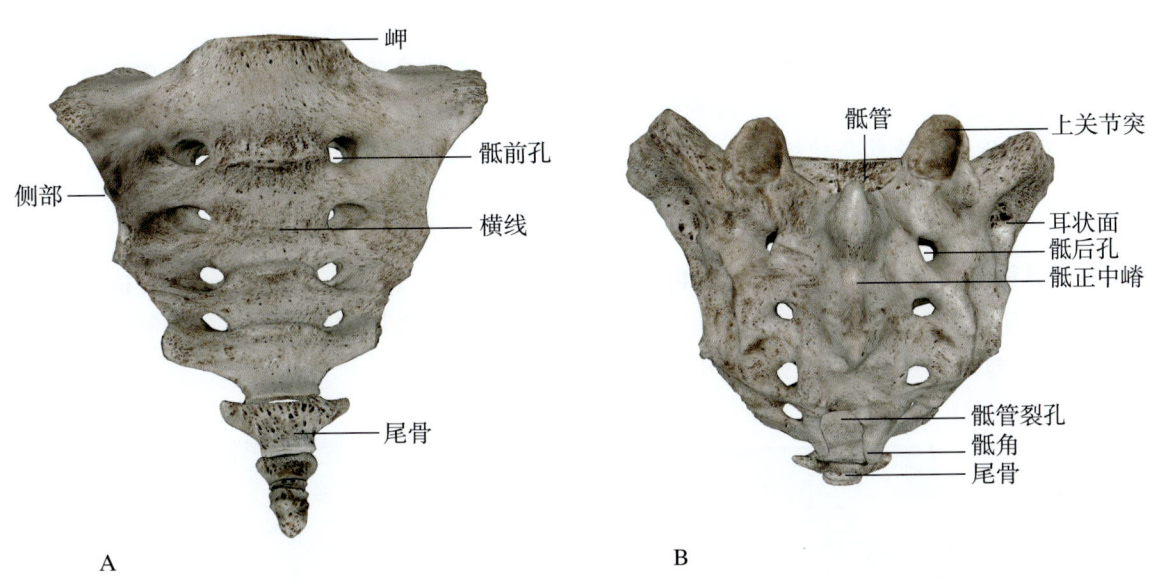

图 4-10 骶骨和尾骨
A. 前面观；B. 后面观

合而成的**骶正中嵴**，其外侧有 4 对**骶后孔**。骶骨侧部的外侧有**耳状面**，与髋骨相关节。**骶管**（sacral canal）纵贯骶骨中央，上端连椎管，下端的裂孔称**骶管裂孔**（sacral hiatus），裂孔两侧有向下突出的**骶角**（sacral horn），临床上进行骶管麻醉时，常以此为确定骶管裂孔的标志。

5）**尾骨**（coccyx）：略呈三角形，上接骶骨，下端游离为尾骨尖（图 4-10）。

2. 椎骨的连接 包括椎体间连结和椎弓间连结。

（1）**椎体间连结**：相邻椎体间借椎间盘、前纵韧带和后纵韧带相连结。

1）**椎间盘**（intervertebral disc）：是位于相邻两椎体间的纤维软骨盘，由内、外两部分构成（图 4-11）。外部称**纤维环**（annulus fibrosus），由多层纤维软骨以同心圆紧密排列而成，坚韧而富有弹性；内部为**髓核**（nucleus pulposus），为柔软而富有弹性的胶状物质。椎间盘不仅将相邻椎体牢固地连结，还可承受压力、吸收震荡、减缓冲击，保护脑和内脏，并赋予脊柱一定的运动功能（图 4-12）。

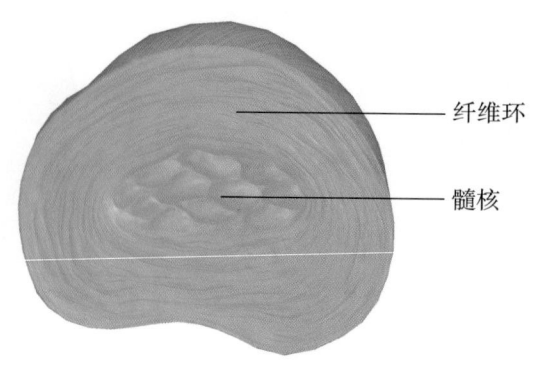

图 4-11 椎间盘

> **知识链接**
>
> **椎间盘突出症**
>
> 椎间盘突出症是指成人椎间盘发生退行性改变，在过度劳损、负重、体位骤变或用力不当等情况下，纤维环破裂，因纤维环前厚后薄，髓核易向后或后外脱出，突入椎管或椎间孔，压迫脊髓或脊神经根，产生腰腿痛等症状，临床上以腰椎间盘突出症多见。

2）**前纵韧带**（anterior longitudinal ligament）和**后纵韧带**（posterior longitudinal ligament）（图 4-12）：为紧贴于椎体和椎间盘前面和后面的两条纵行、强韧的长韧带，可限制脊柱过度的伸和屈，也有防止椎间盘脱出的作用。

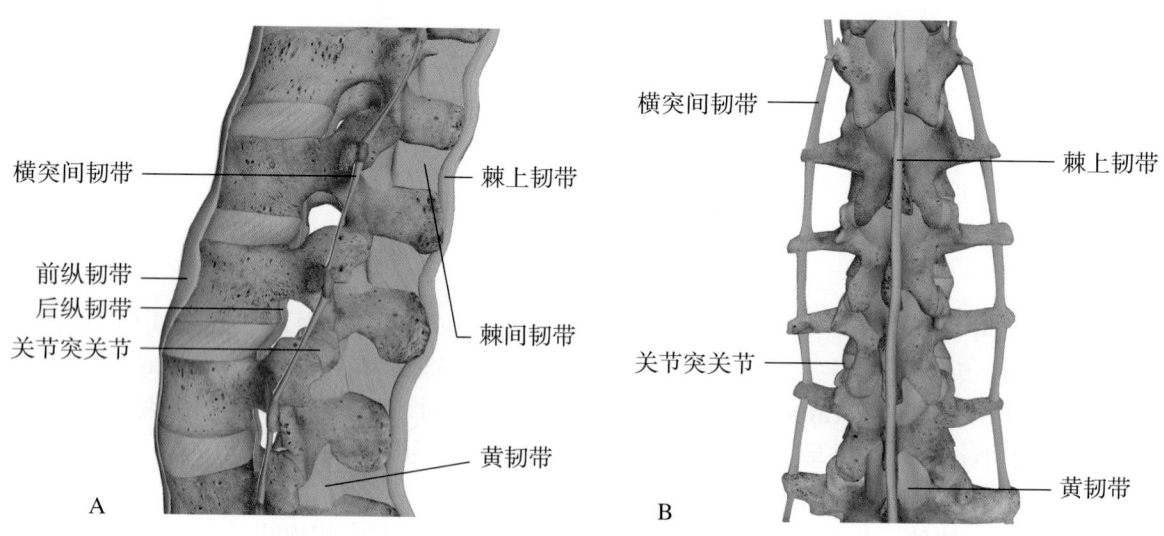

图 4-12 椎骨间的连结
A．侧面观；B．后面观

（2）**椎弓间连结**：包括许多韧带和关节突关节。

1）**韧带**：椎弓间韧带最重要的是**黄韧带**（ligamenta flava），由弹力纤维构成，可限制脊柱过度前屈，并参与构成椎管后壁（图 4-12）。此外，还有横突间韧带、棘突间韧带、棘上韧带。

2)**关节突关节**：由相邻椎骨的上、下关节突构成（图 4-12），属微动关节。

3. 脊柱的整体观（图 4-13）

（1）**前面观**：可见椎体由上向下随所负重逐渐增加而变大，从骶骨开始随负重逐渐减轻而变小。

（2）**后面观**：可见棘突在背部正中形成纵嵴，颈部棘突短，分叉，近水平位；胸部棘突细长，向后下倾斜并相互重叠；腰椎棘突呈矢状位的宽板状，水平向后。

（3）**侧面观**：可见脊柱有 4 个生理弯曲，**颈曲**、**腰曲**凸向前，**胸曲**、**骶曲**凸向后。这些弯曲使脊柱更具有弹性，可减轻由于行走和运动而产生的对脑和内脏的震荡，也有利于维持人体重心的平衡。

4. 脊柱的运动　脊柱可作前屈、后伸、侧屈、旋转和环转运动。虽然相邻椎骨间的连结很稳固，运动幅度很小，但整个脊柱的运动幅度较大。

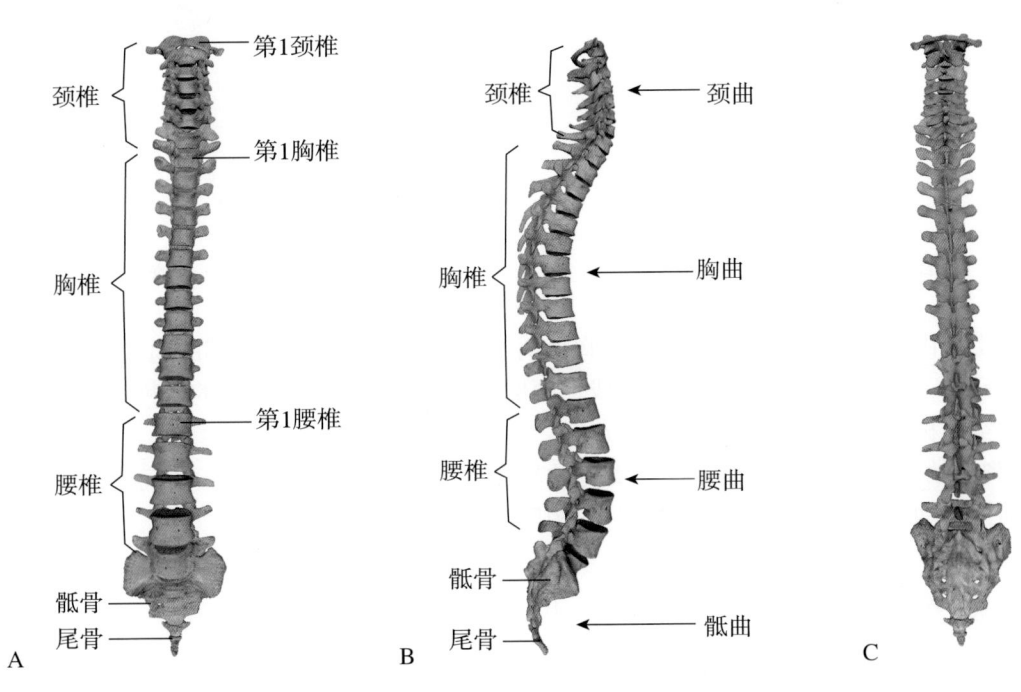

图 4-13　脊柱整体观
A. 前面观；B. 侧面观；C. 后面观

（二）胸廓

胸廓（thoracic cage）由 12 块胸椎、12 对肋及胸骨连结而成。胸廓容纳和保护心脏、肺、大血管，并覆盖肝、脾等重要器官（图 4-14）。

1. 胸骨（sternum）　属扁骨，位于胸前壁正中，分为胸骨柄、胸骨体和剑突三部分（图 4-15）。**胸骨柄**（manubrium sterni）上宽下窄，上缘中部凹陷为**颈静脉切迹**（jugular notch）；柄与体连接处微向前突，称**胸骨角**（sternal angle），可在体表摸到，两侧平对第 2 肋，为计数肋的标志；**剑突**（xiphoid process）扁而薄，下端游离。

2. 肋（rib）　由肋骨和肋软骨构成，共 12 对（图 4-14）。第 1~7 对肋的前端与胸骨相连，称**真肋**；第 8~12 对肋不直接与胸骨相连，称**假肋**；其中第 8~10 对肋的前端借肋软骨与上位肋软骨连接，形成**肋弓**（costal arch），第 11、12 对肋的前端游离于腹肌中，称**浮肋**。

3. 胸廓的整体观　成人胸廓近似圆锥形，上窄下宽、前后略扁（图 4-14），有上、下两

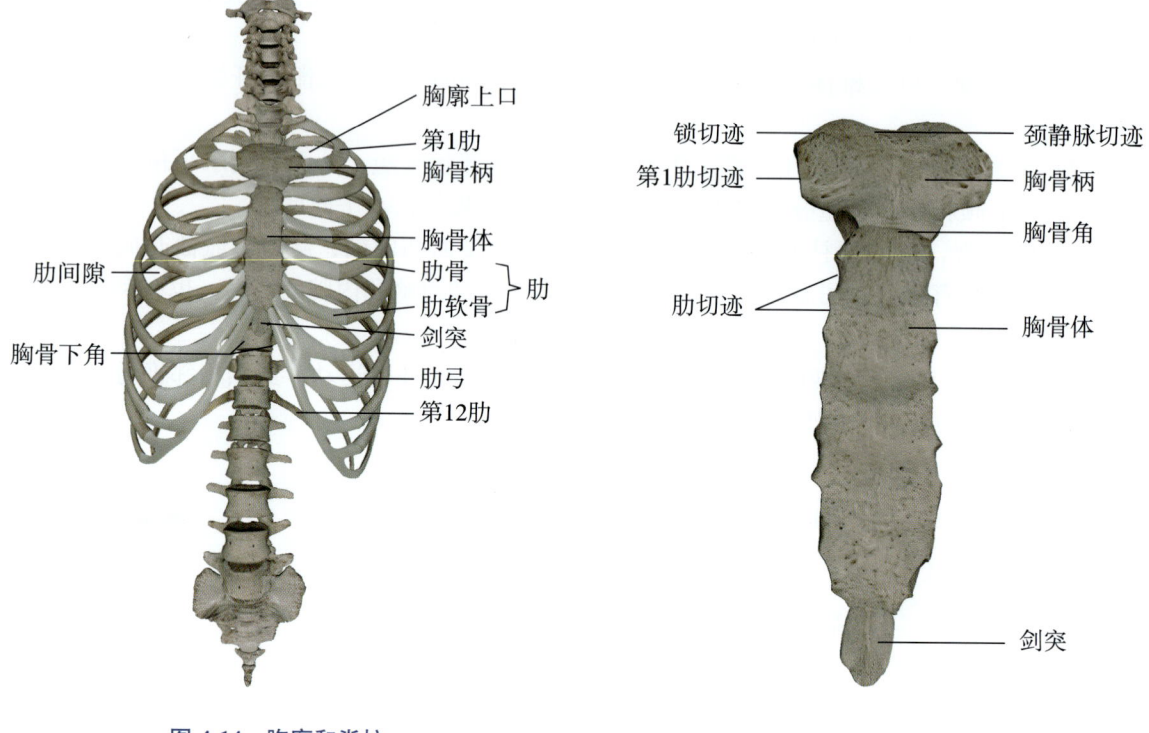

图 4-14　胸廓和脊柱

图 4-15　胸骨

口。**胸廓上口**由第 1 胸椎体、第 1 对肋及胸骨柄上缘围成，是胸腔与颈部的通道。**胸廓下口**由第 12 胸椎体、下两对肋、肋弓和剑突围成。两侧肋弓所形成的向下开放的角称**胸骨下角**。上、下肋间的空隙称**肋间隙**（intercostal space）。

4. 胸廓的运动　胸廓除有保护和支持的功能外，还参与呼吸运动。吸气时肋前端上提，胸骨向前上移动，胸腔容积扩大；呼气时则相反。

> **知识链接**
>
> **胸廓异常的解剖学基础**
>
> 胸廓的形状和大小与年龄、性别、职业、健康状况等密切相关。异常胸廓见表 4-1。
>
> 表 4-1　异常胸廓
>
> | 类型 | 特点 | 多见于 |
> | --- | --- | --- |
> | 扁平胸 | 胸廓呈扁平状，前后径 ≤ 1/2 左右径 | 慢性消耗性疾病、瘦长体型者 |
> | 桶状胸 | 胸廓前后径增加，前后径 ≥ 左右径 | 严重肺气肿、老年人、矮胖体型者 |
> | 佝偻病胸 | 佝偻病所致的胸廓改变，包括佝偻病串珠、肋膈沟、漏斗胸、鸡胸 | 儿童 |
> | 胸廓变形 | 胸廓一侧膨隆 | 大量胸腔积液、气胸、一侧严重代偿性肺气肿 |
> | | 一侧平坦或下陷 | 肺不张、肺纤维化 |
> | 胸廓局部隆起 | 局部隆起 | 心脏明显肿大、心包大量积液、胸内或胸壁肿瘤和肋骨骨折 |

（三）躯干骨主要的骨性标志

躯干骨主要的骨性标志有隆椎的棘突、全部胸腰椎的棘突、胸骨角、肋弓、剑突。

三、颅骨及其连结

（一）颅的组成

颅（skull）由 23 块颅骨组成（不含 3 对听小骨）。以眶上缘和外耳门上缘的连线为界，将颅分为后上部的脑颅骨和前下部的面颅骨。除下颌骨和舌骨外，其余各骨借骨缝或软骨连结。

1. 脑颅骨 共 8 块，分为不成对的**额骨**（frontal bone）、**枕骨**（occipital bone）、**蝶骨**（sphenoid bone）和**筛骨**（ethmoid bone）以及成对的**顶骨**（parietal bone）和**颞骨**（temporal bone）（图 4-16A），参与构成颅腔。

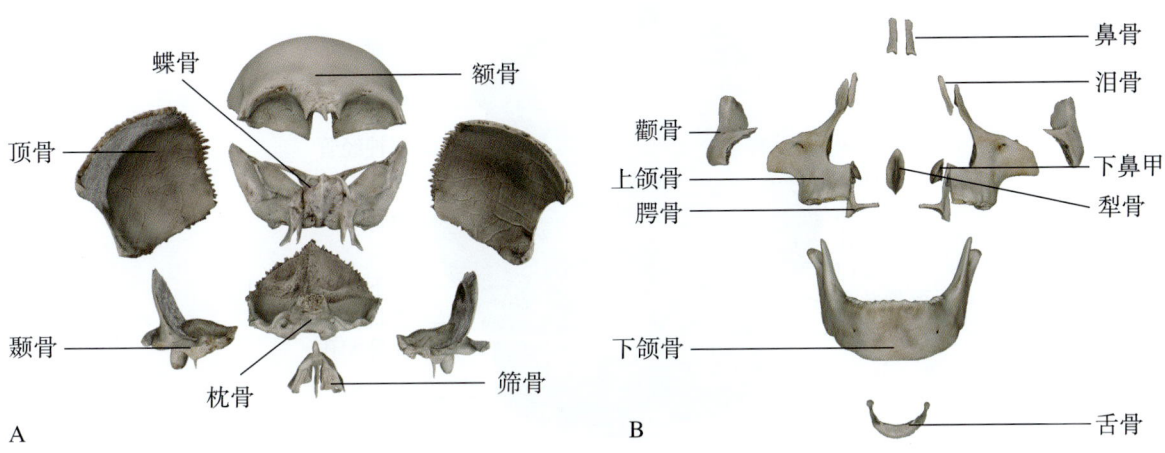

图 4-16 分离颅
A．脑颅骨（分离）；B．面颅骨（分离）

2. 面颅骨 共 15 块，分为不成对的**下颌骨**（mandible）、**舌骨**（hyoid bone）和**犁骨**（vomer）以及成对的**上颌骨**（maxilla）、**腭骨**（palatine bone）、**鼻骨**（nasal bone）、**泪骨**（lacrimal bone）、**颧骨**（zygomatic bone）和**下鼻甲**（inferior nasal concha）（图 4-16B，图 4-17）。它们构成面部的基本轮廓，并参与围成眶、骨性鼻腔和骨性口腔。

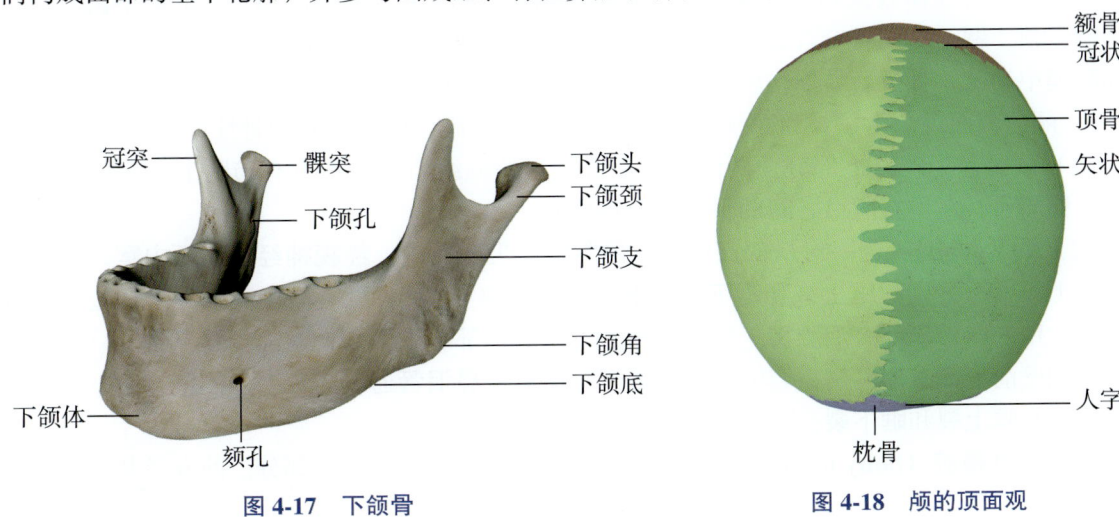

图 4-17 下颌骨　　　　图 4-18 颅的顶面观

（二）颅的整体观

1. 颅的顶面观　在额骨与顶骨之间有**冠状缝**（coronal suture），左右顶骨之间有**矢状缝**（sagittal suture），两顶骨和枕骨之间有**人字缝**（lambdoid suture）（图 4-18）。

2. 颅底内面观　由前向后依次为颅前窝、颅中窝和颅后窝（图 4-19）。

（1）**颅前窝**（anterior cranial fossa）：正中有一向上的突起称**鸡冠**，其两侧的水平骨板称**筛板**，板上有许多**筛孔**通鼻腔。

（2）**颅中窝**（middle cranial fossa）：较颅前窝低。中央是蝶骨体，体上面的凹陷为**垂体窝**。窝的前外侧有**视神经管**，管口的外侧有**眶上裂**，两者均通眶。

（3）**颅后窝**（posterior cranial fossa）：最深，中央有**枕骨大孔**，孔的前外缘有舌下神经管内口，孔的后上方有**枕内隆凸**，向两侧有**横窦沟**，转向前下内移行为**乙状窦沟**，末端终于**颈静脉孔**。颞骨岩部后面中央有**内耳门**，向内通内耳道。

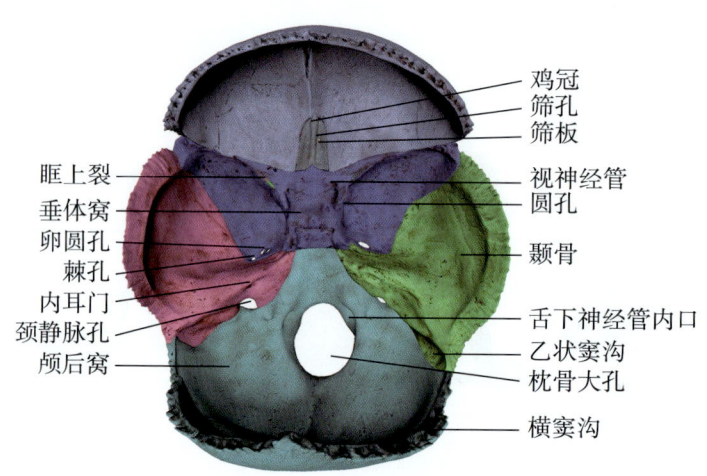

图 4-19　颅底内面观

3. 颅底外面观　前部由上颌牙槽弓围绕的部分称**骨腭**（由腭骨和上颌骨构成），骨腭后方是**鼻后孔**（图 4-20）。后部中央是**枕骨大孔**，孔的前外侧有椭圆形关节面，称**枕髁**，前外侧有一不规则的孔即**颈静脉孔**，颧弓根部后方有**下颌窝**，窝前方的横行隆起为**关节结节**。

4. 颅的侧面观　颅侧面的中部可见**外耳门**，向内通**外耳道**。外耳门后方为**乳突**，前方是**颧弓**，二者均可在体表摸到（图 4-21）。颧弓将颅侧面分为上方的**颞窝**和下方的**颞下窝**。在颞窝，额、顶、颞、蝶四骨会合处，常构成 H 形的缝，称**翼点**（pterion），此处骨质薄弱，内面紧邻脑膜中动脉，骨折后易损伤该动脉，导致硬脑膜外血肿。

5. 颅的前面观　由额骨和面颅骨构成，分为额区、眶、骨性鼻腔和骨性口腔（图 4-22）。

（1）**额区**：为眶以上部分。两侧可见显著隆起的额结节，其下方有与眶上缘平行的弓形隆起，称**眉弓**，左、右眉弓之间的平坦部分称**眉间**。

（2）**眶**（orbit）：为一对呈四面锥体形的腔隙。尖朝后内，经视神经管通颅中窝。底朝前外，其上、下缘分别称**眶上缘**和**眶下缘**。眶上缘中、内 1/3 交界处有**眶上孔**或**眶上切迹**。眶有四壁，上壁的前外侧部有**泪腺窝**，容纳泪腺。下壁的中部有**眶下沟**，向前经眶下管开口于**眶下孔**。内侧壁前下部有**泪囊窝**，容纳泪囊。泪囊窝向下经**鼻泪管**通下鼻道。外侧壁与上、下壁后部交界处有**眶上裂**和**眶下裂**。

（3）**骨性鼻腔**（bony nasal cavity）：由骨性鼻中隔分为左、右两部分。前方经**梨状孔**通外

第四章 运动系统 83

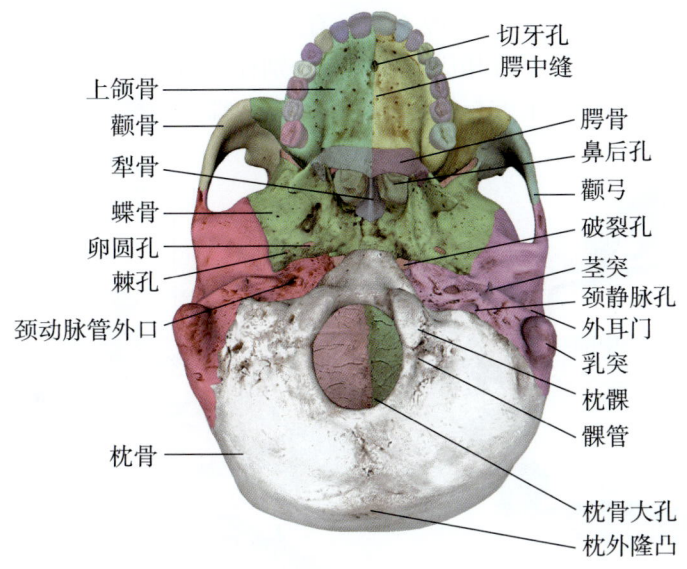

图 4-20 颅底外面观

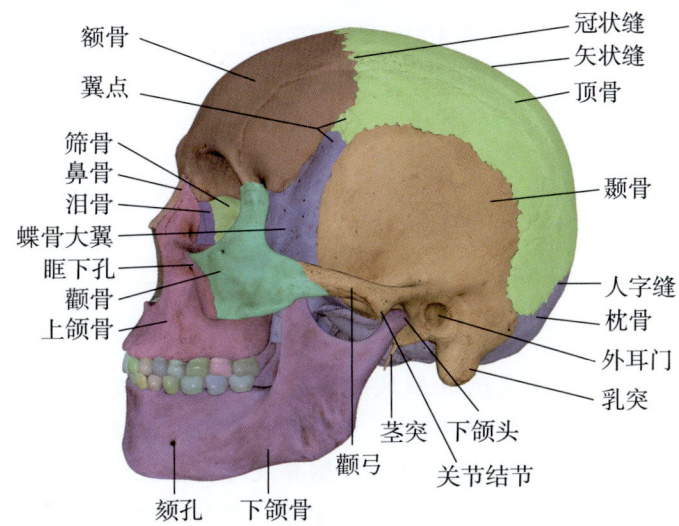

图 4-21 颅的侧面观

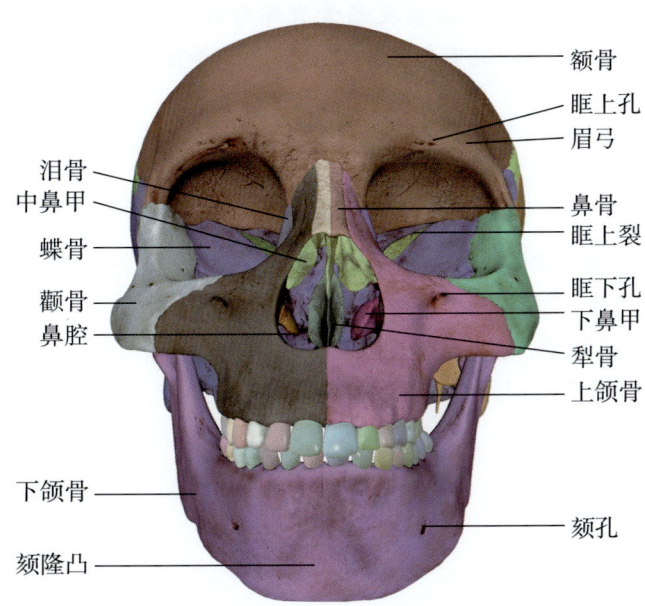

图 4-22 颅的前面观

界，后方借**鼻后孔**通咽腔。外侧壁（图 4-23）有三个向下卷曲的骨片，由上而下依次称**上鼻甲**、**中鼻甲**和**下鼻甲**。各鼻甲下方相应的腔隙，分别称**上鼻道**、**中鼻道**和**下鼻道**。下鼻道的前部有鼻泪管的开口。上鼻甲后上方与蝶骨之间的间隙为**蝶筛隐窝**。

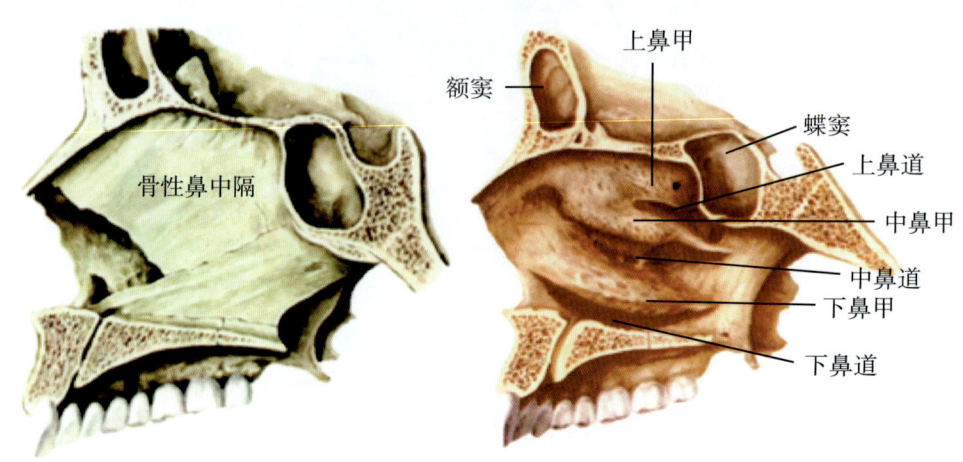

图 4-23　骨性鼻腔和鼻旁窦

考点：鼻旁窦
考题举例 4-4

知识链接

颅底骨折的应用解剖

颅底骨折是由于多种原因造成颅底几处薄弱区域发生的骨折，主要有 3 种类型。①颅前窝骨折：常累及额骨眶板和筛骨，引起的出血经鼻孔流出，或流进眶内形成淤血斑，称"熊猫"眼征；骨折处脑膜破裂时，脑脊液可由鼻孔流出形成脑脊液鼻漏，空气也可经此逆行形成颅内积气；筛板及视神经管骨折可引起嗅神经和视神经损伤。②颅中窝骨折：常累及颞骨岩部，脑膜和骨膜均破裂时，脑脊液经中耳由鼓膜裂孔流出，形成脑脊液耳漏。③颅后窝骨折：骨折累及颞骨岩部后外侧时，多在伤后出现乳突部皮下淤血；骨折累及枕骨时，可出现枕下部肿胀及皮下淤血等体征。

（三）颅骨的连结

各颅骨之间大多以缝、软骨或骨直接相连，非常牢固，无活动性。颅骨连结中唯一的一对关节即颞下颌关节，可使下颌骨作上提与下降（闭口与张口）、前伸与后退以及侧方运动（图 4-24）。由于关节囊前部薄弱，如张口过大时，下颌头和关节盘可一起滑到关节结节的前方，不能退回关节窝，患者不能闭口，造成下颌关节脱位。

（四）颅的主要骨性标志

颅的主要骨性标志有枕外隆凸、乳突、下颌角、颧弓、翼点等。

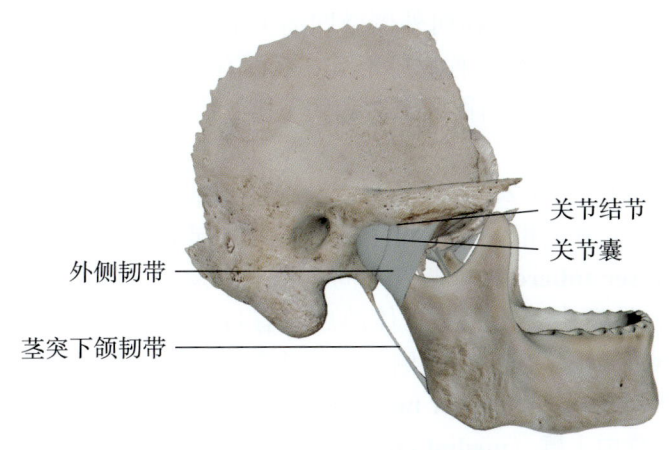

图 4-24 颞下颌关节

四、四肢骨及其连结

成人四肢骨共 126 块，包括上肢骨 64 块和下肢骨 62 块。上肢骨细小、轻巧，适合劳动；下肢骨粗壮、坚固，适应行走和支持体重。

（一）上肢骨及其连接

1. **上肢骨** 每侧各有 32 块。

（1）**锁骨**（clavicle）（图 4-25）：位于胸廓前上部，呈"～"状，全长均可在体表扪及。其内侧 2/3 凸向前，外侧 1/3 凸向后。内侧端粗大，为**胸骨端**，与胸骨柄相关节；外侧端扁平，为**肩峰端**。

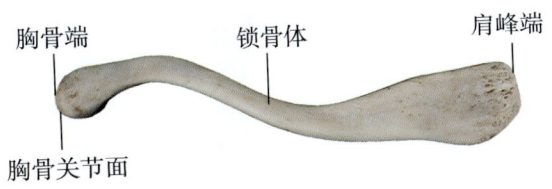

图 4-25 锁骨

（2）**肩胛骨**（scapula）（图 4-26）：是三角形的扁骨，贴于胸廓后外上方，介于第 2～7 肋之间，可分为三缘、三角和两面。上缘短而薄，其外侧部有一呈屈指状的突起，称**喙突**（coracoid process）。上角和下角位于内侧缘的上端和下端，分别平对第 2 肋和第 7 肋，为

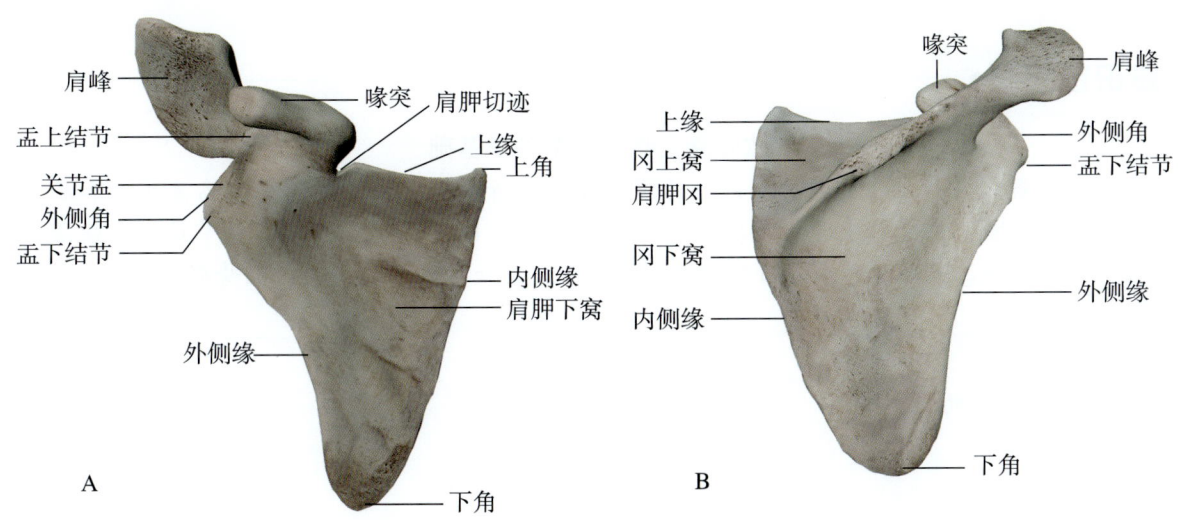

图 4-26 肩胛骨

A. 前面观；B. 后面观

计数肋的标志。外侧角肥厚，有一朝向外侧微凹的关节面，称**关节盂**（glenoid cavity），与肱骨头相关节。前面为一大的浅窝，称**肩胛下窝**。后面有一横行的骨嵴，称**肩胛冈**（spine of scapula），其上、下方的浅窝，分别称**冈上窝**和**冈下窝**。肩胛冈的外侧端扁宽，伸向外上方，称**肩峰**（acromion）。

(3) **肱骨**（humerus）（图 4-27）：属长骨，分一体两端。上端有半球形的**肱骨头**（head of humerus），与肩胛骨关节盂相关节。肱骨头外侧的隆起为**大结节**（greater tubercle），前方的隆起为**小结节**（lesser tubercle），两者之间有**结节间沟**。上端与体交界处稍细，称**外科颈**（surgical neck），较易发生骨折。肱骨体的后面有自内上斜向外下的浅沟，称**桡神经沟**（sulcus for radial nerve）。下端扁平，外侧部为半球形的**肱骨小头**（capitulum of humerus），内侧部为滑车状的**肱骨滑车**（trochlea of humerus）。滑车后上方的深窝称**鹰嘴窝**。下端向内、外侧各有一突起，分别称**内上髁**（medial epicondyle）和**外上髁**（lateral epicondyle），均可在体表扪及。内上髁后下方的浅沟称**尺神经沟**。

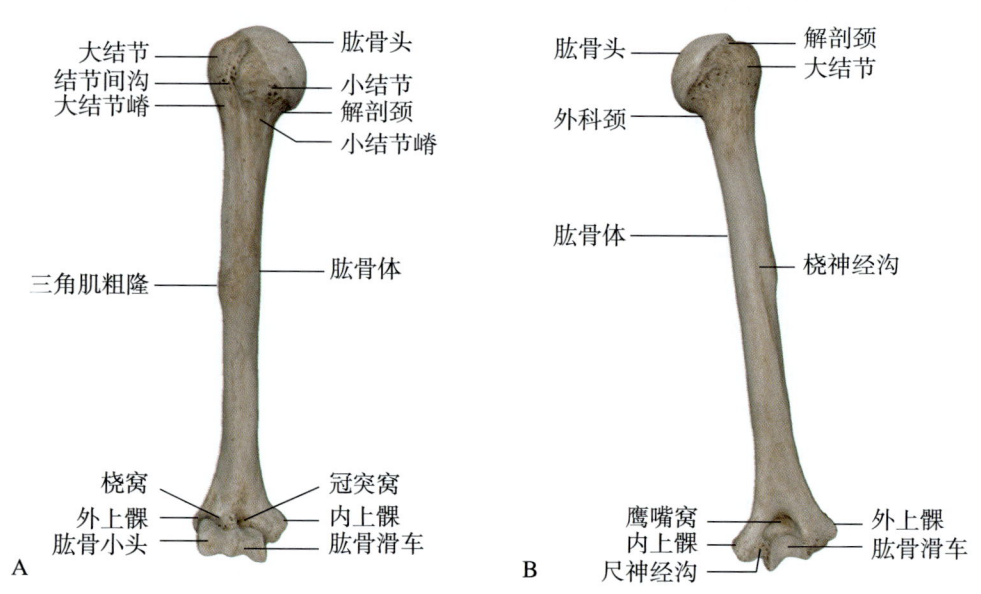

图 4-27 肱骨
A．前面观；B．后面观

知识链接

肱骨髁上骨折的解剖学基础

肱骨髁上骨折是指肱骨远端内、外髁上方的骨折，包括伸直型（占 90% 左右）和屈曲型两大类型。肱骨髁上骨折多发于有外伤史的 5～12 岁儿童，伤后肘关节局部不能活动，肿胀明显。若肱骨髁上骨折处理不当，易引起缺血性肌挛缩、肘内翻畸形。

考点：四肢骨的形态结构
考题举例 4-5

(4) **桡骨**（radius）（图 4-28）：位于前臂外侧部，上端有圆盘状的**桡骨头**。头上面的关节凹与肱骨小头相关节。头周围的环状关节面与尺骨的桡切迹相关节。头的下方较细，称**桡骨**

颈。下端内侧面有与尺骨头相关节的**尺切迹**，外侧有向下的突起即**桡骨茎突**，在腕部桡侧体表可扪及。

(5) **尺骨**（ulna）（图4-29）：位于前臂内侧部，上端前面半月形的关节面，称**滑车切迹**（**trochlear notch**），与肱骨滑车相关节。切迹后上方的突起，称**鹰嘴**（**olecranon**），为肘后重要的体表标志；切迹前下方的突起，称**冠突**。冠突外侧的关节面为**桡切迹**，与桡骨头相关节。尺骨头的后内侧有向下的突起即**尺骨茎突**，也可在体表扪及。

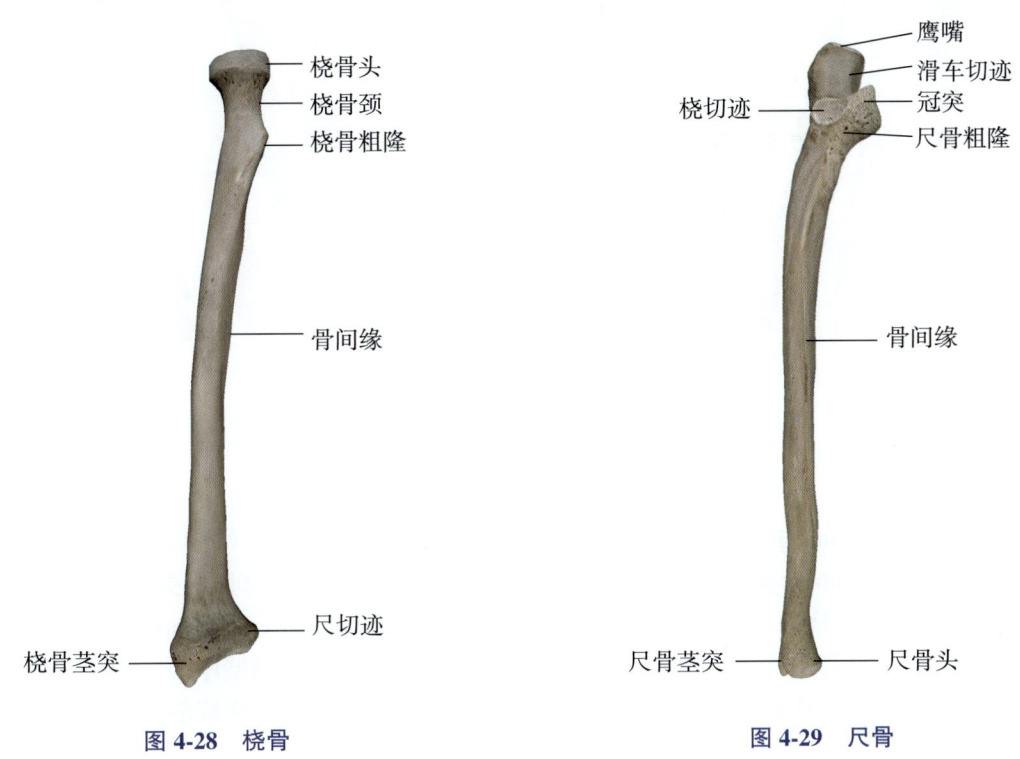

图4-28 桡骨　　　　　　　　图4-29 尺骨

(6) **手骨**：由腕骨、掌骨和指骨构成（图4-30）。

1）**腕骨**（carpal bone）：属短骨，共8块，排成两列。由桡侧向尺侧排列，近侧列依次为**手舟骨**（scaphoid bone）、**月骨**（lunate bone）、**三角骨**（triquetral bone）和**豌豆骨**（pisiform bone）；远侧列依次为**大多角骨**（trapezium bone）、**小多角骨**（trapezoid bone）、**头状骨**（capitate bone）和**钩骨**（hamate bone）。

2）**掌骨**（metacarpal bone）：属长骨，共5块，由桡侧向尺侧依次称第1～5掌骨。近侧端为底，中部为体，远侧端为头。

3）**指骨**（phalanx）：属长骨，共14块。除拇指2节外，其余四指均为3节。由近侧向远侧依次为**近节指骨**、**中节指骨**和**远节指骨**。

2. 上肢骨的连接

(1) **肩关节**（shoulder joint）：由肱骨头与肩胛骨的关节盂构成（图4-31）。关节盂周缘附有纤维软骨构成的**盂唇**，使关节窝略有加深。关节囊薄而松弛，囊内有肱二头肌长头肌腱通过。囊的上壁、前壁和后壁有肌腱加强，下壁无韧带和肌腱，最为薄弱，肩关节脱位时，肱骨头常从关节的下部脱出。肩关节是人体活动范围最大、最灵活的关节，可作屈、伸、收、展、旋内、旋外及环转运动。

考点：肩关节的结构特点
考题举例4-6

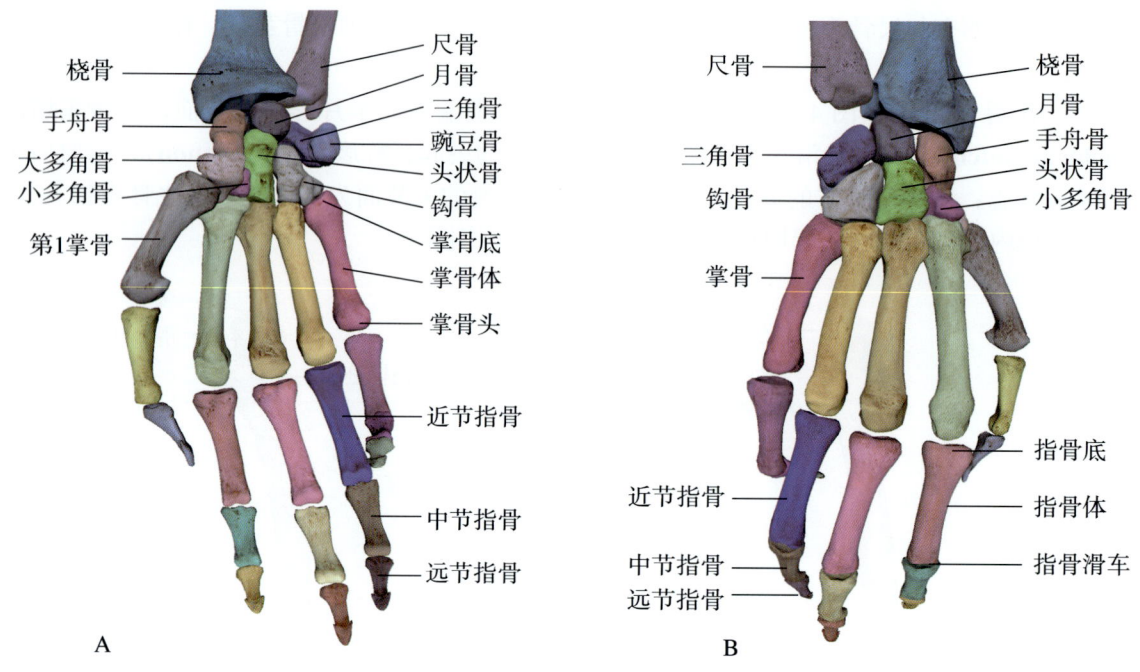

图 4-30 手骨
A．前面观；B．后面观

(2) 肘关节（elbow joint）（图 4-32）：由肱骨下端与桡、尺骨上端构成，包括 3 个关节。①肱尺关节（humeroulnar joint）：由肱骨滑车与尺骨滑车切迹构成；②肱桡关节（humeroradial joint）：由肱骨小头与桡骨头关节凹构成；③桡尺近侧关节（proximal radioulnar joint）：由桡骨的环状关节面与尺骨的桡切迹构成。囊的前、后壁薄而松弛，两侧壁厚而紧张，并有侧副韧带加强。肘关节可沿冠状轴作屈、伸运动，桡尺近侧关节可沿垂直轴作旋前和旋后运动。

考点：肘关节的结构特点
考题举例 4-7

(3) 桡腕关节（radiocarpal joint）：又称腕关节（wrist joint），由桡骨腕关节面和尺骨头下方的关节盘形成的关节窝，与近侧列腕骨（豌豆骨除外）形成的关节头共同构成

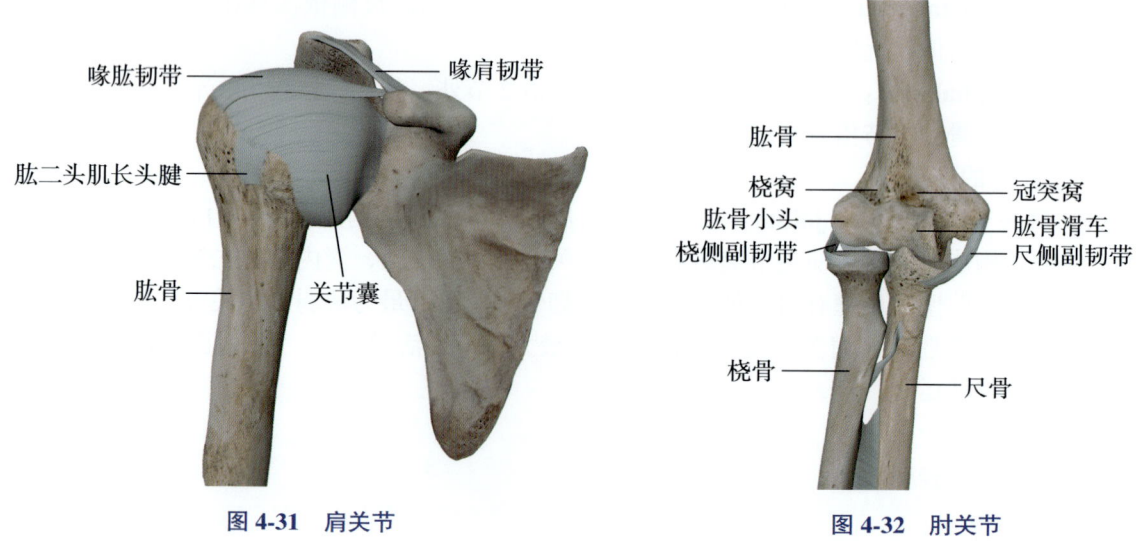

图 4-31 肩关节　　　　　　　　　图 4-32 肘关节

(图 4-33)。关节囊松弛，周围有韧带加强，桡腕关节可作屈、伸、收、展和环转运动。

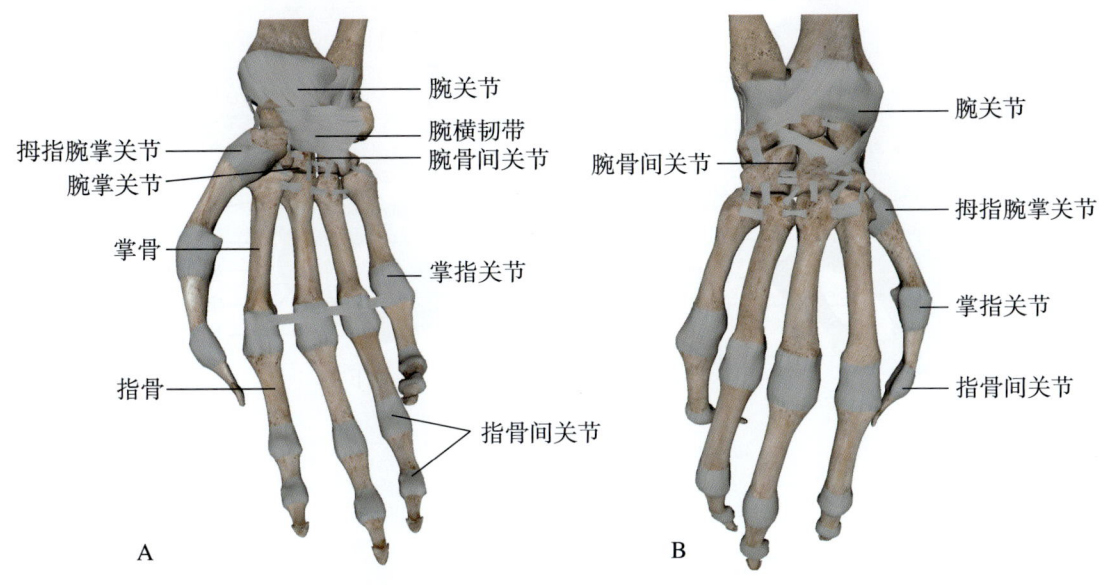

图 4-33 手的关节
A. 前面观；B. 后面观

（二）下肢骨及其连接

1. 下肢骨 每侧各有 31 块。

（1）**髋骨**（hip bone）（图 4-34）：由髂骨、坐骨和耻骨组成。髋骨下外侧面有一深窝，为三骨的骨体融合处，称**髋臼**，其关节面与股骨头相关节。

1）**髂骨**（ilium）：位于髋骨后上部，分体和翼两部分。**髂骨体**肥厚，构成髋臼的上 2/5。**髂骨翼**扁而宽，上缘称**髂嵴**（iliac crest），两侧髂嵴最高点连线约平第 4 腰椎棘突，髂嵴的前、后端分别称**髂前上棘**（anterior superior iliac spine）和**髂后上棘**（posterior superior iliac spine），髂前上棘后方 5～7 cm 处有向外突出的**髂结节**。髂骨翼内面的浅窝称**髂窝**，窝的下界为**弓状线**。髂窝的后下方有粗糙的**耳状面**，与骶骨相关节。耳状面下方的骨缘凹陷，称**坐骨大切迹**。

2）**坐骨**（ischium）：位于髋骨的后下部，分体和支两部分。**坐骨体**的上部构成髋臼的后下 2/5，其下部的粗大隆起，称**坐骨结节**（ischial tuberosity），可在体表扪及。体的后缘有锐利的**坐骨棘**（ischial spine），其下方有**坐骨小切迹**。

3）**耻骨**（pubis）：位于髋骨的前下部，分体、上支和下支三部分。耻骨上支的上缘为一锐嵴，称**耻骨梳**，其向后与弓状线相续，向前终于**耻骨结节**（pubic tubercle）。耻骨上、下支移行处的内侧有**耻骨联合面**，由耻骨与坐骨共同围成的骨环称**闭孔**。

（2）**股骨**（femur）（图 4-35）：是人体最长的长骨，分为一体两端。上端有半球状的**股骨头**（femoral head），与髋臼相关节。头下外侧的狭细部分称**股骨颈**（neck of femur）。颈与体交界处外上的方形隆起，称**大转子**（greater trochanter），可在体表扪及。内下方的隆起，称**小转子**（lesser trochanter）。下端有两个突向下后方的膨大，分别称**股骨内侧髁**（medial condyle of femur）和**股骨外侧髁**（lateral condyle of femur），两髁侧面最突起处分别称**内上髁**和**外上髁**，都是重要的体表标志。

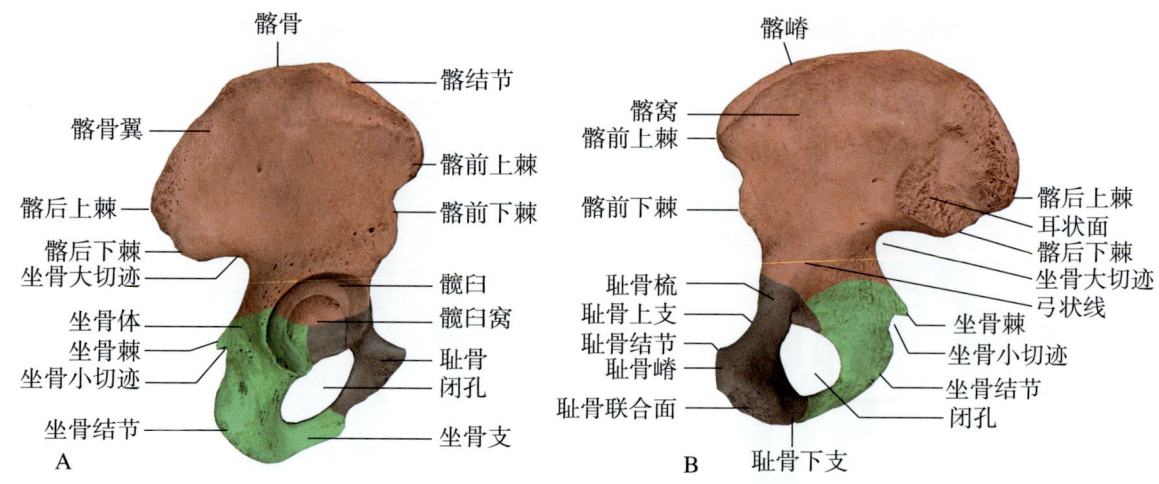

图 4-34　髋骨
A. 外面观；B. 内面观

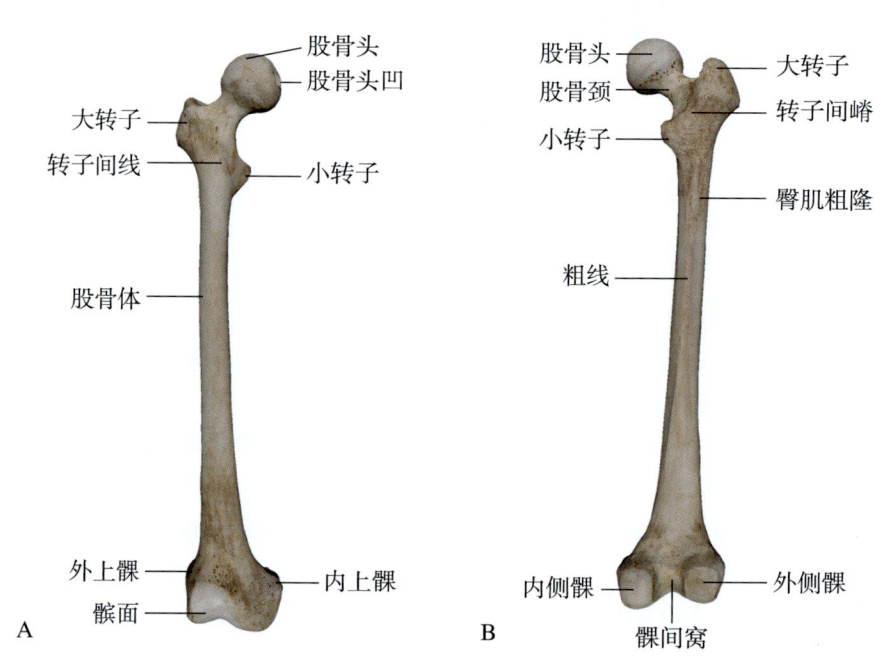

图 4-35　股骨
A. 前面观；B. 后面观

> **知识链接**
>
> **股骨颈骨折的解剖学基础**
>
> 　　股骨颈骨折是指由股骨头下至股骨颈基底部之间的骨折，常见于老年人。老年人股骨颈骨质疏松、脆弱，小旋转外力就会引起骨折。骨折不愈合、股骨头缺血坏死是临床治疗中的两个主要难题。按骨折部位分为：①头下型，全部骨折面均位于头颈交界处，骨折近端不带颈部；②头颈型，骨折面的外上部分通过头下，而内下方带有部分颈内侧皮质，呈鸟嘴状；③经颈型，骨折面完全通过颈部，此型少见；④基底型，骨折面接近转子间线。头下型、头颈型、经颈型为囊内骨折；基底型为囊外骨折，所以也将其列入股骨转子间骨折。

(3) **髌骨**（patella）：位于股骨下端前面的股四头肌腱内，是全身最大的籽骨。上宽下尖，前面粗糙，后面有关节面，与股骨髌面相关节（图 4-36）。

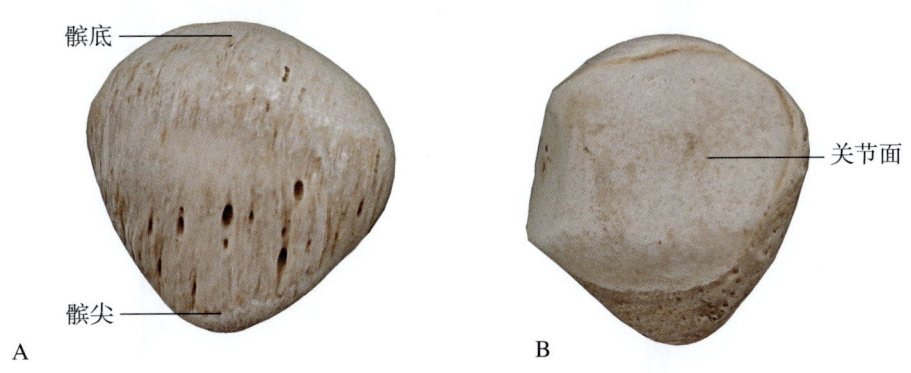

图 4-36 髌骨
A．前面观；B．后面观

(4) **胫骨**（tibia）（图 4-37）：位于小腿内侧部，分一体两端。上端粗大，向两侧突出，分别称内侧髁和外侧髁。上端前面的隆起，称**胫骨粗隆**（tibial tuberosity）。下端的内侧有向下的突起，称**内踝**（medial malleolus）。

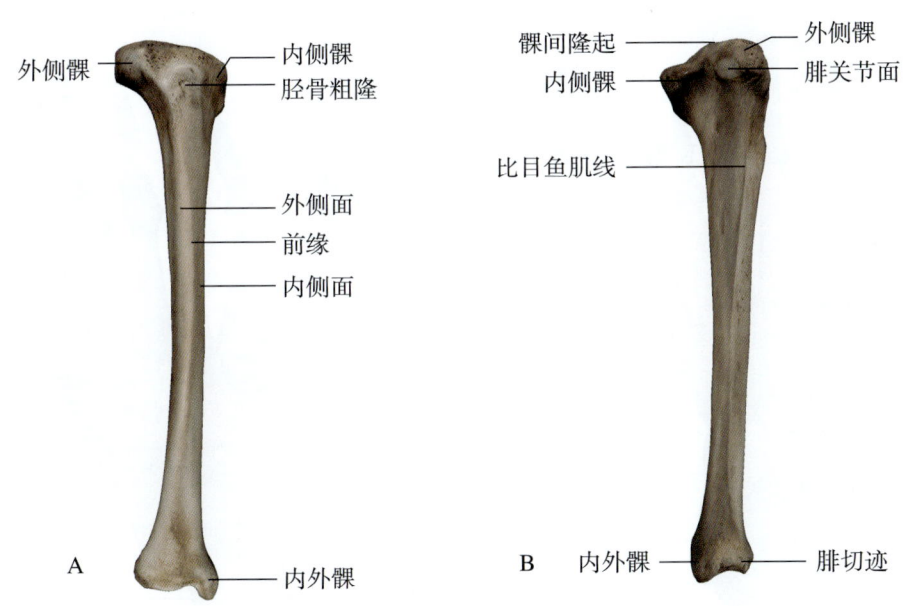

图 4-37 胫骨
A．前面观；B．后面观

(5) **腓骨**（fibula）（图 4-38）：位于小腿外侧部，细长，分一体两端。上端略膨大，称腓骨头。下端膨大为**外踝**（lateral malleolus）。

(6) **足骨**：由跗骨、跖骨和趾骨组成（图 4-39）。

1) **跗骨**（tarsal bone）：属短骨，共 7 块，可分为三列。后列有位于上方的**距骨**（talus）和下方的**跟骨**（calcaneus）。中列为位于距骨前方的**足舟骨**（navicular bone）。前列由内侧向外侧依次为**内侧楔骨**（medial cuneiform bone）、**中间楔骨**（intermediate cuneiform bone）、

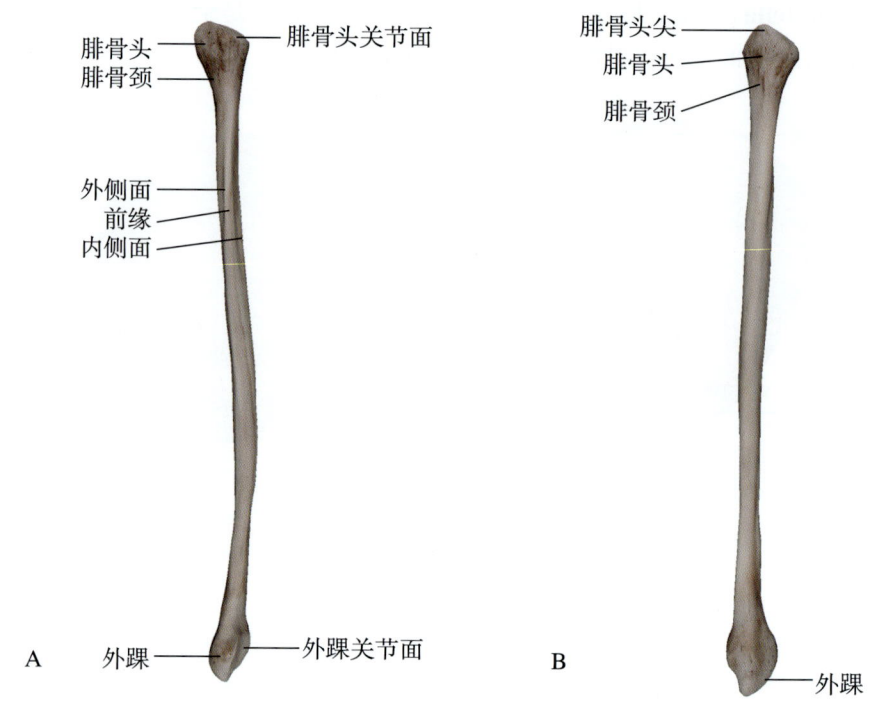

图 4-38 腓骨
A. 前面观；B. 后面观

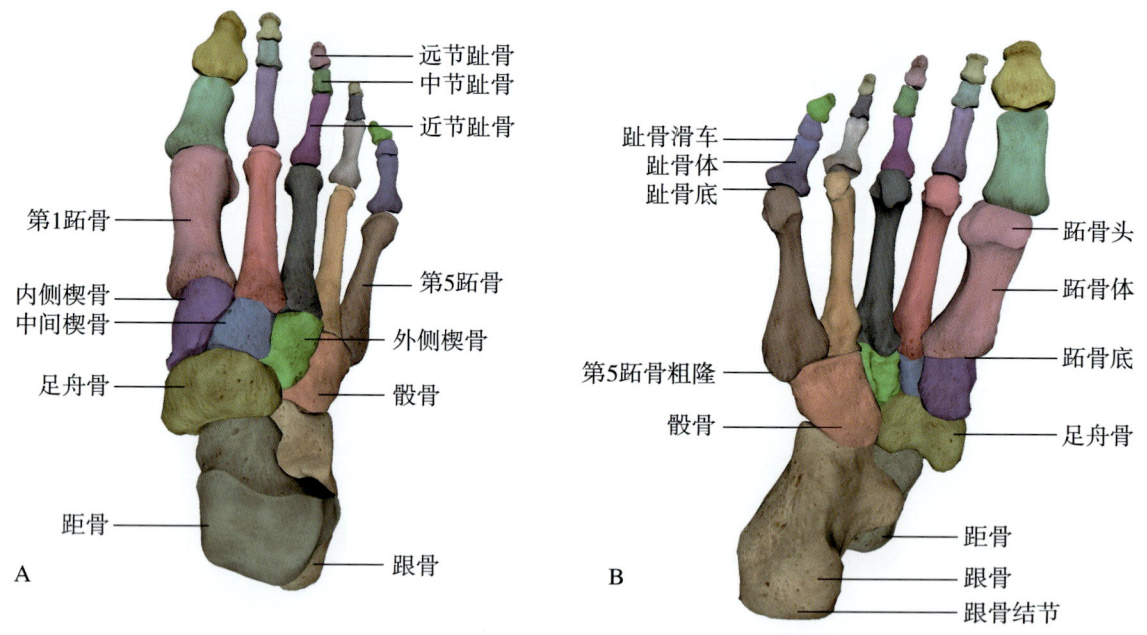

图 4-39 足骨
A. 上面观；B. 下面观

外侧楔骨（lateral cuneiform bone）和骰骨（cuboid bone）。

2）跖骨（metatarsal bone）：属长骨，共 5 块，由内侧向外侧依次为第 1～5 跖骨。

3）趾骨（phalange of toe）：属长骨，共 14 块。

2．下肢骨的连接

（1）髋骨与骶骨的连结

1）骶髂关节（sacroiliac joint）：由骶骨和髂骨的耳状面构成，相互嵌合甚为紧密，活动度极小。

2) **骶骨与髋骨间的韧带**（图 4-40）：**骶结节韧带**（sacrotuberous ligament）由骶、尾骨侧缘连至坐骨结节，呈扇形；**骶棘韧带**（sacrospinous ligament）位于骶结节韧带的前方，较细小，由骶、尾骨侧缘连至坐骨棘。

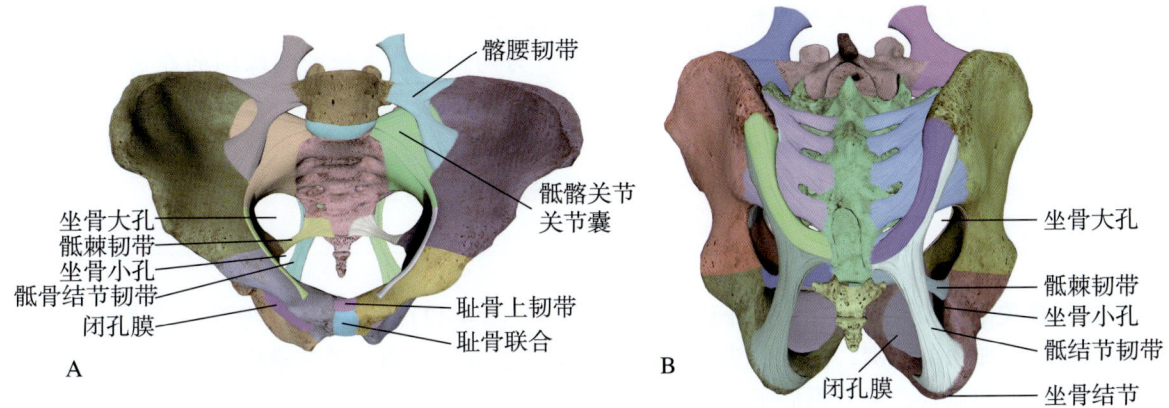

图 4-40　骨盆的韧带
A. 前面观；B. 后面观

3) **耻骨联合**（pubic symphysis）：由两侧耻骨联合面借**耻骨间盘**连结而成（图 4-40）。耻骨间盘由纤维软骨构成，内有一矢状位的裂隙。女性的耻骨间盘较厚，裂隙也较大，对分娩时盆腔的扩大、胎儿的娩出有利。

4) **骨盆**（pelvis）：由骶骨、尾骨及两侧髋骨连结而成（图 4-41）。骨盆由骶骨的岬、弓状线、耻骨梳、耻骨嵴和耻骨联合上缘构成环形的**界线**，分为前上方的**大骨盆**和后下方的**小骨盆**，临床上通常所说的骨盆是指小骨盆。小骨盆有上、下两口。**骨盆上口**又称**骨盆入口**，由界线围成；**骨盆下口**即**骨盆出口**，由尾骨尖、骶结节韧带、坐骨结节、坐骨支、耻骨下支和耻骨联合下缘围成。上、下两口之间的腔称**骨盆腔**（pelvic cavity）。

骨盆的重要作用为传递重力、承托和保护盆腔脏器。在女性，骨盆又是胎儿娩出的产道，故成年男、女性骨盆具有明显差别。

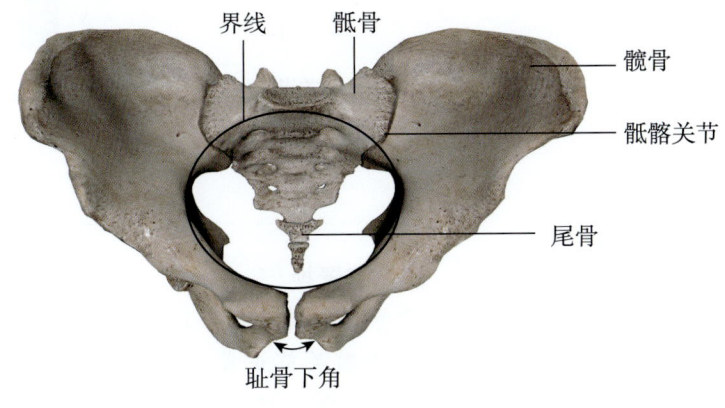

图 4-41　骨盆

> **知识链接**
>
> **骨盆径线的临床意义**
>
> ①前后径：为耻骨联合上缘至骶岬前缘中点距离，平均长约 11 cm。②横径：是骨盆入口平面最大径线，为两髂耻线间的最宽距离，平均长约 13 cm。③斜径：左、右各一条，为一侧骶髂关节至对侧髂耻隆起间的距离，长约 12.5 cm。从左骶髂关节至右髂耻隆起者为左斜径，反之为右斜径。④髂棘间径：为两侧髂前上棘外侧缘间的距离，正常值为 23～26 cm。⑤髂嵴间径：为两侧髂嵴外缘间的最宽距离，正常值为 25～28 cm。临床上测量骨盆的径线，可以评估骨盆的大小及形状，以判断胎儿能否经阴道分娩，其中前后径最为重要，若前后径较小，骨盆扁平，影响胎头入盆。

（2）**髋关节**（hip joint）：由髋臼和股骨头构成（图 4-42）。髋臼的周缘附有纤维软骨构成的**髋臼唇**，以加深关节窝，使股骨头关节面几乎全部纳入髋臼内。关节囊内有**股骨头韧带**，内含营养股骨头的血管。关节囊后下方较薄弱，故髋关节脱位时，股骨头常从下方脱出。髋关节可作屈、伸、收、展、旋转和环转运动，但不如肩关节灵活。

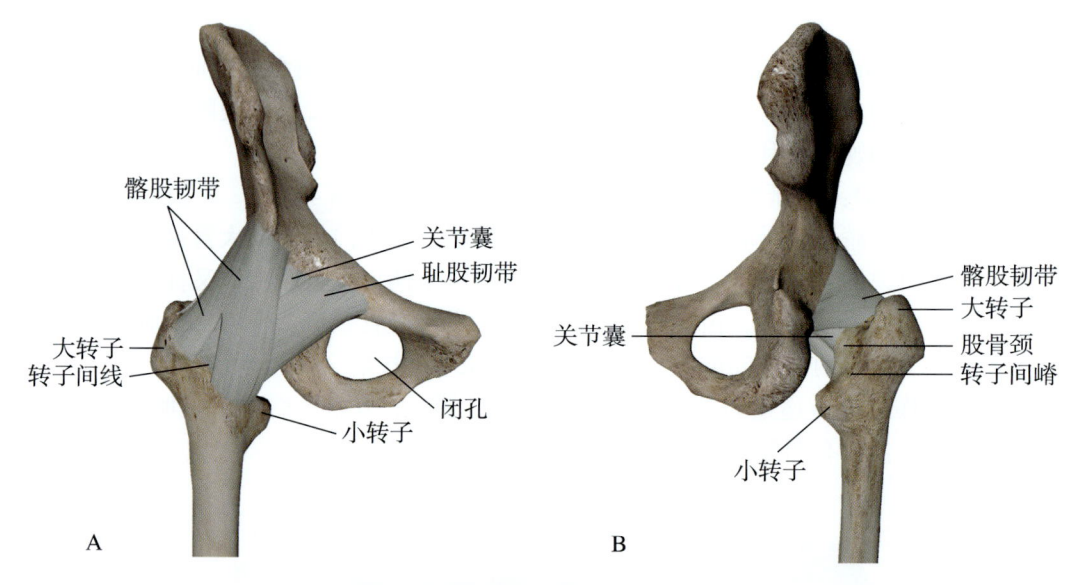

图 4-42 髋关节
A. 前面观；B. 后面观

> **知识链接**
>
> **髋关节置换**
>
> 髋关节置换是将人工假体（包含股骨部分和髋臼部分），利用骨水泥和螺丝钉固定在正常的骨质上，替代病变的关节，恢复患者髋关节正常功能的一种人工关节置换术，又称人工髋关节置换。适应证：骨性关节炎、股骨头坏死、股骨颈骨折、类风湿关节炎等，有髋关节破坏的 X 线征象，伴有中度至重度持续性的关节疼痛和功能障碍，使用其他各种非手术治疗方法无法缓解者。人工假体有不锈钢、钛合金、陶瓷等多种材质。

(3) **膝关节**（knee joint）：是人体最大、最复杂的关节，由股骨内、外侧髁，胫骨内、外侧髁及髌骨构成（图 4-43）。关节囊宽阔而松弛，其前壁有股四头肌腱、髌骨和**髌韧带**加强，内侧有**胫侧副韧带**加强，外侧有**腓侧副韧带**加强。关节囊内有**前交叉韧带**和**后交叉韧带**连接股骨与胫骨，可防止胫骨前、后移位。在股骨与胫骨两关节面之间，还有两个纤维软骨板，称半月板：**内侧半月板**较大，呈"C"形；**外侧半月板**较小，近似"O"形。两半月板使两骨的关节面相适应，可增加膝关节的稳固性及运动的灵活性，并可减缓冲击。膝关节主要作屈、伸运动；在半屈膝位时，小腿还可作轻微的旋内和旋外运动。

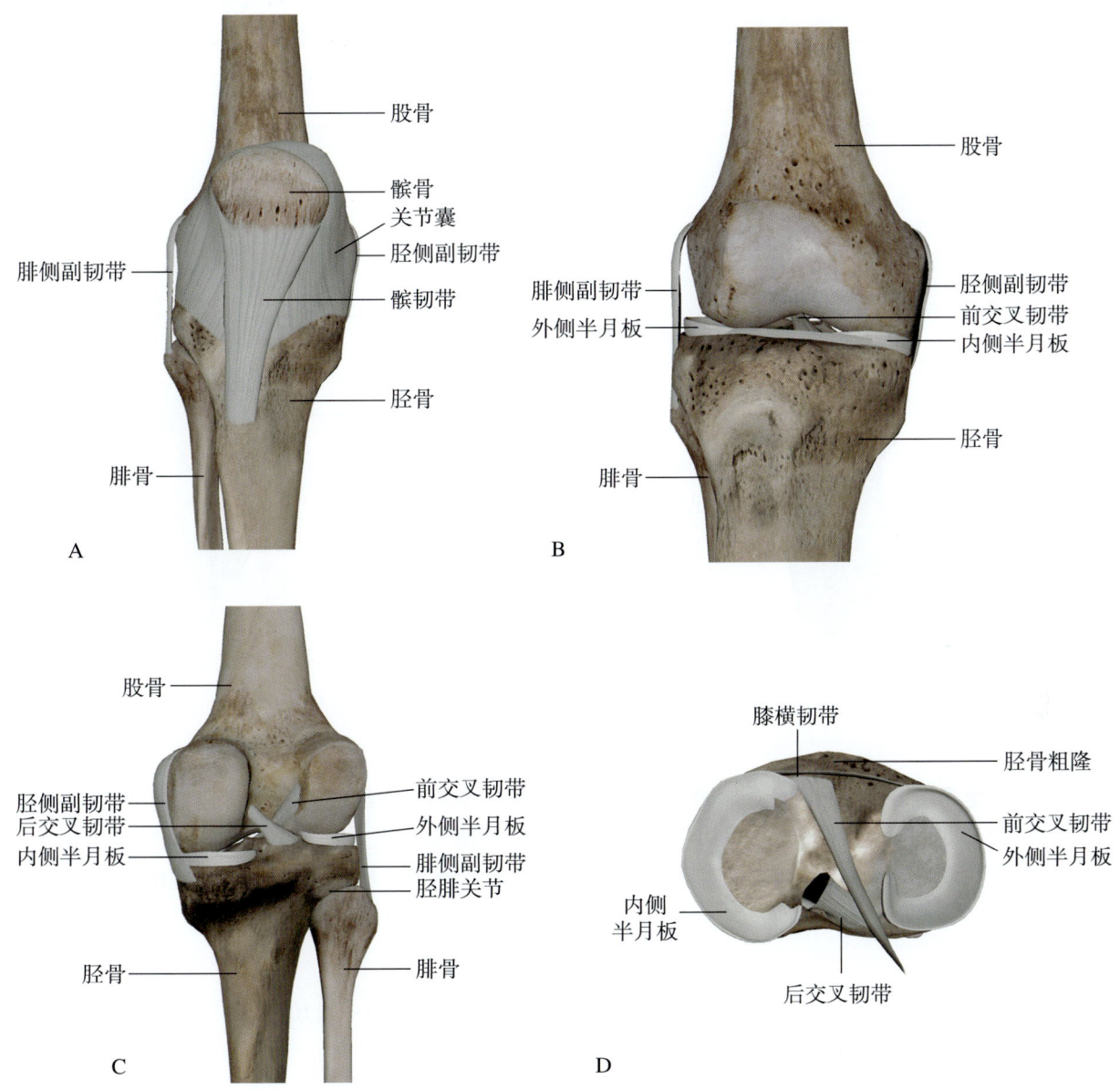

图 4-43 膝关节
A. 前面观（1）；B. 前面观（2）；C. 后面观；D. 膝关节的前、后交叉韧带和半月板

(4) **距小腿关节**（talocrural joint）：又称**踝关节**（ankle joint），由胫、腓骨下端与距骨滑车构成（图 4-44）。关节囊前、后壁薄而松弛，内、外侧均有韧带加强。踝关节可使足作**背屈**（伸）和**跖屈**（伸）运动。

> **知识链接**
>
> **踝关节扭伤的解剖学基础**
>
> 踝关节扭伤是由于外力使足踝部超过其最大活动范围，导致踝关节周围的肌肉、韧带甚至关节囊被拉扯、撕裂，俗称"崴脚"。由于距骨滑车关节面前宽后窄，背屈时，较宽的滑车前部嵌入关节窝内，踝关节较稳定；跖屈时，较窄的滑车后部嵌入关节窝内，足能作轻微的侧方运动，踝关节不够稳定，故踝关节扭伤多发生在跖屈（如下山、下楼）时，且踝关节内翻扭伤多见，外翻扭伤较少。扭伤后，应按RICE原则进行处理，即rest（休息），ice（冰敷），compression（加压包扎），elevation（抬高患肢），并立即至医院急诊就诊。

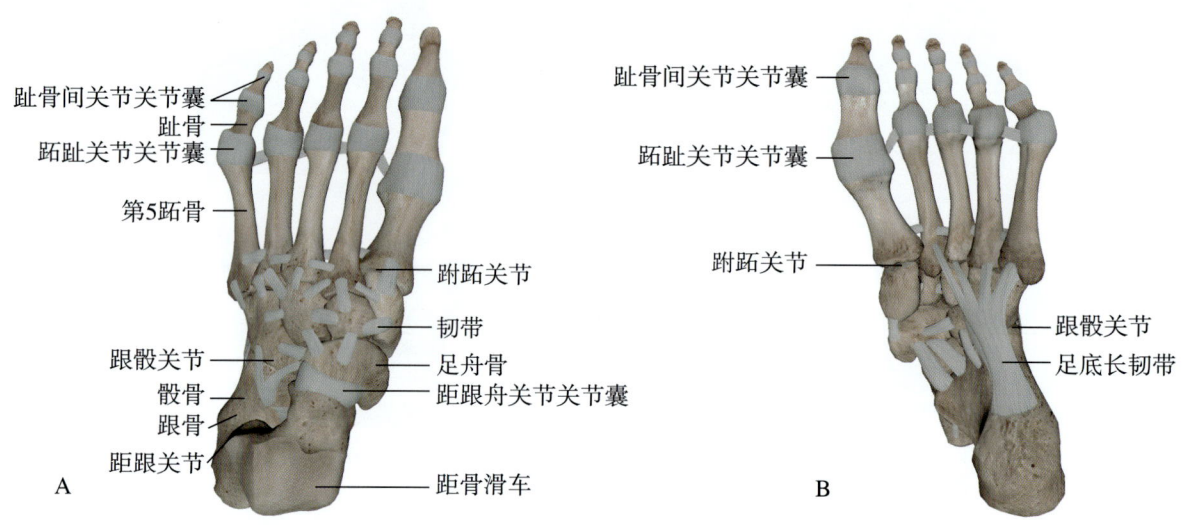

图 4-44　足部关节
A．上面观；B．下面观

（5）**足弓**（arch of foot）：跗骨和跖骨借许多韧带牢固地连结在一起，形成向上凸的足弓（图 4-45）。足弓分前后方向的**足纵弓**和内外方向的**足横弓**。站立时，主要以跟骨结节、第1和第5跖骨头着地，犹如弹性"三脚架"，使身体稳立于地面，并有利于行走和跑跳，缓冲运

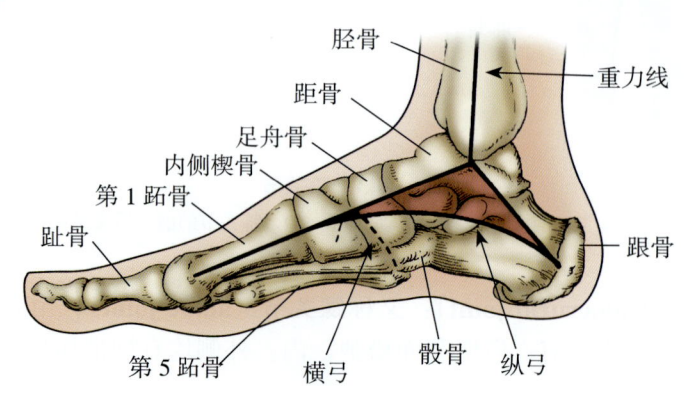

图 4-45　足弓

动时产生的震荡，也能保护足底的血管、神经免受压迫。

> **知识链接**
>
> ### 扁平足发生的解剖学基础
>
> 扁平足是由于维持足弓的软组织（如骨连结的韧带、足底短肌和小腿长肌腱）先天发育不良或过度劳损、损伤导致足弓下塌，患者站立或行走时易疲劳。

（三）四肢骨的主要骨性标志

四肢骨的主要骨性标志有肩峰、肩胛骨下角、桡骨茎突、髂嵴、髂前上棘、耻骨结节、坐骨结节、内踝、外踝等。

第二节　骨骼肌

一、概述

肌（muscle）是运动系统的动力部分。全身有600多块骨骼肌，约占体重的40%。每块肌都有特定的形态、结构，有丰富的血管和淋巴管分布，接受神经支配，故每块肌都是一个独立的器官（图4-46）。

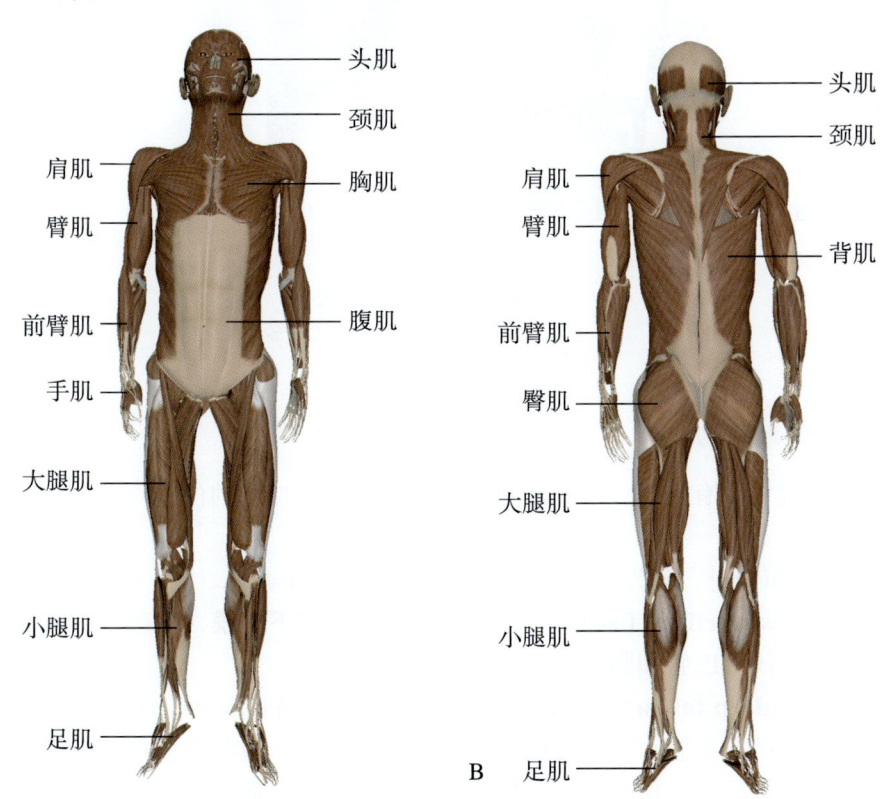

图4-46　全身骨骼肌
A．前面观；B．后面观

(一)肌的形态

肌的形态多种多样,按其外形,大致可分为长肌、短肌、扁肌和轮匝肌四类(图4-47)。

1. **长肌**(long muscle) 主要分布于四肢,收缩时能引起大幅度的运动。
2. **短肌**(short muscle) 主要分布于躯干深层,肌短小,具有明显的节段性。
3. **扁肌**(flat muscle) 多分布于胸腹壁及躯干浅层,形状宽扁,参与构成体腔的壁。
4. **轮匝肌**(orbicular muscle) 主要由环行的肌纤维构成,多位于孔裂周围,收缩时可以关闭孔裂,如眼轮匝肌、口轮匝肌。

(二)肌的构造

每块骨骼肌包括肌腹和肌腱两部分(图4-47)。

1. **肌腹**(muscle belly) 由大量平行排列的骨骼肌纤维以结缔组织包裹构成,色红,柔软,具有收缩和舒张功能。
2. **肌腱**(tendon) 由平行致密的胶原纤维束构成,色白,质地坚韧,无收缩功能,抗拉力强,肌腹借肌腱附着于骨面。

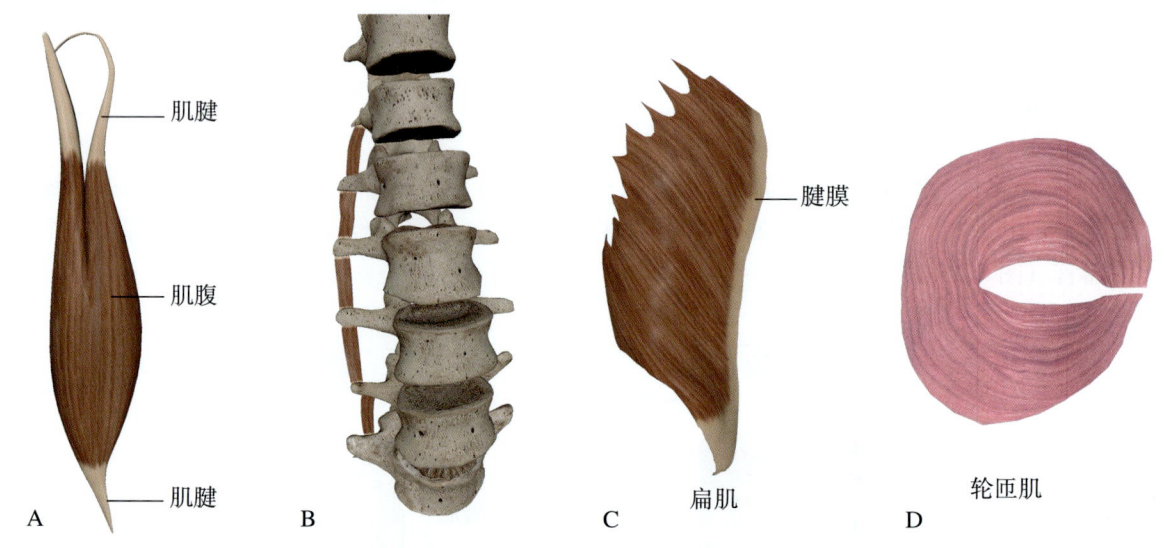

图4-47 肌的构造与形态
A. 长肌;B. 短肌;C. 扁肌;D. 轮匝肌

(三)肌的辅助结构

肌的辅助装置主要有筋膜、滑膜囊和腱鞘等,具有保持肌的位置、减少运动摩擦、提高运动效率等作用。

1. **筋膜** 遍布全身,分为浅筋膜和深筋膜两种(图4-48)。

(1) **浅筋膜**(superficial fascia):位于皮下,又称**皮下筋膜**,由疏松结缔组织构成,内含浅血管、皮神经、浅淋巴管和脂肪组织等。

(2) **深筋膜**(deep fascia):又称**固有筋膜**,位于浅筋膜深面,由致密结缔组织构成。在四肢,深入肌群间的深筋膜附着于骨面形成肌间隔,分隔和包绕各肌群。在腕部和踝部,深筋膜显著增厚,形成支持带;深筋膜还包裹血管神经束,形成血管神经鞘。

2. **滑膜囊** 为结缔组织构成的封闭小囊,内含少量滑液,多位于肌腱和骨面之间,可减少两者之间的摩擦。

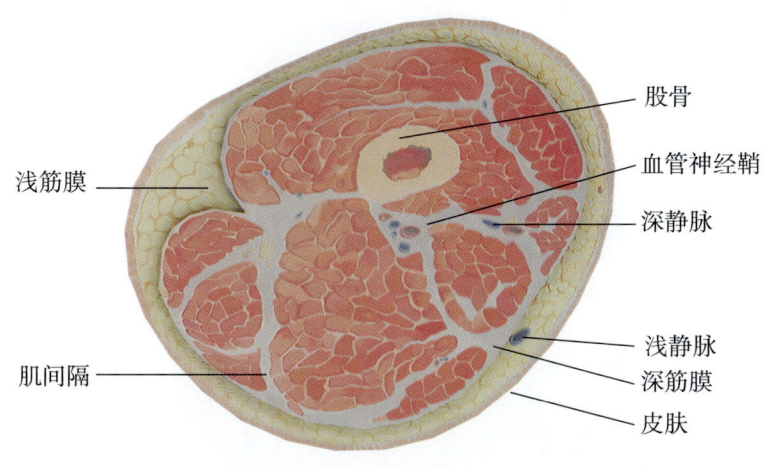

图 4-48　筋膜

3. **腱鞘**　是套在长肌腱周围的鞘管，多位于活动度较大的部位，如腕、踝、手指和足趾处。**腱鞘**（tendinous sheath）由纤维层和滑膜层两部分构成（图 4-49），纤维层对肌腱起约束和固定作用。滑膜层位于腱纤维鞘内，呈双层管状，外层为壁层，内层为脏层，脏、壁两层在肌腱深面相互移行，形成密闭的**滑膜腔**。

> **知识链接**
>
> **腱鞘炎的解剖学基础**
>
> 腱鞘炎是由于肌腱长期过度摩擦，肌腱和腱鞘产生损伤性炎症，引起肿胀，严重时使腱鞘与肌腱发生粘连，肌腱的活动受限，影响关节的功能。预防腱鞘炎应注意工作时保持正确姿势，避免关节过度劳损，定时休息。

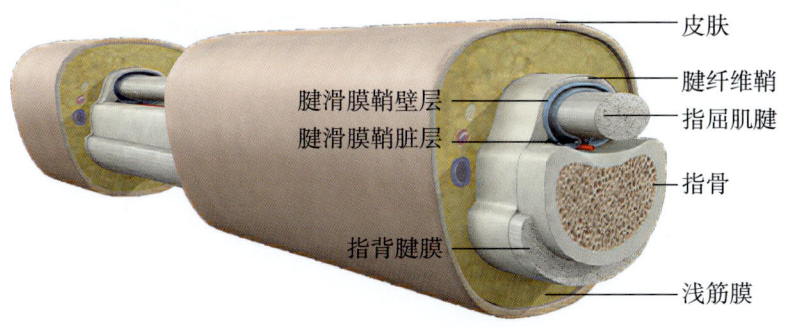

图 4-49　腱鞘示意图

二、头肌

头肌分为**面肌**（图 4-50）和**咀嚼肌**（图 4-51）两部分。**面肌**（facial muscle）又称表情肌，可做出喜、怒、哀、乐等各种表情，主要有枕额肌、眼轮匝肌、口轮匝肌等。咀嚼肌为配布于颞下颌关节周围的肌，起自颅的不同部位，止于下颌骨，参与咀嚼运动，主要包括咬肌、

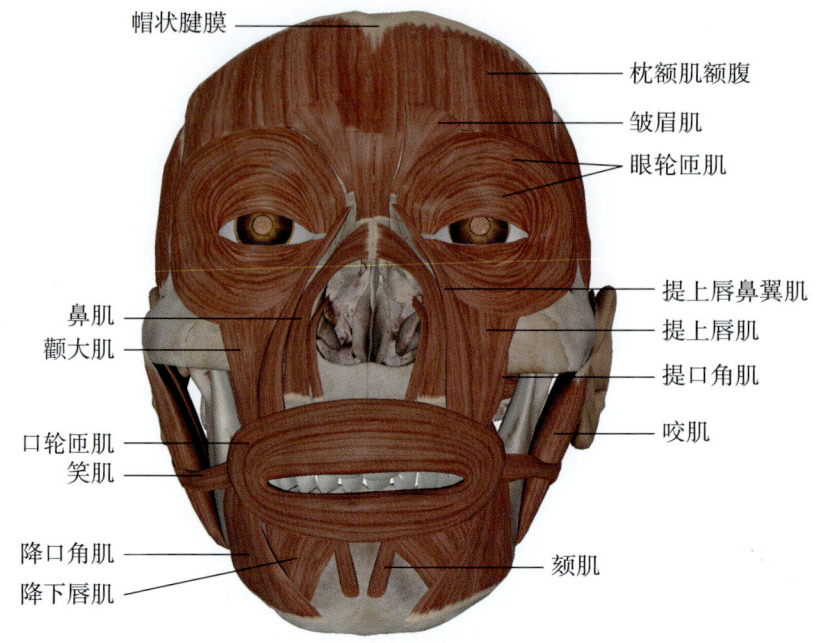

图 4-50 面肌

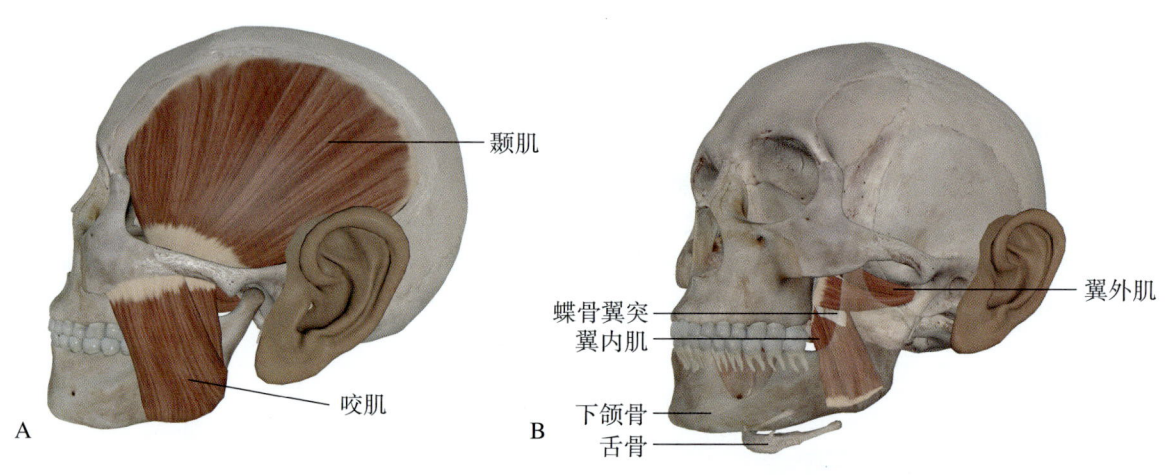

图 4-51 咀嚼肌
A. 咬肌和颞肌；B. 翼内肌和翼外肌

颞肌、翼内肌、翼外肌等。

三、颈肌

依其位置，颈肌由浅入深可分为颈浅肌群、颈前肌群和颈深肌群（图 4-52）。

胸锁乳突肌（sternocleidomastoid）位于颈阔肌深面，起自胸骨柄和锁骨内侧端，两头汇合向后上止于颞骨的乳突。作用：一侧收缩使头偏向同侧，面转向对侧；两侧同时收缩使头后仰。

四、躯干肌

按其所在部位，躯干肌主要包括背肌、胸肌、膈、腹肌和会阴肌。

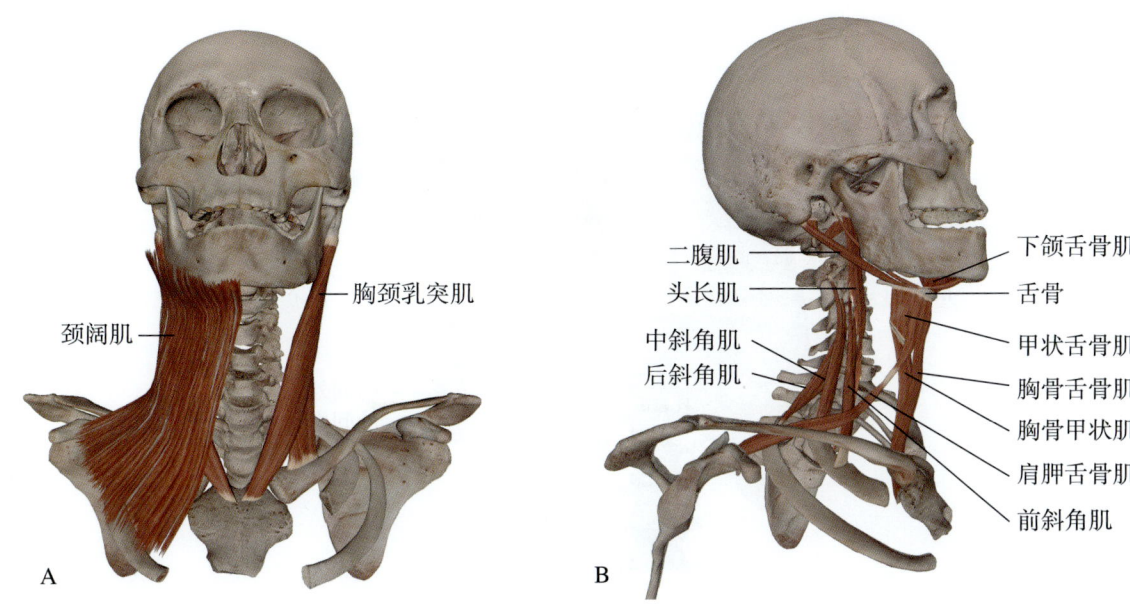

图 4-52 颈肌
A．颈浅肌群；B．颈前肌群和颈深肌群

（一）背肌

背肌位于躯干的后面，分浅、深两群。**浅群**主要是斜方肌、菱形肌、背阔肌和肩胛提肌（图 4-53），**深群**主要是竖脊肌。

1. 斜方肌（trapezius） 位于项部和背上部，为三角形的阔肌，两侧合在一起为斜方形。作用：该肌上部肌束收缩可上提肩胛骨，下部肌束收缩可使肩胛骨下降，中部肌束或全肌收缩可拉肩胛骨向脊柱靠拢；肩胛骨固定时，两侧同时收缩可使头后仰。

2. 背阔肌（latissimus dorsi） 为全身最大的扁肌，位于背的下部和胸廓的后外侧。作用：收缩时可使臂内收、内旋和后伸，如背手姿势；当上肢上举被固定时，可引体向上。

3. 竖脊肌（erector spinae） 又称**骶棘肌**，位于浅层肌的深面、脊柱两侧的沟中，为背肌中最长、最大的肌。作用：一侧收缩可使脊柱侧屈，两侧收缩使脊柱后伸并仰头。

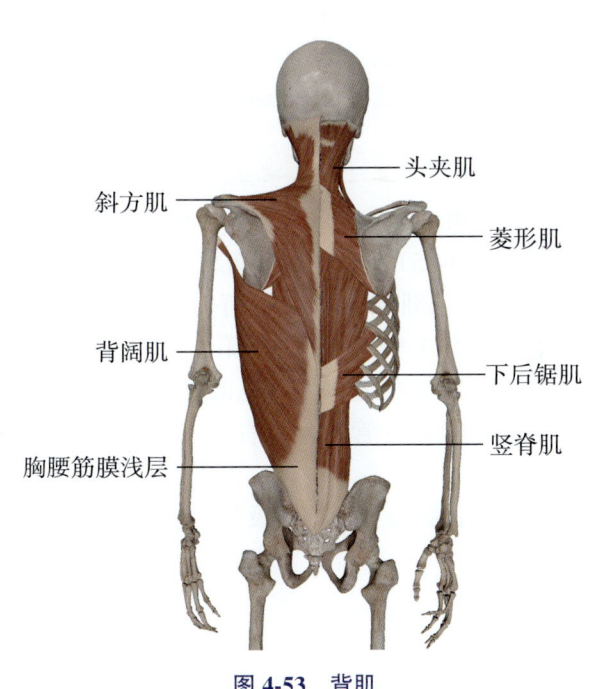

图 4-53 背肌

（二）胸肌

胸肌分为胸上肢肌和胸固有肌。胸上肢肌有胸大肌、胸小肌、前锯肌。胸固有肌主要包括肋间内、外肌（图 4-54）。

1. 胸大肌（pectoralis major） 位于胸前壁上部，呈扇形。作用：使臂内收、旋内和前屈；如上肢上举固定，可提肋助吸气，亦可引体向上。

2. 胸小肌（pectoralis minor） 位于胸大肌深面，呈三角形。作用：拉肩胛骨向前下方；

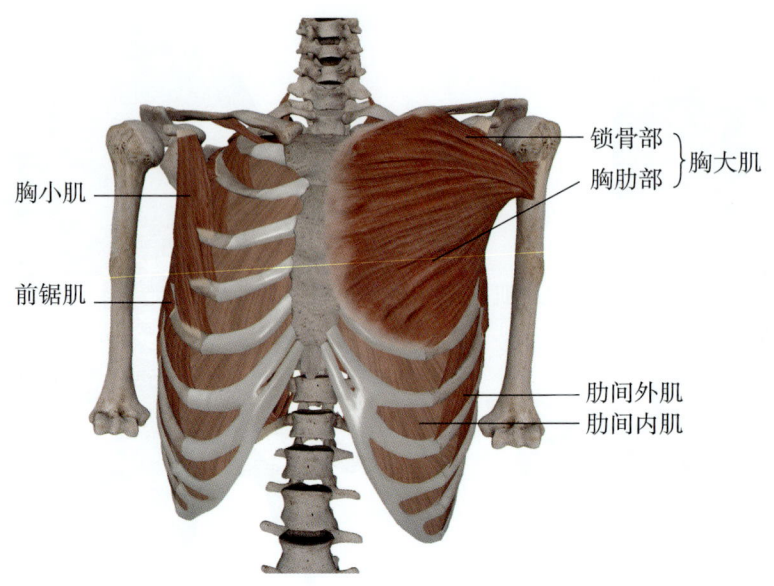

图 4-54 胸肌

肩胛骨固定时,可提肋助吸气。

3. **前锯肌**(serratus anterior) 位于胸廓侧面。作用:拉肩胛骨向前,并使肩胛骨紧贴胸廓;其下部肌束可使肩胛骨旋外,协助举臂。

4. **肋间外肌**(intercostales externi) 位于各肋间隙的浅层。作用:提肋助吸气。

5. **肋间内肌**(intercostales interni) 位于肋间外肌的深面。作用:降肋助呼气。

(三)膈

膈(diaphragm)位于胸、腹腔之间,构成胸腔的底和腹腔的顶,膈肌为凸向上的穹窿形扁肌(图 4-55)。肌束起自胸廓下口的周缘和腰椎前面,按附着位置分为胸骨部、肋部和腰部三部分。三部肌束向中央移行为**中心腱**(central tendon)。

膈上有 3 个裂孔:①在第 12 胸椎前方,左、右膈脚之间为**主动脉裂孔**,有降主动脉和胸导管通过;②在主动脉裂孔的左前方,约平第 10 胸椎高度有**食管裂孔**,食管和迷走神经通过该孔;③在食管裂孔的右前方,约平第 8 胸椎高度的中心腱上有**腔静脉孔**,孔内通过下腔静脉。

作用:膈为主要的呼吸肌,收缩时膈穹窿下降,增大胸腔容积以助吸气;松弛时穹窿上升

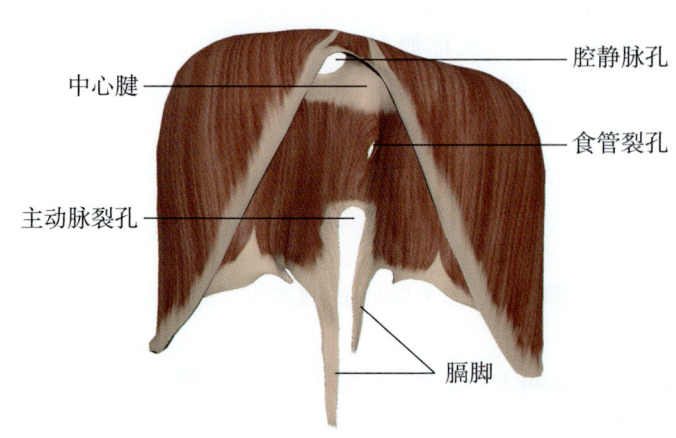

图 4-55 膈

恢复原位，胸腔容积减小以助呼气。膈与腹肌同时收缩，可增加腹压，以协助排便、分娩及呕吐等活动。

考点：膈
考题举例 4-8

（四）腹肌

腹肌位于胸廓下口与骨盆之间，参与构成腹壁，分为前外侧群和后群。前外侧群包括腹直肌、腹外斜肌、腹内斜肌、腹横肌（图4-56），后群主要是腰方肌。

1. 腹直肌（rectus abdominis） 位于腹前正中线两侧，为一对长带状肌，表面被腹直肌鞘包裹。腹直肌起自耻骨联合和耻骨嵴，肌束向上止于剑突和第5～7肋软骨的外侧面，全长被3～4条横行的**腱划**分成数个肌腹。

2. 腹外斜肌（obliquus externus abdominis） 为宽阔的扁肌，位于腹前外侧壁最浅层，以肌齿起自下8个肋骨外面，纤维向前内下走行，后下部肌束向下止于髂嵴前部，向内侧越过腹直肌鞘前面，参

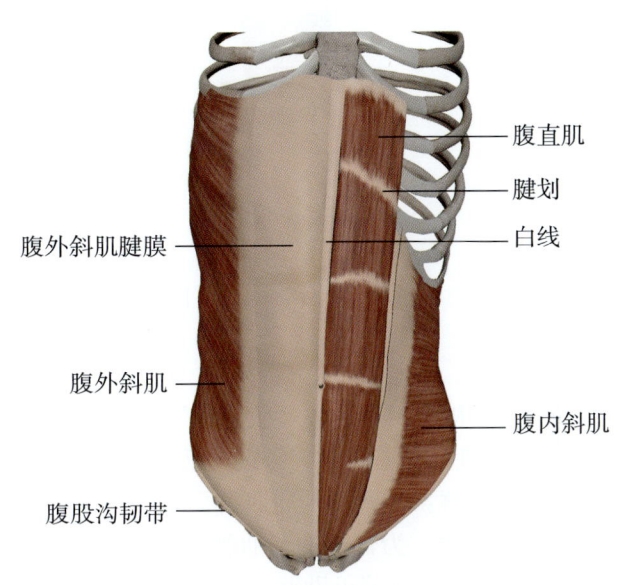

图 4-56 腹前外侧壁肌

与构成腹直肌鞘的前层，至腹前正中线处与对侧腹外斜肌腱膜交织于**白线**。腹外斜肌腱膜的下缘增厚、卷曲，附于髂前上棘和耻骨结节之间，称**腹股沟韧带**（inguinal ligament）。在耻骨结节外上方，腱膜形成一个近似三角形的裂孔，为**腹股沟管浅（皮下）环**。

3. 腹内斜肌（obliquus internus abdominis） 在腹外斜肌深面。起自胸腰筋膜、髂嵴和腹股沟韧带外侧半，大部分肌束斜向内上并移行为腱膜。在腹直肌外侧缘处，腹内斜肌腱膜分为前、后两层包裹腹直肌，分别参与构成腹直肌鞘的前、后层，至腹前正中线，止于白线。

4. 腹横肌（transversus abdominis） 位于腹内斜肌深面。起自下6肋内面、胸腰筋膜、髂嵴和腹股沟韧带外侧1/3，纤维横行向内，移行为腱膜，经腹直肌后面止于白线。

腹肌前外侧群的作用：保护腹腔脏器，维持腹内压。腹内压对保持腹腔脏器位置的固定具有重要意义，若这些肌张力减弱时，可使腹腔脏器下垂。当腹肌收缩时，可增加腹压，协助排便、呕吐及分娩等；也可降肋助呼气；还可使脊柱前屈、侧屈和旋转。

五、四肢肌

（一）上肢肌

按其所在位置，上肢肌分为上肢带肌、臂肌、前臂肌和手肌。

1. 上肢带肌 配布于肩关节周围，均起自上肢带骨，止于肱骨，能运动肩关节，并增强肩关节的稳固性（图4-57）。主要包括三角肌、冈上肌、冈下肌、小圆肌、大圆肌、肩胛下肌。肩胛下肌、冈上肌、冈下肌和小圆肌的肌腱，经过肩关节的前方、上方和后方，腱纤维与

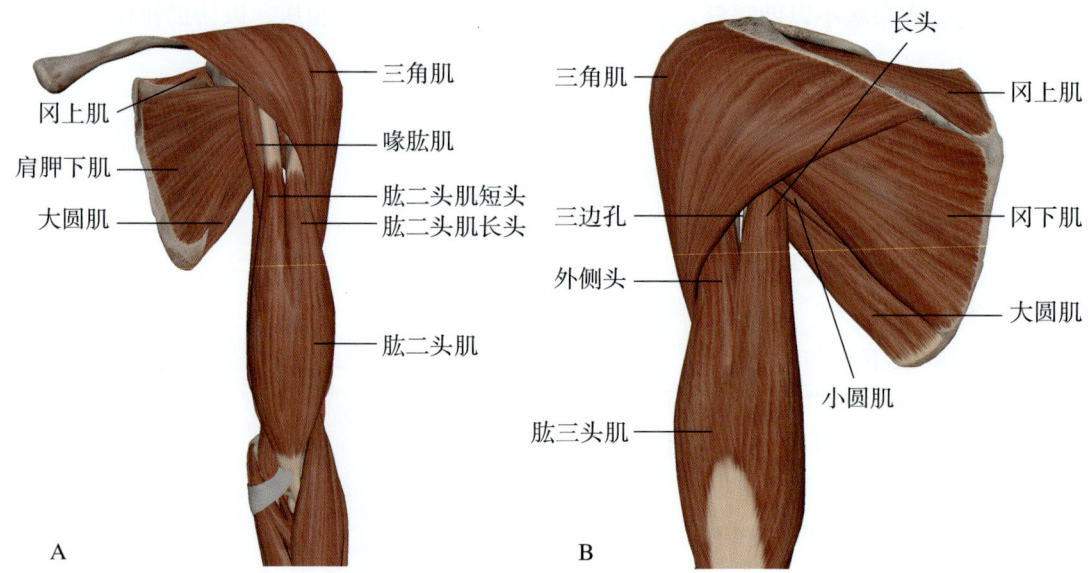

图 4-57　上肢带肌及臂后群肌
A．前面观；B．后面观

关节囊纤维相交织，形成"肌腱袖"，对加固肩关节起重要作用。

2. 臂肌　覆盖肱骨，分前、后两群。

（1）**前群**：为臂部的屈肌群，包括浅层的肱二头肌与深层的肱肌和喙肱肌（图 4-58）。

（2）**后群**：为臂部的屈肌群，只有一块肌，即**肱三头肌**（triceps brachii）（图 4-57）。作用：伸肘；长头收缩可助臂后伸和内收。

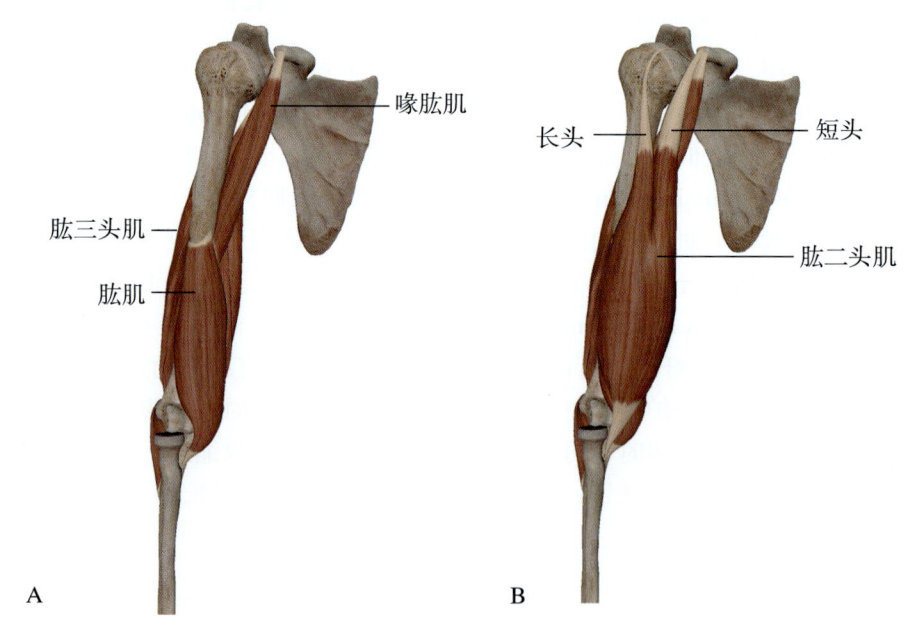

图 4-58　臂肌（前群）
A．深层；B．浅层

3. 前臂肌　为包绕桡骨、尺骨的肌肉，可分为前群和后群。

（1）**前群**：位于前臂的前面和内侧，共 9 块，由浅至深分为 4 层（图 4-59）。

第一层有 5 块肌，由桡侧向尺侧依次为**肱桡肌**、**旋前圆肌**、**桡侧腕屈肌**、**掌长肌**和**尺侧腕**

屈肌。第二层只有 1 块肌，即**指浅屈肌**。第三层有 2 块肌，即拇长屈肌和指深屈肌。第四层只有 1 块肌，即**旋前方肌**。

（2）后群：位于前臂后面及外侧，共 10 块肌，分浅、深两层（图 4-60）。

浅层有 5 块肌，由桡侧向尺侧依次为**桡侧腕长伸肌**、**桡侧腕短伸肌**、**指伸肌**、**小指伸肌**和**尺侧腕伸肌**（图 4-60）。

深层有 5 块肌，即**旋后肌**、**拇长展肌**、**拇短伸肌**、**拇长伸肌**和**示指伸肌**。

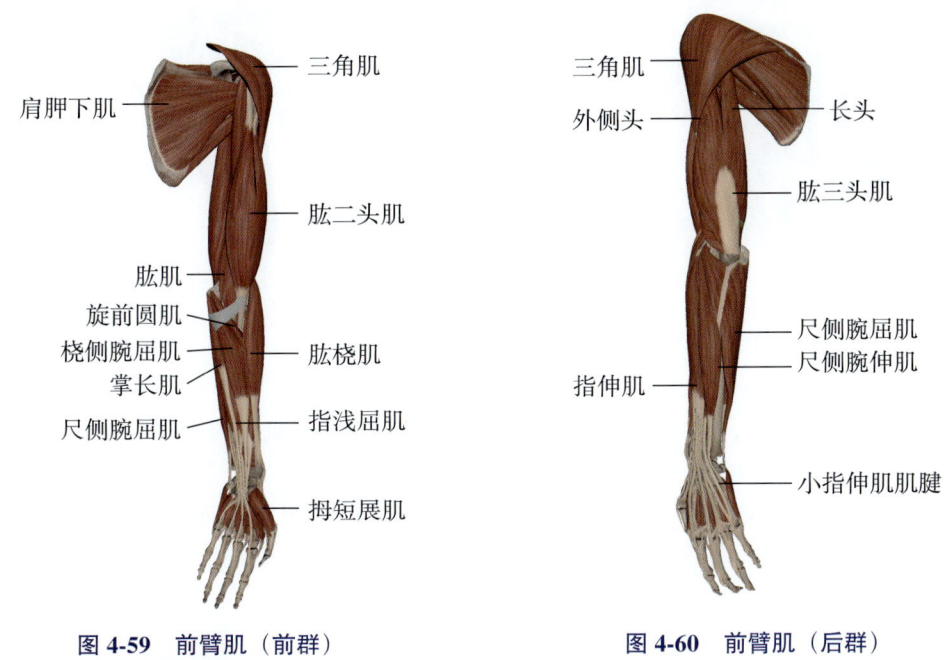

图 4-59　前臂肌（前群）　　　　图 4-60　前臂肌（后群）

4．手肌　是一些短小的肌，集中配布于手的掌面，主要运动手指，分为外侧、内侧和中间三群（图 4-61）。

（1）**外侧群**：较发达，在手掌拇指侧形成一个隆起，称鱼际，共 4 块肌，浅层外侧为**拇短展肌**，内侧为**拇短屈肌**；深层外侧为**拇对掌肌**，内侧为**拇收肌**。各肌作用与名称一致，具有使拇指外展、屈曲、对掌和内收的作用。

（2）**内侧群**：是位于手掌小指侧的肌群，形成一个隆起，称小鱼际，共 3 块小肌，浅层内侧为**小指展肌**，外侧为**小指短屈肌**；深层为**小指对掌肌**。各肌作用与名称一致，可使小指外展、屈曲与对掌。

（3）**中间群**：位于手掌心，共 11 块小肌。**蚓状肌** 4 块，可屈第 2～5 掌指关节、伸指间关节；**骨间掌侧肌** 3 块，可使第 2、4、5 指内收（向中指靠拢）；**骨间背侧肌** 4 块，可使第 2、4 指外展（远离中指）。

（二）下肢肌

按其部位，下肢肌可分为髋肌、大腿肌、小腿肌和足肌。

1．髋肌　位于髋关节周围，分前、后两群。

（1）**前群**：包括髂腰肌和阔筋膜张肌。**髂腰肌**（iliopsoas）由**髂肌**和**腰大肌**组成（图 4-62）。作用：可使髋关节前屈和旋外；当下肢固定时，可使躯干和骨盆前屈，如仰卧起坐。

阔筋膜张肌（tensor fasciae latae）起自髂前上棘，止于胫骨上端外侧髁。作用：紧张阔筋膜，并可使髋关节前屈。

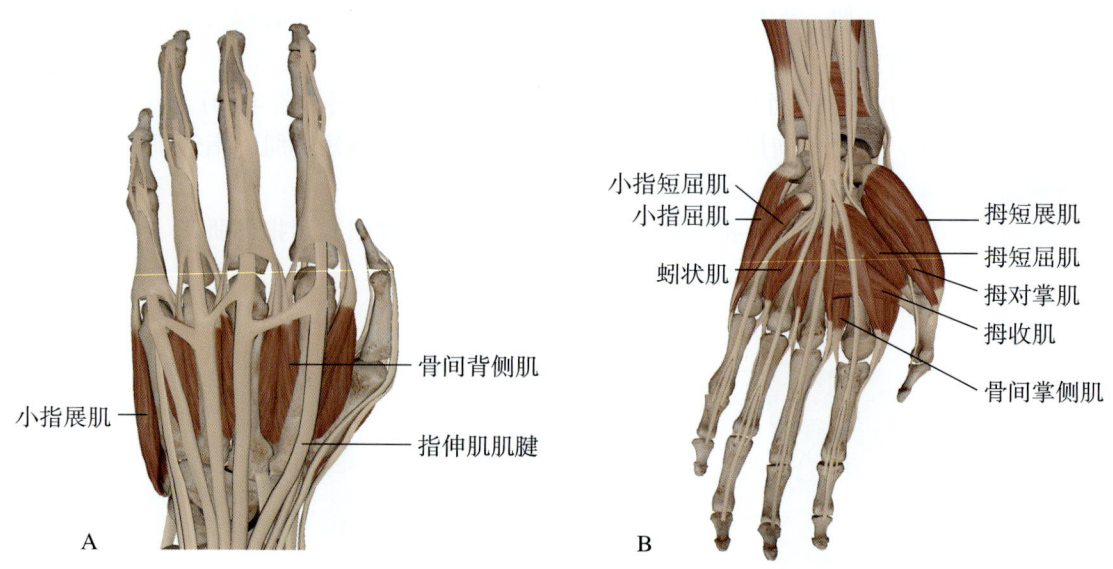

图 4-61 手肌
A．后面观；B．前面观

（2）后群：位于臀部，故又称**臀肌**（图 4-63），包括臀大肌、臀中肌、臀小肌、梨状肌、闭孔内肌、闭孔外肌和股方肌。

臀大肌（gluteus maximus）位于臀部浅层，呈四边形，肥厚、强大，形成臀部膨隆的外形。作用：使髋关节后伸和旋外。

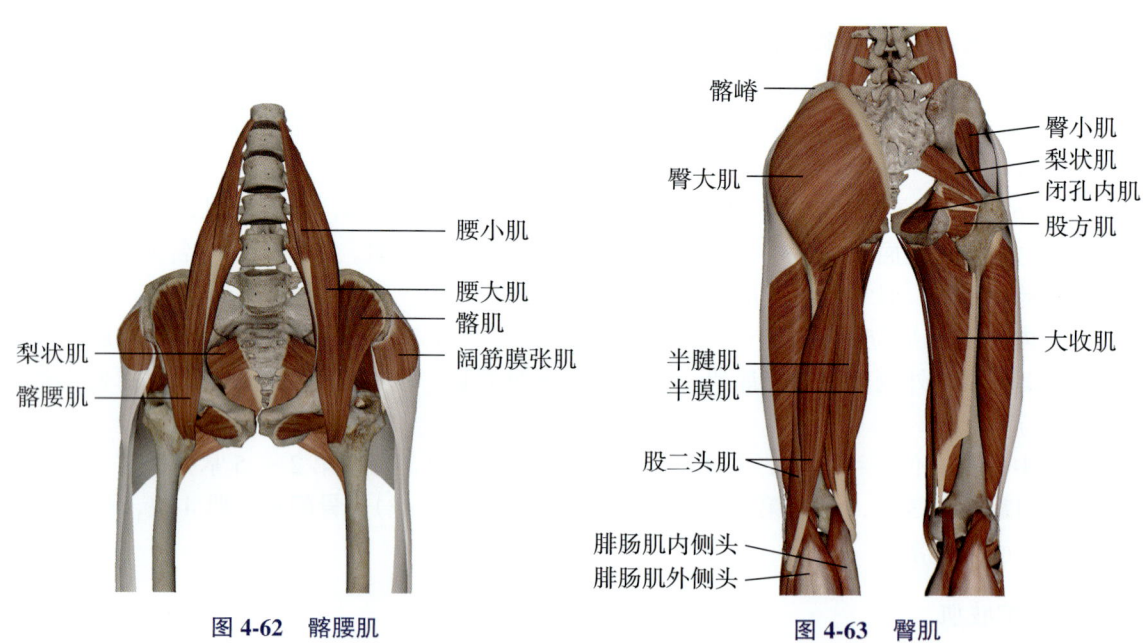

图 4-62　髂腰肌　　　　　图 4-63　臀肌

知识链接

臀大肌注射的定位

人体在臀中部区域有大量的血管、神经穿出盆腔到达臀部，分布于臀部和下肢的肌肉及皮肤。而人体最长、最粗大的坐骨神经在臀大肌的深面，经梨状肌下孔出骨盆，分布于大腿后部、小腿和足的肌肉和皮肤。因此臀肌药物肌内注射时定位一定要远离重要的血管、神经。臀大肌注射时需注意避开坐骨神经，可用"十字"定位法：从臀裂最顶点向左或向右，划一水平线，然后自髂嵴最高点做一垂直线，将一侧臀部分为4个象限，取其外上象限，即为注射区域。

养成科学、严谨的职业态度

肌内注射位置不当导致坐骨神经损伤

某患儿，女，4岁，因发热（体温39℃）、流脓涕、精神不振，到某卫生院就诊，拟诊断为"急性上呼吸道感染"，给予左侧臀肌注射抗生素治疗。注射后回到家中，患儿左臀部酸痛、麻木，左下肢疼痛，不能站立、行走，并出现了足尖下垂的表现。遂于注射2小时后返回该院注射室，检查发现注射进针点位于左臀部正中，左下肢肌力2级。

本案例中，护士为患儿进行臀肌注射时，违反操作规范，偏离注射的安全区，造成患儿左坐骨神经损伤，左下肢瘫痪，属于医疗事故。同学们要扎实掌握人体解剖学基础知识，在未来临床工作中严格执行操作规范和治疗流程，养成科学、严谨的学习和工作态度，杜绝医疗事故的发生。

阅读思考：
1. 在患儿不配合的时候，作为医务工作者，应该怎么做？
2. 说说你对"医患沟通"的理解。如何改善医患关系？

2. 大腿肌 位于股骨周围，分前群、内侧群和后群。

（1）**前群**：位于股骨前面（图4-64），包括缝匠肌和股四头肌。

1）**缝匠肌**（sartorius）：是人体最长的肌，呈长带状。作用：屈髋关节和膝关节。

2）**股四头肌**（quadriceps femoris）：为全身体积最大的骨骼肌，有4个头：**股直肌**位于大腿最前面；**股内侧肌**和**股外侧肌**分别起自大腿的前内侧和外侧面；**股中间肌**位于股直肌深面。作用：伸膝关节；股直肌还有屈髋关节的作用。

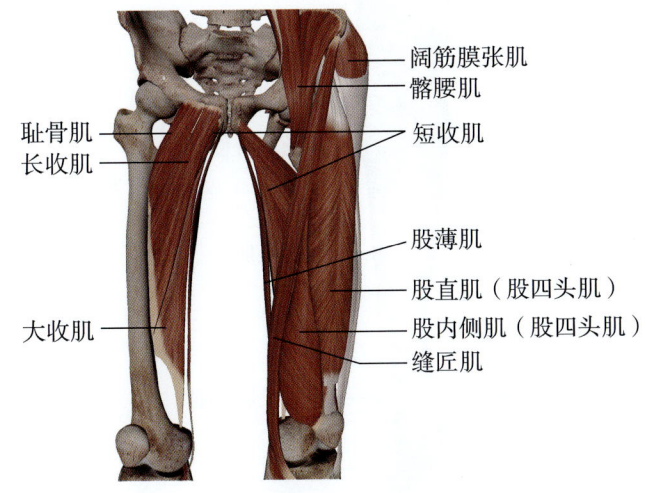

图4-64 大腿肌

（2）**后群**：位于股骨后面，包括**股二头肌**、**半腱肌**、**半膜肌**3块肌（图4-63）。作用：伸髋关节、屈膝关节。

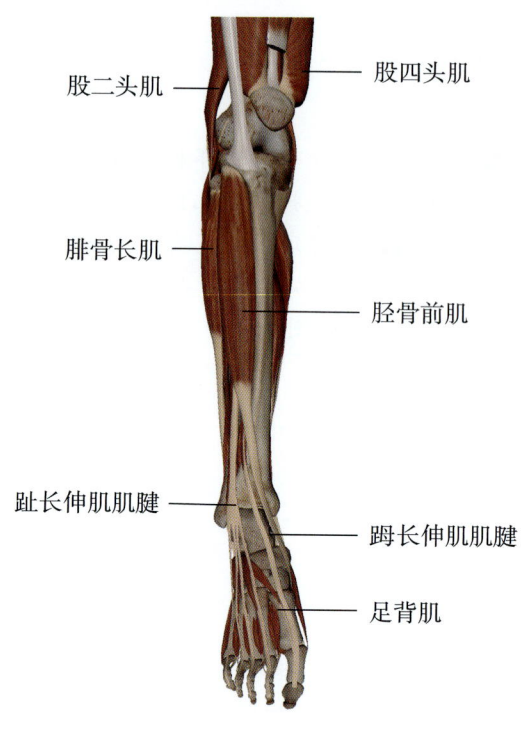

图 4-65 小腿肌前群

（3）内侧群：位于股骨内侧，有 5 块肌，包括**耻骨肌**（pectineus）、**长收肌**（adductor longus）、**股薄肌**（gracilis）、**短收肌**（adductor brevis）和**大收肌**（adductor magnus）（图 4-64）。作用：主要使髋关节内收。

3．**小腿肌**　位于胫骨、腓骨周围，分前群、外侧群和后群。

（1）**前群**：前群肌有 3 块，位于小腿前面，由胫侧向腓侧依次为胫骨前肌、跛长伸肌和趾长伸肌（图 4-65）。作用：使足背屈、内翻、伸跛趾。

（2）**外侧群**：位于腓骨外侧，有浅层的腓骨长肌和深层的腓骨短肌。作用：使足跖屈、内翻。

（3）**后群**：位于小腿后方，分浅、深两层（图 4-66）。

浅层为**小腿三头肌**（triceps surae），由表浅的**腓肠肌**及深面的**比目鱼肌**组成。腓肠肌有内、外侧两头，分别起自股骨内、外侧髁；比目鱼肌起自胫、腓骨上端的后面，三头会合，肌腹向下移行为一条粗大的**跟腱**（tendo calcaneus），止于跟骨结节。作用：屈踝关节（跖屈），并可屈膝关节。小腿三头肌对于稳定踝关节、防止身体前倾、维持直立姿势具有重要作用。

深层主要有 3 块肌，自胫侧向腓侧依次为趾长屈肌、胫骨后肌和跛长屈肌。

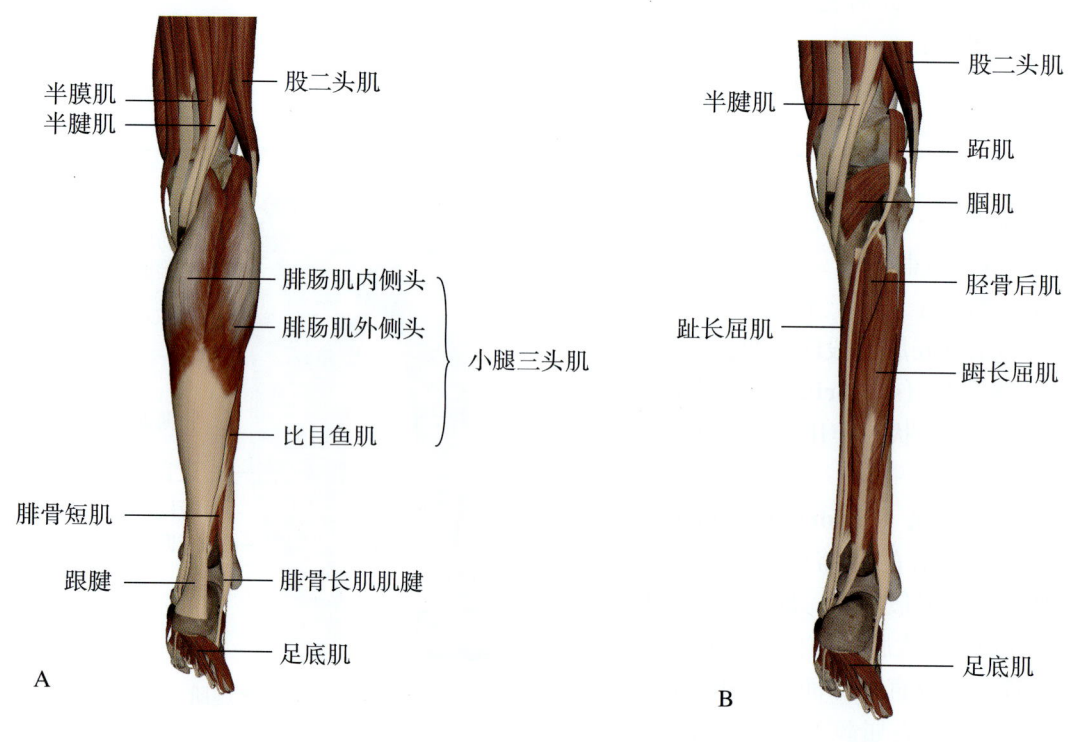

图 4-66　小腿肌后群
A．浅层；B．深层

4．**足肌**　可分为**足背肌**和**足底肌**。足背肌较弱小，有跛短伸肌和趾短伸肌 2 块，可协助伸踇和伸趾。足底肌分为内侧群、中间群和外侧群，主要作用是协助屈趾和维持足弓。

（宋　宇　肖　颖）

 自测题

一、单项选择题

1. 属于短骨的是
    A．指骨 B．锁骨
    C．椎骨 D．跟骨
    E．趾骨
2. 胸椎的特点是
    A．有横突孔 B．椎体高大
    C．棘突水平 D．横突有肋凹
    E．上、下关节面呈矢状位
3. 颈椎的结构特点是
    A．横突有横突孔 B．第1颈椎有齿突
    C．第2颈椎称隆椎 D．第7颈椎称枢椎
    E．第7颈椎棘突分叉
4. 关于鼻旁窦的描述，正确的是
    A．蝶窦开口于中鼻道 B．前筛窦开口于上鼻道
    C．额窦开口于中鼻道 D．上颌窦开口于下鼻道
    E．后筛窦开口于中鼻道
5. 体表易摸到的骨性标志是
    A．肩胛下窝 B．内踝
    C．股骨头 D．椎体
    E．骶骨岬
6. 滑膜关节的基本结构是
    A．关节面、关节囊、韧带 B．关节面、关节囊、关节软骨
    C．关节面、关节囊、关节腔 D．关节面、关节腔、关节盘
    E．关节面、关节腔、关节唇
7. 关于髋关节的描述，正确的是
    A．由耳状关节面和股骨头构成 B．关节囊薄而松弛
    C．有股骨头韧带相连 D．运动幅度比肩关节大
    E．没有关节唇
8. 肘关节不具有的结构是
    A．桡骨环状韧带 B．桡尺近侧关节
    C．肱桡关节 D．肱尺关节
    E．关节盘
9. 关于颞下颌关节的叙述，错误的是
    A．有关节盘 B．有关节唇
    C．可使下颌骨上提和下降 D．可使下颌骨前进和后退

E．可使下颌骨进行侧方运动

10．关于膈的描述，错误的是
- A．有3个裂孔
- B．食管裂孔有迷走神经通过
- C．收缩时，膈穹窿上升，助呼气
- D．主动脉裂孔有胸导管通过
- E．中心部为腱性结构

11．关于胸锁乳突肌的描述，正确的是
- A．起自胸骨
- B．起自锁骨
- C．一侧收缩，使头偏向对侧
- D．一侧收缩，使面转向同侧
- E．双侧收缩，可使头后仰

12．能同时屈髋又屈膝的肌是
- A．股二头肌
- B．股四头肌
- C．股直肌
- D．股中间肌
- E．缝匠肌

13．构成肩袖的肌中不包括
- A．冈上肌
- B．冈下肌
- C．小圆肌
- D．大圆肌
- E．肩胛下肌

14．不属于大腿肌内侧群的是
- A．耻骨肌
- B．大收肌
- C．股薄肌
- D．短收肌
- E．股内侧肌

二、名词解释

1．胸骨角
2．翼点
3．椎间盘
4．胸廓
5．骨盆

三、问答题

1．试述上、下肢可以触及的骨性标志。
2．使肘关节屈、伸的肌各有哪些？
3．呼吸肌有哪些？各有何作用？

第五章 消化系统

数字资源

学习目标

通过本章内容的学习，学生应能够：

识别

1. 说出消化系统的组成；上、下消化道的概念；口腔的境界；唾液腺的位置；咽的形态、位置和分部；食管的三个狭窄；胃的形态、位置和分部；十二指肠的形态、位置和分部；阑尾根部的体表投影；直肠的形态特点；肝的位置、形态结构；胆囊的形态、位置及胆囊底的体表投影，输胆管道的组成。
2. 复述消化和吸收的概念；机械性消化和化学性消化的概念；消化道平滑肌的一般生理特性；胃和小肠的运动形式及生理作用；食物在口腔及大肠内的消化；胃肠激素的主要生理作用；胃液、胰液和胆汁的成分与作用，吸收的主要部位；铁和钙的吸收形式及影响因素。
3. 说出腹膜、腹腔和腹膜腔的概念。

理解

1. 对比空肠、回肠的形态学特点。
2. 归纳胆汁的储存和排泄途径。
3. 解释糖、蛋白质和脂肪在消化道中的消化和吸收机制。
4. 分析消化道的神经支配及消化活动的反射性调节。

运用

1. 认识消化与饮食、健康的关系，运用所学知识开展健康科普宣传教育。
2. 运用所学知识，理解消化系统常见疾病的病因，分析可能出现的临床表现及相关的解剖生理学基础。

思政

1. 养成健康饮食、爱粮节粮的生活习惯。
2. 树立开展健康科普宣传教育、服务社会的意识。

第一节 概 述

一、消化系统的组成和功能

消化系统（alimentary system）由消化管和消化腺两部分组成（图5-1）。

消化管（alimentary canal）是指从口腔至肛门的一条粗细不等而弯曲的长管道，其各部分的形态、结构、功能不同，包括口腔、咽、食管、胃、小肠（十二指肠、空肠和回肠）和大肠（盲肠、阑尾、结肠、直肠和肛管）。临床上通常将从口腔至十二指肠的这段消化管称**上消化管**，空肠及以下的这部分消化管称**下消化管**。

消化腺（alimentary gland）是分泌消化液的腺体，分为大消化腺和小消化腺。**大消化腺**是独立存在的器官，其分泌的消化液经导管流入消化管腔内，包括大唾液腺、肝和胰；**小消化腺**是位于整个消化管管壁内的无数小的腺体，如唇腺、颊腺、舌腺、食管腺、胃腺、肠腺。

消化系统的主要功能是消化食物，吸收营养物质，排出食物残渣。此外，口腔、咽等与呼吸、发音和语言等活动有关。消化器官还具有重要的内分泌功能及免疫功能。

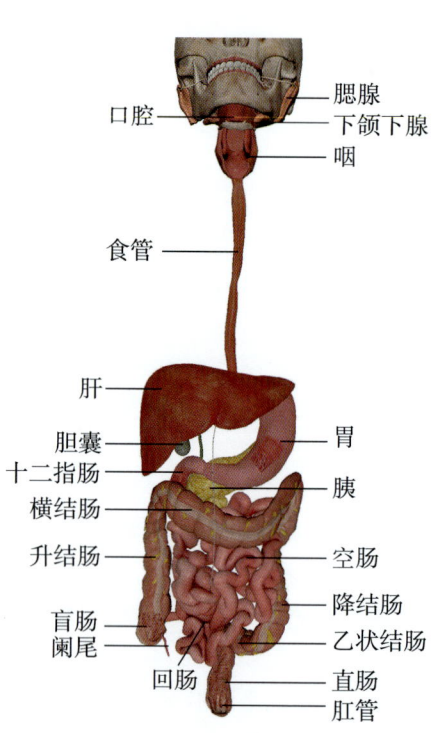

图5-1 消化系统示意图

健康饮食，珍惜粮食，杜绝浪费

落实"光盘行动"，从我做起

消化与饮食关系密切。饮食要讲究科学营养，健康又不浪费。俗话说"民以食为天，食以粮为先"。近年来，虽然我国粮食人均占有量远高于国际粮食安全标准线，粮食安全基础牢固。但从中长期来看，我国粮食供求总体上仍处于紧平衡状态，粮食各环节的损失浪费不容忽视。为此，应认真贯彻落实习近平总书记关于制止餐饮浪费行为的重要指示精神，坚决制止餐饮浪费行为，切实培养节约习惯，在全社会营造浪费可耻、节约光荣的氛围。

阅读思考：
1．作为一名在校大学生，应如何做到健康饮食？
2．写一篇关于"爱粮节粮、厉行节约"的倡议书。

二、消化管壁的一般结构

除口腔外，消化管壁由内向外一般可分为黏膜、黏膜下层、肌层和外膜4层（图5-2）。

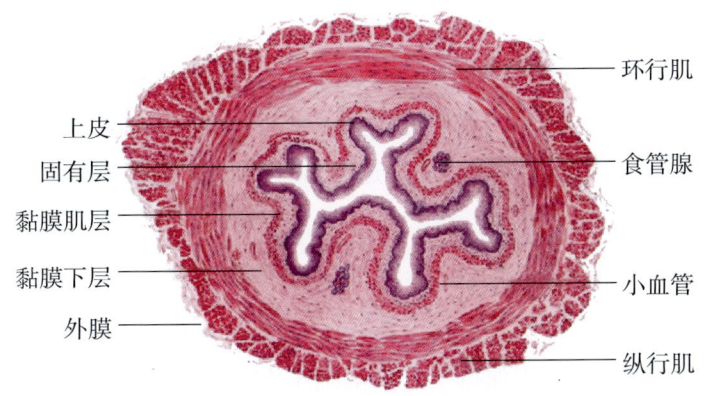

图 5-2 消化管壁微细结构（食管）

（一）黏膜

黏膜（mucosa）位于消化管壁的最内层，是消化管进行消化和吸收的重要结构。黏膜由内向外依次分为上皮、固有层和黏膜肌层。

1. 上皮 衬于消化管腔内面。口腔、食管和肛管下部为复层扁平上皮，具有保护功能。其余部分为单层柱状上皮，具有保护、消化与吸收等功能。

2. 固有层 由结缔组织组成，内含小消化腺、血管、淋巴管等。

3. 黏膜肌层 由1～2层很薄的平滑肌组成。平滑肌的舒缩可以改变黏膜的形态，促进腺体分泌物的排出和血液、淋巴的运行，有助于食物消化和营养物质的吸收。

（二）黏膜下层

黏膜下层（submucosa）是富含较大的血管、淋巴管、数量不等的淋巴组织和黏膜下神经丛的疏松结缔组织。在消化管的某些部位，黏膜和黏膜下层共同突入管腔形成**皱襞**，扩大黏膜的表面积。

（三）肌层

肌层（muscularis）较厚。除口腔、咽、食管上段以及肛门外括约肌等处为骨骼肌外，其余部分均为平滑肌，一般分为内环行和外纵行两层，两层间有少量结缔组织和肌间神经丛。肌肉的舒张和收缩形成消化管的蠕动，使消化液与消化管内的食物充分混合，并不断地将食物向远端推进。

（四）外膜

外膜（adventitia）位于消化管的最外层，为纤维膜或浆膜。

三、消化道平滑肌的生理特性

在整个消化管中，除了消化管两端为骨骼肌外，其余大部分为平滑肌。消化管平滑肌也具有肌组织的共同特性，如兴奋性、传导性、收缩性和伸展性，但由于结构、生理活动和功能不同，又有其自身的特性。

（一）兴奋性低

与骨骼肌和心肌相比，消化管平滑肌的兴奋性低，收缩的潜伏期、收缩期和舒张期的时程均较长。该特性使食物在消化管内停留时间延长，以利于消化和吸收。

（二）富有伸展性

消化管平滑肌能适应实际的需要而作很大的伸展。在进食之后，它可以比平时伸长数倍，胃表现得最为明显，可容纳数倍于自己原体积的食物，而心肌和骨骼肌的伸展性不能超过原来长度的50%。对一个中空的容纳器官来说，这一特性可以使它容纳较多的食物而不发生明显的压力变化。

（三）具有紧张性

消化管平滑肌经常保持一种微弱的持续收缩状态，称为平滑肌的紧张性或紧张性收缩。由于这种紧张性的存在，使消化管内保持一定的基础压力，并维持一定的形态和位置。消化管的各种收缩运动也是在平滑肌紧张性收缩的基础上进行的。平滑肌的紧张性是肌源性的，切断支配平滑肌的外来神经后，紧张性仍然存在，但在整体情况下，消化管平滑肌的紧张性在一定程度上受中枢神经系统和激素的调节。

（四）自动节律性

消化管平滑肌在离体后，置于适宜的环境中，仍能进行自主的节律性运动，但较心肌缓慢且不稳定。

（五）对不同性质的刺激敏感性不同

消化管平滑肌对不同性质的刺激敏感性不同，对化学性刺激、温度变化和牵张刺激很敏感，而对电刺激、切割、烧灼不敏感。

四、胸部标志线和腹部分区

为了便于描述内脏各器官的位置和体表投影，通常在胸、腹部表面做若干标志线和分区（图5-3）。

（一）胸部标志线

1. 前正中线　沿胸壁前面正中所做的垂线。

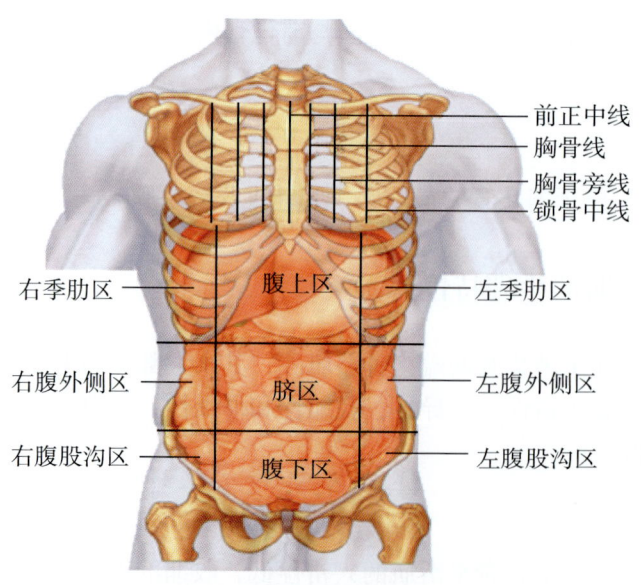

图5-3　胸部标志线与腹部分区

2. **胸骨线**　沿胸骨外侧缘所作的垂线。

3. **锁骨中线**　经锁骨中点所作的垂线。在男性，相当于经乳头所作的垂线。

4. **胸骨旁线**　沿胸骨线与锁骨中线之间的中点所作的垂线。

5. **腋前线**　经腋前襞所作的垂线。

6. **腋后线**　经腋后襞所作的垂线。

7. **腋中线**　经腋前、后线的中点所作的垂线。

8. **肩胛线**　经肩胛骨下角所作的垂线。

9. **后正中线**　沿身体后面正中所作的垂线。

（二）腹部分区

1. **四分法**　通过脐做一水平线和一垂线，将腹部分为左上腹部、右上腹部、左下腹部和右下腹部四个区。

2. **九分法**　在腹部的前面通常采用两条横线和两条垂线将腹部分成九个区。上横线是两肋弓最低点（相当于第10肋的下缘）之间的连线，下横线是两髂结节之间的连线，两垂线分别是通过两侧腹股沟韧带中点所做的垂线。

上述两横线与两垂线将腹部分为九个区，分别是左季肋区、腹上区、右季肋区、左腹外侧区（左腰区）、脐区、右腹外侧区（右腰区）、左腹股沟区（左髂区）、腹下区（耻区）、右腹股沟区（右髂区）。

第二节　消化管

> **案例导入**
>
> 某患者，男性，35岁。1年前开始间断性出现上腹部疼痛，呈钝痛，空腹时加重，进食后可缓解，无夜间痛，同时伴有反酸、嗳气、胃灼热，未服药。3天前饮酒后腹痛加重，呈绞痛，向后背部放射，伴有恶心，无呕吐。体格检查：T 36.8℃，P 84次/分，R 16次/分，BP 120/80 mmHg。腹平软，上腹部压痛，无反跳痛及肌紧张，肝肋下未触及。双下肢无水肿。辅助检查：胃镜显示食管黏膜光滑；胃窦、胃体黏膜光滑，色泽红白相间，以红为主；十二指肠球部前壁可见1.0 cm×1.2 cm大小的溃疡，底覆厚白苔，周边充血、水肿明显。
>
> 思考题：
> 1. 对患者实施胃镜检查，分析胃镜从口腔到十二指肠所经过的路径。
> 2. 简述胃的形态、位置。
> 3. 简述小肠的分部。
> 4. 如何开展健康饮食宣传？

一、口腔

口腔（oral cavity）是消化管的起始部，向前借口裂通外界，向后经咽峡与咽相续。其以上、下牙弓为界分为**口腔前庭**（oral vestibule）和**固有口腔**（oral cavity proper）两部分。口腔前庭为位于上唇、下唇、颊、上牙弓、下牙弓之间的狭窄空隙；固有口腔为位于牙弓至咽峡之间的部分。当上、下牙咬合时，口腔前庭和固有口腔借第三磨牙（最后一颗磨牙）后方间隙相通。临床上当患者牙关紧闭时，可借此间隙放置开口器以免舌咬伤，或由此插管注入药物和营养物质。

（一）口腔的境界

1. 口腔前壁 为**唇**（lip），分为上唇和下唇。上、下唇之间的裂隙称**口裂**，其左、右两侧结合处称**口角**。上唇的两侧与颊交界处，各有一弧形的浅沟，称**鼻唇沟**。上唇皮肤正中线上有一纵沟，称**人中**（philtrum），为人类特有的结构。此沟的中上 1/3 交界处为人中穴，昏迷患者急救时常在此处进行指压或针刺。

2. 口腔侧壁 为**颊**，由颊肌、黏膜和皮肤构成。在平对上颌第二磨牙牙冠的黏膜处有腮腺导管的开口。

3. 口腔上壁 为**腭**，分隔鼻腔与口腔，其前 2/3 为**硬腭**，主要以骨腭为基础，覆以黏膜而构成；后 1/3 为**软腭**，主要由骨骼肌、肌腱和黏膜构成。软腭后部逐渐向后下方倾斜，其后缘游离，中部向下的突起称**腭垂**，两侧为两对弓形的黏膜皱襞，前方的皱襞连于舌根的外侧，称**腭舌弓**；后方的皱襞向下移行于咽的侧壁，称**腭咽弓**。两弓之间略呈三角形的凹陷区称**扁桃体窝**，内容纳腭扁桃体。由腭垂、两侧的腭舌弓及舌根共同围成**咽峡**（isthmus of fauces），是口腔与咽的分界线（图 5-4）。

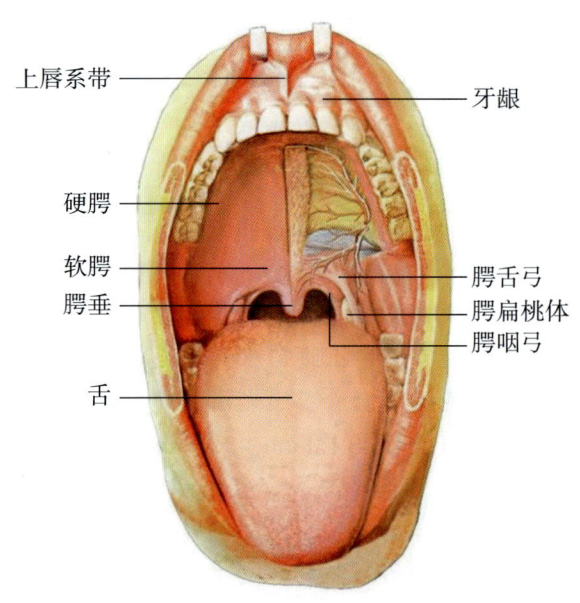

图 5-4 口腔及咽峡

4. 口腔下壁 即口腔底，由黏膜、肌和皮肤构成。

（二）口腔内器官

1. 舌（tongue） 位于口腔底，由骨骼肌和黏膜构成，具有搅拌食物、协助咀嚼、感受味觉和辅助发音等功能。

（1）**舌的形态**：舌分为上、下两面，上面又称**舌背**。以舌背上的"V"形界沟为界，舌分为舌体和舌根两部分（图 5-5）。舌体占前 2/3，其前端为舌尖，舌根占后 1/3。舌的下面即腹面，黏膜光滑，在其正中线上有一条纵行的黏膜皱襞连于口腔底，称**舌系带**。其根部两侧各有

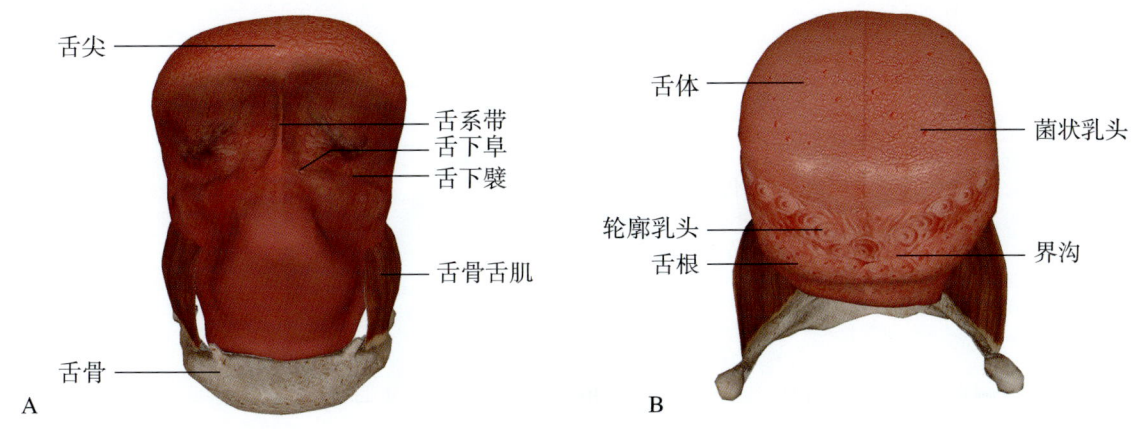

图 5-5 舌的形态
A. 下面观；B. 后面观

一圆形黏膜隆起，称**舌下阜**，是下颌下腺管和舌下腺大管的开口处。自舌下阜向后外侧延续的黏膜皱襞，称**舌下襞**，其深面埋有舌下腺，舌下腺小管直接开口于其表面（图 5-5A）。

（2）**舌黏膜**：被覆于舌的表面，呈淡红色。舌背和舌两侧的黏膜表面有许多小突起，称**舌乳头**。根据其形态及功能的不同，分为 4 种（图 5-5B）：①**丝状乳头**，数量最多，体积最小，呈白色，具有一般感觉功能；②**菌状乳头**，呈钝圆形，散在于丝状乳头之间，数目较少，呈红色小点状；③**叶状乳头**，位于舌侧缘的后部，呈叶片状，在人类不发达；④**轮廓乳头**，排列于界沟的前方，有 7～11 个，体积最大。其中轮廓乳头、叶状乳头、菌状乳头含有味觉感受器，称**味蕾**，有感受味觉刺激的功能。在舌根部的黏膜内有淋巴组织聚集成的大小不等的结节，称**舌扁桃体**。

（3）**舌肌**：为骨骼肌，分为舌内肌和舌外肌（图 5-6）。**舌内肌**的起、止点均在舌内，收缩时，可使舌缩短、变窄或变薄。**舌外肌**起于舌外，止于舌内，有 4 对，收缩时改变舌的位置。其中以颏舌肌在临床上最为重要。**颏舌肌**起于下颌骨的颏棘，肌纤维呈扇形向后上方分散，止于舌体中线两侧。颏舌肌左、右各一，两侧同时收缩时，舌前伸；一侧收缩时，舌尖偏向对侧。如一侧颏舌肌瘫痪时，伸舌时舌尖偏向瘫痪侧。

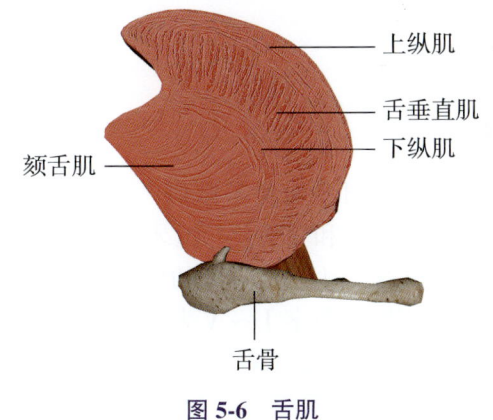

图 5-6 舌肌

2. 牙（teeth） 是人体最坚硬的器官，嵌于上、下颌骨的牙槽内，分别排列成上、下牙弓，具有切割、撕裂、磨碎食物和辅助发音等功能。

（1）**牙的形态**：牙分为牙冠、牙颈、牙根三部分。暴露于口腔内的称**牙冠**；嵌于牙槽内的称**牙根**；介于牙冠与牙根之间被牙龈包绕的部分，称为**牙颈**。

牙的内腔称**牙腔**，在牙冠内的部分称**牙冠腔**，在牙根内的部分称**牙根管**。牙根管开口于牙根尖端的**牙根尖孔**，牙的血管、淋巴管和神经通过牙根尖孔和牙根管出入牙腔，并与牙腔内的结缔组织构成牙髓。由于牙髓内含有丰富的感觉神经末梢，故牙髓发炎时可引起剧烈的疼痛。

（2）**牙的构造**：牙由**牙质**、**釉质**、**牙骨质**和**牙髓**（dental pulp）构成（图 5-7）。牙质构成牙的主体，呈淡黄色；在牙冠部的牙质外面覆有釉质，为人体内最坚硬的组织；在牙根及牙颈的牙质外面包有牙骨质，其结构与骨组织类似。牙髓位于牙腔内，由血管、神经和结缔组织构成。

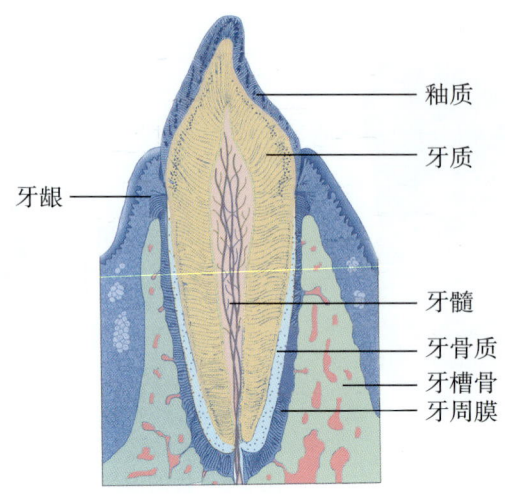

图 5-7　牙的构造

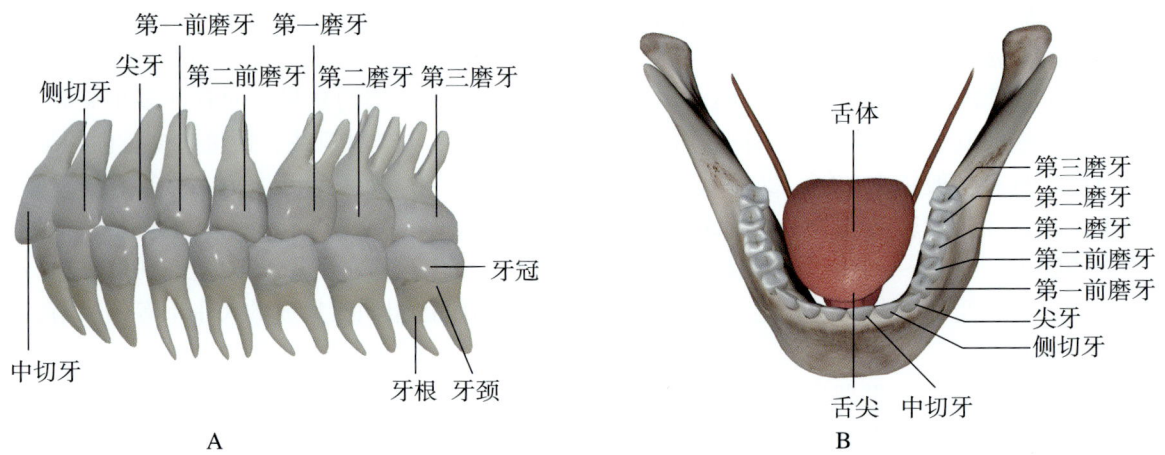

图 5-8　恒牙
A. 恒牙（侧面观）；B. 恒牙（上面观）和舌

（3）**牙的分类与排列**：人的一生中有两套牙发生，即**乳牙**和**恒牙**。乳牙 20 个，分为乳切牙、乳尖牙和乳磨牙。恒牙共计 32 个，分为切牙、尖牙、前磨牙和磨牙（图 5-8）。

临床上为了记录牙的位置，以被检查的方位为准，用"+"记号记录牙的排列形式，即**牙式**。用罗马数字 I～V 表示乳牙；用阿拉伯数字 1～8 表示恒牙，如"⌐II"表示左上颌乳侧切牙，"₂⌐"表示右下颌侧切牙。

（4）**牙周组织**：包括牙龈、牙周膜、牙槽骨三部分，对牙有保护、支持和固定作用（图 5-7）。

健康科普宣传教育，服务社会

全国爱牙日

龋病、牙周疾病是损害人民群众口腔健康的常见病、多发病，更是危害儿童、青少年健康和生长发育最常见的口腔疾病。解决牙病问题的根本出路在于预防。1989 年，由国家卫生部、全国爱卫会、国家教委、文化部、广电部、全国总工会、全国妇联、共青团中央、全国老龄委九个部委联合签署，确定每年的 9 月 20 日为"全国爱牙日"，全国爱牙日的宗旨是通过爱牙日活动，广泛动员社会的力量，在群众中进行牙病预防。建立"全国爱牙日"是中国开展群众性口腔健康教育活动的一个创举,是推动我国牙病预防保健事业发展的一项重要举措。作为医学生,在"全国爱牙日"亦可以赴社区、校园、街头积极开展口腔健康科普宣传教育。

阅读思考:
1. 谈谈医疗科普宣传教育对于人民群众健康的意义。
2. 检索资料,谈谈口腔健康护理的措施。

(三)口腔腺

口腔腺(oral gland)又称唾液腺,是开口于口腔内各种腺体的总称,分为大、小两类。大唾液腺有3对,即腮腺、下颌下腺和舌下腺(图5-9),其分泌的唾液具有清洁口腔和初步消化食物等功能;小唾液腺属于黏液腺,数目较多,包括唇腺、颊腺和舌腺等。

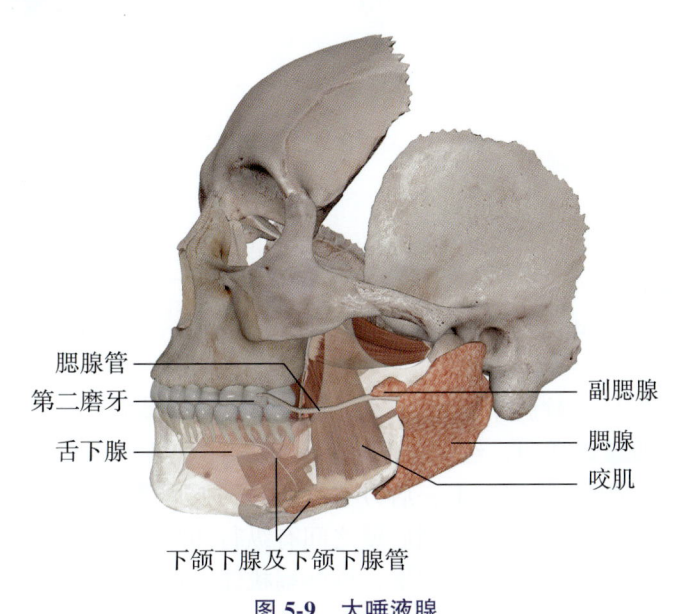

图 5-9 大唾液腺

1. 腮腺(parotid gland) 为最大的一对口腔腺,形状不规则,位于耳郭的前下方、咬肌后缘。**腮腺管**发自腮腺的前缘,在颧弓下方一横指处向前越过咬肌表面,穿颊肌开口于上颌第二磨牙牙冠相对的颊黏膜上。

2. 下颌下腺(submandibular gland) 呈扁椭圆形,位于下颌骨下缘与二腹肌前、后腹围成的下颌下三角内,其腺管开口于舌下阜。

3. 舌下腺(sublingual gland) 呈扁长圆形,位于口腔底舌下襞的深面。其腺管分大、小两种,一条大腺管与下颌下腺管共同开口于舌下阜;多条小腺管直接开口于舌下襞黏膜的表面。

二、咽

(一)咽的位置和形态

咽(pharynx)为前后略扁、上宽下窄的漏斗形肌性管道。位于颈椎前方,上端起自颅底,下端在第6颈椎下缘续于食管,是呼吸道和消化道的共同通道。咽的前壁不完整,自上而下分别与鼻腔、口腔和喉腔相通（图 5-10）。

（二）咽的分部与交通

咽以软腭后缘及会厌上缘为界，自上而下分为鼻咽、口咽和喉咽三部分（图 5-10，图 5-11）。

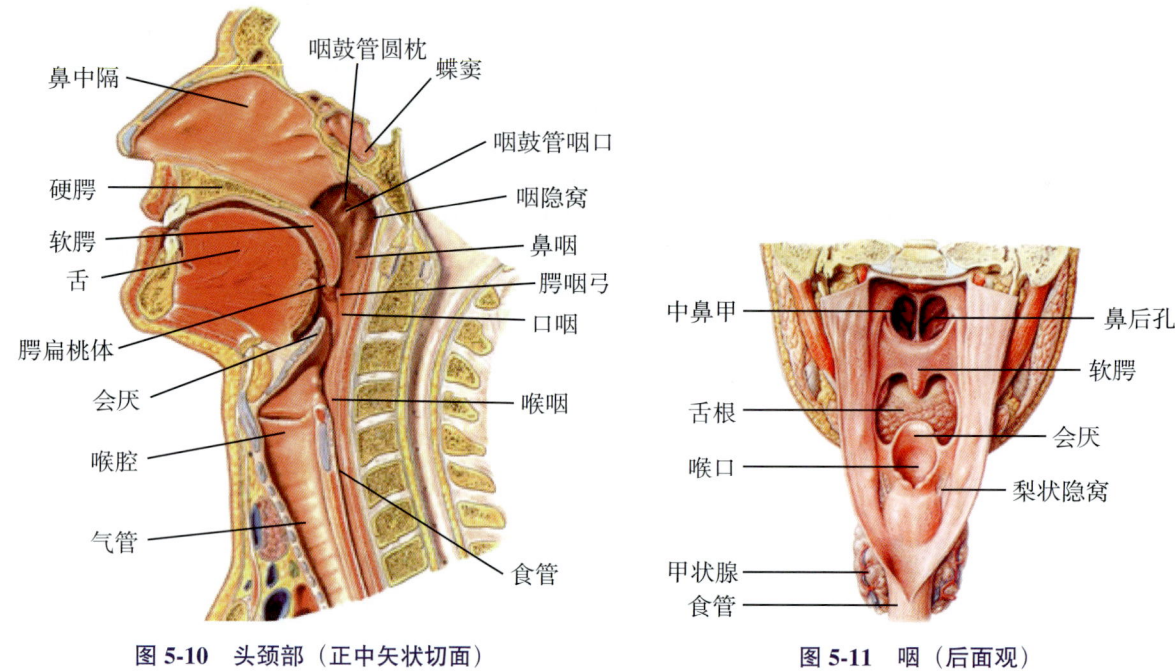

图 5-10　头颈部（正中矢状切面）　　　　图 5-11　咽（后面观）

1．**鼻咽**　位于鼻腔后方软腭平面以上，向前经鼻后孔通鼻腔。在鼻咽的侧壁上，正对下鼻甲后方 1.0 cm 处有**咽鼓管咽口**，经咽鼓管通向中耳鼓室，正常时处于闭合状态，当吞咽或打哈欠时张开。在咽鼓管咽口的前、上、后方有一明显的弧形隆起，称**咽鼓管圆枕**，是寻找咽鼓管咽口的标志。咽鼓管圆枕的后方与咽后壁之间有纵行凹陷，称**咽隐窝**，是鼻咽癌的好发部位。鼻咽的后壁上部黏膜内有淋巴组织积聚，称**咽扁桃体**，在幼年期较丰富。

2．**口咽**　位于软腭与会厌上缘之间，向前经咽峡通口腔，上接鼻咽，下续喉咽。口咽侧壁上，在腭舌弓与腭咽弓之间有一三角形凹窝，称**扁桃体窝**，窝内容纳腭扁桃体。**腭扁桃体**（palatine tonsil）由淋巴组织构成，参与机体的免疫功能，但腭扁桃体是细菌存留和感染的好发部位。

腭扁桃体、舌扁桃体、咽扁桃体在鼻腔和口腔通咽处共同围成**咽淋巴环**，对消化道和呼吸道具有防御功能。

3．**喉咽**　是咽的最下部，位于喉的后方，介于会厌上缘平面与第 6 颈椎体下缘平面之间，向下移行为食管，向前经喉口通喉腔。喉咽是咽腔最狭窄的部分，在喉口的两侧各有一个深窝，称**梨状隐窝**，为异物易滞留的部位。

三、食管

（一）食管的位置和形态

食管（esophagus）为一前后略扁的肌性管道，是消化管中最狭窄的部分。上端于第 6 颈椎体下缘平面续咽，下行穿过膈的食管裂孔，下端约于第 11 胸椎左侧连于胃，全长约 25 cm。

整个食管贴近脊柱的前方下行,其前方自上而下分别与气管、左主气管和心包等相邻。按其行程,可分为**颈部、胸部和腹部**:①颈部,较短,长约 5 cm,自始端至胸骨颈静脉切迹平面,居于气管与颈椎之间;②胸部,较长,长 18～20 cm,自颈静脉切迹平面至膈的食管裂孔;③腹部,最短,长仅 1～2 cm,自食管裂孔至胃的贲门(图 5-12A)。

(二)食管的狭窄

食管由于受到自身结构特点和邻近器官的影响,全长有 3 处生理性狭窄(图 5-12B):①第一处狭窄位于食管起始处,相当于第 6 颈椎下缘水平,距中切牙约 15 cm;②第二处狭窄位于食管与左支气管交叉处,相当于胸骨角水平,距中切牙约 25 cm;③第三处狭窄位于食管穿膈食管裂孔处,相当于第 10 胸椎水平,距中切牙约 40 cm。这三处狭窄是食管异物容易滞留之处和肿瘤的好发部位,临床插胃管时要注意这些狭窄。

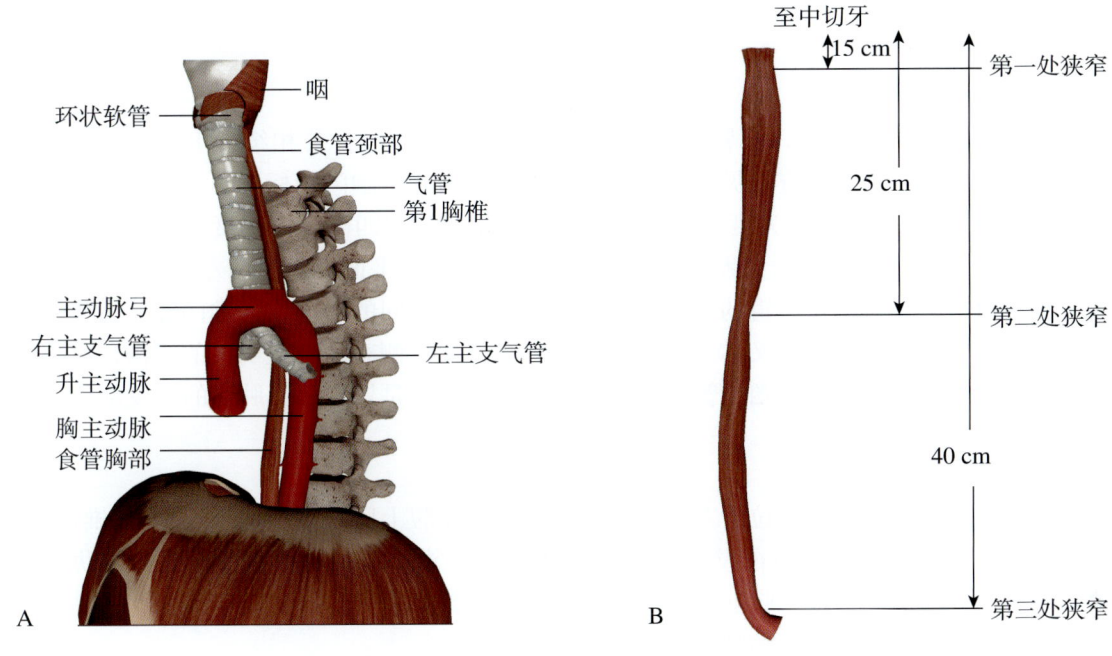

图 5-12 食管
A. 食管的位置;B. 食管的狭窄

> **考点**:食管的狭窄及临床意义
> 考题举例 5-1

四、胃

胃(stomach)是消化管中最膨大的部分,上连食管,下续十二指肠,具有容纳食物、分泌胃液、初步消化、吸收水分及小分子物质等功能。成人胃的容量约为 1500 ml。

(一)胃的形态和分部

1. 胃的形态 胃(图 5-13)是一个肌性囊袋状器官,因体位、体型、年龄、性别及充盈程度等因素的影响而存在差异,分为两壁、两缘和两口。两壁为朝向前上方的前壁和朝向后下方的后壁。两缘为上、下缘。上缘较短,凹向右上方,称**胃小弯**,其最低处弯曲成角,称**角切**

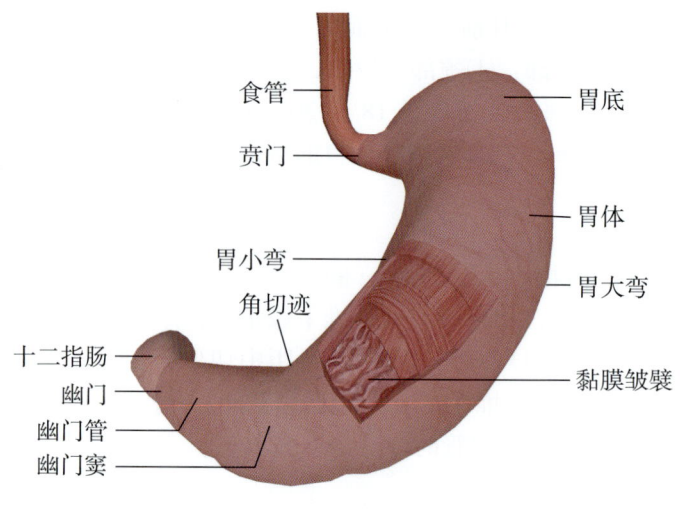

图 5-13 胃

迹；下缘较长，突向左下方，称**胃大弯**。胃的入口称**贲门**，与食管相续；出口称**幽门**，下续十二指肠。在活体，幽门前方可见幽门前静脉，是手术中确定幽门的标志。

2．胃的分部 胃通常分为贲门部、胃底、胃体和幽门部四部分。①**贲门部**：是位于贲门周围的部分，与胃体和胃底的分界不明显；②**胃底**：即贲门平面以上，向左上方膨出的部分，临床上称为**胃穹**；③**胃体**：居胃的中部，即胃底与角切迹之间的部分；④**幽门部**：为位于角切迹与幽门之间的部分，临床上又称为**胃窦**。幽门部在胃大弯侧有一不太明显的浅沟，可将幽门部分为左侧的**幽门窦**和右侧的**幽门管**。幽门部和胃小弯附近是胃溃疡、肿瘤的好发部位。

（二）胃的位置和毗邻

胃在中等充盈时，大部分位于左季肋区，小部分位于腹上区。贲门位于第 11 胸椎体左侧，幽门位于第 1 腰椎体右侧。胃前壁右侧与肝左叶下面相邻，左侧与膈相邻，并为左肋弓所掩盖，位于剑突下方部分直接与腹前壁相贴，是临床上触诊胃的部位。胃后壁与胰、横结肠、左肾和左肾上腺相邻，胃底与膈和脾相邻（图 5-14）。

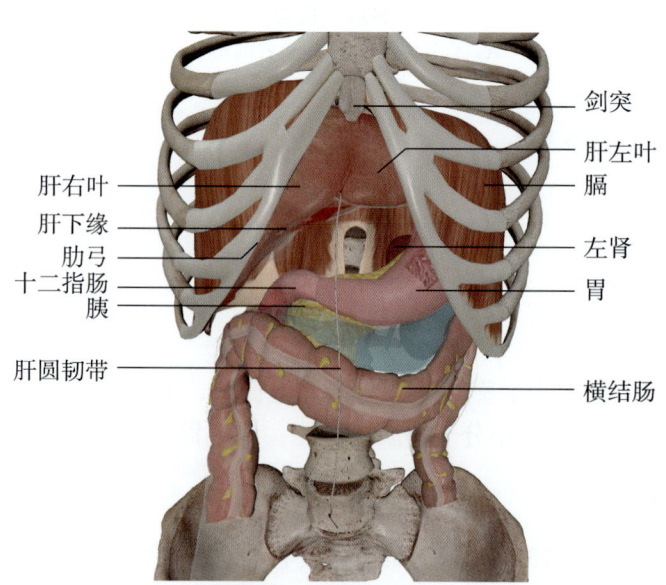

图 5-14 肝和胃的位置

（三）胃壁的微细结构特点

胃壁由内向外分为黏膜、黏膜下层、肌层和外膜4层。其微细结构特点主要表现在黏膜和肌层（图5-15）。

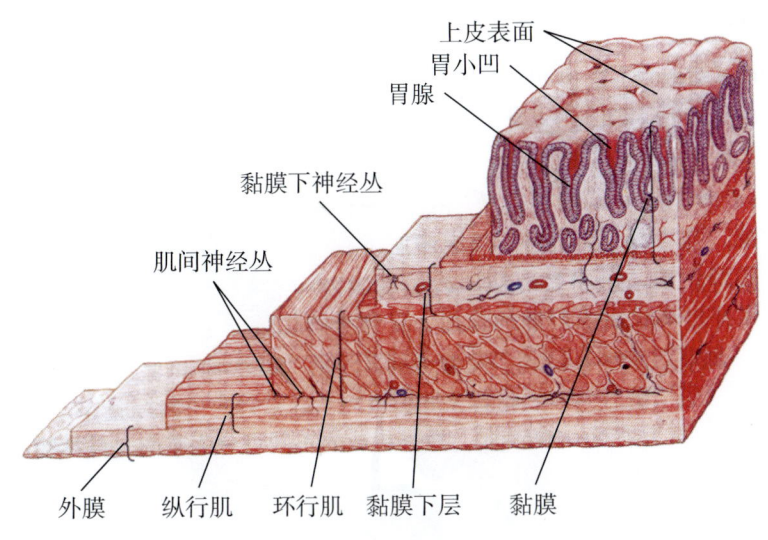

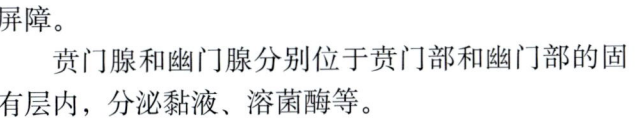

图 5-15　胃壁的结构模式图

1. 黏膜　胃空虚时，胃黏膜形成许多皱襞，充盈时皱襞减少或展平。胃黏膜表面可见许多针尖状的小孔，称胃小凹。

（1）**上皮**：为单层柱状上皮，可分泌含高浓度碳酸氢根离子的黏液，覆盖于上皮表面，形成黏液–HCO_3^-屏障，具有抗酸、抗碱和抗机械摩擦的作用，并防止胃酸和胃蛋白酶对胃黏膜的消化和侵蚀。

（2）**固有层**：为结缔组织，内含大量紧密排列的管状腺，根据所在的部位和结构不同，可分为胃底腺、贲门腺和幽门腺。

胃底腺（fundic gland）分布于胃底和胃体，分为颈、体、底部，开口于胃小凹底部，主要由主细胞、壁细胞和颈黏液细胞组成（图5-16）。①**主细胞**：又称胃酶细胞，数量最多，大多分布于胃腺的底部和体部。主细胞位于基底部，呈柱状，细胞核呈圆形，胞质嗜碱性。功能是分泌胃蛋白酶原。②**壁细胞**：又称泌酸细胞，主要分布于胃腺的体部和颈部。壁细胞胞体较大，细胞呈圆形或锥体形，核圆形，居于细胞中央，胞质嗜酸性。功能是分泌盐酸和内因子。③**颈黏液细胞**：位于胃腺的颈部，细胞呈柱状或烧瓶状，分泌的黏液参与构成胃黏膜屏障。

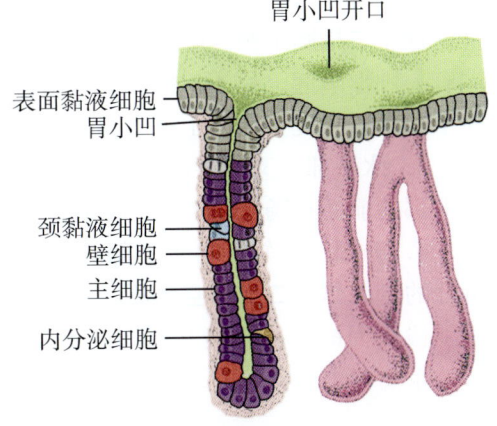

图 5-16　胃上皮和胃底腺模式图

贲门腺和幽门腺分别位于贲门部和幽门部的固有层内，分泌黏液、溶菌酶等。

2. 肌层　较厚，由三层平滑肌构成，外层纵行，中层环行，内层斜行。在幽门处，环形肌增厚形成**幽门括约肌**，其内面覆以黏膜，突入管腔形成皱襞，称**幽门瓣**，有延缓胃内容物排空和阻止十二指肠内容物逆流至胃的作用。

五、小肠

小肠（small intestine）是消化管最长的一段，也是食物进行消化和吸收的主要场所。上起幽门，下续盲肠，成人长 5～7 m，分为十二指肠、空肠和回肠三部分。

（一）十二指肠

十二指肠（duodenum）为小肠的起始部分，介于胃与空肠之间，长约 25 cm，呈"C"字形包绕胰头，可分为上部、降部、水平部和升部 4 部分（图 5-17）。

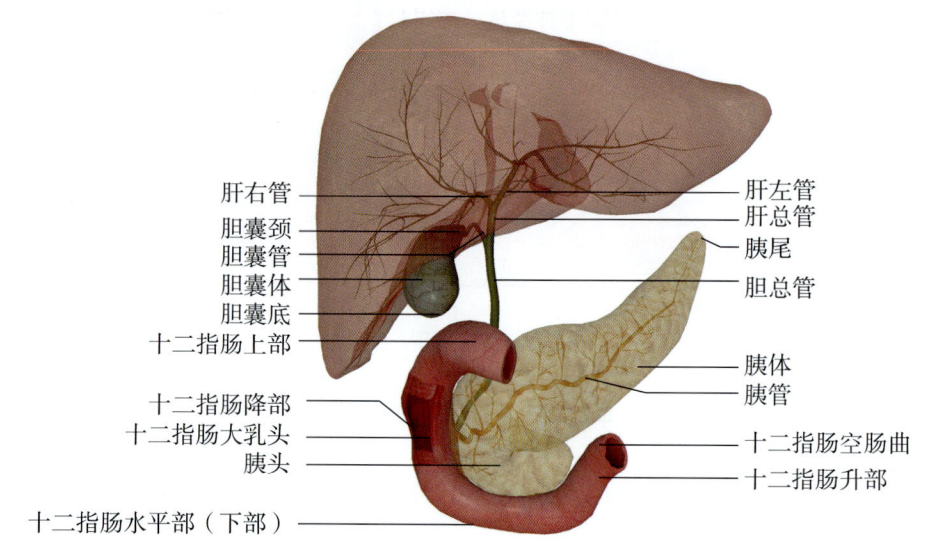

图 5-17　十二指肠和胰

1. **上部**　于第 1 腰椎右侧起自胃的幽门，行向右后方，至肝门下方胆囊颈附近转折向下移行为降部，转折处称**十二指肠上曲**。上部近幽门处的一段肠管，壁薄腔大，内面光滑，无环形皱襞，称**十二指肠球**，是十二指肠溃疡及穿孔的好发部位。

2. **降部**　沿第 1～3 腰椎右侧垂直下行，至第 3 腰椎体高度转折向左移行为水平部，转折处称**十二指肠下曲**。降部内面黏膜环状皱襞发达，在其后内侧壁上有一纵行黏膜皱襞，其下端有一圆形隆起，称**十二指肠大乳头**，是胆总管和胰管的共同开口，距中切牙约 75 cm。有时在十二指肠大乳头上方 1～2 cm 处可见**十二指肠小乳头**，是副胰管的开口。

3. **水平部**　又称**下部**，于第 3 腰椎平面横过下腔静脉和腹主动脉前面向左，移行于升部。水平部的前面有肠系膜上动、静脉跨过。

4. **升部**　最短，自水平部斜向左上方，至第 2 腰椎体左侧急转向前下，移行为空肠。转折处的弯曲称**十二指肠空肠曲**。十二指肠空肠曲借十二指肠悬肌固定于右膈脚上，该肌和包绕其下段表面的腹膜皱襞共同构成**十二指肠悬韧带**，又称 **Treitz 韧带**，是手术中识别空肠起始部的重要标志。

> **考点：十二指肠的分部**
> 考题举例 5-2

（二）空肠和回肠

空肠（jejunum）和回肠（ileum）上端起自十二指肠空肠曲，下端续于盲肠，盘曲在腹腔的中部和下部，借小肠系膜连于腹后壁。

空肠和回肠之间没有明显的分界，一般空肠占空、回肠全长近侧 2/5，位于腹腔的左上部，管径较大，管壁厚，血供丰富，颜色红润，有散在的**孤立淋巴滤泡**；回肠占空、回肠全长远侧 3/5，位于腹腔的右下部，管径较小，管壁较薄，血供较少，颜色较淡，除有孤立淋巴滤泡外，还有**集合淋巴滤泡**。集合淋巴滤泡尤其在回肠下部多见，患肠伤寒时，病菌多侵犯集合淋巴滤泡，易形成溃疡，甚至引起肠穿孔。

（三）小肠壁的微细结构特点

小肠壁的微细结构特点主要表现在黏膜。小肠的黏膜和黏膜下层共同向肠腔突起，形成许多肉眼可见的**环行皱襞**。小肠黏膜由上皮、固有层和黏膜肌层构成。

1. 上皮　为单层柱状上皮，由柱状细胞、杯状细胞和少量的内分泌细胞组成。肠腺上皮除上述细胞外，还有帕内特细胞（又称潘氏细胞）和干细胞。

（1）**柱状细胞**：又称吸收细胞，数量最多。光镜下，细胞呈高柱状，核呈椭圆形，位于细胞基底部，游离面有纹状缘。电镜下，为密集而整齐的微绒毛。微绒毛可使吸收细胞游离面表面积增加 30 倍，直接参与食物的消化和吸收。

（2）**杯状细胞**：数量较少，散布于吸收细胞之间，呈高脚酒杯状，可分泌黏液，有润滑和保护黏膜的作用。

（3）**帕内特细胞**：是小肠腺的特征性细胞。光镜下，位于腺底部，3～5 个成群，细胞呈锥体形，胞质顶部充满粗大的嗜酸性颗粒。帕内特细胞分泌防御素和溶菌酶，具有一定的杀菌作用。

2. 固有层　为细密的结缔组织，其内含大量的小肠腺、丰富的淋巴细胞、浆细胞及巨噬细胞等，还可见孤立淋巴小结和集合淋巴小结。

黏膜上皮和固有层结缔组织向肠腔伸出许多指状突起，称**肠绒毛**（图 5-18，图 5-19）。绒毛中轴的固有层结缔组织内含有丰富的有孔毛细血管网，能运送上皮吸收的氨基酸、单糖等水溶性物质；绒毛中央有 1～2 条纵行毛细淋巴管，称**中央乳糜管**。中央乳糜管通透性大，是运送脂肪的主要通道；散在的平滑肌束，其收缩可使绒毛变短，利于血液和淋巴的运行。

3. 黏膜肌层　由内环行和外纵行平滑肌组成。

小肠的环行皱襞、肠绒毛和微绒毛，使小肠黏膜表面积增大了 600 倍，总面积达 200 m²，有利于小肠对营养物质的吸收。

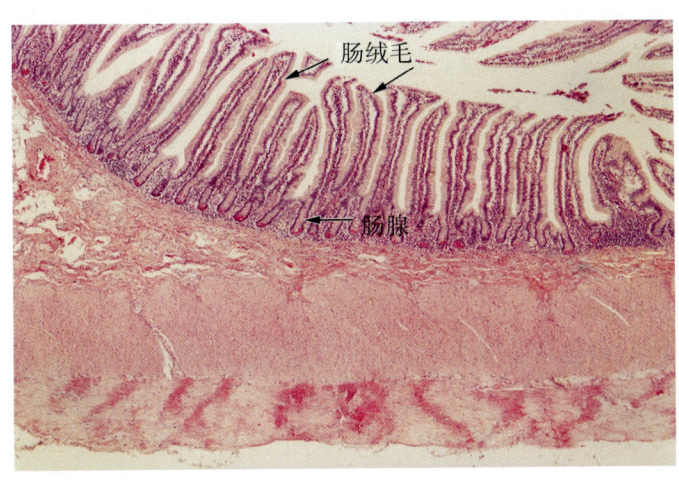

图 5-18　小肠壁纵断面光镜像

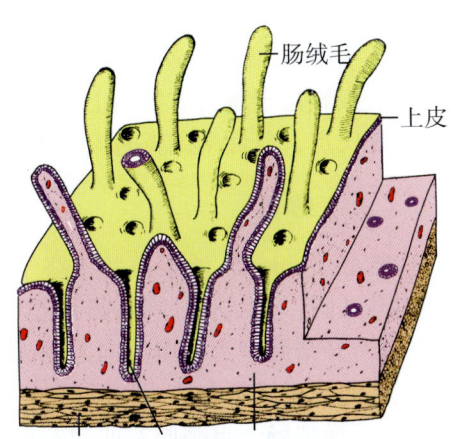

图 5-19　小肠肠绒毛立体结构模式图

六、大肠

大肠（large intestine）是消化管的末段，全长约 1.5 m，起自回肠末端，止于肛门，围绕在空肠和回肠的周围，可分为盲肠、阑尾、结肠、直肠和肛管五部分。大肠的主要功能是吸收水分、维生素、有机盐和分泌黏液，并将食物残渣形成粪便排出体外。

大肠的外形与小肠明显不同，盲肠和结肠在形态上具有三种特征性的结构（图 5-20）：①**结肠带**，是由肠壁的纵形平滑肌增厚而形成的带状结构，共有 3 条，与肠的纵轴平行，3 条结肠带在盲肠底部汇集于阑尾根部；②**结肠袋**，是由于结肠带较肠管短，致使肠壁沿横径向外膨出而形成囊袋状结构；③**肠脂垂**，是在结肠带附近由浆膜下脂肪聚集形成的大小不等的突起。这三种特征可作为腹部手术中识别盲肠和结肠的标志。

（一）盲肠

盲肠（caecum）是大肠的起始部，位于右髂窝内，长 6～8 cm，下端为膨大的盲端，左侧回肠向上延续为升结肠。在盲肠与回肠相接处，回肠末端突入盲肠，形成上、下两个唇状的黏膜皱襞，称**回盲瓣**，可防止小肠内容物过快地进入大肠，以便食物在小肠内充分消化、吸收，并可阻止大肠内容物逆流入回肠。在回盲瓣下方约 2 cm 有阑尾的开口（图 5-21）。

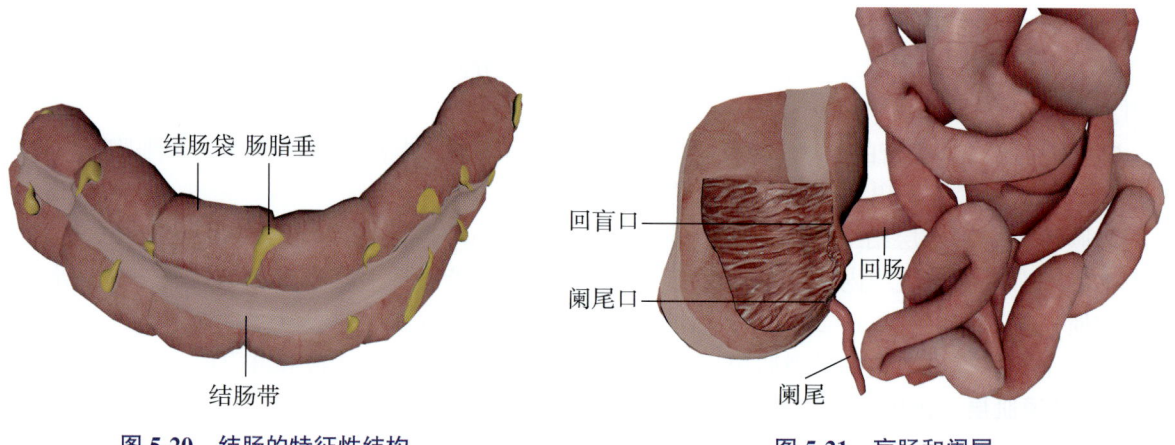

图 5-20 结肠的特征性结构　　　　图 5-21 盲肠和阑尾

（二）阑尾

阑尾（vermiform appendix）连于盲肠后内侧壁，形如蚯蚓，长短不一，一般长 6～8 cm（图 5-21）。阑尾末端的位置多不恒定，但其根部位置比较固定，恰在三条结肠带于盲肠的汇合处，其体表投影位于脐与右髂前上棘连线的中、外 1/3 交点处，称**麦克伯尼点**（**McBurney point**），简称麦氏点，急性阑尾炎时该处常有压痛。

（三）结肠

结肠（colon）始于盲肠，终于直肠，呈一向下开放的方框形，围绕在空肠、回肠周围，分为升结肠、横结肠、降结肠和乙状结肠四部分（图 5-22）。

1. 升结肠　为盲肠的向上延续，沿腹后壁右侧上升至肝右叶下方，弯向左侧移行为横结肠。弯曲部称**结肠右曲**或称**肝曲**。

2. 横结肠　自结肠右曲向左横行，中部略呈弓形向下垂，至脾的下方转折向下移行为降结肠。弯曲部称**结肠左曲**或称**脾曲**。

3. 降结肠 自结肠左曲沿腹后壁左侧下降至左髂嵴处续于乙状结肠。

4. 乙状结肠 全长呈"乙"字形弯曲，沿左髂窝入骨盆，向下至第3骶椎水平续接直肠。乙状结肠是溃疡、憩室和肿瘤的好发部位。

（四）直肠

直肠（rectum）位于小骨盆腔内，长10～14 cm，上端于第3骶椎水平接乙状结肠，向下穿过盆膈，移行为肛管。直肠并不直，在正中矢状面上有两个弯曲：①**骶曲**，位于骶、尾骨前方，与骶骨的弯曲一致，凸向后；②**会阴曲**，位于尾骨尖前方转向后下

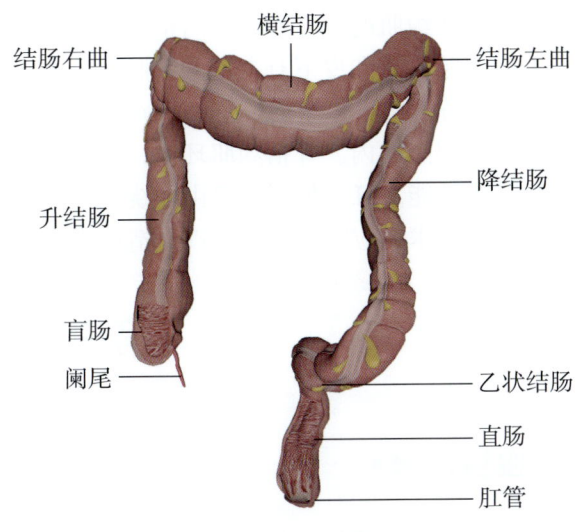

图 5-22 结肠

方，凸向前。当进行直肠镜或乙状结肠镜检查时，应注意这些弯曲，以免损伤肠壁。

直肠下段的肠腔明显扩大，称**直肠壶腹**。壶腹内面的黏膜和平滑肌突入形成2～3条半月形皱襞，称**直肠横襞**。直肠横襞有3个，上、下两个多位于直肠左壁；中间一条大而明显，位置恒定，位于直肠右前壁，距肛门约7 cm，是直肠镜检时的定位标志（图5-23）。

（五）肛管

肛管（anal canal）是盆膈以下，大肠末端的消化管，长约4 cm，上接直肠，下端经肛门与外界相通。肛管上段有6～10条纵行黏膜皱襞，称**肛柱**，相邻肛柱下端之间有半月形的黏膜皱襞相连，称**肛瓣**，肛瓣与相邻两个肛柱下端共同形成开口向上的袋状小陷窝，称**肛窦**，此处易积存粪屑，也易感染而引起肛窦炎（图5-23）。

连接各肛柱下端与各肛瓣边缘的锯齿状环行线，称**齿状线**（dentate line），是皮肤和黏膜的分界标志。齿状线下方约1 cm处，由于肛门内括约肌的紧缩，形成一光滑略有光泽的环形带，称**肛梳**或**痔环**。肛梳下缘有一不明显的环形浅沟，活体上呈浅蓝色，称**白线**，它相当于肛

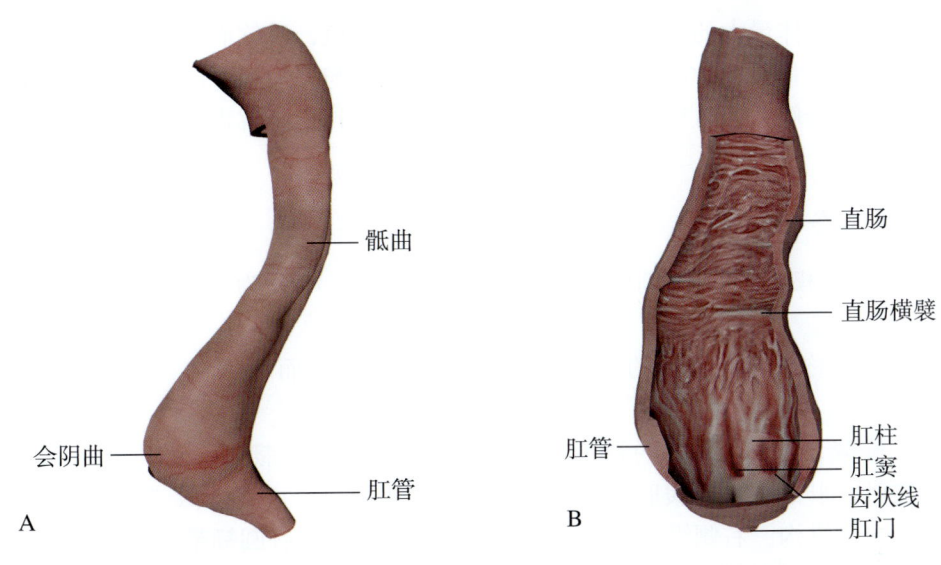

图 5-23 直肠和肛管
A．侧面观；B．内面观

门内、外括约肌的分界处，肛门指诊时可触及此沟。

肛管黏膜下和皮下有丰富的静脉丛，在病理情况下静脉淤血、曲张，称**痔**。发生在齿状线以上的痔称内痔，以下者称外痔，跨越齿状线上、下者称混合痔。

肛管周围有内、外括约肌环绕，**肛门内括约肌**为肛管处环形平滑肌增厚而成，主要具有协助排便的功能。**肛门外括约肌**由围绕在肛门内括约肌周围的骨骼肌构成，可随意括约肛门，控制排便，手术时应防止损伤，以免造成大便失禁。

第三节　消化腺

> **案例导入**
>
> 某患者，男性，45岁。饮白酒20年，平均每日80～100 g。家属2天前发现患者巩膜黄染，未介意。1天前患者排柏油样便一次，量约100 g，来医院门诊检查。腹部彩超示：肝硬化、脾大、腹水。入院给予止血、保肝对症治疗，未再排便。1天后患者出现大汗、幻听、幻视、谵妄。体格检查：贫血貌，睑结膜略苍白，皮肤、巩膜黄染，腹部膨隆，未见腹部静脉曲张，上腹部轻压痛，无反跳痛或肌紧张，肝、脾触诊不满意，移动性浊音阳性，双下肢轻度凹陷性水肿。
>
> 思考题：
> 1. 简述肝的位置及肝小叶的微细结构。
> 2. 结合所学知识解释胆汁的排泄途径。

消化腺包括唾液腺、肝、胰三种大消化腺和分布在消化管壁内的胃腺、肠腺等小消化腺，其主要功能是分泌消化液和参与食物的消化。

一、肝

肝（liver）是人体最大的消化腺，血供丰富，呈红褐色，质软而脆，受暴力打击易发生破裂出血。成人肝的重量约1500 g，约占体重的1/50。肝参与蛋白质、脂类、糖类和维生素等物质的合成、转化与分解，而且还参与激素、药物等物质的转化与解毒，还具有分泌胆汁、胚胎时期造血等功能。

（一）肝的形态

肝呈不规则的楔形，右端圆钝而厚，左端扁而薄，可分为前、后两缘和上、下两面（图5-24）。

肝的前缘，亦称下缘，是肝的脏面与膈面间的分界，薄而较锐利。肝的后缘钝圆，朝向脊柱。

肝的上面膨隆，与膈相贴，称**膈面**。膈面借矢状位的**镰状韧带**，将肝分为大而厚的**右叶**和小而薄的**左叶**。肝的下面与腹腔许多脏器相邻，称**脏面**。脏面有近似"H"形的两条纵沟和一条横沟，即左侧纵沟、右侧纵沟和横沟。左侧纵沟的前部有**肝圆韧带**，其是胎儿时期脐静脉闭锁后的遗迹；后部容纳**静脉韧带**，是胎儿时期静脉导管闭锁后的遗迹。右侧纵沟前部为**胆囊窝**，容纳**胆囊**；后部为**腔静脉沟**，有下腔静脉通过。横沟称**肝门**（**porta hepatis**），为肝固有

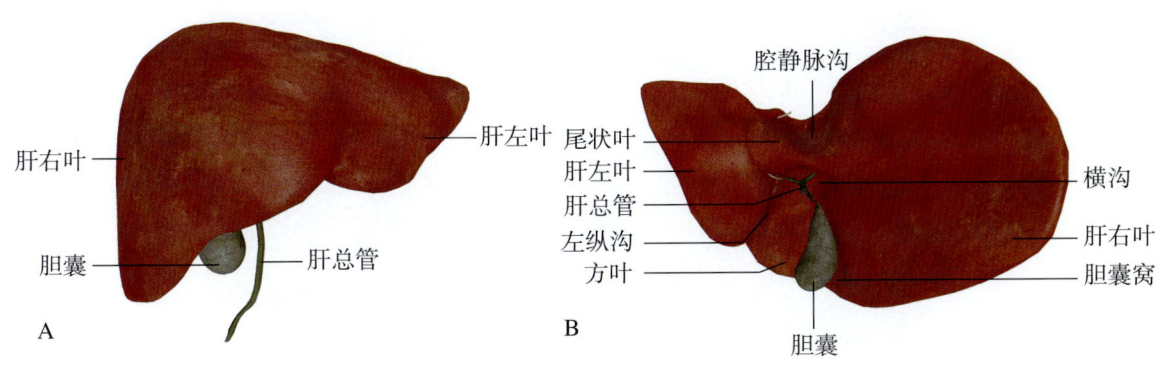

图 5-24 肝的形态
A. 上面观；B. 下面观

动脉、肝门静脉、肝管、淋巴管和神经等结构出入之处。这些结构由结缔组织包绕共同构成**肝蒂**。脏面借"H"形沟分为四叶，即左侧纵沟左侧的肝左叶、右侧纵沟右侧的肝右叶、横沟前方的方叶和后方的尾状叶。

（二）肝的位置

肝大部分位于右季肋区和腹上区，小部分位于左季肋区（图 5-14）。其前面大部分被肋弓遮盖，仅在腹上区的左、右肋弓之间有一小部分露出于剑突下方，直接与腹前壁相接触。当右季肋区或腹上区遭受暴力打击或肋骨骨折时，可导致肝破裂。

肝的上界与膈穹窿一致，右侧最高点在右锁骨中线与第 5 肋相交处；左侧在左锁骨中线与第 5 肋间隙相交处。肝的下界即肝下缘，右侧与右肋弓一致，但肝下界在腹上区超出剑突下方约 3 cm，左侧被肋弓掩盖。3 岁以下的健康幼儿由于肝的体积相对较大，肝下界可达右肋弓下缘 1～2 cm，至 7 岁以后于右肋弓下缘则不能触及。

（三）肝的微细结构

肝表面包有一层致密的结缔组织被膜，被膜在肝门处随静脉、动脉和肝管的分支入肝后，将肝实质分隔成许多肝小叶（图 5-25，图 5-26）。肝小叶之间各种管道密集的部位为肝门管区。

1. 肝小叶（hepatic lobule） 是肝的基本结构和功能单位，呈多面棱柱状体。成人肝有 50 万～100 万个肝小叶。肝小叶中央是一条沿其长轴走行的中央静脉，周围有呈放射状排列的肝板和肝血窦。

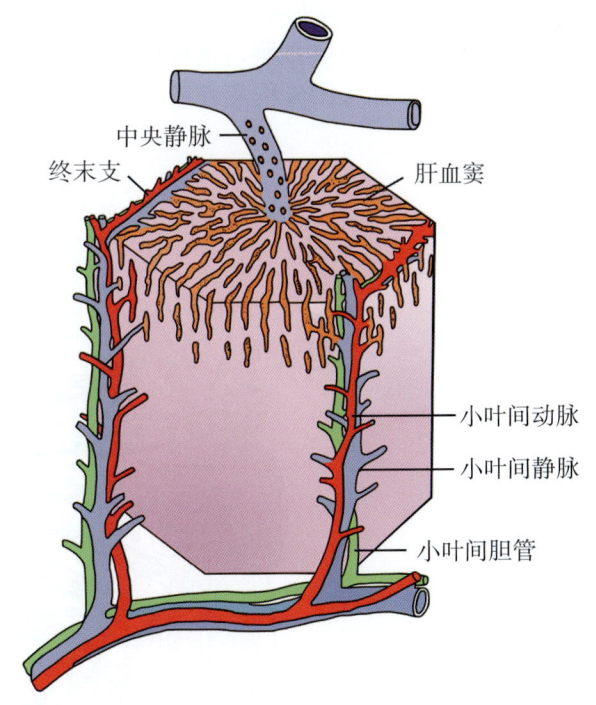

图 5-25 肝小叶立体模式图

（1）**中央静脉**：纵贯于肝小叶中央，由一层内皮和少量结缔组织构成的小静脉，管壁薄，其上有许多肝血窦的开口，呈多孔筛状。

（2）**肝板**：是单行呈放射状排列的肝细胞组成的立体板状结构，在切片上肝板呈索状，又称肝索。

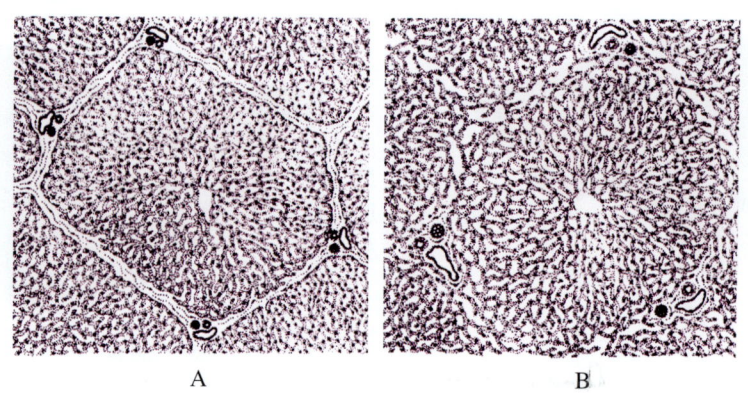

图 5-26　肝小叶横切面光镜结构模式图
A. 猪肝；B. 人肝

肝细胞呈多面体形，光镜下直径为 20～30 μm，胞质嗜酸性；核大而圆，居中央，部分细胞可见双核。电镜下，胞质内含线粒体、粗面内质网、滑面内质网、高尔基复合体、溶酶体等各种细胞器，还有糖原、脂滴、色素等内含物。线粒体为肝细胞的功能活动提供能量。粗面内质网能合成血浆白蛋白、纤维蛋白原、凝血酶原等多种蛋白质。滑面内质网具有合成胆汁、参与脂肪代谢、类固醇激素的灭活及解毒等多个方面的功能。溶酶体能消化分解肝细胞吞饮的物质、退化的细胞器等，对肝细胞结构的更新和细胞正常功能的维持起着重要作用。

（3）**肝血窦**：为位于肝板之间的不规则腔隙，互相吻合成网状。窦壁由内皮细胞构成，窦内血液来自小叶间动脉和小叶间静脉，由小叶周边流向中央进入中央静脉。

肝血窦内有肝巨噬细胞，也称**库普弗细胞（Kupffer cell）**，此细胞具有吞噬功能，能吞噬血液中的细菌、病毒、异物及衰老的红细胞等，参与机体的免疫功能（图 5-27）。

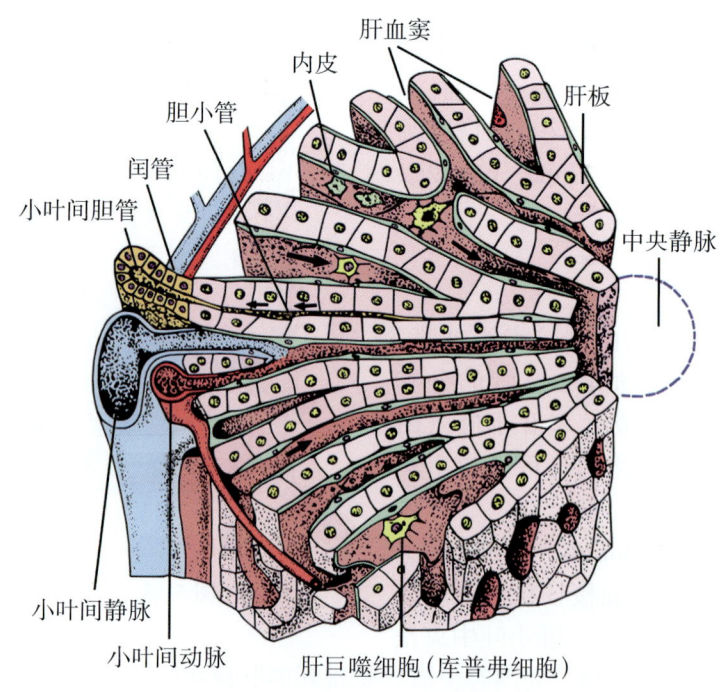

图 5-27　肝板与肝血窦模式图

（4）**窦周隙**：为肝血窦内皮细胞与肝细胞之间的间隙，又称 Disse 间隙，其内充满血浆。电镜下，可见肝细胞血窦面的微绒毛伸入血浆，在窦周隙内肝细胞与血浆进行物质交换。窦周隙内还有贮脂细胞，人体摄取的维生素 A 中有 70%～85% 贮存在贮脂细胞内。

（5）**胆小管**：是相邻肝细胞的细胞膜局部凹陷并相互嵌合形成的微细管道。胆小管以盲端起于中央静脉周围的肝板内，互相吻合成网，并呈放射状向肝小叶周边走行，最后出肝小叶汇集成小叶间胆管。肝细胞分泌的胆汁直接释放入胆小管。

> **考点**：肝小叶的微细结构
> 考题举例 5-3

2. 肝门管区（portal area） 是相邻几个肝小叶之间呈三角形或多边形的结缔组织区域，其内走行小叶间动脉、小叶间静脉和小叶间胆管三种管道（图 5-27）。小叶间动脉是肝固有动脉的分支，管腔小而圆，管壁相对较厚；小叶间静脉是肝门静脉的分支，管腔较大而不规则，管壁薄；小叶间胆管由胆小管汇合而成，管壁为单层立方上皮，汇集形成左、右肝管出肝。

（四）胆道系统

胆道系统是指将肝细胞分泌的胆汁输送至十二指肠的管道系统，包括肝内和肝外两部分。肝内胆道包括胆小管、小叶间胆管；肝外胆道包括胆囊和输胆管道。

1. 胆囊 是贮存和浓缩胆汁的囊状器官，呈梨形，位于肝右叶脏面的胆囊窝内，长 8～12 cm，容量为 40～60 ml。胆囊分为底、体、颈、管四部分（图 5-28）：突向前下方的盲端称胆囊底；胆囊中间的大部分称胆囊体；后端变细，常以直角弯向左侧的部分称胆囊颈；由胆囊颈弯曲向左下的部分称胆囊管，是胆囊颈的延续。胆囊底暴露于肝下，当其内充满胆汁时，与腹前壁相贴近，其体表投影相当于右锁骨中线与右肋弓交点稍下方，胆囊发炎时，此处可有压痛。

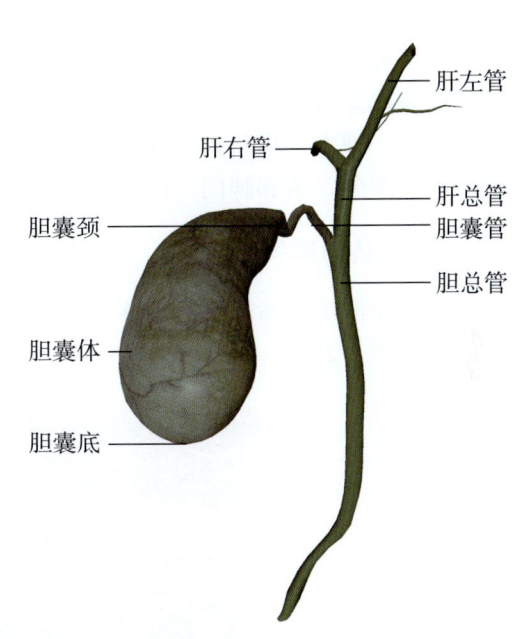

图 5-28 胆囊和输胆管道

2. 输胆管道 包括肝左管、肝右管、肝总管和胆总管（图 5-28）。胆小管汇合成小叶间胆管，小叶间胆管逐渐汇合成肝左、右管。肝左、右管在肝门附近汇合成肝总管。肝总管与胆囊管汇合成胆总管。胆总管在肝十二指肠韧带内下行，经十二指肠上部的后方，在胰头、十二指肠降部之间与胰管汇合，共同斜穿十二指肠降部的后内侧壁，开口于十二指肠大乳头。两者汇合处形成略膨大的**肝胰壶腹**。在肝胰壶腹周围有肝胰壶腹括约肌包绕，可控制胆汁和胰液的排放。

> **考点**：输胆管道
> 考题举例 5-4

（五）肝的血液循环

肝有肝门静脉和肝固有动脉双重血供。肝固有动脉是肝的营养血管，肝门静脉是肝的功能血管。两者入肝后反复分支，分别形成小叶间动脉和小叶间静脉，血液均进入肝血窦。故肝血窦内的血液为混合血,其与肝细胞进行物质交换后,由肝小叶的周边流向中央,汇入中央静脉,中央静脉再汇合成小叶间静脉。小叶间静脉独立走行于小叶间结缔组织内,最后汇合成2～3条肝静脉出肝。

二、胰

胰（pancreas）是人体的第二大消化腺。

（一）胰的位置和形态

胰横卧于胃的后方,相当于第1～2腰椎水平。胰呈长棱柱状,质软,色灰红,分为头、体、尾三部分:①**胰头**,为胰右侧的膨大部,被十二指肠所环抱。胰头后方有胆总管和肝门静脉。胰头癌患者常因肿块压迫胆总管而引起阻塞性黄疸,还可压迫肝门静脉而影响血液回流,导致腹水、脾大等症状。②**胰体**,占胰的大部分,横置于第1腰椎体的前方。③**胰尾**,为胰左侧较细的部分,紧邻脾门（图5-17）。

（二）胰的微细结构

胰表面薄层结缔组织被膜深入腺内,将胰实质分隔为许多小叶。胰实质包括外分泌部和内分泌部（图5-29）。

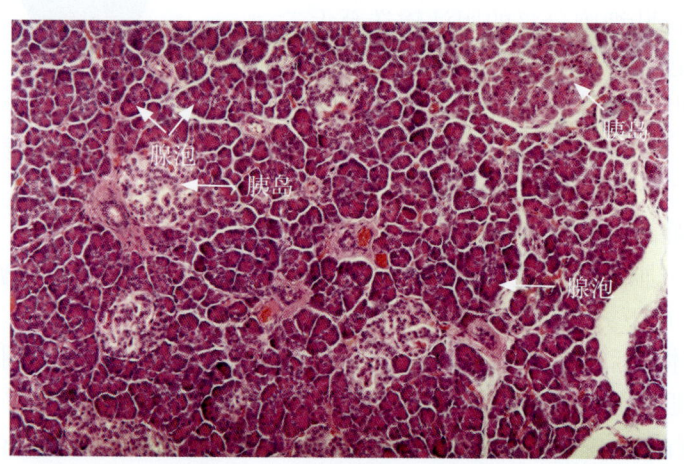

图5-29　胰的微细结构光镜像

1. 外分泌部　由腺泡和导管组成。腺泡细胞呈锥体形,核圆形,位于细胞基底部。腺细胞分泌多种消化酶,包括胰淀粉酶、胰脂肪酶、胰蛋白酶原和糜蛋白酶原。导管有分泌水、碳酸氢钠的作用,与消化酶共同形成胰液。导管最后汇合成胰管,开口于十二指肠大乳头。外分泌部分泌的胰液是重要的消化液,参与营养物质的消化。

2. 内分泌部　散在于腺泡之间,腺细胞排列成索、团状,又称胰岛（图5-29）。胰岛主要由三种细胞组成:①A细胞,约占20%,主要分布于胰岛的周边部,分泌胰高血糖素,可使血糖升高。②B细胞,数量最多,约占75%,主要分布于胰岛的中央,分泌胰岛素,可使血糖降低。如胰岛素分泌不足,血糖升高,可导致糖尿病。③D细胞,约占5%,散在于A细胞和B细胞之间,分泌生长抑素,可调节A细胞和B细胞的分泌活动。

第四节　消化与吸收

> **案例导入**
>
> 某患者，男性，52 岁，上腹部隐痛不适 2 个月。2 个月前患者开始出现上腹部隐痛不适，进食后明显，伴饱胀感，食欲逐渐下降，无明显恶心、呕吐及呕血，当地医院按"胃炎"进行治疗，稍好转。近半个月自觉乏力，体重较 2 个月前下降 3 kg。近日大便颜色黑，来我院就诊。查 2 次大便隐血（+），血 Hb 96 g/L，为进一步诊治收入院。既往史：吸烟 20 年，每日 10 支，其兄死于"消化道肿瘤"。体格检查：一般状况尚可，浅表淋巴结未及肿大，皮肤无黄染，结膜和甲床苍白，心脏、肺未见异常，腹平坦，未见胃肠型及蠕动波，腹软，肝、脾未及，腹部未及包块，剑突下区域深压痛，无肌紧张，移动性浊音（-），肠鸣音正常，直肠指检未及异常。辅助检查：上消化道造影示胃窦小弯侧似见约 2 cm 大小龛影，位于胃轮廓内，周围黏膜僵硬、粗糙，腹部 B 超检查未见肝异常，胃肠部分检查不满意。治疗方案：开腹探查，胃癌根治术。
>
> **思考题：**
> 1. 结合所学知识，解释胃切除后可能造成哪些消化和吸收障碍？
> 2. 结合所学知识，解释胃癌为什么会导致贫血？

机体在新陈代谢过程中需要摄取足够的营养物质，作为新陈代谢的物质和能量的来源。营养物质主要来源于食物，包括蛋白质、脂肪、糖类、维生素、无机盐和水。其中蛋白质、脂肪和糖类属于大分子物质，结构复杂，必须在消化管内分解成结构简单的小分子物质才能被机体吸收和利用。食物在消化管内被分解成可吸收的小分子物质的过程，称为**消化**（digestion）。经过消化后的小分子物质透过消化管黏膜的上皮细胞进入血液和淋巴的过程，称为**吸收**（absorption）。消化和吸收是两个相辅相成、紧密联系的过程。食物中不能被吸收的残渣，最终形成粪便，被推向大肠末端，经肛门排出体外。

机体的消化方式主要有两种：一种是**机械性消化**（mechanical digestion），指通过消化管肌肉的舒缩运动将食物磨碎，并与消化液充分混合，同时将食糜不断向消化管的远端推送的过程。另一种是**化学性消化**（chemical digestion），指通过消化液中的各种消化酶，把食物中的大分子物质分解成可吸收的小分子物质的过程。机械性消化是一种初步的、不完全的消化，食物的完全消化有赖于消化液中的消化酶充分作用。但是，如果没有机械性消化的充分进行，消化酶也很难有效地发挥作用。因此，在整体情况下，机械性消化和化学性消化是同时进行的，互相配合，不可分割。

一、消化

（一）口腔内消化

消化过程是从口腔内开始的。食物在口腔内停留的时间很短，一般为 15 ~ 20 s，然后被吞咽入胃。食物在口腔内被咀嚼，经舌的搅拌使食物与唾液混合形成食团而便于吞咽。

1. 咀嚼和吞咽　咀嚼是由咀嚼肌顺序收缩活动而完成的、受大脑皮质支配的复杂的反射性动作。咀嚼肌的收缩可使上牙列与下牙列紧密咬合并相互摩擦，使固体食物团块被磨碎。舌肌和颊肌在完成咀嚼运动中也起重要作用，舌肌不断地翻动食物，并与颊肌配合，使食物置于上、下牙列之间，以利于咀嚼进行。

咀嚼是食物消化的第一步，它的作用在于把食物团块磨碎，并使之与唾液充分混合，以形成食团，便于吞咽。此外，咀嚼运动还能反射性地引起胃液、胰液、胆汁的分泌，为随后的消化过程准备有利条件。

吞咽是指食物由口腔经咽、食管进入胃的过程，是一种复杂的神经反射性动作。其过程为：通过在大脑皮质控制下的随意动作，食团由口腔到咽；当食团刺激了软腭和咽部的感受器后，引起一系列肌肉的反射性收缩，使咽与食管的通路开放，食团由咽被推入食管；食物借食管蠕动沿食管下行至胃。

食管的蠕动，即食管肌肉的顺序性舒缩，表现为食团上部的食管肌肉收缩，食团下方的肌肉舒张，并且收缩波与舒张波顺序地向食管下端推进，使食团沿食管向下推进。

2. 唾液及其作用 唾液为无色、无味的黏稠液体，pH 6.6～7.1，每日分泌量为1～1.5 L，唾液的成分约99%是水，其余为无机盐和有机物。无机盐有Na^+、K^+、Ca^{2+}、Cl^-、HCO_3^-、硫氰酸盐等。有机物主要有黏蛋白、唾液淀粉酶、溶菌酶等。

唾液的主要作用：①湿润口腔与溶解食物，从而有利于引起味觉，并易于吞咽。②清洁和保护口腔，唾液可清除口腔中的残余食物，它可冲淡、中和进入口腔中的有害物质，并将它们从口腔黏膜上洗掉。③杀菌作用，唾液中的溶菌酶有杀菌作用。④消化作用，在人和少数哺乳动物（如兔、鼠）的唾液中，含有唾液淀粉酶，它可使淀粉分解为麦芽糖。唾液淀粉酶发挥作用的最适 pH 是 7.0。食物进入胃后，唾液淀粉酶还可继续作用一段时间，直至胃内容物的 pH 变为 4.5 时反应停止。

（二）胃内消化

胃是消化道中最膨大的部分。成人的胃容量为 1～2 L，具有贮存和初步消化食物两方面的功能。食物入胃后，在胃内经过机械性和化学性消化形成食糜，然后逐渐排入十二指肠。

1. 胃的运动 食物在胃内的机械性消化是通过胃的运动实现的。

（1）**胃的运动形式**

1）**紧张性收缩**：是指胃壁平滑肌经常处于轻度而持续的收缩状态。其作用在于使胃保持一定的形状和位置，以及一定的胃内压，有助于胃液渗入食团并促进食团进入十二指肠。紧张性收缩是胃其他运动形式有效进行的基础。

2）**容受性舒张**：进食时，食物刺激口腔、咽、食管等处的感受器后，可通过迷走神经反射性地引起胃底和胃体的平滑肌舒张，称为胃的容受性舒张，是胃特有的运动形式。这一运动形式使胃的容量明显增大，正常成人空腹时胃的容量仅为约 50 ml，进餐后可达 1.5～2.0 L。容受性舒张的生理意义是使胃能够接受吞咽大量食物而胃内压无显著升高，使胃更好地完成容受和贮存食物的功能。

3）**蠕动**：胃的蠕动是一种起始于胃的中部向幽门方向推进的收缩波（图 5-30）。空腹时基本见不到胃的蠕动，食物进入胃腔后约 5 分钟便引起明显的蠕动。胃蠕动的生理意义主要在于磨碎进入胃内的食团，使其与胃液充分混合，形成糊状的食糜，并逐步推入十二指肠中。

（2）**胃排空**：食物由胃排入十二指肠的过程称为**胃排空**（**gastric emptying**）。一般在食物入胃后 5 分钟开始，间断进行。胃紧张性收缩和蠕动产生的胃内压是胃排空的动力。当胃内压高于十二指肠内压时，食糜就排入十二指肠，每次蠕动波可将 1～3 ml 食糜送入十二指肠。胃排空的速度与食物的物理性状有关，液体食物较快，固体食物较慢；食物的化学成分也影响胃排空速度，糖类食物排空速度快，蛋白质次之，脂肪最慢。通常混合性食物需 4～6 小时即

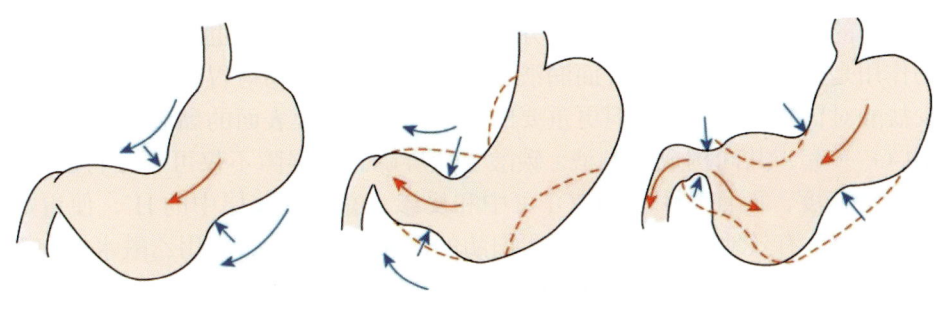

图 5-30　胃蠕动模式图

可由胃完全排空。

（3）**呕吐**：是指胃及肠内容物被强力挤压，逆行而上从口腔排出的过程。引起呕吐的原因很多，机械性或化学性刺激作用于消化管、泌尿生殖器官等处的感受器，都可以引起呕吐。视觉、味觉、嗅觉和前庭器官受到异常刺激也可以引起呕吐。颅内压增高时，可直接作用于呕吐中枢而引起呕吐。

呕吐是机体具有保护意义的防御性反射，可将胃内的有害物质排至体外。但剧烈、频繁的呕吐会影响进食和正常的消化活动，使大量的消化液丢失，造成机体水、电解质代谢紊乱和酸碱平衡失调。

考点：胃的运动
考题举例 5-5

2. 胃液及其作用　胃液是由胃腺分泌的，为无色、强酸性液体，pH 0.9～1.5。正常成人每日分泌量为 1.5～2.5 L。胃液主要成分有盐酸、胃蛋白酶原、黏液、内因子、Na^+、K^+、Cl^- 等。

（1）**盐酸**：也称胃酸，由胃底腺的壁细胞分泌，其分泌量与壁细胞的数量呈正变关系。胃液中盐酸的量常以单位时间内所分泌的盐酸的毫摩尔数表示，即总酸排出量。正常成人空腹时的总酸排出量很少，为 0～5 mmol/h，称为基础酸排出量。进食刺激或注射促胃液素或组胺，可使盐酸分泌大量增加。正常人最大胃酸排出量为 20～25 mmol/h。

盐酸具有多种生理作用，包括：①激活胃蛋白酶原成为胃蛋白酶，并为胃蛋白酶提供适宜的作用环境，同时还可使蛋白质变性而易于水解，因此盐酸对食物中蛋白质的消化是有益的；②抑制和杀灭进入胃内的细菌，对维持胃和小肠的相对无菌状态具有重要意义；③盐酸随食糜排入小肠后，可促进胰液、胆汁和小肠液的分泌；④盐酸造成的酸性环境有助于小肠内铁和钙的吸收。

如胃酸分泌过少，可出现消化不良和胃内细菌生长繁殖；如胃酸分泌过多，将会侵蚀胃与十二指肠黏膜，是消化性溃疡发病的重要原因之一。

（2）**胃蛋白酶原**：由胃底腺的主细胞合成和分泌，无生物活性。进入胃后，在胃酸的作用下，转变为具有活性的胃蛋白酶，其主要作用是初步消化蛋白质。胃蛋白酶作用的最适 pH 为 2，随着 pH 升高，酶活性逐步降低，当 pH 超过 5 时，将发生不可逆的变性。因此，胃蛋白酶进入小肠后，将失去水解蛋白质的能力。临床上常用的助消化药胃酶合成剂即由胃蛋白酶和盐酸等配制而成。

（3）**黏液**：由胃黏膜表面的上皮细胞、胃底腺的颈黏液细胞、贲门腺和幽门腺分泌，化学成分主要为黏蛋白。胃底腺、幽门腺和贲门腺分泌的黏液存在于胃液中，为可溶性黏液，空腹时很少分泌，食物刺激其分泌。表面上皮细胞分泌的黏液呈胶冻状，为不溶性黏液，覆盖于胃黏膜表面。它的分泌是持续性的，但酸分泌增多时，其分泌速度也加快。

黏液的作用是保护胃黏膜。一方面润滑食物，防止粗糙食物对胃黏膜造成机械性损伤，另一方面减少盐酸对胃黏膜的侵蚀。但更重要的是，覆盖于黏膜表面的黏液凝胶层与表面上皮细胞分泌的 HCO_3^- 一起，共同构成胃黏液-碳酸氢盐屏障。此屏障不仅可延缓胃腔中的 H^+ 向胃黏膜表面的反渗速度，而且其中的 HCO_3^- 可中和反渗入黏液凝胶层中的 H^+，使胃黏膜表面处于中性或偏碱状态，有效地防止盐酸和胃蛋白酶的侵蚀。长期大量服用乙酰水杨酸类药物或过量饮酒，可破坏胃黏液-碳酸氢盐屏障，损伤胃黏膜。

（4）**内因子**：是由胃底腺壁细胞分泌的一种糖蛋白，它可与食物中的维生素 B_{12} 结合成复合物，以防止小肠内水解酶对维生素 B_{12} 的破坏，并促进维生素 B_{12} 在回肠末端被主动吸收。如果内因子分泌不足，将引起维生素 B_{12} 吸收障碍，进而影响红细胞的生成而引起巨幼细胞贫血。

考点：胃液性质、主要成分及其作用
考题举例 5-6

知识链接

幽门螺杆菌与溃疡病

幽门螺杆菌感染是造成胃炎、胃溃疡、十二指肠溃疡等的病因之一。此菌可能的传播途径是粪便与口腔的接触，呼吸和说话时的飞沫传播也可能是重要的传染途径之一。在十二指肠溃疡患者胃中几乎 100% 可检出此菌，其与慢性胃窦炎的关系极为密切，而十二指肠溃疡患者也常伴有慢性胃炎，且后者被普遍认为是十二指肠溃疡的危险因素。幽门螺杆菌能产生大量活性很高的尿素酶，将尿素分解为氨和 CO_2。氨能中和胃酸，从而使这种细菌能在酸度很高的胃内生存。尿素酶和氨的积聚还能损伤胃黏液层和黏膜细胞，破坏胃黏液-碳酸氢盐屏障和胃黏膜屏障，致使 H^+ 向黏膜逆向扩散，从而导致消化性溃疡的发生。根除幽门螺杆菌后可使十二指肠溃疡的愈合率增加，复发率明显降低。因此，在临床上治疗消化性溃疡多是铋制剂和抗生素合用。

（三）小肠内消化

食糜由胃进入十二指肠后，即开始了小肠内的消化。小肠内消化是整个消化过程中最重要的阶段。因为食物经过口腔和胃以后，其物理性质虽有较大的改变，但其化学性质的变化则较小，仍不能为机体所吸收和利用。在小肠，食糜受到胰液、胆汁和小肠液的化学性消化以及小肠运动的机械性消化，许多营养物质在小肠被吸收入机体。因此，食物通过小肠后，消化过程基本完成。未被消化的食物残渣从小肠进入大肠。食糜在小肠内停留的时间一般为 3～8 小时。

1. 小肠的运动

（1）**紧张性收缩**：是小肠其他运动形式有效进行的基础，并使小肠保持一定的形状和位置，维持肠腔内一定的压力，有助于肠内容物的混合，使食糜能与小肠黏膜密切接触，以利于吸收的进行。

（2）**分节运动**：是一种以小肠环行肌舒缩为主的节律性运动，也是小肠所特有的运动形式，表现为在食糜所在的一段肠管上，环行肌在多个点同时收缩，将食糜分割成许多节段。数

秒后，原收缩处舒张，原舒张处收缩，使原来的食糜节段分成两半，相邻的两半则合拢再形成新的节段，如此反复进行（图 5-31）。

空腹时分节运动几乎不存在，食糜进入小肠后逐步加强。由上至下，小肠的分节运动存在一个频率梯度，即小肠上部较快，如在十二指肠每分钟约 12 次，向小肠远端频率逐步减慢，在回肠末端每分钟仅有 6～8 次。分节运动的生理意义是：①使食糜与消化液充分混合，利于化学性消化；②增加食糜与小肠黏膜的接触，并不断挤压肠壁，以促进血液和淋巴的回流，有助于吸收；③由于分节运动存在着由上至下的频率梯度，因此对食糜有弱的推进作用。

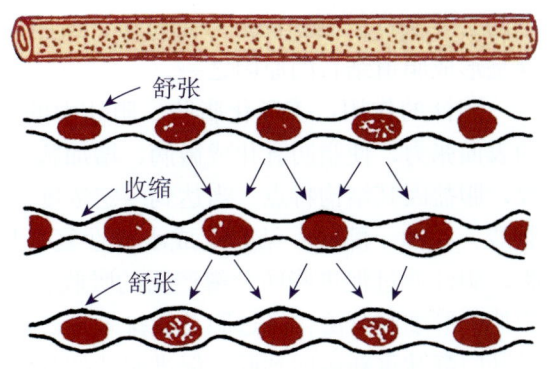

图 5-31　小肠分节运动模式图

（3）**蠕动**：是小肠通过纵行肌与环行肌交替收缩引起的波形运动，表现为向小肠远端传播的环状收缩波，可起始于小肠的任何部位。蠕动将食糜自十二指肠向回肠末端推进，最后通过回盲口进入大肠，从幽门至回盲口需 3～5 小时。其意义在于使经过分节运动消化吸收后的食糜向前推进一段，再开始新的分节运动或者将小肠内的食糜推送到大肠。

此外，有时在小肠中还可见到一种称为蠕动冲的运动，其进行速度很快，传播距离较远，一直将食糜推送至回肠末端或结肠。蠕动冲常见于进食过程中，可能是由吞咽动作或食物进入十二指肠引起的。

考点：小肠的运动
考题举例 5-7

2. 小肠内的化学性消化

（1）**胰液及其作用**：胰液由胰的外分泌部分泌，无色、无味，呈弱碱性，pH 7.8～8.4，成人每日分泌 1～2 L。胰液中除含有大量水分外，还含有多种消化酶，HCO_3^- 的含量也较高，还有 Na^+、K^+、Cl^- 等无机盐离子。①碳酸氢盐：由胰腺的小导管管壁细胞分泌，其主要作用包括中和进入十二指肠的盐酸，保护肠黏膜免受盐酸的侵蚀；为小肠内的多种消化酶提供最适的 pH 环境（pH 7～8）。②胰蛋白酶原和糜蛋白酶原：二者均以无活性的酶原形式存在于胰液中。随胰液排入十二指肠后，小肠液中的肠致活酶可迅速激活胰蛋白酶原，使其转变为有活性的胰蛋白酶。胰蛋白酶可进一步活化糜蛋白酶原，使之转变为糜蛋白酶，并且也能使胰蛋白酶原活化。胰蛋白酶和糜蛋白酶分别能水解蛋白质为多肽，但二者同时作用时，可将蛋白质水解为小分子多肽和氨基酸。③胰淀粉酶：可将淀粉水解为麦芽糖，它的作用较唾液淀粉酶强。其作用的最适 pH 6.7～7.0。④胰脂肪酶：可将甘油三酯水解为脂肪酸、甘油和甘油一酯等，它的最适 pH 7.5～8.5。此外，胰液中还有胆固醇酯酶和磷脂酶，能分别水解胆固醇酯和磷脂。

胰液中含有水解三大营养物质的消化酶，是所有消化液中消化力最强的和最重要的消化液。如果胰液分泌障碍，将造成食物消化不良，特别是蛋白质和脂肪的消化和吸收障碍。此时，由于大量的蛋白质和脂肪随粪便排出，产生胰性腹泻。脂肪吸收障碍还可影响脂溶性维生素的吸收。

（2）**胆汁及其作用**：胆汁是由肝细胞分泌的浓稠、具有苦味的液体，成人每日分泌量为 0.8～1.0 L。肝胆汁为金黄色，pH 7.4；胆囊胆汁为深棕色，pH 6.8。胆汁成分除水外，还有胆盐、胆固醇、卵磷脂、脂肪酸、黏蛋白、胆色素和无机盐，但无消化酶。

在正常情况下，胆汁中的胆盐、胆固醇和卵磷脂保持适当的比例，是维持胆固醇呈溶解状态的必要条件。当胆固醇分泌过多，或胆盐、卵磷脂合成减少时，胆固醇容易在胆道中沉积，这是形成胆道结石的原因之一。

胆汁的作用：①乳化脂肪，胆汁中的胆盐、胆固醇和卵磷脂等可作为乳化剂，降低脂肪的表面张力，使脂肪乳化成微滴，增加胰脂肪酶的作用面积而利于脂肪的消化。②促进脂肪吸收，胆盐因其结构特点，当达到一定浓度后，可聚合形成微胶粒。微胶粒与脂肪分解产物（脂肪酸、甘油一酯等）结合形成水溶性复合物而有利于脂肪的吸收。③促进脂溶性维生素的吸收，胆汁通过促进脂肪分解产物的吸收，对脂溶性维生素的吸收也有促进作用。④利胆作用，胆盐由肝细胞分泌，经过胆总管排入十二指肠后，到达回肠末端时，绝大部分被吸收入血，通过肝门静脉重新运回到肝，促进胆汁的分泌，这一过程称为胆盐的**肠肝循环**。胆盐通过肠肝循环到达肝细胞后，刺激肝细胞合成和分泌胆汁，这种作用称为胆盐的利胆作用。胆结石阻塞或肿瘤压迫胆管，可引起胆汁排放困难，因而影响脂肪的消化和吸收及脂溶性维生素的吸收，同时由于胆管内压力升高，一部分胆汁进入血液可发生黄疸。

考点：胆汁的性质、主要成分及其作用
考题举例 5-8

（3）**小肠液及其作用**：小肠液由肠腺分泌，是一种弱碱性液体，pH 约为 7.6，渗透压接近血浆。成人每日分泌量为 1.5～3.0 L，其中除水外，还含有无机盐、黏蛋白和肠致活酶。小肠液中还含有脱落的肠上皮细胞、白细胞，以及由肠上皮细胞分泌的免疫球蛋白。小肠液的生理作用主要有：①稀释消化产物，使其渗透压接近血浆，以利于吸收的进行；②小肠液不断分泌，又不断地被肠黏膜再吸收，这种液体的交流为营养物质的吸收提供了媒介；③肠致活酶可激活胰蛋白酶原；④十二指肠腺能分泌碱性较强的液体，保护十二指肠不被胃酸侵蚀。

（四）大肠内消化

人类的大肠没有重要的消化功能，其主要功能是吸收水分、无机盐，参与机体对水、电解质平衡的调节；吸收结肠内正常菌群产生的 B 族维生素和维生素 K；完成对食物残渣进行的加工，形成、暂时贮存并排出粪便。食物摄入后直至其消化残渣大部分被排出体外，一般需 72 小时。

1. 大肠的运动 大肠的运动形式有紧张性收缩、袋状往返运动、分节或多袋推进运动和蠕动。总体来说，大肠的运动较小肠少、弱和慢，对刺激的反应也较迟缓，这都与大肠作为粪便形成和暂时贮存的功能相适应。

（1）**袋状往返运动**：由环行肌无规律收缩引起，是空腹时最多见的一种运动形式，它使结肠袋中的内容物向两个方向作短距离位移，但并不向前推进，有利于对内容物的研磨与混合，还通过与肠黏膜充分接触，促进水和无机盐的吸收。

（2）**分节或多袋推进运动**：这是一个结肠袋或一段结肠收缩，将内容物缓慢推移到下一段的运动。进食后或结肠受到拟副交感药物刺激时，这种运动增多。

（3）**蠕动**：大肠的蠕动由一些稳定向前的收缩波所组成。收缩波前方的平滑肌舒张，往往充有气体；收缩波后面则保持在收缩状态，使这段肠管闭合并排空。

在大肠，还有一种收缩力强，行进速度很快，且传播距离很远的蠕动，称为**集团蠕动**。它通常开始于横结肠，可将一部分大肠内容物推送至降结肠或乙状结肠。集团蠕动常见于进食后，最常发生在早餐后 60 分钟之内，可能是胃内容物进入十二指肠，由十二指肠-结肠反射所引起的，这一反射主要是通过内在神经丛的传递实现的。

2. 大肠液及其作用 大肠液是由大肠黏膜表面的柱状上皮细胞和杯状细胞分泌的，富含

黏液和碳酸氢盐，pH 8.3～8.4。大肠液中可能含有少量二肽酶和淀粉酶，但它们对物质的分解作用不大。大肠液可润滑粪便，减少食物残渣对肠黏膜的摩擦；能粘连肠内容物，有助于粪便的形成，减少或阻止粪便内部大量存在的细菌活动对肠壁的影响；碱性的大肠液还可中和粪便内部细菌活动产生的酸。

3．大肠内细菌的活动　大肠内有许多细菌，占粪便固体重量的20%～30%，它们主要来自空气和食物。由于大肠内碱性环境、温度，特别是大肠内容物在大肠内滞留时间长，适宜细菌繁殖。大肠内细菌中含有酶，能分解食物残渣，还能利用较为简单的物质合成B族维生素和维生素K，并可被肠黏膜吸收，为人体所利用。若长期使用肠道抗菌药物，肠道内细菌被抑制或杀灭，可引起B族维生素和维生素K缺乏。

4．排便反射　排入大肠的肠内容物可在大肠内停留10小时以上，其中一部分水和无机盐等被大肠黏膜吸收，食物残渣和部分未被吸收的营养物质经过大肠内细菌的发酵、腐败作用形成粪便。

排便是一种反射动作。正常人直肠中平时没有粪便。一旦结肠的蠕动将粪便推入直肠，就会引起排便反射。直肠壁内的感受器受到粪便刺激时，冲动经盆神经和腹下神经传入脊髓腰骶段，兴奋此处的初级排便中枢，同时上传到大脑皮质引起便意（图5-32）。当环境适宜排便时，大脑皮质的下行冲动可进一步兴奋排便中枢，并且还可使膈肌、腹肌等强力收缩，以增加腹内压，促进排便。而当环境不适合时，大脑皮质便抑制脊髓初级排便中枢的活动，使便意消失。如果经常发生这种抑制，就会使直肠对粪便刺激的敏感性降低，引起便秘。

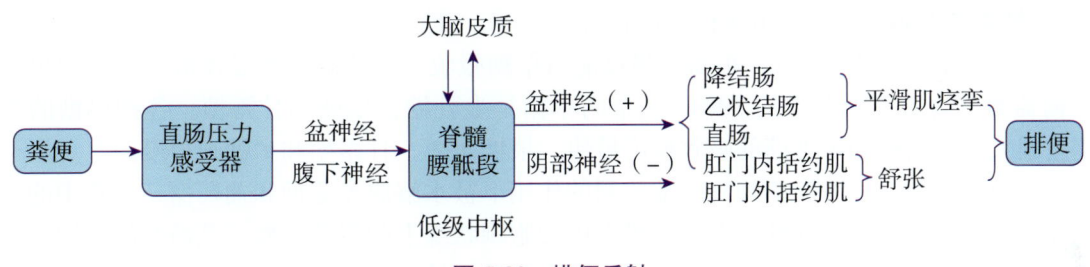

图5-32　排便反射

排便反射受大脑皮质的控制，若经常有意识地抑制排便，会逐渐使直肠壁压力感受器对粪便刺激的敏感性降低，加之粪便在大肠内停留时间过久，水分被吸收而使粪便变得干硬，堵塞直肠和肛管，出现排便困难，这是导致便秘的原因之一。婴幼儿的大脑皮质尚未发育完全，不能有意识地控制排便。如排便反射反射弧的某一环节受损，排便反射不能进行，称为**大便潴留**；如初级排便中枢与高级排便中枢的联系发生障碍，排便反射失去大脑皮质的控制，称为**大便失禁**。

二、吸收

食物经过消化后，各种营养物质的分解产物、水分、无机盐和维生素，以及大部分的消化液即可通过消化管黏膜上皮细胞进入血液和淋巴中。

（一）吸收的部位

消化管不同部位的吸收能力存在很大差异，这主要与消化管各部位的组织结构、食物被消化的程度和食物停留的时间等因素有关。口腔和食管基本没有吸收功能，但有些药物（如硝酸甘油）舌下含服时可经黏膜吸收；胃的吸收能力也很小，仅能吸收乙醇、少量的水及某些易溶于水的药物；小肠是营养物质吸收的主要部位，绝大部分糖类、脂肪、蛋白质的消化产物在十二指肠和空肠被吸收；回肠在吸收中具有独特的作用，可主动吸收维生素 B_{12} 和胆盐，当食糜到达回肠时，通常已吸收完毕，因此回肠也是吸收功能的贮备；大肠主要吸收食物残渣中剩余的水和盐类。

小肠成为吸收的主要部位是因为它具有吸收的有利条件：①在小肠内，糖类、蛋白质、脂类已彻底消化为可吸收的小分子物质。②小肠的吸收面积大，小肠黏膜形成许多环状皱襞和大量伸向肠腔的绒毛以及绒毛表面的柱状上皮细胞顶端的微绒毛。这些结构使小肠表面积（即吸收面积）增加约 600 倍，达到 200～250 m^2。③小肠绒毛结构特殊，有利于吸收。绒毛内有毛细血管、毛细淋巴管、平滑肌纤维，消化期间小肠绒毛的节律性伸缩与摆动，可促进绒毛内的血液和淋巴流通。④食物在小肠内停留的时间比较长（3～8 小时），有充足的时间被吸收。

（二）主要营养物质的吸收

营养物质的吸收机制大致可分为被动转运和主动转运两种方式。在肠黏膜上皮细胞膜上，存在着能把物质逆浓度差转运至黏膜内的泵，如钠泵、碘泵。通过这些泵的活动，不仅使 Na^+、K^+ 等主动吸收，还可促进其他物质的被动吸收。其中，以钠泵的作用最为重要。肠黏膜上皮细胞的基底膜上存在着钠泵，它可将顺电化学梯度由肠腔扩散入细胞内的 Na^+ 主动地转运至细胞间隙，随后 Na^+ 扩散入血液。在 Na^+ 吸收的同时，将产生有利于水吸收的渗透梯度和有利于 Cl^- 吸收的电化学梯度，结果引起水和 Cl^- 被动吸收。此外，Na^+ 的主动吸收对于葡萄糖和氨基酸的主动转运也是必不可少的。

1. 糖类的吸收 食物中的糖类包括多糖（淀粉、糖原）、双糖（蔗糖、麦芽糖等）和单糖（葡萄糖、果糖、半乳糖）。小肠黏膜仅能对单糖吸收，吸收的途径是血液。肠腔内单糖主要是葡萄糖，约占单糖总量的 80%，其余的单糖是半乳糖、果糖和甘露糖。各种单糖的吸收率相差很大，葡萄糖和半乳糖的吸收速度最快，果糖次之，甘露糖和木糖则很慢。

食物中的淀粉在唾液淀粉酶和胰淀粉酶的作用下被水解成麦芽糖和葡萄糖；食物中的双糖以及淀粉经消化后形成麦芽糖，在肠黏膜上皮细胞刷状缘上的麦芽糖酶、蔗糖酶的作用下，进一步水解成葡萄糖、果糖等。此外，食物中还有一种双糖，即乳糖，它在刷状缘上的乳糖酶的作用下，可被水解成半乳糖和葡萄糖。经过消化而产生的单糖被小肠黏膜上皮细胞以继发性主动转运的形式吸收。

小肠黏膜上皮细胞的刷状缘上存在转运葡萄糖的载体，它可以与肠腔中的葡萄糖和 Na^+ 结合，将二者转运至细胞内。随着细胞内葡萄糖浓度升高，葡萄糖顺浓度差被动地扩散入细胞间液而被吸收；同时进入细胞内的 Na^+ 被细胞基底膜上的钠泵转运至细胞外。可见，葡萄糖的吸收有赖于 Na^+ 的主动转运，二者同时进行，相互耦联，需要消耗能量。肠腔中 Na^+ 浓度高时，可加快葡萄糖的吸收速度，Na^+ 浓度低时则减慢葡萄糖的吸收速度。

2. 蛋白质的吸收 蛋白质被消化成游离的氨基酸后，才能被小肠黏膜的上皮细胞吸收。小肠黏膜吸收氨基酸的过程与葡萄糖的吸收相似，也主要是与 Na^+ 耦联的继发性主动转运过程。

3. 脂肪及胆固醇的吸收 食物中的脂肪在胆盐的协助下，经胰脂肪酶的消化被水解成游离的脂肪酸、甘油一酯和少量的甘油。肠腔中的胆固醇酯在消化液中的胰胆固醇酯酶的作用下分解成胆固醇和脂肪酸。脂肪酸、甘油一酯、甘油及胆固醇均可被小肠黏膜上皮细胞吸收。

长链脂肪酸（大于 12 个碳原子的脂肪酸）、甘油一酯、胆固醇不溶于水，须与胆盐结合形成水溶性混合微胶粒，才能通过肠绒毛表面的静水层到达微绒毛。混合微胶粒到达微绒毛后，脂肪酸、甘油一酯、胆固醇从混合微胶粒中释放出来，进入上皮细胞，胆盐则被留在肠腔，运送到回肠后被吸收。

脂肪的吸收包括血液和淋巴两种途径。短链脂肪酸（1～12 个碳原子的脂肪酸）可直接从细胞内扩散到组织液中,随后扩散入血液而被吸收;长链脂肪酸、甘油一脂、胆固醇在肠上皮细胞内与载脂蛋白形成乳糜微粒,然后经组织间隙进入淋巴管。人类膳食中所含的脂肪主要是由含 15 个碳原子以上的长链脂肪酸组成的,所以脂肪的吸收途径以淋巴为主。

4. 无机盐的吸收

(1) **钠的吸收**:是主动过程,与肠黏膜上皮细胞膜上钠泵活动分不开。由于钠泵的活动,使肠黏膜上皮细胞内 Na^+ 浓度降低,加上细胞内电位较黏膜面低,因此,肠腔内的 Na^+ 可顺电化学梯度不断向细胞内扩散。Na^+ 进入细胞后,通过基底膜钠泵泵出细胞,经组织液进入血液。

(2) **铁的吸收**:铁主要在十二指肠和空肠被吸收。这些部位肠上皮细胞释放转铁蛋白,与铁离子结合成复合物,通过入胞作用进入细胞内。进入细胞内的铁,一部分从细胞膜以主动转运形式进入血液,其余则与胞内的铁蛋白结合,留在细胞内不被吸收,以防铁的过量吸收。

人每日吸收铁约 1 mg,仅为每日摄入膳食铁的 5% 左右。铁的吸收与人体对铁的需要量有关。孕妇、儿童及急性失血等情况下对铁的需要量增加,铁的吸收也增加。食物中的铁绝大部分是 Fe^{3+},不易被吸收,须还原为 Fe^{2+} 后,才能被吸收。维生素 C 可与铁形成可溶性复合物,以及使 Fe^{3+} 还原为 Fe^{2+},因此可促进铁的吸收。铁在酸性环境中易溶解而便于被吸收,故胃酸有促进铁吸收的作用。

(3) **钙的吸收**:部位在十二指肠,是主动转运过程。进入肠黏膜细胞的钙通过位于细胞基底膜和侧膜上的钙泵活动主动转运入血。食物中的钙只有小部分被吸收,大部分随粪便排出体外。钙只有呈离子状态才能被吸收。影响钙吸收的主要因素有维生素 D 和机体对钙的需要状况。

(4) **Cl^- 和 HCO_3^- 的吸收**:Cl^- 是通过被动扩散而迅速吸收的。由于 Na^+ 的吸收,造成肠腔内的内容物负电位,而肠上皮细胞基底膜一侧为正电位,于是 Cl^- 顺电位差而吸收。在上段小肠的胰液及胆汁中含有大量的 HCO_3^-,其吸收是以与 H^+ 交换的方式进行的,即通过 H^+-Na^+ 交换进入肠腔内的 H^+ 与 HCO_3^- 结合生成 H_2CO_3,后者解离为 H_2O 和 CO_2。H_2O 留在肠腔,CO_2 易于通过肠上皮细胞而吸收入血,最后从肺呼出,故 HCO_3^- 是以 CO_2 的形式吸收的。

5. 水的吸收 人每日由胃肠道吸收回体内的液体量有 8~10 L,随粪便排出的水仅为 0.1~0.2 L,其余经过消化管时几乎全部被吸收。在消化管各段内,水是通过渗透方式被动吸收的,各种溶质,特别是 NaCl 的主动吸收所产生的渗透压梯度是水吸收的主要动力。

考点:食物中各营养物质的吸收
考题举例 5-9

6. 维生素的吸收 维生素分为脂溶性和水溶性两大类。水溶性维生素主要以扩散的形式在小肠上段被吸收,但维生素 B_{12} 必须与胃黏膜分泌的内因子结合形成水溶性复合物才能在回肠被吸收。脂溶性维生素 A、D、E、K 的吸收机制与脂肪吸收相似。

综上所述,消化和吸收是密切联系、相互影响、不可分割的过程。消化是吸收的前提,食物只有经过消化后才能被吸收。吸收营养物质后,小肠又可接受尚未消化的食糜,因此,吸收又为消化创造了条件。在小肠内,消化和吸收是同时进行的。当消化不良或吸收障碍时,都会影响机体新陈代谢的正常进行,给机体带来不良后果。

三、消化活动的调节

消化系统的功能活动和其他系统一样是在神经和体液调节下进行的,各器官之间相互密切配合,达到消化食物、吸收营养的目的。消化系统的功能活动可根据人体所处的状态而发生适应性的变化。此外，消化系统与人体其他系统的活动也是密切相关的，与各相关系统相互配合、协调一致。

（一）消化反射

参与消化器官反射性调节的神经中枢位于延髓、下丘脑、边缘叶及大脑皮质等处。当刺激作用于消化器官内、外的某些感受器时，传入神经将冲动传至上述有关中枢，再通过传出神经到达消化管壁的平滑肌、腺体，使其活动发生改变。这些反射性调节包括条件反射与非条件反射。

1. 非条件反射 主要由化学或机械刺激直接作用于消化管壁上的感受器而引起。

（1）**食物刺激口腔内感受器**：食物在口腔内刺激舌、口腔黏膜和咽部感受器，神经冲动沿第Ⅴ、Ⅶ、Ⅸ、Ⅹ对脑神经传入延髓后，再上传到下丘脑及大脑皮质。神经冲动通过副交感神经和交感神经到达消化腺和胃肠平滑肌，反射性地引起唾液分泌，同时胃液、胰液、胆汁等消化液的分泌量也增加，使胃容受性舒张，以便为食物进入胃肠内消化创造条件。

（2）**食糜刺激胃内感受器**：食物进入胃后，对胃产生的机械性和化学性刺激，引起胃液分泌。食糜对胃的扩张刺激，可兴奋胃体和胃底部的感受器，通过迷走-迷走神经反射引起胃运动增强，胃液、胰液和胆汁等消化液分泌量增加。另外，通过壁内神经丛反射性引起胃运动增强和胃液分泌量增加。

（3）**食糜刺激小肠感受器**：食糜的扩张刺激和化学性刺激直接作用于十二指肠和空肠上部，可引起三种神经反射：①通过迷走-迷走神经长反射引起胃液、胰液、胆汁等消化液分泌量增加，促进小肠的化学性消化；②通过壁内神经丛短反射主要促进小肠运动，以利于小肠内机械性消化；③通过肠-胃反射抑制胃的运动，延缓胃的排空。

2. 条件反射 在人类，条件反射对消化功能的影响十分广泛而明显。引起消化液分泌的条件刺激是食物的形象、声音、气味、进食的环境等，对于人类，与进食有关的语言、文字也可以作为条件刺激。这些条件刺激通过视、听、嗅觉器官的感受器，反射性引起消化管运动和消化腺分泌量的改变。条件刺激的传入冲动可到达延髓、下丘脑、边缘系统直至大脑皮质，但最终又要通过管理消化腺的延髓迷走中枢，再经传出的迷走神经，引起唾液、胃液、胰液、胆汁等消化液分泌量增加。条件刺激尽管不直接作用于消化器官的相应感受器，但其反射效应却为食物的消化做好了准备，使机体的消化活动更好地适应环境的变化。

（二）胃肠激素

胃肠激素是由胃肠黏膜的内分泌细胞合成和释放的生物活性物质，属于肽类激素，分子量大多在5000 Da以内，目前已发现有30多种。胃肠激素的作用主要有3个方面：①调节消化管的运动和消化腺的分泌；②调节其他激素的释放；③促进消化管组织代谢、生长的营养作用。其中最主要的四种胃肠激素的主要生理作用列于表5-1。

表5-1 胃肠激素的主要生理作用

	分泌部位及细胞	引起释放的因素	主要生理作用
促胃液素	胃窦、小肠黏膜上皮G细胞	迷走神经、蛋白质分解产物	促进胃液分泌和胃的运动，促进胆汁和胰液的分泌
促胰液素	小肠黏膜上皮S细胞	盐酸、蛋白质分解产物	促进胰液和胆汁的分泌，抑制胃液分泌和胃的运动
缩胆囊素	小肠黏膜上皮I细胞	盐酸、蛋白质分解产物、脂肪分泌及其分解产物	促进胆囊收缩，促进胰腺分泌胰酶，加强促胰液素的作用
抑胃肽	小肠黏膜上皮K细胞	脂肪、葡萄糖、氨基酸	促进胃的运动和分泌，促进胰岛素的释放

(三) 心理社会因素的影响

心理社会因素与消化功能有着密切的关系。不良的心理刺激不仅影响胃肠的运动，还影响消化腺的分泌。实验研究发现，在愤怒和焦虑时，胃黏膜充血，胃肠蠕动速度加快，胃酸分泌量增加，可以诱发和加重胃肠溃疡，有时还发生胃肠痉挛，引起腹痛。人在过分悲伤、失望和恐怖时，消化液分泌受抑制，可出现厌食、恶心，甚至呕吐。

长期不良的心理因素不仅影响正常的消化功能，甚至可以导致消化系统的某些疾病，如胃黏膜出血或溃疡。人们长期生活在精神紧张、愤怒、焦虑和悲伤等情况下，会使胃酸分泌功能紊乱，减弱胃黏膜的屏障功能，同时使体内促肾上腺皮质激素和糖皮质激素分泌增多，后者促进胃酸分泌，加重或诱发胃溃疡。临床上一些消化系统疾病的发生、发展往往出现在心理情绪变化之后，近代心身医学的研究认为，心理社会因素对消化功能的影响主要是通过神经系统、内分泌系统和免疫系统作用实现的。

第五节 腹 膜

一、腹膜的解剖生理特点

腹膜是由间皮和结缔组织构成的一层光滑浆膜，呈半透明状，被覆于腹、盆壁的内面及腹、盆腔脏器的表面。根据其分布部位不同，可分为壁腹膜和脏腹膜两部分（图5-33）。壁腹膜被覆于腹、盆壁的内面，脏腹膜被覆于腹、盆腔器官的表面。脏腹膜和壁腹膜相互延续、相互移行，构成一个不规则潜在的浆膜腔隙，称为腹膜腔。男性腹膜腔为一完整而密闭的腔隙，女性的腹膜腔可借输卵管、子宫、阴道与外界相通，故女性腹膜腔感染的概率高于男性。

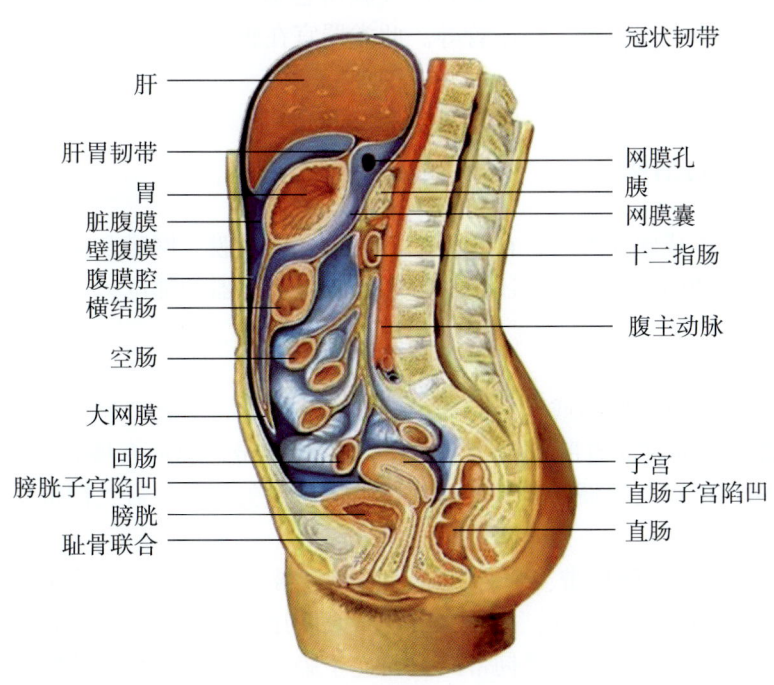

图5-33 女性腹膜腔正中矢状切面

腹膜能产生少量浆液，具有润滑和减少脏器间摩擦的作用，此外，还能吸收腹膜腔内的浆液和气体等。腹膜和腹膜腔内浆液中含有大量巨噬细胞，可吞噬细菌及有害物质，具有防御功能。脏、壁腹膜连续处可形成韧带、系膜及网膜等结构，有固定和支持腹、盆腔脏器的作用。

二、腹膜与内脏器官的关系

根据腹膜被覆脏器情况的不同，可将腹、盆腔脏器分为三类，即腹膜内位器官、腹膜间位器官和腹膜外位器官（图5-34）。

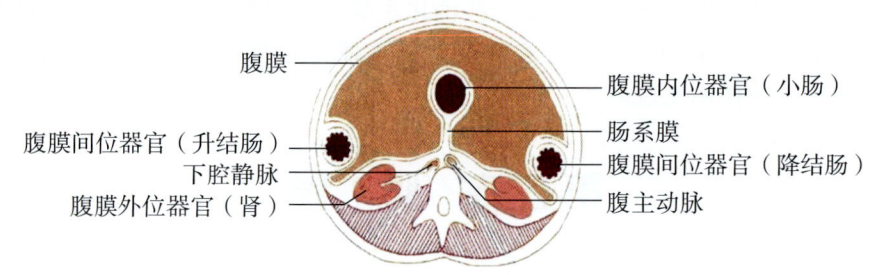

图5-34 腹膜与脏器关系示意图

1. 腹膜内位器官 是指表面被腹膜所覆盖的器官，包括胃、十二指肠上部、空肠、回肠、盲肠、阑尾、横结肠、乙状结肠、脾、卵巢及输卵管等。此类器官在腹、盆腔内的活动度较大。

2. 腹膜间位器官 是指表面大部分被腹膜所包盖的器官，包括升结肠、降结肠、直肠上段、肝、胆囊、膀胱及子宫等。此类器官在腹、盆腔内也有一定的活动度。

3. 腹膜外位器官 是指一面或少部分被腹膜所包盖的器官，包括十二指肠降部、下部，以及直肠中段、胰、肾上腺、肾、输尿管等。此类器官在腹腔和盆腔内的位置固定，几乎不能活动。

三、腹膜形成的结构

脏、壁腹膜移行围成腹膜腔时，在移行处形成韧带、系膜、网膜及陷凹等结构。这些结构不仅对器官起着连接和固定的作用，还是血管和神经出入脏器的部位。

（一）韧带

韧带是连于腹、盆壁与脏器或相邻脏器之间的腹膜结构，对脏器有一定的固定作用。

1. 肝的韧带 肝的脏面有肝胃韧带和肝十二指肠韧带，膈面有镰状韧带、冠状韧带等。其中镰状韧带是由位于膈与肝膈面的双层腹膜构成的，呈矢状位；冠状韧带呈冠状位，连于膈和肝膈面之间（图5-35）。

2. 脾的韧带 包括胃脾韧带、脾肾韧带及膈脾韧带等。胃脾韧带是连接于胃底与脾门之间的双层腹膜结构，内含脾的血管、神经、淋巴管及胰尾等。脾肾韧带是脾门至左肾前面之间的双层腹膜结构。膈脾韧带是由脾肾韧带向上，连于膈下面的双层腹膜结构。

（二）系膜

系膜是脏、壁腹膜相互移行处形成的，将肠管固定于腹、盆腔后壁的双层腹膜结构。两层

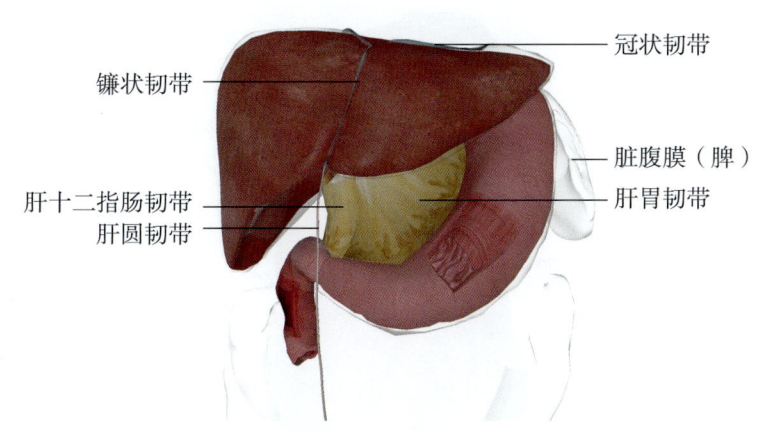

图 5-35 肝的韧带

腹膜间有出入该器官的血管、神经、淋巴管等，主要的系膜有小肠系膜、横结肠系膜、乙状结肠系膜及阑尾系膜等（图 5-36）。

1. 小肠系膜　是将空肠、回肠固定于腹后壁的双层腹膜结构，其附着于腹后壁的部分称为**小肠系膜根**，自第 1 腰椎左侧贴于腹后壁斜向右下方，止于右骶髂关节的前方，长约 15 cm。由于小肠系膜根与小肠的长度差异悬殊，故肠系膜呈褶裙状，使空肠、回肠的活动性大，对消化和吸收有促进作用，但易发生肠扭转或肠套叠等急腹症。

2. 横结肠系膜　是将横结肠固定于腹后壁横位的双层腹膜结构。

3. 乙状结肠系膜　是将乙状结肠固定于盆壁的双层腹膜结构。

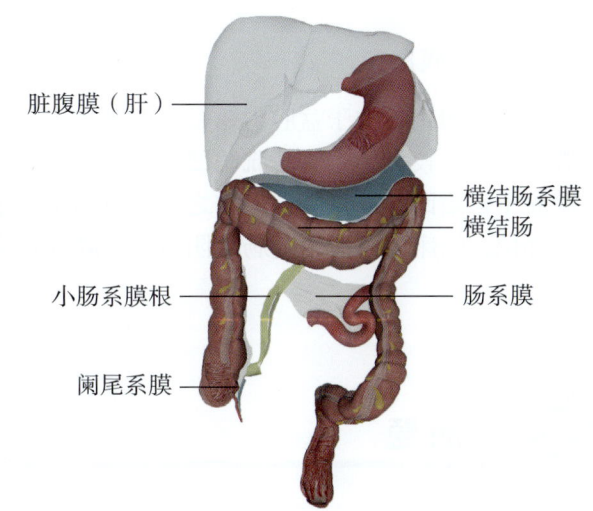

图 5-36 系膜

4. 阑尾系膜　是将阑尾连于肠系膜下端的双层腹膜结构，呈三角形，其游离缘内有阑尾血管、神经、淋巴管和淋巴结等。行阑尾切除术时，应在系膜游离缘结扎其血管。

（三）网膜

网膜由双层腹膜构成，薄而透明，两层腹膜间夹有血管、神经、淋巴管和结缔组织等。网膜包括大网膜、小网膜（图 5-37）。

1. 大网膜　是连于胃大弯与横结肠之间的四层腹膜结构，形似围裙状，悬垂于小肠和结肠前面。大网膜内含脂肪、血管、淋巴管和众多的巨噬细胞，有重要的防御功能。大网膜下垂部分可移动，具有包围腹膜腔内的炎性病灶，避免炎症蔓延的作用。小儿的大网膜较短，一般在脐平面以上。当阑尾炎或下腹部其他炎症时，病灶区不易被大网膜包裹，难以被局限化，故易形成弥漫性腹膜炎。

2. 小网膜　是从肝门至胃小弯和十二指肠上部之间的双层腹膜结构。其中连于肝门与胃小弯的部分称为肝胃韧带，连于肝门与十二指肠上部之间的部分称为肝十二指肠韧带。

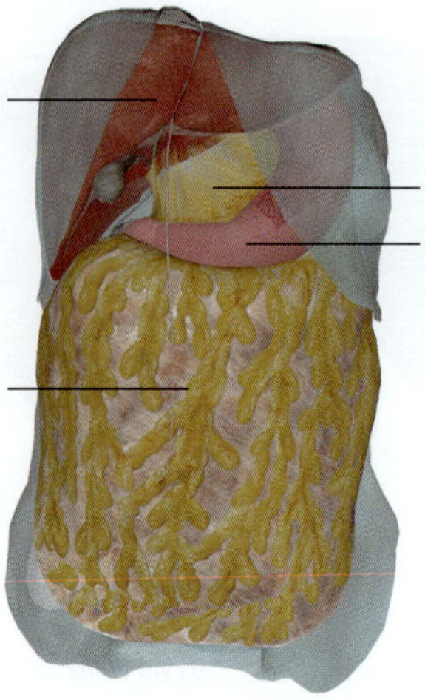

图 5-37　网膜

（四）腹膜陷凹

腹膜陷凹主要位于盆腔内，是盆腔脏器表面的腹膜互相移行、反折而形成的凹窝。直肠与膀胱之间深而较大的**直肠膀胱陷凹**，是男性腹膜腔的最低点。在女性，位于膀胱与子宫之间的是**膀胱子宫陷凹**；在直肠与子宫之间的**直肠子宫陷凹**，为女性腹膜腔的最低点，是液体易于积聚的部位，临床上可通过直肠或阴道后穹隆穿刺来进行诊疗（图 5-33）。

（方安宁　薛　兰）

自测题

一、单项选择题

1. 不属于内脏器官的是
   A．心脏 B．肺
   C．食管 D．膀胱
   E．肾
2. 不属于上消化道的是
   A．空肠 B．十二指肠
   C．食管 D．咽
   E．胃
3. 不参与组成咽峡的是
   A．腭垂 B．腭咽弓
   C．舌根 D．腭舌弓
   E．悬雍垂
4. 不属于大肠的是
   A．空肠 B．盲肠
   C．横结肠 D．十二指肠
   E．直肠
5. 肝的基本结构和功能单位是

A．肝小叶 B．肝血窦
C．胆小管 D．肝板
E．小叶间胆管

6．维生素 B_{12} 被吸收的部位是
A．十二指肠 B．空肠
C．回肠 D．结肠
E．盲肠

7．胃排空的动力是
A．胃的运动 B．幽门括约肌的活动
C．促胃液素的作用 D．胃内容物的体积
E．胃液

8．水分及营养成分吸收的主要部位是
A．食管 B．胃
C．小肠 D．大肠
E．直肠

9．不属于大肠的是
A．盲肠 B．阑尾
C．结肠 D．回肠
E．直肠

10．人体最大的消化腺是
A．肝 B．胰
C．胃 D．腹膜
E．唾液腺

11．唾液腺不包括
A．腮腺 B．胰
C．下颌下腺 D．舌下腺
E．副腮腺

12．胃液成分中，能使蛋白质易于水解的物质是
A．盐酸 B．胃蛋白酶原
C．盐酸和胃蛋白酶 D．黏液
E．内因子

13．使消化管保持一定形态和位置的运动形式是
A．蠕动 B．容受性舒张
C．分节运动 D．紧张性收缩
E．集团蠕动

14．不含消化酶的消化液是
A．唾液 B．胆汁
C．胃液 D．胰液
E．小肠液

15．消化力最强的消化液是
A．唾液 B．胃液
C．胰液 D．胆汁
E．小肠液

16. 胆汁中参与脂肪消化和吸收的主要成分是
    A．无机盐   B．胆盐
    C．胆固醇   D．胆色素
    E．卵磷脂
17. 三类食物由胃排空的速度是
    A．糖＞蛋白质＞脂肪   B．糖＞脂肪＞蛋白质
    C．脂肪＞糖＞蛋白质   D．脂肪＞蛋白质＞糖
    E．蛋白质＞糖＞脂肪
18. 属于腹膜内位器官的是
    A．肝   B．胃
    C．肾   D．子宫
    E．膀胱
19. 女性站立位或半卧位时腹膜腔最低处是
    A．肝肾隐窝   B．直肠子宫陷凹
    C．膀胱子宫陷凹   D．直肠膀胱陷凹
    E．坐骨肛门窝
20. 关于回膜的描述，错误的是
    A．大网膜是一双层腹膜结构
    B．网膜囊为腹膜腔的一部分
    C．小网膜分为肝胃韧带和肝十二指肠韧带
    D．网膜孔位于小网膜游离缘的后方
    E．网膜孔是大、小腹膜腔的通道

二、名词解释
1．上消化道
2．肝门
3．齿状线
4．消化
5．吸收

三、问答题
1．试述食管的三处生理性狭窄。
2．试述胃酸的生理作用。
3．为什么小肠是营养物质吸收的主要部位？
4．试述胆汁中胆盐的作用。

第六章 呼吸系统

数字资源

学习目标

通过本章内容的学习，学生应能够：

识记
1. 复述呼吸系统的组成；上、下呼吸道的概念；呼吸的概念；呼吸的四个环节和意义。
2. 说出鼻旁窦的名称；气管的位置和分部；喉软骨的名称；喉腔的分部和形态特点。
3. 陈述肺的形态、位置和分叶；胸膜和胸膜腔的概念；壁胸膜的分部及肋膈隐窝的位置；肺和胸膜的下界体表投影；纵隔的境界与分区。
4. 陈述肺通气的动力；呼吸功能评价指标；肺泡表面活性物质的主要成分、作用以及生理意义；影响肺换气的因素。
5. 说明氧合血红蛋白的结合特点；肺牵张反射；化学感受器反射。

理解
1. 对比左、右主支气管的形态特点。
2. 对比左、右肺的形态异同。
3. 对比胸膜和肺体表投影的差异。
4. 领会人工呼吸的生理学原理。
5. 解释早产儿发生新生儿呼吸窘迫综合征的机制。
6. 解释发绀对缺氧的诊断意义。

运用
1. 应用所学知识分析呼吸系统病变可能出现的临床表现及相关的解剖生理学基础。
2. 认识呼吸与健康的关系，运用所学知识开展健康科普宣传教育。

思政
1. 牢固树立爱党爱国、热血奉献的精神，勇于站在防疫和抗病的一线。
2. 增强敬佑生命意识，知晓急救知识，争分夺秒地抢救患者。

  呼吸系统（respiratory system）由呼吸道和肺两部分组成（图 6-1）。**呼吸道**是通气管道，包括鼻、咽、喉、气管、各级支气管。在临床上，将鼻、咽、喉称为**上呼吸道**，将气管和各级支气管称为**下呼吸道**。肺是气体交换的器官。

  呼吸系统的主要功能是吸入外界的氧气，呼出体内代谢所产生的二氧化碳。机体与外界环境之间的气体交换过程称为**呼吸**（respiration）。呼吸全过程包括四个环节，这四个环节相互

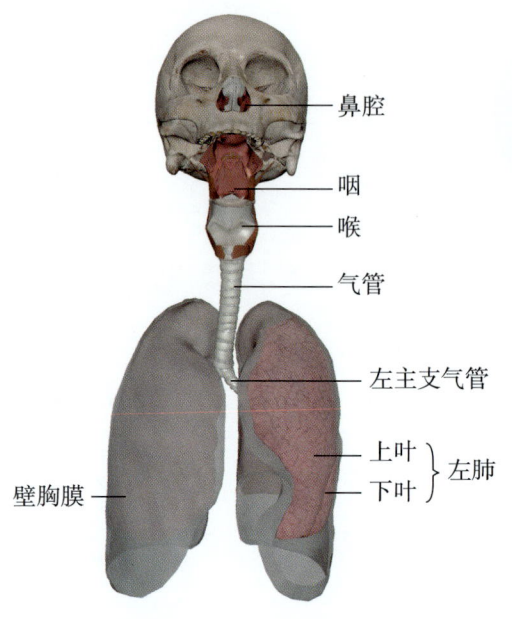

图 6-1　呼吸系统示意图

衔接，同步进行（图 6-2）。①肺通气：是指肺与外界环境之间的气体交换过程。②肺换气：是肺泡与肺毛细血管血液之间的气体交换过程。临床上所说的外呼吸包括肺通气和肺换气。③气体在血液中的运输。④组织换气：血液与组织细胞之间的气体交换过程，也称内呼吸。由此可见，呼吸过程不单靠呼吸系统来完成，还需要血液循环系统的配合，这种协调配合又受神经和体液的调节来完成。通常所说的呼吸一般指外呼吸。

呼吸的生理意义是维持体内氧气和二氧化碳含量相对稳定，保证生命活动的正常进行。呼吸过程中任何一个环节发生障碍，均可能导致机体缺氧或者二氧化碳潴留，严重时可危及生命。

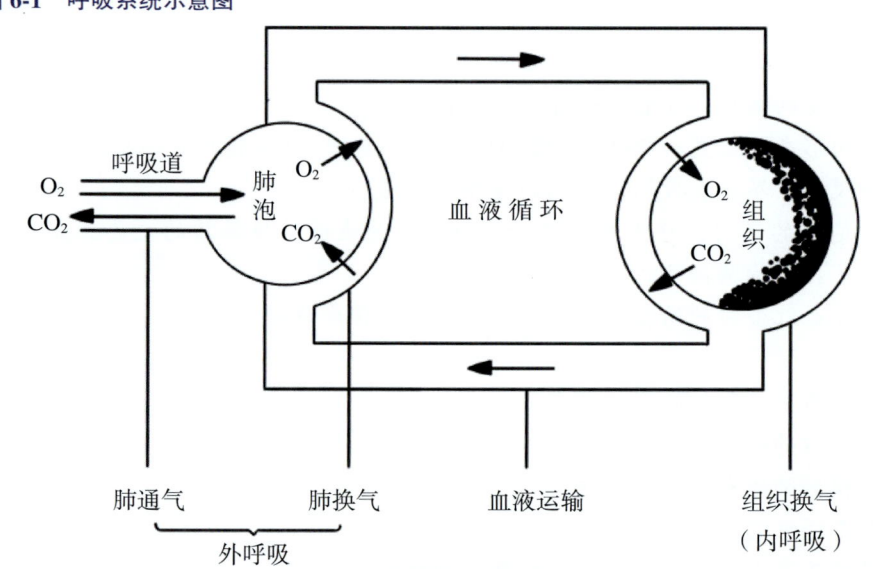

图 6-2　呼吸全过程示意图

爱党爱国，热血奉献

中国抗击新型冠状病毒感染疫情

人感染新型冠状病毒（2019-nCoV）后，常见呼吸道症状，发热、咳嗽、气促和呼吸困难等。在较严重的病例中，感染可导致新型冠状病毒肺炎等，甚至死亡。2019 年末，我国武汉暴发了新冠肺炎疫情。"生命重于泰山，疫情就是命令，防控就是责任"。在以习近平总书记为核心的党中央坚强领导下，一场防控疫情的人民战争轰然打响，向全世界展示了中国速度、中国规模、中国效率、中国力量！党员干部冲锋在前，医务人员不顾个人安危奋战在一线，他们成为新时代最美、最勇敢的逆行者！

阅读思考：

1．说说你对"中国速度、中国规模、中国效率、中国力量"的理解。
2．若社会上发生疫情，你是否愿意加入疫情防控志愿者队伍？

第一节　呼吸道与肺

> **案例导入**
>
> 某患者，女性，66岁，主诉：发热、咳嗽、乏力3天。体格检查：神志清楚，气促，T 39.8℃，P 115次/分，R 28次/分，BP 115/88 mmHg。咽部充血，颈软，胸廓无畸形，胸壁无压痛，双肺叩诊稍浊，触觉语颤增强，右下肺闻及湿啰音和支气管呼吸音，语音传导增强，未闻及胸膜摩擦音。实验室检查：血红蛋白128 g/L，红细胞$4.3×10^{12}$/L，白细胞$4.0×10^9$/L，中性粒细胞0.8，淋巴细胞0.1。咽拭子行实时荧光逆转录聚合酶链反应（RT-PCR）检测新型冠状病毒核酸阳性。胸部X线片：双肺多发磨玻璃影、浸润影。临床诊断：新型冠状病毒感染。
>
> 思考题：
> 1. 对患者实施鼻导管氧疗，简述氧气到达肺泡所经过的路径。
> 2. 简述肺的位置、外形和功能。
> 3. 新型冠状病毒感染的预防措施有哪些？
> 4. 促进肺部健康的方法有哪些？如何在社区开展肺部健康宣讲？

一、呼吸道

（一）鼻

鼻（nose）由外鼻、鼻腔、鼻旁窦三部分组成，是呼吸道的起始部分，既是呼吸通道，又是嗅觉器官，并能辅助发音。

1. 外鼻（external nose）　位于面部中央，由骨和软骨作为支架，外覆皮肤和少量皮下组织构成。上端位于两眼之间，较为狭窄，称**鼻根**；中部隆起，称**鼻背**；下端称**鼻尖**。鼻尖两侧的弧形隆起称**鼻翼**，在呼吸困难时，可见鼻翼扇动症状。鼻翼下方的开口称**鼻孔**，为鼻腔的起始处。鼻翼及鼻尖的皮肤含有丰富的皮脂腺和汗腺，好发疖肿、痤疮、酒渣鼻等疾病。

2. 鼻腔（nasal cavity）　是以骨和软骨为基础，内面覆盖黏膜和皮肤构成的狭长腔隙（图6-3，图6-4）。鼻腔被鼻中隔分为不完全对称的左、右两腔。鼻中隔位于鼻腔中部（图6-4），其前下部的黏膜内含有丰富的毛细血管网，当外伤或干燥空气刺激时，易引起出血，称**利特尔区**（Little area）。每侧鼻腔向前下经鼻孔与外界相通，向后经**鼻后孔**通向鼻咽。每侧鼻腔以**鼻阈**为界分为前方的**鼻前庭**和后方的**固有鼻腔**，鼻阈也是皮肤与鼻黏膜的分界标志。

（1）**鼻前庭**（nasal vestibule）：由鼻翼围成，内衬皮肤，生长有鼻毛，鼻毛在呼吸活动中有过滤灰尘、净化空气的作用，应避免损伤。

（2）**固有鼻腔**（nasal cavity proper）：是鼻腔的主要部分，由骨性鼻腔被覆黏膜围成，临床上的鼻腔常指该部。鼻腔的底壁为腭；顶壁为颅前窝的底，故当颅前窝骨折时，脑脊液和血液可经鼻腔流出；内侧壁为鼻中隔；外侧壁凹凸不平，由上而下依次有3个突起，分别称**上鼻甲**、**中鼻甲**和**下鼻甲**，3个鼻甲下方各有一裂隙，分别称**上**、**中**、**下鼻道**（图6-3）。在上鼻甲的后上方与蝶骨体之间的凹陷，称**蝶筛隐窝**。

固有鼻腔的黏膜按其功能分为嗅区和呼吸区。**嗅区**是位于上鼻甲内侧面及其相对应的鼻中隔以上的黏膜，活体呈苍白色或淡黄色，内含嗅细胞，具有嗅觉功能；**呼吸区**指嗅区以外的黏膜区，活体呈淡红色，富含血管、腺体和纤毛，对吸入的空气有加温、湿润和净化的作用。

考点：鼻中隔利特尔区
考题举例 6-1

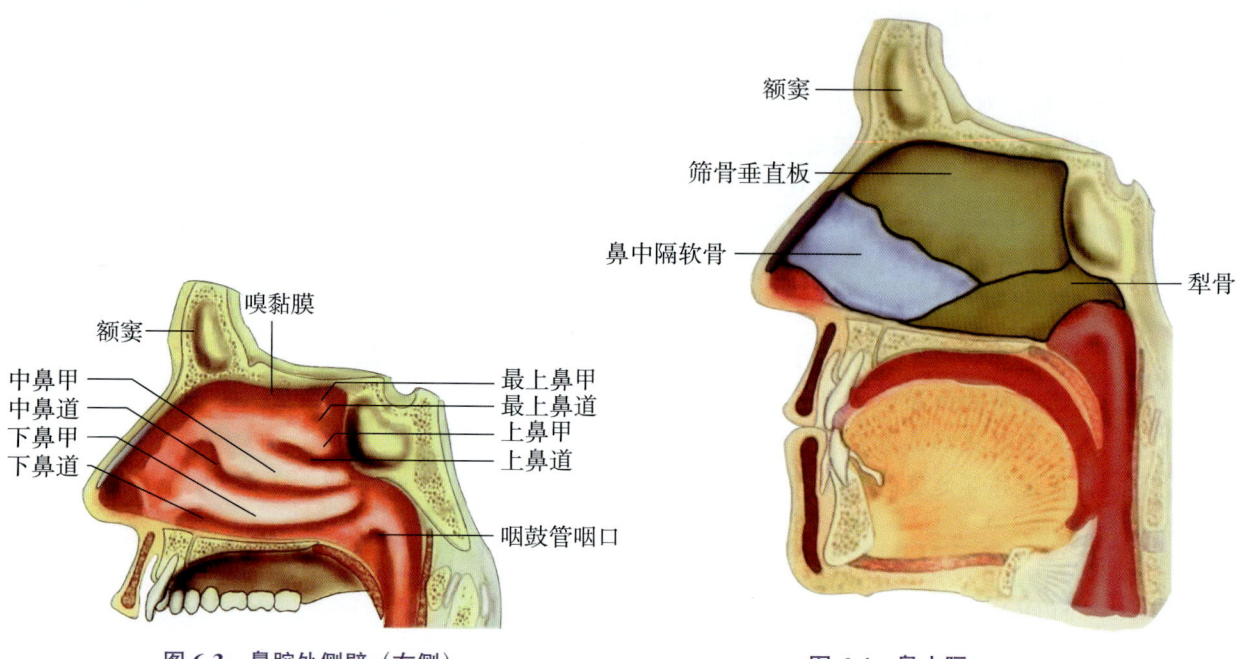

图 6-3　鼻腔外侧壁（右侧）　　　　图 6-4　鼻中隔

3. 鼻旁窦（paranasal sinuses）　也称副鼻窦，由骨性鼻旁窦内衬以黏膜构成，共有 4 对，即**上颌窦、额窦、筛窦、蝶窦**，分别位于同名颅骨内，均开口于鼻腔（图 6-5，图 6-6）。其中上颌窦、额窦、筛窦的前群和中群都开口于中鼻道；筛窦的后群开口于上鼻道；蝶窦开口于蝶筛隐窝。鼻旁窦能加温、湿润空气，对发音起共鸣作用。鼻旁窦黏膜与鼻腔黏膜相续，故鼻腔的感染可能会蔓延到鼻旁窦，引起鼻窦炎。

> **知识链接**
>
> **上颌窦炎的解剖生理学基础**
>
> 　　上颌窦是鼻旁窦中最大的一对，由于上颌窦的窦口高于窦底，故当其炎症化脓时，不易引流，临床上常经下鼻道前份穿通骨质较薄的上颌窦内侧壁进行穿刺。上颌窦窦腔大，窦底邻近上颌磨牙牙根，此处骨质薄弱，牙根感染常波及上颌窦，引起牙源性上颌窦炎。临床上鼻旁窦的炎症以上颌窦炎为多见。

（二）喉

喉（larynx）既是呼吸通道，又是发音器官，以喉软骨为支架，借关节、韧带和肌肉连接，内衬黏膜而构成。喉位于颈前部中份，上接咽，下续气管，成人的喉位于第 3～6 颈椎前方。由于喉借结缔组织与舌骨相连，故活动性大，可随吞咽或发音而上、下移动。

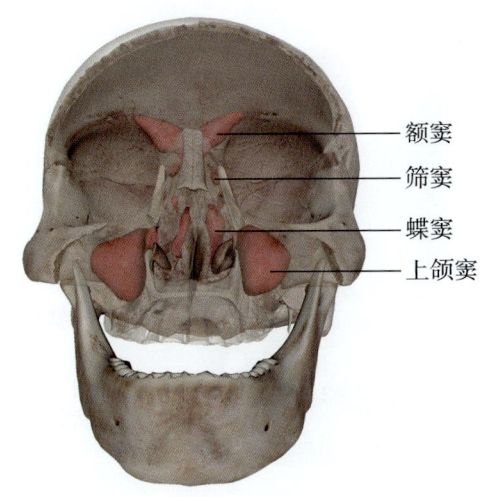

图 6-5 鼻旁窦（前面观）

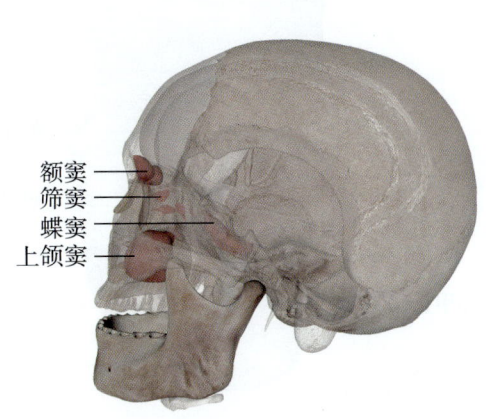

图 6-6 鼻旁窦的体表投影

1. 喉软骨（laryngeal cartilage） 由甲状软骨、环状软骨、会厌软骨和成对的杓状软骨等构成（图 6-7）。

（1）**甲状软骨**（thyroid cartilage）：是喉软骨中最大的一块，位于舌骨下方，构成喉的前外侧壁。由 2 块软骨板组成，两板的前缘汇合成**前角**，其上端向前突出，称**喉结**，成年男性喉结明显，是男性第二性征的标志。

（2）**环状软骨**（cricoid cartilage）：位于甲状软骨下方，向下接气管，它是喉软骨中唯一呈环形的软骨，形似指环，对保持呼吸道通畅起重要作用，损伤后容易导致喉腔狭窄。

（3）**会厌软骨**（epiglottic cartilage）：位于甲状软骨的后方，形似树叶，上宽下窄，外被黏膜构成会厌。当吞咽时，喉上提，喉口被会厌遮盖，防止食物误入喉腔。

（4）**杓状软骨**（arytenoid cartilage）：位于环状软骨板的上方，成对，形似三棱锥形。杓状软骨与甲状软骨内面之间有**声韧带**相连接。

考点：喉的软骨
考题举例 6-2

2. 喉腔（laryngeal cavity） 喉腔的上口称**喉口**，朝向后上方。喉腔向上经喉口通喉咽，向下通气管（图 6-8）。

喉腔中部有两对自外侧壁突入腔内的呈前后方向的黏膜皱襞。上方一对称**前庭襞**，呈粉红色，两襞之间的裂隙称**前庭裂**。下一对黏膜皱襞称**声襞**，颜色较白，两襞之间的裂隙，称**声门裂**。声门裂是喉腔最狭窄的部位。**声带**是指由声襞、声韧带和声带肌构成的复合结构。病变或外伤常可造成喉腔狭窄，发音障碍。

喉腔可借前庭襞和声襞分为 3 部分：①从喉口至前庭襞之间的部分为**喉前庭**；②前庭裂和声门裂之间的部分为**喉中间腔**，其向两侧突出形成的隐窝称为**喉室**；③声门裂以下的部分称为**声门下腔**，此处黏膜下组织较疏松，当急性炎症时易引起水肿。小儿的喉腔较窄小，此处水肿常引起喉腔阻塞，造成呼吸困难。

考点：喉腔的分部
考题举例 6-3

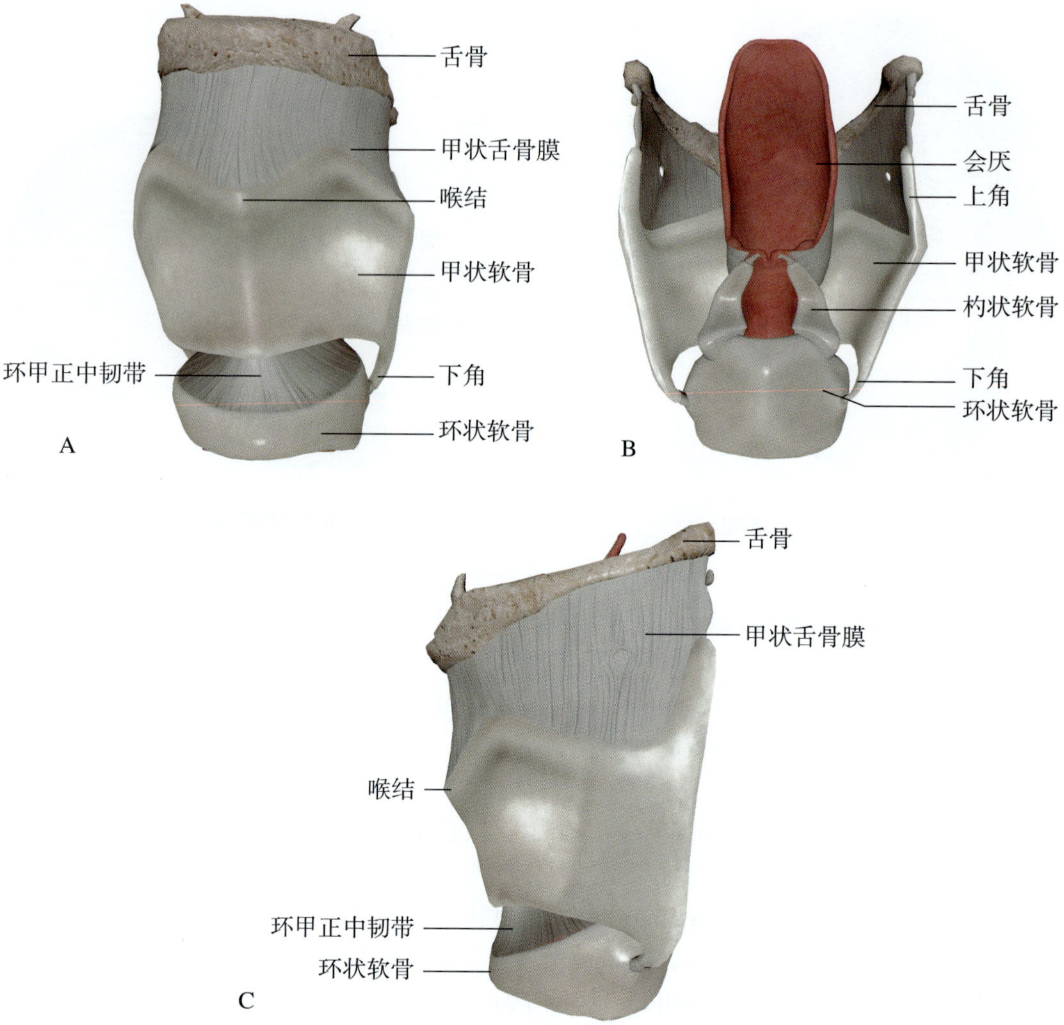

图 6-7 喉的软骨及连结
A. 前面观；B. 后面观；C. 侧面观

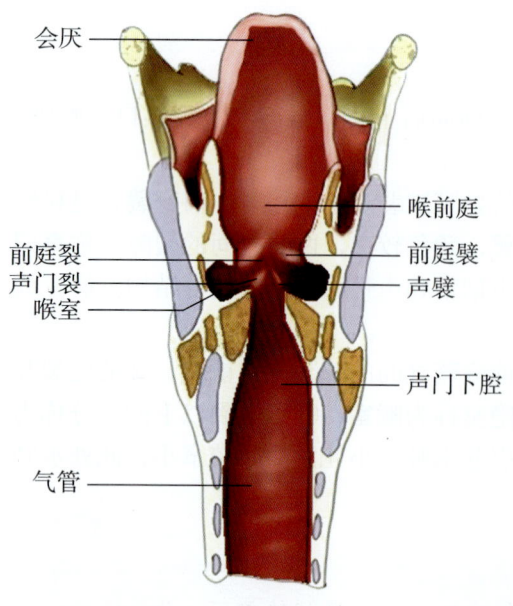

图 6-8 喉腔额状断面

3. 喉肌（muscle of larynx） 属于骨骼肌，附着于喉软骨上（图6-9）。喉肌的舒缩使声带紧张或松弛，使声门开大或缩小。因此，喉肌的运动可控制音调的高低和声音的强弱。

（三）气管与支气管

1. 气管（trachea） 位于食管前方，起于环状软骨下缘，下行至胸骨角平面（平第4胸椎体下缘）分为**左、右主支气管**（图6-10）。分叉处称**气管杈**，在气管杈内面有一向上凸的半月状嵴，称**气管隆嵴**，是支气管镜检查的定位标志。气管由14～17个"C"形气管软骨环以及连接各环之间的平滑肌和结缔组织构成。

根据气管的行程与位置，以颈静脉切迹为界，可将其分为颈部和胸部。颈部短而表浅，沿颈前正

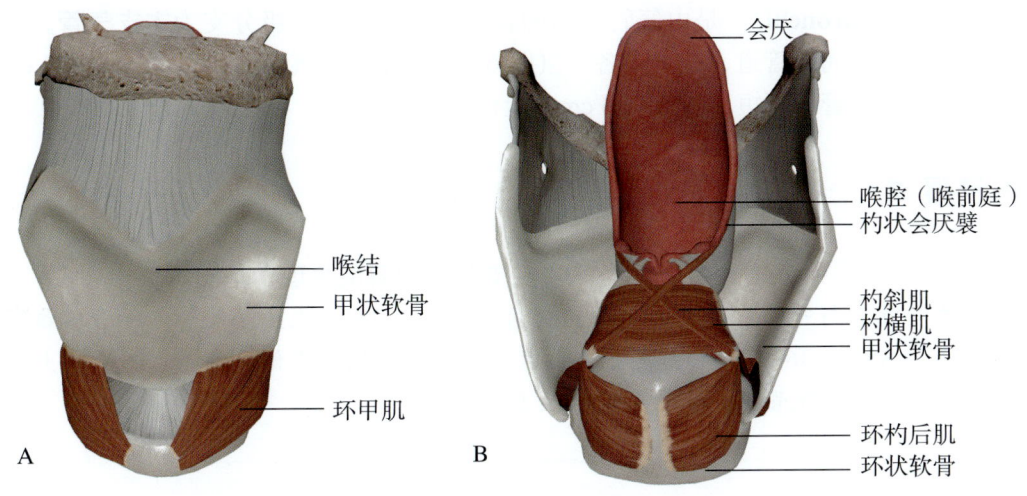

图 6-9 喉肌
A. 前面观；B. 后面观

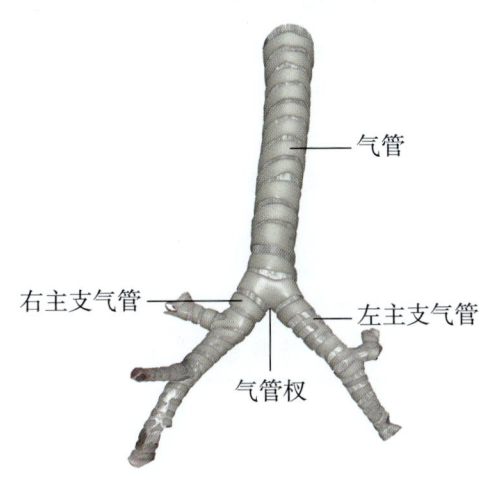

图 6-10 气管及主支气管

中线下行，在胸骨颈静脉切迹处上方可触及。胸部较长，位于上纵隔内。

考点：气管
考题举例 6-4

知识链接

气管切开术的解剖生理学基础

气管切开术是将颈段气管切开后置入特制的气管套管，从而保持呼吸道通畅，改善通气，引流下呼吸道分泌物的一种手术。患者一般取仰卧位，肩下垫一小枕，头后仰，使气管接近皮肤，暴露明显，以利于手术。切口多采用直切口，自甲状软骨下缘至接近胸骨上窝处，沿颈前正中线切开皮肤和皮下组织。气管切开术依次切开的是皮肤、浅筋膜、封套筋膜、胸骨上间隙及其内容、舌骨下肌群、气管前间隙。暴露气管后，一般沿气管前正中线切开气管的第 3~4（或第 4~5）气管软骨环。环状软骨可作为计数气管软骨环的标志。

2. 支气管（bronchi） 是由气管分出的各级分支，其第一级分支为**主支气管**。主支气管为气管杈到肺门之间的管道，左、右各一（图6-10）。**左主支气管**细而长，长4～5 cm，走行较倾斜；**右主支气管**粗而短，长2～3 cm，走行较陡直。

> **知识链接**
>
> **气管内异物易坠入右主支气管的解剖生理学基础**
>
> 右主支气管与气管中线延长线间的夹角为22°～25°，左主支气管与气管中线延长线间的夹角为35°～36°；右主支气管粗而短；气管隆嵴偏向左侧；右肺通气量较大。由于以上因素，临床上气管内异物易坠入右主支气管。

> **敬佑生命，救死扶伤**
>
> **生命的拥抱：海姆利希手法**
>
> 当发生急性气道阻塞时，可采用海姆利希手法：急救者环抱患者，冲击患者的上腹部，令腹部的膈肌迅速上抬，胸腔的压力突然增加，从而给气道一股向外的冲击力，促使梗塞到气道的异物排出。海姆利希手法的诞生挽救了无数人的生命，为世界医学的发展做出巨大贡献。作为医务人员，应该熟练掌握海姆利希手法，争分夺秒，挽救患者的生命。
>
> 阅读思考：
> 1．作为医学生，为什么要掌握急救知识？
> 2．谈谈你对"敬佑生命，争分夺秒，抢救患者"的理解。

考点：左、右主支气管的形态特点
考题举例 6-5

二、肺

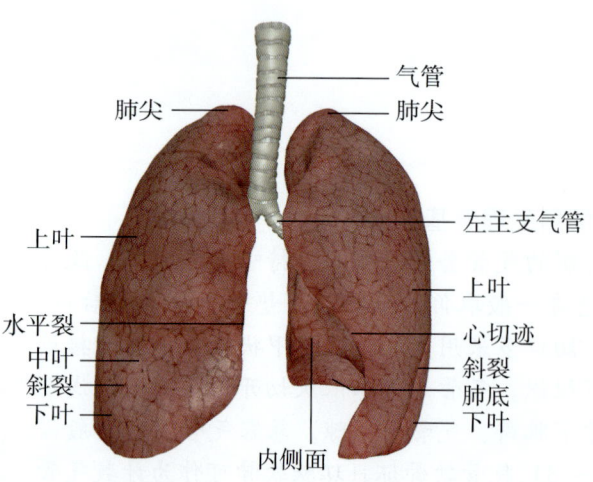

图6-11 气管、主支气管和肺（前面观）

肺（lung）是与外界进行气体交换的器官。正常肺呈浅红色，质地柔软，呈海绵状，富有弹性。

（一）肺的位置和形态

肺位于胸腔内，纵隔的两侧，膈的上方，左、右各一（图6-11）。左肺狭而长；右肺宽而短。肺近似圆锥形，有一尖、一底、两面（外侧面、内侧面）和三缘（前缘、后缘和下缘）。

肺尖呈钝圆形，经胸廓上口向上伸入颈根部，高出锁骨内侧1/3上方2～3 cm，肺尖是肺结核的好发部位。**肺底**与膈相邻，

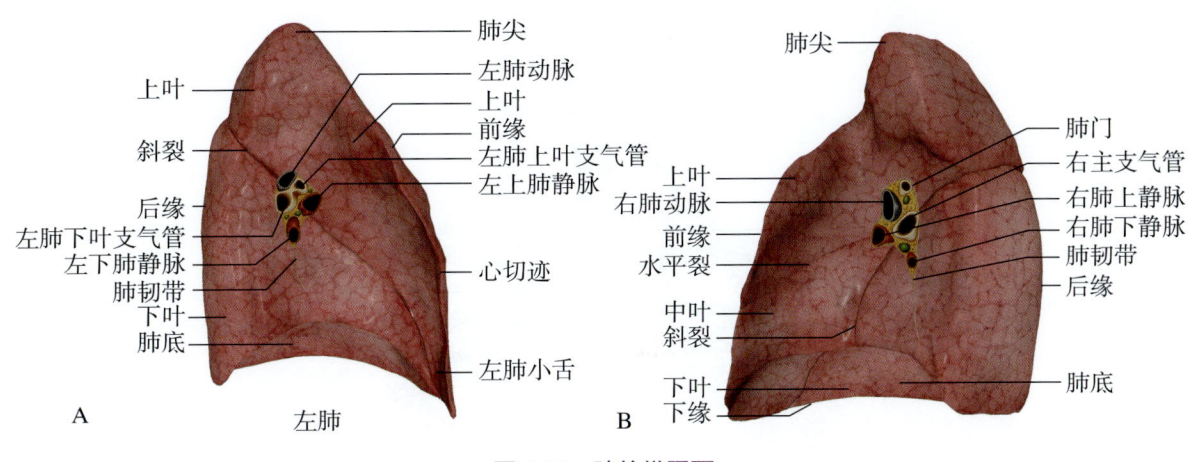

图 6-12 肺的纵隔面
A. 左肺；B. 右肺

向上凹陷，又称**膈面**。肺外侧面隆凸，邻接肋和肋间肌，又称**肋面**。内侧面与纵隔相邻，又称**纵隔面**，此面中部凹陷处称**肺门**（hilum of lung），是主支气管、肺动脉、肺静脉、淋巴管和神经等出入之处（图 6-12）。出入肺门的所有结构被结缔组织包绕成束，称为**肺根**。肺的前缘薄锐，左肺前缘下部的凹陷为**心切迹**。肺的后缘厚而圆钝，贴于脊柱的两侧。肺的下缘较薄锐，伸入胸壁与膈的间隙内。

左肺被由后上斜向前下的**斜裂**分为上、下两叶；右肺除斜裂外，还有一条近于水平方向的**水平裂**，将右肺分为上、中、下 3 叶。

知识链接

胎儿肺与成人肺的区别

胎儿和未曾呼吸过的新生儿肺内不含空气，比重较大（1.045～1.056），可沉于水底。呼吸过的肺，因肺含空气，比重较小（0.345～0.746），能浮出水面。法医常用此特点判断新生儿是否为宫内死亡。婴幼儿的肺呈淡红色，随着年龄增长，由于吸入灰尘的不断沉积，肺颜色逐渐加深，呈灰暗色甚至蓝黑色，吸烟者尤甚。

（二）肺内支气管和支气管肺段

左、右主支气管在肺门处入肺后，顺序分为肺叶支气管、肺段支气管、小支气管、细支气管、终末细支气管、呼吸性细支气管、肺泡管、肺泡囊和肺泡。支气管在肺内反复分支，呈树枝状，称**支气管树**（bronchial tree）（图 6-13）。每一细支气管及其所属的肺组织，称**肺小叶**。每一肺段支气管及其所属的肺组织，称**支气管肺段**（bronchopulmonary segment），简称**肺段**。各肺段呈圆锥形，尖朝向肺门，底朝向肺表面。按肺段支气管的分支与分布，左、右两肺均可分为 10 个肺段（图 6-14）。

（三）肺的微细结构

肺组织由肺实质和肺间质组成。

1. 肺实质 指肺内的各级支气管及终端的大量肺泡。根据其功能不同，肺实质可分为导气部和呼吸部（图 6-15）。

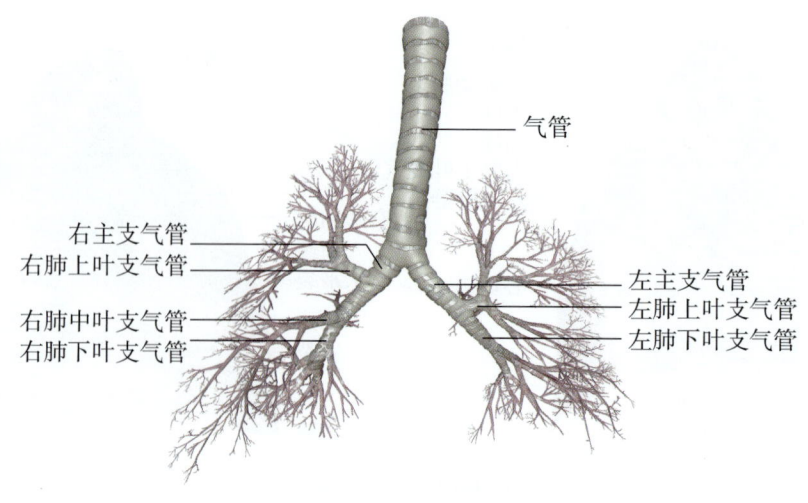

图 6-13　支气管树

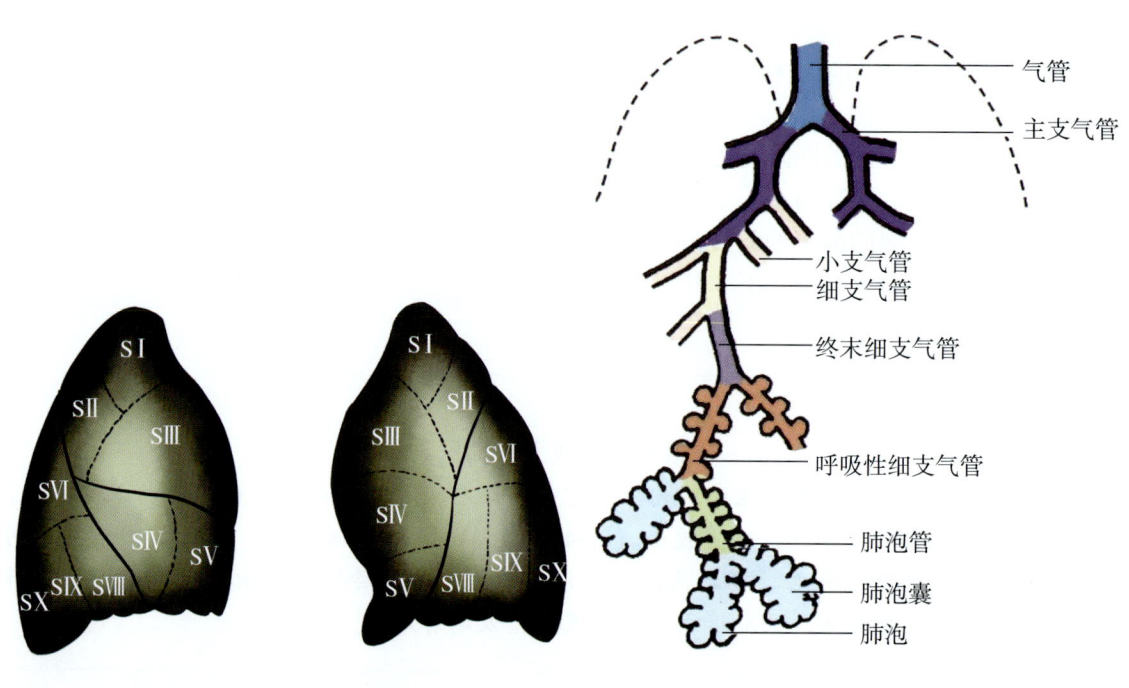

图 6-14　肺段模式图（外侧面）　　　图 6-15　肺内结构模式图

（1）**导气部**：指肺叶支气管到终末细支气管的部分。该部仅有通气作用。导气部支气管随着管径的逐渐变小，软骨逐渐变为碎片至消失，而平滑肌逐渐增多，直至形成完整的环形肌。平滑肌的舒缩可控制支气管管径的大小，从而影响出入肺泡的气体量。临床上，支气管哮喘出现的呼吸困难主要是由于细支气管的平滑肌发生痉挛性收缩所致。

（2）**呼吸部**：为呼吸性细支气管及以下的各段分支，管壁不完整，有肺泡开口。

肺泡是半球形或多边形的小囊，是气体交换的场所，开口于呼吸性细支气管、肺泡管和肺泡囊。肺泡壁极薄，由肺泡上皮和基膜构成。肺泡上皮包括Ⅰ型肺泡细胞和Ⅱ型肺泡细胞。Ⅰ型肺泡细胞呈扁平状，是构成肺泡壁的主要细胞，是进行气体交换的部位。Ⅱ型肺泡细胞呈圆形或立方形，体积大，数量少，散在于Ⅰ型肺泡细胞之间。Ⅱ型肺泡细胞可分泌一种磷脂类物质，即肺泡表面活性物质，起到降低肺泡表面张力、稳定肺泡的作用。

2．肺间质　指肺内的结缔组织、血管、淋巴管、神经等结构。相邻肺泡之间的间质，称**肺泡隔**，内含丰富的毛细血管网、大量的弹性纤维、肺巨噬细胞等。

呼吸膜又称**气血屏障**，是肺泡内气体和血液内气体进行交换时所通过的结构，包括肺泡表面液体层、Ⅰ型肺泡细胞及基膜、薄层结缔组织、毛细血管基膜及内皮（图 6-16）。气血屏障很薄，有利于气体交换的迅速进行。

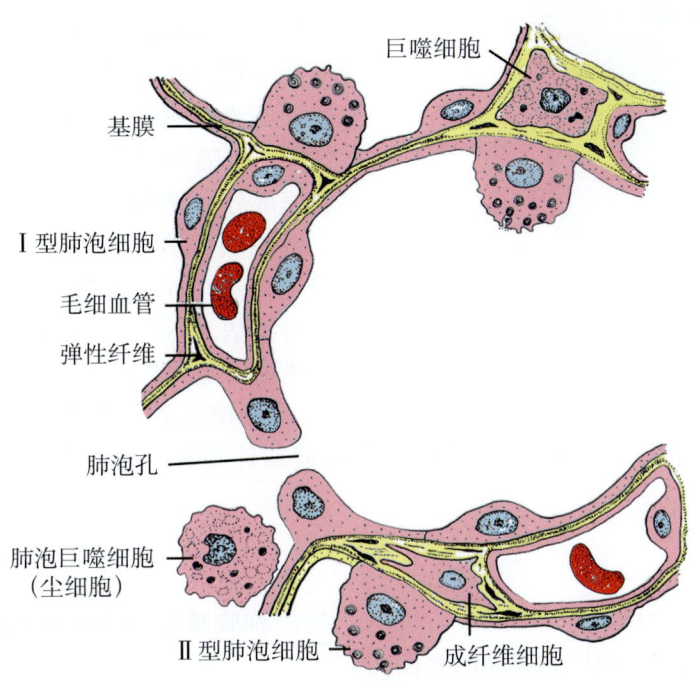

图 6-16 肺泡及肺泡孔高倍光镜结构模式图

第二节 胸膜与纵隔

案例导入

某患者，男性，40 岁，低热伴右侧胸痛 1 周。患者 1 周前无明显诱因出现午后低热，体温 37.5 ℃，夜间盗汗，伴右侧胸痛，深呼吸时明显，于 3 天前胸痛减轻，但胸闷加重，伴气短，故来医院检查。体格检查：T 37.4℃，P 84 次/分，R 20 次/分，BP 120/80 mmHg，气管稍偏左，右侧胸廓稍膨隆，右下肺触觉语颤减弱，右下肺叩诊浊音，呼吸音减弱至消失，心界向左移位，心右界叩不清。诊断：右侧胸腔积液；结核性胸膜炎可能性大。

思考题：
1. 患者的哪些体征提示右侧胸腔积液？
2. 简述胸膜、胸膜腔的概念。
3. 拟行胸腔穿刺抽取积液，应从何处进针？其解剖生理学基础是什么？

一、胸膜

（一）胸膜的概念和分部

胸膜（pleura）是衬覆于胸腔各壁内面和肺表面的一层薄而光滑的浆膜（图6-17）。覆盖于肺表面的称**脏胸膜**（visceral pleura）；被覆于胸壁内面、纵隔两侧面和膈上面及突至颈根部等处的胸膜部分称**壁胸膜**（parietal pleura）。

壁胸膜分为四部分（图6-17）：①**肋胸膜**，衬覆于胸壁内面；②**膈胸膜**，覆盖于膈上面，与膈紧密相贴，不易剥离；③**纵隔胸膜**，衬覆于纵

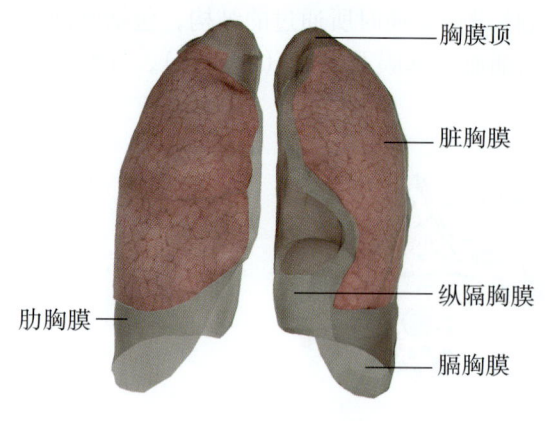

图 6-17 胸膜

隔两侧面，其中部包裹肺根并移行为脏胸膜；④**胸膜顶**，是肋胸膜和纵隔胸膜向上的延续，突至胸廓上口平面以上，与肺尖表面的脏胸膜相对。在胸锁关节与锁骨中、内 1/3 交界处之间，胸膜顶高出锁骨上方 2～3 cm。经锁骨上臂丛麻醉或针刺时，为防止刺破肺尖，进针点应高于锁骨上 4 cm。

（二）胸膜腔

脏、壁两层胸膜之间密闭、狭窄、呈负压的腔隙称**胸膜腔**（pleural cavity），内有少量浆液，呼吸运动时，可减少两层胸膜间的摩擦。

胸膜隐窝是不同部分的壁胸膜反折并相互移行处的胸膜腔，即使在深吸气时，肺缘也达不到其内，主要包括肋膈隐窝、肋纵隔隐窝和膈纵隔隐窝等。肋膈隐窝是由肋胸膜与膈胸膜反折形成的，是诸胸膜隐窝中位置最低、容量最大的部位，胸膜腔积液常先积存于肋膈隐窝。

（三）胸膜与肺的体表投影

1. 胸膜的体表投影 胸膜的体表投影是指各部壁胸膜相互移行形成的反折线在体表的投影（图6-18）。

（1）**胸膜前界**：即肋胸膜与纵隔胸膜前缘之间的反折线在体表的投影。两侧起自胸膜顶，向内下经胸锁关节后方，至第2胸肋关节水平两侧互相靠拢并沿中线垂直下行。右侧至第6胸肋关节处转向右，移行于胸膜下界。左侧在第4胸肋关节处弯向外下，沿胸骨左缘外侧下行，至第6肋软骨处转向左，移行于胸膜下界（表6-1）。

由于左、右胸膜前界在第2～4肋软骨水平两侧靠拢，上下两端相互分开，故在胸骨后方形成两个三角形区域：①上方为**胸腺区**，内有胸腺。②下方为**心包区**，位于胸骨体下部和左侧第4、5肋软骨后方，此区心包前方无胸膜遮盖。因此，左剑肋角处是临床进行心包穿刺术的安全区。

（2）**胸膜下界**：即肋胸膜与膈胸膜的反折线在体表的投影。在锁骨中线处与第8肋相交，在腋中线处与第10肋相交，在肩胛线处与第11肋相交，在后正中线处达第12胸椎棘突高度。

2. 肺的体表投影 肺的前界几乎与胸膜前界一致。肺的下界一般较胸膜下界高出两个肋，在接近后正中线处高出两个胸椎（表6-1）。

考点：肺和胸膜的体表投影

考题举例 6-6

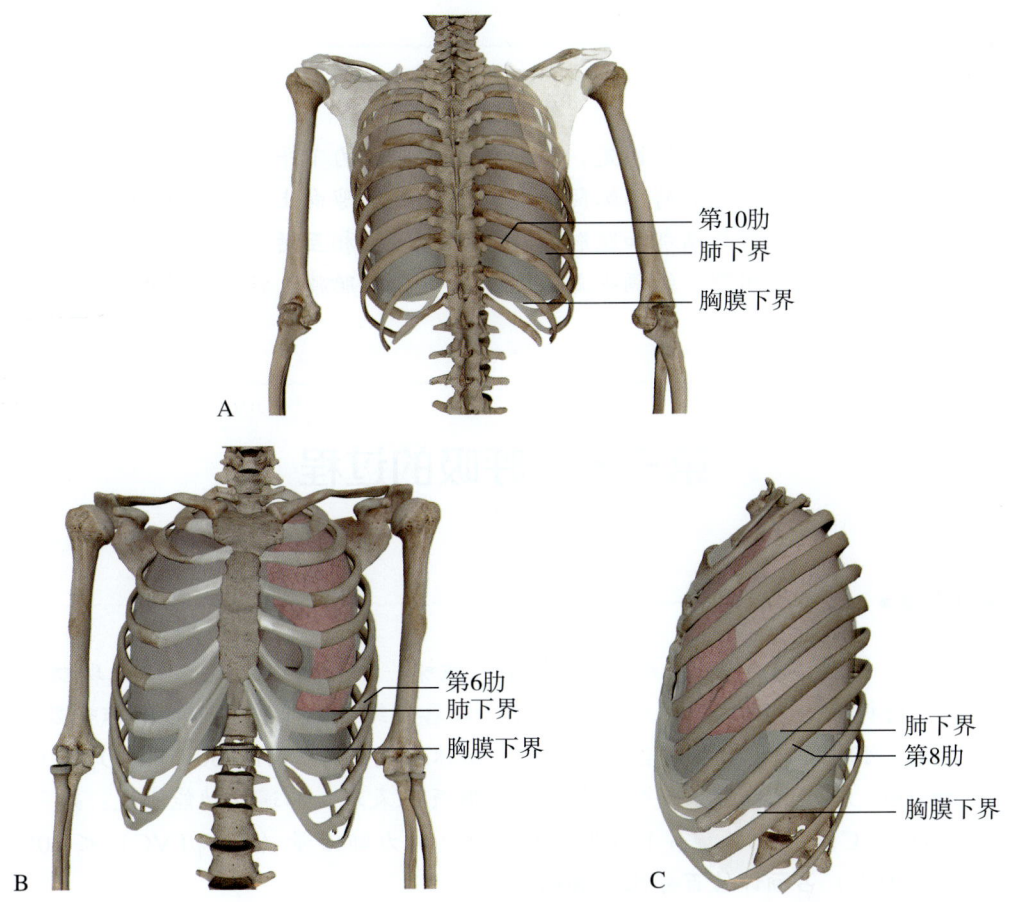

图 6-18 胸膜与肺的体表投影
A. 后面观;B. 前面观;C. 侧面观

表6-1 肺和胸膜下界的体表投影

	锁骨中线	腋中线	肩胛线	后正中线
肺下界	第6肋	第8肋	第10肋	第10胸椎棘突
胸膜下界	第8肋	第10肋	第11肋	第12胸椎棘突

二、纵隔

纵隔（mediastinum）是两侧纵隔胸膜间全部器官、结构和结缔组织的总称（图6-19）。其前界为胸骨，后界为脊柱胸段，两侧为纵隔胸膜，上界是胸廓上口，下界是膈。通常以胸骨角水平面将纵隔分为上纵隔和下纵隔。下纵隔又以心包为界，分为前、中、后纵隔。

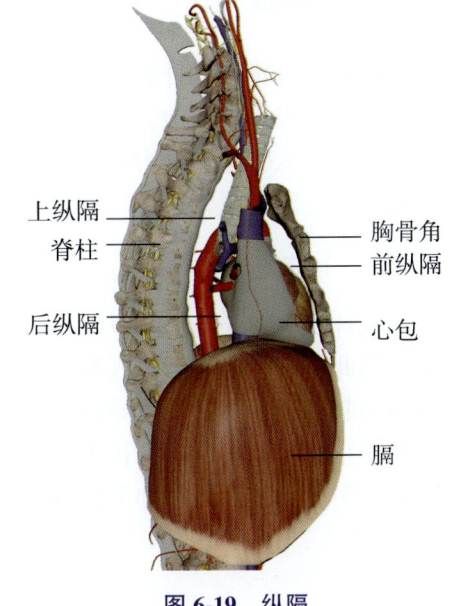

图 6-19 纵隔

> **知识链接**
>
> **纵隔疾患**
>
> 正常情况下纵隔的位置比较固定，当两侧胸膜腔压力不平衡时，可造成纵隔移动或摆动，引起呼吸和循环功能障碍。纵隔内结缔组织及间隙向上经胸廓上口，向下经主动脉裂孔及食管裂孔，分别与颈部和腹腔结缔组织及间隙相互延伸，因此纵隔气肿可向上达颈部，向下至腹膜后间隙。纵隔也是多种肿瘤（如畸胎瘤、神经原发性肿瘤）的易发部位。

第三节 呼吸的过程

> **案例导入**
>
> 某患者，男性，73岁，吸烟史40余年，咳嗽、喘息8年。近2日出现咳嗽、咳痰、气短、精神恍惚、发绀。入院体格检查：口唇发绀；桶状胸；听诊两肺呼吸音减低伴呼气延长，可闻及少量细湿啰音及哮鸣音。动脉血气分析：pH 7.30，$PaCO_2$ 50 mmHg，PaO_2 60 mmHg。胸部X线片：慢性支气管炎、肺气肿表现。肺通气功能测定：残气容积/肺总量（RV/TLC）＞35%，第1秒用力呼气量/用力肺活量（FEV_1/FVC）＜60%，最大通气量（MVV）占预计值百分比＜80%。
>
> 思考题：
> 1. 何为肺通气？第1秒用力呼气量有什么意义？
> 2. 分析肺气肿患者发生气体交换障碍的机制。
> 3. 何为发绀？发绀有什么意义？
> 4. 检索吸烟的危害并写出戒烟宣传文案。

一、肺通气

肺通气是指肺与外界环境间进行气体交换的过程，即气体出入肺的过程。实现肺通气的结构基础是呼吸道、肺泡、胸廓和胸膜腔。气体出入肺的过程中受动力和阻力的同时作用，只有推动气体进入肺内的动力克服了阻止气体进入的阻力之后才能实现肺通气。肺通气的目的是维持肺泡内一定的氧分压和二氧化碳分压，以确保肺换气的正常进行。

（一）肺通气的动力

气体出入肺的直接动力是肺泡气与外界大气的压力差。通常情况下，大气压是相对恒定的，因此决定气体能否出入肺主要取决于肺内压的变化。肺内压的变化是由于肺组织的扩张和收缩引起了肺容积的变化导致的。但肺本身没有主动扩张和收缩能力，它的张缩是由胸廓的扩大和缩小引起的。胸廓的扩大和缩小又是由呼吸肌的收缩和舒张引起的。因此把呼吸肌的收缩和舒张引起的呼吸运动称为肺通气的原动力。

考点：肺通气的动力
考题举例 6-7

1. **呼吸运动** 呼吸肌的收缩和舒张引起胸廓节律性的扩大和缩小，称为呼吸运动。参与呼吸运动的肌肉称为呼吸肌。凡是使胸廓扩大，产生吸气运动的肌肉称为吸气肌，主要有膈肌和肋间外肌；凡是使胸廓缩小，产生呼气的肌肉称为呼气肌，包括肋间内肌和腹肌。此外，还有一些肌肉（如斜角肌和胸锁乳突肌）只在用力呼吸时才参与呼吸运动，称为呼吸辅助肌。

（1）**呼吸运动的过程**：包括吸气运动和呼气运动。以平静状态下的呼吸运动为例进行阐述。吸气肌收缩，使胸廓的上下径、前后径以及左右径都增大，借助胸膜腔使肺被动扩张，肺容积增大，肺内压下降低于大气压，气体进入肺，实现吸气；反之，吸气肌舒张，胸廓容积减小，肺容积减小，肺内压升高大于大气压，气体被排出肺，实现呼气。

（2）**呼吸运动的类型**

1）**平静呼吸和用力呼吸**：人在安静状态下平稳均匀地呼吸称为平静呼吸，每分钟 12～18 次，它可因年龄、性别、肌肉活动和情绪变化等不同而变化。机体活动增强时，呼吸运动加快、加强，称为用力呼吸或深呼吸。

2）**胸式呼吸和腹式呼吸**：以肋间外肌舒缩为主，伴以明显胸壁起伏的呼吸运动，称为胸式呼吸。以膈肌舒缩为主，伴以明显腹壁起伏的呼吸运动，称为腹式呼吸。正常人通常为胸式和腹式呼吸同时存在的混合式呼吸。在妊娠后期或腹膜炎、腹水、腹腔肿瘤等疾病时，膈肌活动受限，以胸式呼吸为主；在胸膜炎或胸腔积液等疾病时，胸廓活动受限，可出现以腹式呼吸为主。

知识链接

腹式呼吸的训练方法

腹式呼吸训练对慢性阻塞性肺疾病患者的康复具有促进作用。具体方法：用鼻吸气，经口呼气，呼吸缓慢而均匀。勿用力呼气，吸气时腹肌放松，腹部鼓起，呼气时腹肌收缩，腹部下陷。开始训练时，患者可将一手放在腹部，另一手放在前胸，以感知胸腹起伏，呼吸时应使胸廓保持最小的呼吸度，呼气时间长，吸气时间短，每分钟 10 次左右，每日训练 2 次，每次 10～15 分钟，熟练后可增加训练次数和时间，并可在各种体位时随意练习。通过腹肌的主动舒张与收缩加强腹肌训练，可使呼吸阻力减低，肺泡通气量增加，提高呼吸效率。

2. **呼吸时肺内压与胸膜腔内压的变化**

（1）**肺内压变化及其意义**：肺内压是指肺泡内的压力。平静吸气时，肺内压低于大气压；平静呼气时，肺内压高于大气压。在吸气末和呼气末，肺内压等于大气压。

在呼吸运动过程中，肺内压的周期性变化是维持肺通气的直接动力。临床上，用人为的方法建立肺内压与大气压的压力差，使空气有节律地进入肺内，维持肺通气，称为人工呼吸。常用的有口对口呼吸、节律性举臂压背或挤压胸廓等方法。

（2）**胸膜腔内压变化及其意义**：胸膜腔内的压力称为胸膜腔内压。胸膜腔是一个不与外界相通的密闭腔隙，其内没有气体，仅有一薄层浆液。薄层浆液有两方面的作用：一是在两层胸膜之间起润滑作用，减少两层胸膜之间的摩擦；二是浆液分子的内聚力使两层胸膜紧贴在一起，使肺能随胸廓容积的变化而扩大和缩小。

在平静呼吸时，无论吸气或呼气，胸膜腔内压均低于大气压（图6-20）。胸膜腔负压的形成与肺和胸廓自然容积的不同有关。婴儿在发育过程中，胸廓的发育速度比肺的发育速度快，造成胸廓的自然容积大于肺。由于胸膜腔内浆液分子的内聚力作用和肺的弹性，肺被胸廓牵引的同时会产生弹性回缩力。此时，胸膜腔受到两种方向相反的力：一种是肺内压，促使肺泡扩张；另一种是肺回缩力，促使肺泡缩小。胸膜腔内压是这两种方向相反的力的代数和。即胸膜腔内压＝肺内压－肺的回缩力。吸气末和呼气末时，肺内压和大气压相等。若以大气压为零，则胸膜腔内压＝－肺的回缩力，故胸膜腔负压实际是由肺的回缩力造成的。吸气时，肺扩张的程度增大，肺回缩力增大，胸膜腔负压增大；呼气时，肺扩张程度减小，肺回缩力减小，胸膜腔负压减小。

胸膜腔负压的生理意义：①牵引肺，以维持肺扩张状态，使其不会因回缩力出现萎陷而利于肺通气，同时也是胸廓扩张带动肺扩张的关键；②降低心房、腔静脉和胸导管内的压力，促进静脉血和淋巴回流。

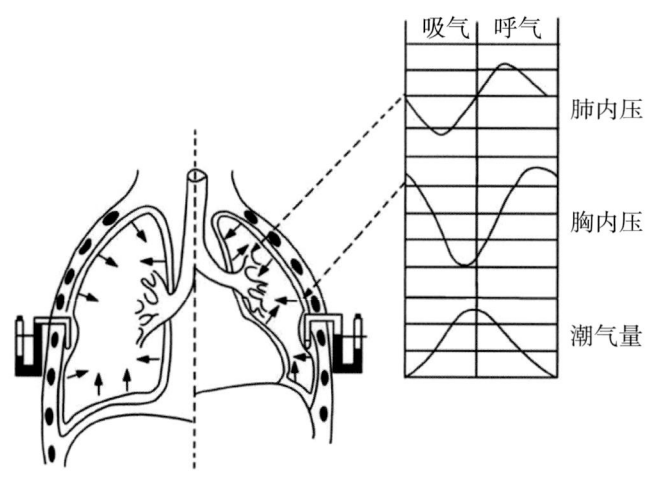

图6-20　胸膜腔内压的测定及呼吸过程中肺容积、肺内压和胸膜腔内压变化曲线图

知识链接

胸腔积液和气胸

正常人胸膜腔内有5～15 ml液体，在呼吸运动时起润滑作用，胸膜腔内每日有500～1000 ml的液体形成与吸收。正常情况下，胸膜腔内液体的生成和吸收处于动态平衡，任何原因导致胸膜腔内液体产生增多或吸收减少，就会产生胸腔积液。如果胸膜腔受损，其密闭性遭到破坏后，气体顺压力差进入胸膜腔造成气胸，此时胸膜腔负压减小甚至消失，肺因回缩力而萎陷，使静脉血液和淋巴回流受阻，导致呼吸和循环功能障碍，严重者危及生命。

（二）肺通气的阻力

气体在出入肺的过程中会遇到各种阻止其流动的力，统称为肺通气阻力。肺通气阻力包括弹性阻力和非弹性阻力两类。前者包括肺的弹性阻力和胸廓的弹性阻力；后者包括气道阻力、气流惯性阻力、胸廓和肺组织的黏滞阻力。平静呼吸时，胸廓和肺的弹性阻力占肺通气阻力的70%，而非弹性阻力只占30%。

1. 弹性阻力 是指弹性物体在外力作用下变形时所产生的对抗变形或回位的力。胸廓和肺都是弹性体，当受外力改变其形状时，所产生回位的力即胸廓和肺的弹性阻力。

胸廓和肺的弹性阻力通常用顺应性作为度量指标。肺和胸廓的顺应性是指肺和胸廓在外力的作用下扩张的难易程度。弹性阻力大，则不易变形，顺应性就小；反之，顺应性就大。故弹性阻力与顺应性成反变关系。

（1）**肺的弹性阻力**：来自肺弹性回缩力和肺泡表面张力。前者约占肺弹性阻力的1/3，后者约占肺弹性阻力的2/3。

1）**肺泡表面张力**：肺泡内壁有一薄层液体，它与肺泡腔内的气体形成了一个液-气界面，由于界面液体分子密度大，导致液体分子间的吸引力大于液、气分子间的吸引力，从而使液-气界面产生一种趋于缩小的力，称为**肺泡表面张力**。表面张力使液体表面有收缩的倾向，阻碍肺泡的扩张，增加吸气的阻力，使肺泡趋向回缩。若大、小肺泡的表面张力相同，肺泡内的表面张力与肺泡的半径成反变关系。即肺泡的半径越小，肺泡表面张力越大，肺回缩的力越大；反之，肺泡半径越大，肺泡表面张力越小，肺回缩的力越小。如果这些肺泡彼此联通，结果就会使小肺泡的气体进入大肺泡，小肺泡塌陷，而大肺泡膨胀。但正常情况下，肺泡并没有出现上述现象。这是由于在肺泡内表面有肺泡表面活性物质分布的缘故。

肺泡表面活性物质主要成分是二软脂酰卵磷脂，由Ⅱ型肺泡细胞合成并释放，分布于肺泡液体分子层的表面，即在液-气界面之间。肺泡表面活性物质的作用是降低肺泡液-气界面的表面张力，减小吸气的阻力，有利于肺扩张；同时也减弱了表面张力对肺毛细血管中液体的吸引作用，减少肺部组织液生成，防止肺水肿。由于肺泡表面活性物质的分布密度随肺泡半径的变小而增大，故小肺泡表面活性物质分布密度大，而大肺泡表面活性物质分布密度小。这样就调节了大、小肺泡内压，维持大、小肺泡的容积稳定，有利于吸入气在肺内较均匀地分布（图6-21）。

考点：*表面活性物质*
考题举例6-8

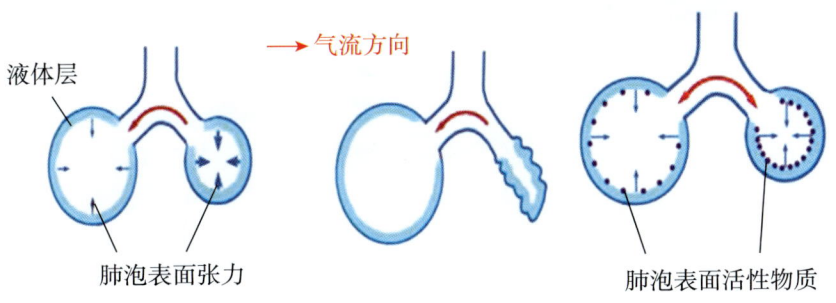

图6-21 肺泡表面张力及肺泡表面活性物质的作用

2）**肺弹性回缩力**：与肺自身的弹力纤维和胶原纤维等弹性成分有关，当肺被扩张时，这些纤维被牵拉而倾向于回缩。肺扩张越大，其牵拉作用越强，肺弹性回缩力就越强；反之，就越弱。

> **知识链接**
>
> **新生儿呼吸窘迫综合征**
>
> 新生儿呼吸窘迫综合征（NRDS），也称新生儿肺透明膜病，多见于早产儿，是由于肺成熟度差，肺泡表面活性物质缺乏引起的。由于患儿肺泡表面张力相对增加，当其用力吸气时，因为肺弹性阻力增大，不能使肺泡充分扩张，而呼气时，却因呼气阻力减小而使肺泡大量关闭，造成肺泡萎陷。表现为出生后进行性呼吸困难及呼吸衰竭，死亡率高。临床中应用表面活性物质治疗可以收到良好效果。

（2）**胸廓的弹性阻力**：胸廓也具有弹性，变形时具有弹性回缩力。肺的弹性阻力总是使肺回缩，它是吸气的阻力，呼气的动力。胸廓的弹性回缩力的方向是双向的，既可以是吸气的弹性阻力，也可以是吸气的动力。胸廓处于自然位置时（肺容量约为肺总量的67%），无弹性回缩力；肺容量小于肺总量的67%时，其弹性回缩力向外，成为吸气的动力和呼气的弹性阻力；而肺容量大于肺总量的67%时，其弹性回缩力向内，成为吸气的弹性阻力和呼气的动力。

2. 非弹性阻力 包括气道阻力、黏滞阻力和惯性阻力。非弹性阻力中80%~90%是气道阻力，它是临床上通气功能障碍最常见的原因。气道阻力是气体流经呼吸道时气体分子之间以及气体分子与气道管壁之间的摩擦力。影响气道阻力的因素有呼吸道口径、气流速度和气流形式。气道阻力与呼吸道半径的4次方呈反比。气流速度快，阻力大；气流速度慢，阻力小。气流形式有层流和湍流，层流阻力小，而湍流阻力大。

（三）肺换气功能的评价

肺容积和肺容量是评价肺通气功能的基础，可用肺量计来测量（图6-22，图6-23）。

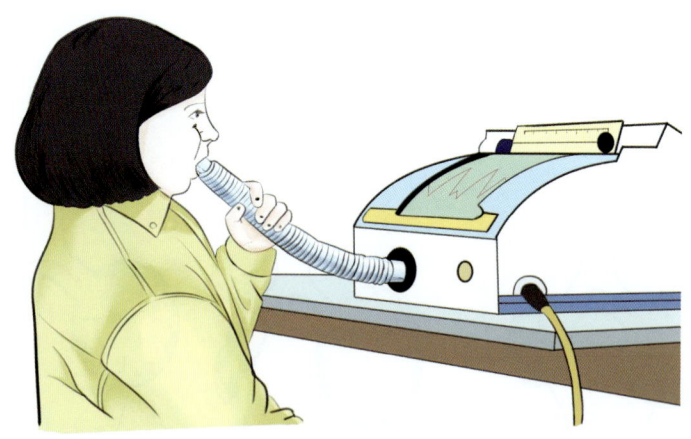

图6-22 应用肺量计描记肺容量变化的曲线

1. 肺容积 是指4种互不重叠的呼吸气体量。

（1）**潮气量**：呼吸时，每次吸入或呼出的气量称为潮气量。平静呼吸时，潮气量为400~600 ml，一般以500 ml计算。运动时，潮气量将增大。

（2）**补吸气量**：平静吸气末再尽力吸气，所能增加的吸入气量为补吸气量，正常成人为1500~2000 ml，补吸气量可以反映人的吸气贮备能力。

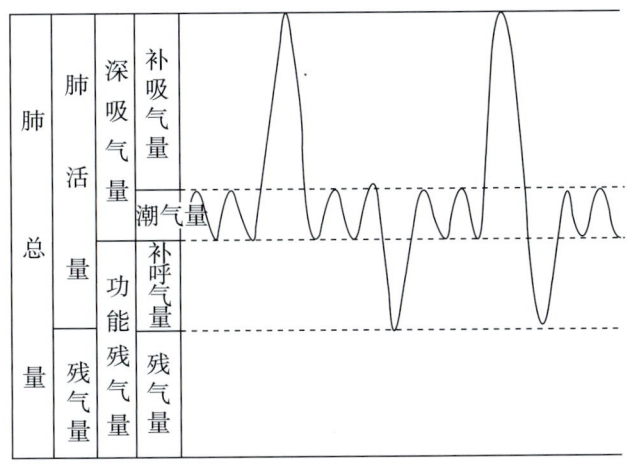

图 6-23　肺容量及其组成

（3）**补呼气量**：平静呼气末，再尽力呼气所能增加的呼出气量为补呼气量，正常成人为 900～1200 ml，补呼气量可以反映人的呼气贮备能力。

（4）**残气量**：最大呼气末尚存留于肺内不能再呼出的气量称为残气量，正常成人为 1000～1500 ml，可避免肺泡在低肺容积条件下发生塌陷。

2. 肺容量　是指肺容积中两项或两项以上的联合气量。

（1）**深吸气量**：平静呼气末作最大吸气时所能吸入的气量为深吸气量。深吸气量是平静呼吸时的潮气量和补吸气量之和，正常成人为 2000～2500 ml。深吸气量也是衡量通气功能的重要指标。

（2）**功能残气量**：平静呼气末存留于肺内的气体量称为功能残气量。功能残气量是补呼气量和残气量之和，正常成人为 2500 ml。功能残气量的存在有重要的生理意义，它能缓冲呼吸过程中肺泡内氧分压和二氧化碳分压的急剧变化，从而保证肺泡内和血液中的氧分压和二氧化碳分压不会随呼吸运动而出现大幅波动，有利于气体交换的正常进行。

（3）**肺活量和用力呼气量**：一次尽力吸气后，再尽力呼气，所能呼出的最大气量称为肺活量。肺活量是潮气量、补吸气量和补呼气量三项之和。肺活量有较大的个体差异，与身材、性别、年龄、呼吸肌强弱等有关。正常成年男子平均约为 3500 ml，女子约为 2500 ml。肺活量可反映一次通气的最大能力。用力呼气量是指最大吸气后，再以最快的速度尽力呼出气体，计算第 1、2、3 秒末呼出的气量分别占肺活量的百分比。正常成人第 1 秒末呼出的气约占肺活量的 83%，第 2 秒末约占 96%，第 3 秒末约占 99%。

> **知识链接**
>
> **用力呼气量测定的临床意义**
>
> 由于肺活量的测定方法简单，重复性较好，故是健康检查常用的指标。但其也有缺点，一些通气功能障碍的患者，如气道狭窄或肺弹性下降，在测定肺活量时通过延长呼气时间，也能使测得的肺活量在正常范围内，故提出用力呼气量（也称时间肺活量）测定法。正常成人在 3 秒内基本上就可以呼出全部肺活量的气量，其中以第 1 秒的呼气量最有意义。患阻塞性肺部疾病的人往往需要 5～6 秒或更多时间才能呼出全部肺活量，且第 1 秒的用力呼气量占肺活量的比值 < 80%，所以第 1 秒用力呼气量是评定慢性阻塞性肺疾病的常用指标。

考点：肺通气功能的评价指标
考题举例 6-9

（4）**肺总容量**：指肺所能容纳的最大气量，肺活量及残气量之和。成年男性平均约为 5000 ml，女性约为 3500 ml。

3. 肺通气量和肺泡通气量　肺容量中的各项指标都是测一次吸入或呼出的气量，不能反映单位时间内肺的通气效能，故提出肺通气量和肺泡通气量。

（1）**肺通气量**：每分钟吸入或呼出肺的气量称为肺通气量。肺通气量＝潮气量 × 呼吸频率。正常成人平静呼吸时，呼吸频率为每分钟12～18次，潮气量为500 ml时，则每分通气量为 6～9 L。**最大肺通气量**也称为最大随意通气量，是指尽力、尽快呼吸，每分钟吸入或呼出的气量。最大随意通气量能反映单位时间内呼吸器官发挥最大潜力后，所能达到的最大通气量，健康成人可达 70～120 L。慢性阻塞性肺疾病患者因通气阻力加大，最大肺通气量会减少。

（2）**肺泡通气量**：是指每分钟吸入肺泡内用于气体交换的气量。肺泡通气量＝（潮气量－无效腔气量）× 呼吸频率。

从鼻到肺泡并不是所有的空间都能进行气体交换，不能进行气体交换的空间称为无效腔。留在鼻腔至终末细支气管之间的呼吸道内，没有进入肺泡参与肺泡与血液之间气体交换的容积称为解剖无效腔，解剖无效腔约为 150 ml。进入肺泡的气体也可因血流在肺内分布不均而不能全部与血液进行气体交换，无气体交换功能的肺泡容积称为肺泡无效腔。肺泡无效腔与解剖无效腔一起合称为生理无效腔。健康人平卧时，生理无效腔等于解剖无效腔。

呼吸频率的变化对肺泡通气量有显著影响。在不同呼吸形式下，从气体交换的效果看，深而慢的呼吸较浅而快的呼吸更有利于气体交换（表6-2）。

表6-2　不同呼吸形式下肺通气量和肺泡通气量的变化

呼吸形式	呼吸频率（次/分）	潮气量（ml）	无效腔（ml）	肺通气量（ml）	肺泡通气量（ml）
平静呼吸	12	500	150	6000	4200
深慢呼吸	6	1000	150	6000	5100
浅快呼吸	24	250	150	6000	2400

二、肺换气与组织换气

气体交换包括肺换气和组织换气。肺换气是指肺泡与肺毛细血管之间的 O_2 和 CO_2 的交换，组织换气是指血液与组织细胞之间的 O_2 和 CO_2 的交换（图 6-24）。气体交换的最终结果是使经肺通气进入肺泡内的 O_2 不断地被血液循环输送到组织细胞内，组织细胞内代谢产生的 CO_2 不断地通过相反方向排出体外，从而维持动脉血氧分压和二氧化碳分压稳定，使生命活动得以正常进行。

（一）气体交换的原理

气体扩散是气体分子从压力高处向压力低处净转移的过程。在混合气体中，每种气体分子运动所产生的压力为该气体的分压。液体中的气体分压也称气体的张力。气体交换的方式是单纯扩散，其动力即为分压差，从分压高处向分压低处扩散。

通常将单位时间内气体扩散的容积称为气体的扩散速率。O_2 和 CO_2 的扩散速率与气体分

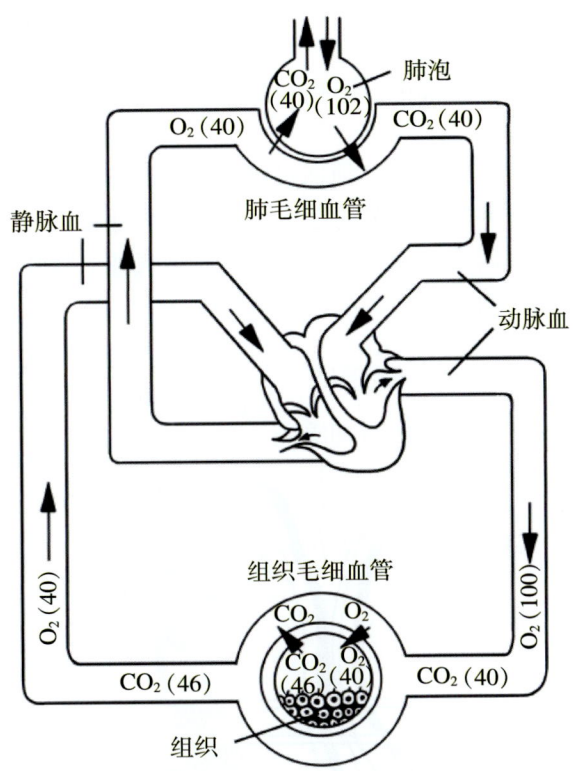

图 6-24 肺换气和组织换气示意图
图中数字为气体分压（mmHg）

压差（ΔP）、温度（T）、扩散面积（A）和气体分子溶解度（S）呈正比，而与扩散距离（d）和气体分子量（MW）的平方根呈反比。

肺泡气、动脉血、静脉血、组织内氧分压（PO_2）和二氧化碳分压（PCO_2）各不相同，彼此间以分压差为动力，从分压高处向低处进行扩散（表6-3）。

表6-3 肺泡气、血液和组织内气体的分压（mmHg）

	肺泡气	动脉血	静脉血	组织
氧分压	102	100	40	30
二氧化碳分压	40	40	46	50

（二）气体交换的过程

1. 肺换气过程 流经肺泡的静脉血中的 PO_2 为 40 mmHg，而肺泡内的 PO_2 为 102 mmHg，肺泡内的 O_2 在氧分压差的推动下，由肺泡内向肺泡壁毛细血管的血液中扩散。血液中的 PO_2 逐渐升高，最后接近肺泡气内的 PO_2。同样血液中 PCO_2（46 mmHg）则比肺泡气中 PCO_2（40 mmHg）要高，所以 CO_2 沿相反方向扩散。肺换气使流经肺泡的含 O_2 少而含 CO_2 多的静脉血变成含 O_2 多、含 CO_2 少的动脉血。

2. 组织换气过程 当动脉血流经微循环的毛细血管时，组织液的 PO_2 为 40 mmHg，而毛细血管血液中的 PO_2 为 100 mmHg，此时在氧分压差的推动下，O_2 由血液扩散到组织细胞中。同样机制，CO_2 沿相反的方向扩散到血液中。经过组织换气后，流经组织的含 O_2 多而含 CO_2 少的动脉血变成含 O_2 少而含 CO_2 多的静脉血。

(三) 影响肺换气的主要因素

凡是影响气体扩散速率的因素都可以影响肺换气。在此主要讨论扩散距离、扩散面积以及通气/血流比值对肺换气的影响。

1. 呼吸膜 肺换气时，O_2 和 CO_2 必须通过呼吸膜（图 6-25）。呼吸膜的面积和厚度均会影响气体交换。气体扩散的速率与呼吸膜的厚度呈反比，与呼吸膜的面积呈正比。如肺炎、肺间质水肿和肺纤维化使呼吸膜增厚；肺不张、肺实变、肺气肿、肺叶切除或肺毛细血管关闭或阻塞等，均可使有效呼吸膜的面积减小，进而影响肺换气。

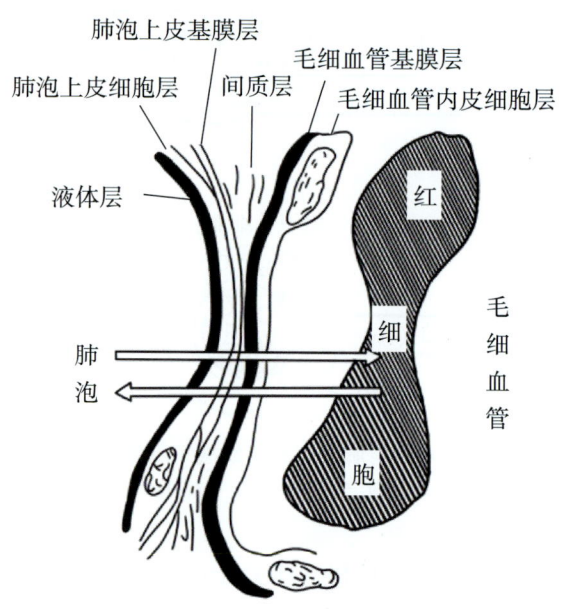

图 6-25　呼吸膜及其结构示意图

2. 通气/血流比值 是指每分钟肺泡通气量（V）和肺血流量（Q）之间的比值（V/Q）。正常成人安静时，肺泡通气量约为 4200 ml，肺血流量约为 5000 ml，通气/血流比值为 0.84。此时肺通气量与肺血流量匹配最好，换气效率最佳，即每分钟 4200 ml 的肺泡通气量恰好使 5000 ml 混合静脉血全部动脉化。而 V/Q 比值过高或过低时，都会降低换气效率。

> **考点**：通气/血流比值
> 考题举例 6-10

三、气体在血液中的运输

血液对气体的运输是联结肺换气和组织换气的纽带。气体在血液中的运输形式主要有两种：物理溶解和化学结合。O_2 和 CO_2 的溶解度小，远远不能满足机体的需求。机体主要以化学结合的方式进行运输。物理溶解量虽少，却非常重要，因为进入血液的气体必须先发生物理溶解后才能发生化学结合，化学结合的气体也必须先转为溶解性气体后才能从血液中逸出。物理溶解和化学结合两者之间处于动态平衡。

(一) 氧气的运输

氧的运输中物理溶解的量约占 1.5%，而化学结合的量约占 98.5%，因此氧的主要运输形式是化学结合。氧气的结合形式是 O_2 与血红蛋白（Hb）结合形成的氧合血红蛋白（HbO_2）。Hb 和 O_2 发生化学结合时，主要有以下几个特征。

1. 可逆性结合 Hb 和 O_2 的结合不但可逆，而且反应快，不需酶催化，反应的方向取决于 PO_2 的高低，可表示为：

$$Hb + O_2 \underset{PO_2 低（组织）}{\overset{PO_2 高（肺）}{\rightleftharpoons}} HbO_2$$

当血液流经 PO_2 高的肺部时，Hb 和 O_2 结合将氧带走；当血液流经 PO_2 低的组织时，Hb 和 O_2 分离释放 O_2 供给组织，变为 Hb(去氧血红蛋白)，由此可见，Hb 是运输气体的良好载体。

2. 氧合反应 O_2 和 Hb 结合后，Hb 中的 Fe^{2+} 仍保持其二价铁状态，没有离子价的改变，因此该反应属于氧合反应，而不是氧化反应。发生亚硝酸盐中毒时，Hb 与 O_2 是发生氧化反应，Hb 中的 Fe^{2+} 变为 Fe^{3+}，Hb 与 O_2 可逆结合能力丧失，故失去携氧能力。

3. HbO_2 呈鲜红色而 Hb 呈紫蓝色 动脉血含 HbO_2 较多，呈鲜红色；静脉血含去氧血红蛋白较多，呈暗红色。当毛细血管床血液中去氧血红蛋白含量达 50 g/L 以上时，皮肤、黏膜、甲床等部位可呈青紫色，称为发绀，发绀是缺氧的标志之一。但发绀未必一定缺氧，而缺氧也不一定就会出现发绀。如严重贫血者，由于去氧血红蛋白达不到 50 g/L，虽有缺氧，但并无发绀；相反，红细胞增多的患者可出现发绀，而并无缺氧。此外，CO 中毒时，CO 与血红蛋白的亲和力是 O_2 的 200 多倍，故 CO 中毒形成大量的碳氧血红蛋白（HbCO）。HbCO 呈樱桃红色，故患者不会出现发绀，但机体已经严重缺氧。

（二）二氧化碳的运输

CO_2 物理溶解的量仅占总运输量的 5%，化学结合形式的占 95%。化学结合主要有以下两种形式：

1. 碳酸氢盐形式 以此种形式运输的 CO_2 占总运输量的 88%。碳酸氢盐的形成过程是：组织细胞代谢产生的 CO_2 扩散入血浆，继而扩散入红细胞。红细胞内含有高浓度的碳酸酐酶，它可以催化 H_2O 和 CO_2 结合形成 H_2CO_3，H_2CO_3 又迅速解离成 H^+ 和 HCO_3^-。红细胞膜对 H^+ 没有通透性，生成 H^+ 与 HbO_2 结合 HHb，同时释放出 O_2。因为红细胞膜对 HCO_3^- 有极高的通透性，所以细胞内生成的 HCO_3^- 大部分都扩散入血浆与 Na^+ 结合生成 $NaHCO_3$。HCO_3^- 从红细胞内的大量扩散使细胞内外电荷平衡发生改变，导致 Cl^- 进入红细胞内，称为氯转移。

上述反应的发生完全是可逆的，反应的方向取决于 PCO_2 的高低。当静脉血流经肺泡时，肺泡内 PCO_2 较低，反应向相反方向进行（图 6-26）。

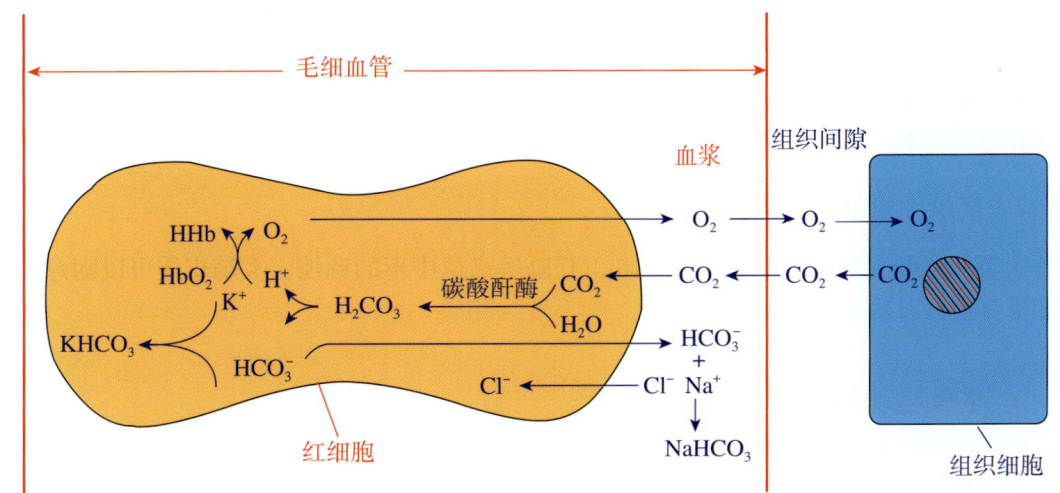

图 6-26 CO_2 在血液中的运输示意图

2. 氨基甲酰血红蛋白形式　扩散入红细胞内的 CO_2 也可以直接与 Hb 结合，生成氨基甲酰血红蛋白，这一反应无须酶的催化，迅速且可逆。虽然以氨基甲酰血红蛋白形式运输的 CO_2 仅占 CO_2 总运输量的 7% 左右，但在肺部排出的 CO_2 中却有 17.5% 是从氨基甲酰血红蛋白释放的。所以，这种运输形式效率高。

$$HbNH_2O_2 + H^+ + CO_2 \underset{\text{在肺部}}{\overset{\text{在组织}}{\rightleftharpoons}} HHBNHCOOH（氨基甲酰血红蛋白）+ O_2$$

第四节　呼吸运动的调节

呼吸运动是通过呼吸肌节律性收缩和舒张实现的，其运动的频率和深度可随机体内外环境的变化发生改变，以适应机体代谢需要。呼吸节律的形成和这种适应性改变都是通过呼吸功能的调节来实现的。

一、呼吸中枢

呼吸中枢是指中枢神经系统内产生呼吸节律和调节呼吸运动的神经细胞群。它广泛地分布于大脑皮质、间脑、脑桥、延髓和脊髓等部位，形成各级呼吸中枢。各级中枢调节呼吸运动的作用不同，它们之间相互协调，维持正常的呼吸节律。

（一）脊髓呼吸中枢

在第 3～5 颈段和胸段的脊髓灰质前角存在支配呼吸肌的运动神经元。动物实验表明，在延髓与脊髓之间横断脑干后，出现呼吸停止，说明脊髓不能产生节律性呼吸运动，只是起到联系上位脑和呼吸肌的中继站作用。

（二）延髓呼吸中枢

在延髓存在吸气神经元和呼气神经元，它们接受来自肺、咽喉和外周化学感受器传入纤维的投射，其轴突下行支配脊髓的膈运动神经元、肋间外肌、肋间内肌和腹壁肌的运动神经元，部分轴突还能支配咽喉部的呼吸辅助肌。用分段横切脑干的方法证明，保留延髓的动物呼吸并不停止，但呼吸运动的节律很不规则，故延髓是呼吸的基本中枢。

（三）脑桥对呼吸运动的调整

脑桥的上部有抑制吸气的中枢结构，称为呼吸调整中枢。其主要作用是使吸气中断产生呼气，防止吸气过长、过深。

（四）高级中枢对呼吸运动的调节

呼吸节律还受大脑皮质、边缘系统和下丘脑等高位中枢的调控。大脑皮质可以随意控制呼吸，如屏气或使呼吸加深、加快。

二、呼吸运动的反射性调节

呼吸节律的产生和调整部位主要在呼吸中枢，而呼吸中枢又通过接受各种感受器的传入冲动,实现对呼吸运动的调节,称为呼吸运动的反射性调节,主要包括化学感受性反射、机械感受性反射和防御性反射。

(一)化学感受性反射

化学感受性反射是指动脉血或脑脊液中的 PO_2、PCO_2 和 H^+ 浓度变化时,通过兴奋人体内化学感觉器,反射性地改变呼吸运动,进而调节血中的 PO_2、PCO_2 和 H^+ 浓度,从而维持 PO_2、PCO_2 和 H^+ 浓度的正常水平,维持内环境的稳态。

1. 化学感受器 分为外周化学感受器和中枢化学感受器。

(1) **外周化学感受器**:包括颈动脉体和主动脉体,它们能感受动脉血中 PO_2、PCO_2 和 H^+ 浓度变化(图6-27)。当动脉血中 PCO_2 升高、H^+ 浓度升高、PO_2 下降时,颈动脉体和主动脉体受到刺激产生的冲动频率增加,冲动分别经窦神经和主动脉神经传入延髓,反射性引起呼吸运动加深、加快。通过呼吸运动的加快、加强,使 CO_2 排出增多,PCO_2 下降;使 H^+ 浓度下降;使 O_2 摄入增多,PO_2 升高,进而维持内环境的稳态。

(2) **中枢化学感觉器**:位于延髓腹外侧浅表部位,可感受脑脊液和局部细胞外液中 H^+ 浓度的变化。中枢化学感受器所感受的 H^+ 并非直接来自血液循环,因为血液循环中的 H^+ 不易透过血-脑屏障。但血液中的 CO_2 易于通过血-脑屏障进入脑脊液,它与水在碳酸酐酶的作用下生成 H_2CO_3,H_2CO_3 进一步解离出 H^+,可兴奋中枢化学感受器,进而兴奋延髓呼吸中枢(图6-28)。其意义在于维持中枢系统系统中 pH 相对稳定。

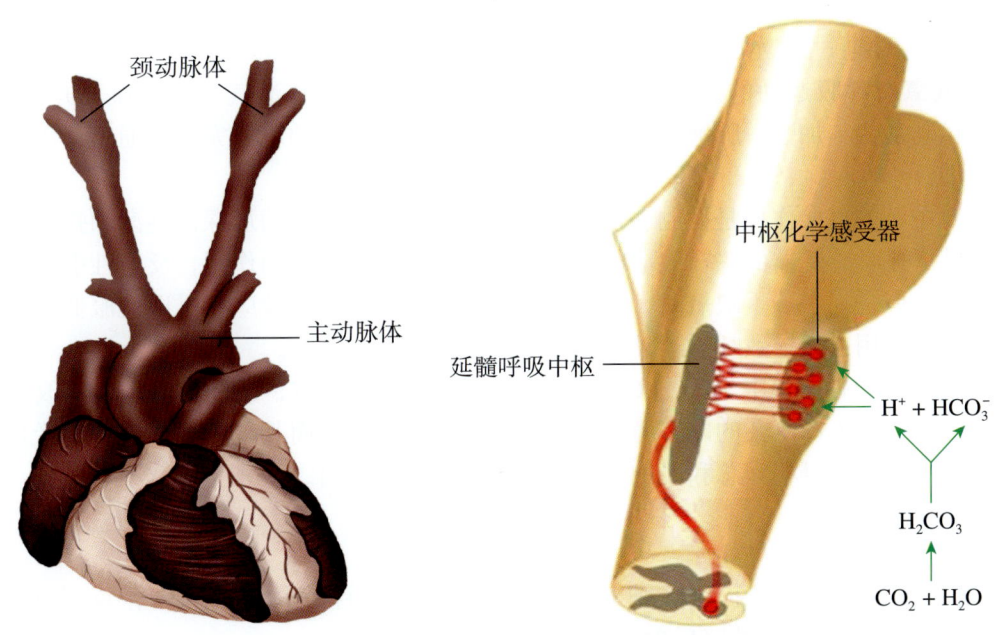

图 6-27 外周化学感受器   图 6-28 CO_2 形成 H^+ 刺激中枢化学感受器

2. PCO_2、PO_2 和 H^+ 浓度对呼吸运动的影响

(1) **PCO_2 对呼吸运动的影响**:CO_2 是调节呼吸最重要的生理因素,当动脉血液 PCO_2 降到很低水平时,会出现呼吸暂停,所以一定水平的 PCO_2 是维持呼吸中枢兴奋性不可缺少的因素。当吸入气中的 CO_2 含量增加 1%~6% 时,动脉血中的 PCO_2 升高,可通过刺激中枢化学感受器和外周化学感受器两条途径,兴奋呼吸中枢,使呼吸运动加快、加强,其中以兴奋中枢化学感受器的作用为主。因为动脉血中 PCO_2 只需升高 2 mmHg 就可刺激中枢化学感受器,出现通气增强反应；而刺激外周化学感受器，动脉血 PCO_2 需升高 10 mmHg。当吸入气中的 CO_2 含量增加超过 7% 时，肺通气量不能相应地再增加，导致 CO_2 堆积，抑制中枢神经系统的活动，产生呼吸困难、头晕、头痛，甚至昏迷，称为 CO_2 麻醉。

知识链接

陈-施呼吸

陈-施呼吸又称潮式呼吸，是一种周期性的呼吸异常。特点：开始呼吸浅慢，以后逐渐加快、加深，达高潮后，又逐渐变浅、变慢，而后呼吸暂停数秒（5～30秒）后，再次出现上述状态的呼吸，如此周而复始，其呼吸运动呈潮水涨落般的状态，故称潮式呼吸。发生机制是当呼吸中枢兴奋性减低时，呼吸减弱至停止，造成缺氧及血中二氧化碳潴留，通过刺激颈动脉体和主动脉体的外周化学感受器可反射性地兴奋呼吸中枢，引起呼吸由弱到强，随着呼吸的进行，CO_2 排出，使 PCO_2 降低，呼吸再次减弱至停止，从而形成周期性呼吸。陈-施呼吸见于脑出血、颅内压增高的患者。

（2）**H^+ 浓度对呼吸运动的调节**：动脉血液中 H^+ 浓度升高时，呼吸运动加深、加快，肺通气量增加，使 CO_2 排出增多，从而降低血液中的 H^+；H^+ 浓度降低时，则相反。

动脉血中的 H^+ 对呼吸的调节主要是通过刺激外周化学感受器实现的。这是因为虽然中枢化学感受器对 H^+ 的敏感性比外周化学感受器高 25 倍，但是 H^+ 不易通过血-脑屏障，因此动脉血中的 H^+ 主要通过刺激外周化学感受器而起作用。

（3）**低氧对呼吸运动的调节**：吸入气中的 PO_2 降低，使肺泡气、动脉血 PO_2 相应下降，可使呼吸运动加快、加强，肺泡通气量增加。低氧对呼吸运动的刺激完全是通过外周化学感受器来实现的。

低氧对中枢的直接作用是抑制。这种抑制效应随着缺氧程度的加深而逐渐加强。轻度缺氧时，来自外周化学感受器的兴奋效应能对抗缺氧对呼吸中枢的抑制作用，反射性引起呼吸运动加快、加强。但是，在严重缺氧时，来自外周化学感受器的兴奋效应不足以克服低氧对呼吸中枢的直接抑制作用，将导致呼吸运动抑制，呼吸减弱，甚至停止。

上述讨论的动脉血液中 PO_2、PCO_2 和 H^+ 改变对呼吸的影响，其前提条件是只改变了单一因素。实际上，在人体复杂的内环境中不可能是单一因素改变而其他因素不变。三者是相互影响和相互作用的，既可相互总和而加强，也可相互抵消而减弱。

（二）机械感受性反射

1. 肺牵张反射 由肺扩张或肺萎陷引起的呼吸反射性变化称为肺牵张反射（黑-伯反射），包括肺扩张反射和肺萎陷反射。

（1）**肺扩张反射**：肺扩张引起吸气抑制的反射称为肺扩张反射。吸气时，肺扩张，当肺内气体量达到一定容积时，牵拉支气管和细支气管引起管壁平滑肌内的感受器兴奋，冲动沿迷走神经传入延髓，使吸气神经元抑制，从而使吸气停止，转为呼气。所以其意义在于加速吸气向呼气的转换，增加呼吸频率（图 6-29）。

肺扩张反射有种属差异，人的最弱，兔的最强。故临床实验中切断家兔的迷走神经，则家兔会出现呼吸变深、变慢。在成人，潮气量超过 1500 ml 时才能引起肺扩张反射，故人在平静呼吸时，肺扩张反射不参与呼吸调节。而在肺炎、肺栓塞等病理情况下，肺顺应性下降，肺扩张时气道扩张大，刺激强，可引起此反射，呈现浅而快的呼吸。

（2）**肺萎陷反射**：肺萎陷引起的呼气抑制的反射称为肺萎陷反射。感受器也在气道平滑肌内，性质尚不清楚。该反射在较强肺萎缩时才出现，对防止呼气过度和肺不张等有一定的意义，但在平静呼吸时意义不大。

考点：肺牵张反射
考题举例 6-11

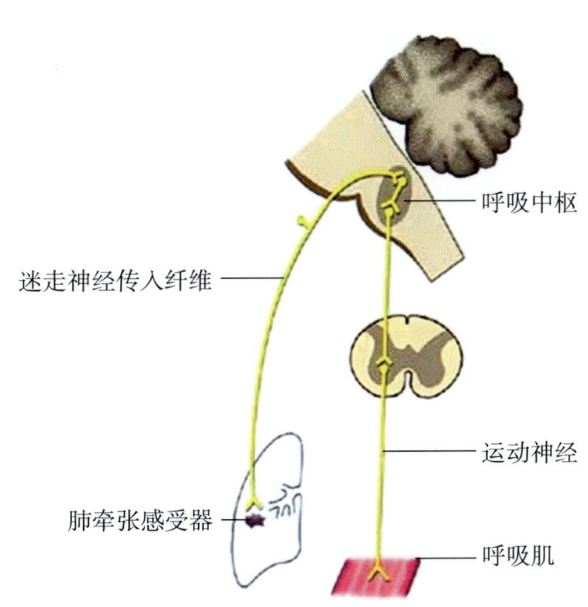

图 6-29　肺牵张反射

2．呼吸肌的本体感受性反射　呼吸肌与其他骨骼肌一样，受到牵拉刺激后，使本体感受器（肌梭）兴奋，可反射性地引起呼吸肌收缩，即呼吸肌本体感受性反射。在人类，呼吸肌本体感受性反射参与正常的呼吸运动调节，尤其在运动或气道阻力增大时，可反射性地引起呼吸肌收缩，克服气道阻力，以维持正常的肺通气功能。

（三）防御性反射

呼吸道黏膜受到机械或化学刺激时，引起一系列的保护性反射称为防御性呼吸反射，主要有咳嗽反射和喷嚏反射。

（郭新庆　陈　文）

 自测题

一、单项选择题
1．对鼻腔的描述，不正确的是
　　A．鼻腔被鼻中隔分为左、右两部分　　B．鼻腔可分为鼻前庭和固有鼻腔两部分
　　C．鼻中隔的前下部有一利特尔区　　D．鼻黏膜均含嗅细胞
　　E．下鼻道前部有鼻泪管的开口

2. 关于右肺的描述，正确的是
   A．分上、中、下 3 叶
   B．最高处不超过胸廓上口
   C．前缘有肺小舌
   D．比左肺狭长
   E．右肺根结构排列从前向后依次为肺动脉、肺静脉、支气管
3. 对鼻旁窦的描述，错误的是
   A．额窦开口于中鼻道
   B．上颌窦位于上颌骨体内
   C．筛窦前、中群开口于中鼻道
   D．蝶窦开口于蝶筛隐窝
   E．各鼻道均有鼻旁窦的开口
4. 婴幼儿最易发生急性喉水肿的部位是
   A．喉前庭
   B．喉中间腔
   C．声门下腔
   D．前庭裂
   E．喉口
5. 气管切开术常在何处进行
   A．第 1~4 气管软骨环处
   B．第 2~3 气管软骨环处
   C．第 3~5 气管软骨环处
   D．第 5~7 气管软骨环处
   E．气管颈段的任何部位
6. 关于胸膜腔的描述，正确的是
   A．由脏胸膜围成
   B．由壁胸膜围成
   C．左、右肺分别位于左、右胸膜腔内
   D．左、右胸膜腔互不相通
   E．呼气时，腔内压力高于大气压
7. 关于胸膜顶位置的描述，正确的是
   A．高于锁骨内 1/3 段上方 2.5 cm
   B．高于锁骨中点上方 2.5 cm
   C．高于锁骨中 1/3 段上方 2.5 cm
   D．高于锁骨外 1/3 段上方 2.5 cm
   E．高于第 1 肋上方 2.5 cm
8. 关于纵隔的描述，错误的是
   A．前界为肋骨
   B．后界为脊柱胸段
   C．上达胸廓上口
   D．向下至膈
   E．位于两侧纵隔胸膜之间的全部器官、结构和结缔组织
9. 肋膈隐窝位于
   A．脏、壁胸膜移行处
   B．肋胸膜、膈胸膜移行处
   C．胸膜顶处
   D．膈胸膜与纵隔胸膜移行处
   E．肋胸膜与纵隔胸膜移行处
10. 胸膜下界在腋中线上位于
    A．第 6 肋
    B．第 8 肋
    C．第 10 肋
    D．第 11 肋
    E．第 7 肋
11. 呼吸是指
    A．肺泡与血液之间进行气体交换的过程
    B．气体出入肺的过程
    C．机体与外界环境之间进行气体交换的过程
    D．气体出入血液的过程
    E．组织细胞与内环境进行气体交换的过程
12. 呼吸的意义主要是为机体

A. 摄取 O_2 排出 CO_2
B. 摄取 CO_2 排出 O_2
C. 摄取 O_2 排出 N_2
D. 摄取 N_2 排出 CO_2
E. 摄取 CO_2 排出 N_2

13. 肺泡表面活性物质的作用主要是
    A. 降低肺泡表面张力，减小肺的顺应性
    B. 增加肺泡表面张力，增加肺的顺应性
    C. 降低肺泡表面张力，不影响肺的顺应性
    D. 增加肺泡表面张力，减小肺的顺应性
    E. 降低肺泡表面张力，增加肺的顺应性

14. 影响气道阻力的主要因素是
    A. 气道的口径
    B. 气流的形式
    C. 气流的速度
    D. 气道的长度
    E. 气体的密度

15. 某人潮气量为 500 ml，呼吸频率为 14 次/分，其肺泡通气量约为
    A. 3000 ml/min
    B. 4000 ml/min
    C. 5000 ml/min
    D. 6000 ml/min
    E. 7000 ml/min

16. CO_2 在血液中的运输形式主要是
    A. 以溶解的方式在血浆中运输
    B. 以氨基甲酸血红蛋白的形式在红细胞内运输
    C. 以碳酸氢盐的形式在红细胞内运输
    D. 以碳酸氢盐的形式在血浆中运输
    E. 以碳酸的形式在血浆中运输

17. 呼吸的基本中枢位于
    A. 脊髓
    B. 延髓
    C. 脑桥
    D. 中脑
    E. 大脑

18. 关于血液中 CO_2 对呼吸影响的叙述，错误的是
    A. CO_2 是调节呼吸的重要体液因素
    B. 血液中 CO_2 升高可使外周化学感受器兴奋
    C. CO_2 可直接兴奋中枢化学感受器
    D. 血液中 CO_2 浓度过低可出现呼吸暂停
    E. 血液中 CO_2 浓度过高可出现呼吸麻痹

19. 中枢化学感受器最敏感的刺激物是
    A. 血液中的 CO_2
    B. 血液中的 H^+
    C. 脑脊液中的 H^+
    D. 脑脊液中的 CO_2
    E. 脑脊液中的 PO_2 降低

20. 关于肺牵张反射的叙述，错误的是
    A. 感受器接受肺扩张的刺激
    B. 感受器存在于支气管和细气管壁的平滑肌内
    C. 传入纤维在迷走神经干中
    D. 可及时终止吸气，有利于吸气向呼气转化
    E. 参与成人正常节律性呼吸的形成和调控

二、名词解释

1. 肺根
2. 胸膜腔
3. 肺活量
4. 肺泡通气量
5. 通气/血流比值

三、问答题

1. 某患者经口腔做肺段支气管造影,简述导管经过的解剖学结构。
2. 什么是肺泡表面活性物质?有何生理意义?
3. 何为肺换气?影响肺换气的主要因素是什么?
4. 缺氧和二氧化碳蓄积对呼吸运动有何影响?为什么?

第七章 泌尿系统

数字资源

学习目标

通过本章内容的学习，学生应能够：

识记
1. 复述泌尿系统的组成；肾的形态、结构、位置、毗邻；肾的被膜；女性尿道的结构特点及开口部位。
2. 说出输尿管的三个分部和三处狭窄；膀胱的位置和形态分部；膀胱三角的位置、形态特点和临床意义；肾小球滤过率、滤过分数、肾糖阈、渗透性利尿、水利尿的概念。
3. 说明尿生成的基本过程；肾小球滤过的结构基础、动力及影响因素；抗利尿激素和醛固酮的分泌部位、生理作用和分泌调节。

理解
1. 对比左、右肾的位置和毗邻；正常尿量、多尿、少尿和无尿的尿量差异；男性、女性尿道的形态特点。
2. 分析尿液的产生及其排出途径；临床常见的排尿异常。
3. 解释肾区的概念及临床意义；输尿管三处生理性狭窄的临床意义。

运用
1. 运用所学知识，开展维护泌尿系统健康的科普宣传教育。
2. 应用所学知识，分析泌尿系统结石、肾下垂、膀胱炎、女性尿道易感染的解剖生理学基础。

思政
培养器官捐献、传递大爱的奉献意识。

第一节　肾的形态、结构和血液循环

案例导入

某患儿，男性，9岁，咽部不适2个月，水肿、血尿10天，进行性少尿8天。体格检查：BP 145/80 mmHg，精神差，眼睑水肿，咽稍充血，扁桃体Ⅱ度肿大，双下肢凹陷性水肿。初步诊断：急性肾小球肾炎。

思考题：
1. 泌尿系统的组成是什么？
2. 简述肾的位置和形态。
3. 依据解剖生理学基础，分析患者出现水肿和血压升高的原因。

泌尿系统（urinary system）由肾、输尿管、膀胱和尿道组成（图7-1），主要功能是形成和排出尿液，排泄机体的代谢终产物、过剩的物质和异物等，调节机体水、电解质平衡和酸碱平衡，维持内环境的稳态。此外，肾还具有内分泌功能，可以合成肾素、红细胞生成素和前列腺素等。肾生成的尿液，由输尿管输送至膀胱内储存，最终经尿道排出体外。

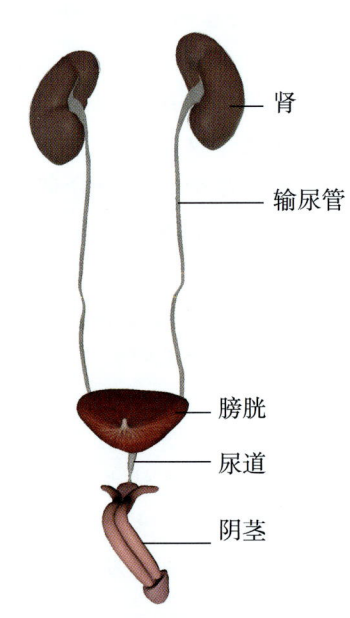

图7-1　男性泌尿系统全貌

器官移植，传递大爱

"一个人的球队"

叶沙是一名热爱篮球的16岁少年，身高一米八，是学校的数学王、化学王、物理王，他的理想是报考上海交通大学医学院，成为一名优秀的神经外科医生。2017年4月27日，叶沙因突发脑出血经抢救无效离世，生命永远定格在16岁。他的心脏、肺、肝、两个肾和一对眼角膜，捐献给了7名急需器官移植的患者，其中5名接受器官捐献的人替叶沙完成了他生前的篮球梦，组成了一支"叶沙队"。

阅读思考：
1. 通过阅读"一个人的球队"故事，说说你从中获得的思想感悟。
2. 中国器官捐献资源仍然十分紧张，说说你对器官捐献的看法。

一、肾的形态

肾（kidney）为成对的实质性器官，形似蚕豆，左、右各一。新鲜的肾呈红褐色，表面光滑，质地柔软，在形态上可分上、下两端，前、后两面和内、外侧两缘（图 7-2）。上端宽而薄；下端窄而厚。前面稍隆凸；后面较平坦。外侧缘隆凸；内侧缘中部凹陷，有肾动脉、肾静脉、肾盂、神经和淋巴管出入，称**肾门**（renal hilum），约平第 1 腰椎平面。出入肾门的这些结构被结缔组织包裹在一起，称**肾蒂**，因下腔静脉靠近右肾，故右肾蒂比左肾蒂短。肾蒂内主要结构的排列关系，自上而下依次为肾动脉、肾静脉和肾盂；自前向后依次为肾静脉、肾动脉和肾盂。肾门向肾内凹陷形成的腔隙，称**肾窦**，其内容纳肾的动脉及其分支、肾静脉及其属支、肾小盏、肾大盏、肾盂、神经、淋巴管和脂肪组织等。

二、肾的结构

（一）肾冠状切面的结构

在肾的冠状切面上，肾实质可分为浅层的**肾皮质**和深层的**肾髓质**两部分（图 7-3）。

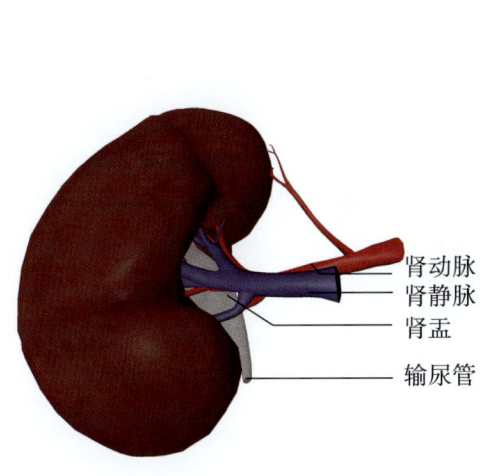

图 7-2 肾的形态

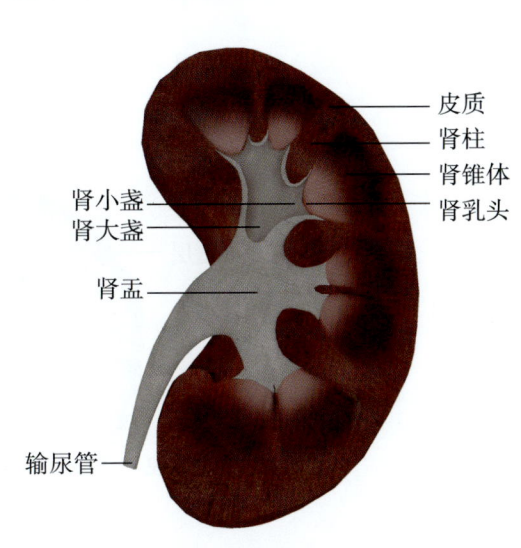

图 7-3 肾冠状切面（右肾后面观）

1. **肾皮质**　位于肾实质的浅层，约占肾实质厚度的外 1/3，新鲜标本呈红褐色，富含血管，肉眼观察密布细小的红色颗粒。肾皮质伸入肾髓质之间的柱状部分称**肾柱**。

2. **肾髓质**　位于肾实质的深部，约占肾实质厚度的内 2/3，毛细血管少，色淡红。由 15～20 个圆锥形、底朝向皮质、尖朝向肾窦的**肾锥体**组成。每 2～3 个肾锥体的尖端合成一个**肾乳头**，肾乳头的顶端有许多小孔，称**乳头孔**。肾生成的终尿经乳头孔流入**肾小盏**，肾小盏呈漏斗状，共有 7～8 个，包绕在肾乳头周围，承接排出的尿液。每 2～3 个肾小盏汇合成一个**肾大盏**，再由 2～3 个肾大盏汇合形成一个前后略扁的漏斗状结构，称**肾盂**（renal pelvis）。肾盂出肾门后，逐渐变细，在第 2 腰椎高度移行为输尿管。

考点：肾的结构
考题举例 7-1

(二)肾的组织结构

肾实质由大量的肾单位和集合管组成,其间有少量的结缔组织、血管和神经等构成肾间质。

1. 肾单位 是肾的基本结构和功能单位,由肾小体和肾小管两部分构成,正常人每侧肾约有 100 万个肾单位(图 7-4,图 7-5)。肾单位按其所在部位可分为皮质肾单位和近髓肾单位。**皮质肾单位**(**cortical nephron**)的肾小体主要分布于外皮质层和中皮质层,占肾单位总数的 85%～90%。其特点是:肾小球体积相对较小;入球小动脉的口径比出球小动脉的口径大,两者之比为 2:1;出球小动脉离开肾小体后分支成毛细血管,包绕在肾小管周围;髓袢甚短,只局限于外髓质层;皮质肾单位的功能主要是生成尿液。**近髓肾单位**(**juxtamedullary nephron**)的肾小体主要分布于靠近髓质的内皮质层,占肾单位总数的 10%～15%。其特点是:肾小球体积较大;入球小动脉和出球小动脉的口径无明显差异,出球小动脉不仅形成缠绕邻近的近曲小管或远曲小管的网状毛细血管,而且还形成细长的 U 形直小血管,直小血管可深入髓质,并形成毛细血管网,包绕髓袢升支和集合管;髓袢甚长,可深入内髓质层,有的甚至到达乳头部。近髓肾单位和直小血管的这些解剖特点,决定了它们在尿液的浓缩和稀释中起重要作用。

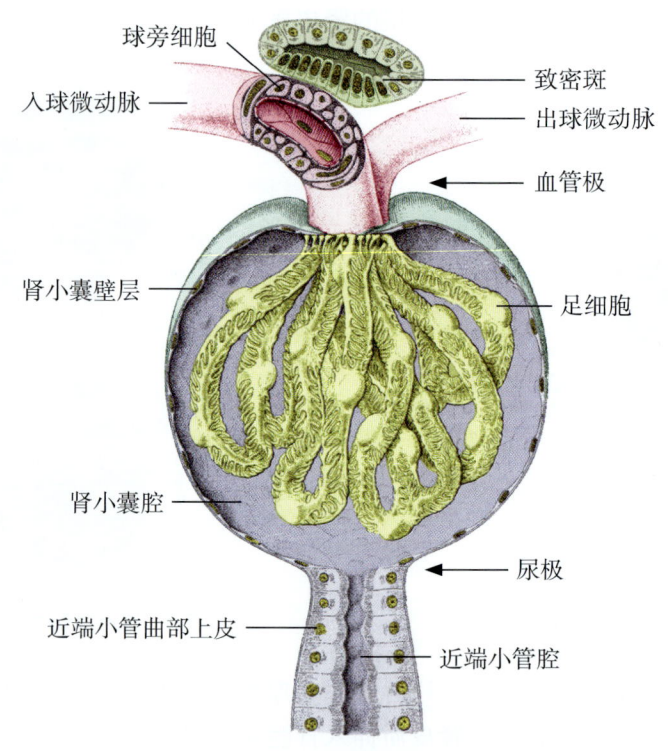

图 7-4　肾小体立体结构示意图

2. 集合管 肾小管经过连接小管与集合管相连接,集合管在结构上不属于肾单位的组成部分,但功能上与远曲小管类似,可与肾单位一起参与尿的生成过程,在尿液浓缩和稀释过程中起重要作用。每一条集合管可接纳多条肾小管来的液体,多条集合管又汇入乳头管,最后形成尿液,经肾盏、肾盂、输尿管而入膀胱,由膀胱和尿道排出体外。

3. 球旁器(**juxtaglomerular apparatus**) 又称**近球小体**(图 7-6),是在入球小动脉、出球小动脉和髓袢升支粗段远端部存在的大致呈三角形的结构,主要分布在皮质肾单位,由近球细胞、致密斑和球外系膜细胞三者组成。近球细胞是位于入球小动脉中一些特殊分化的平滑肌细胞,能合成、储存和释放肾素。由于近球细胞主要分布在皮质肾单位,所以皮质肾单位肾素比较多,而近髓肾单位几乎不含肾素。致密斑位于远曲小管起始部,在靠近肾小球毛细血管网

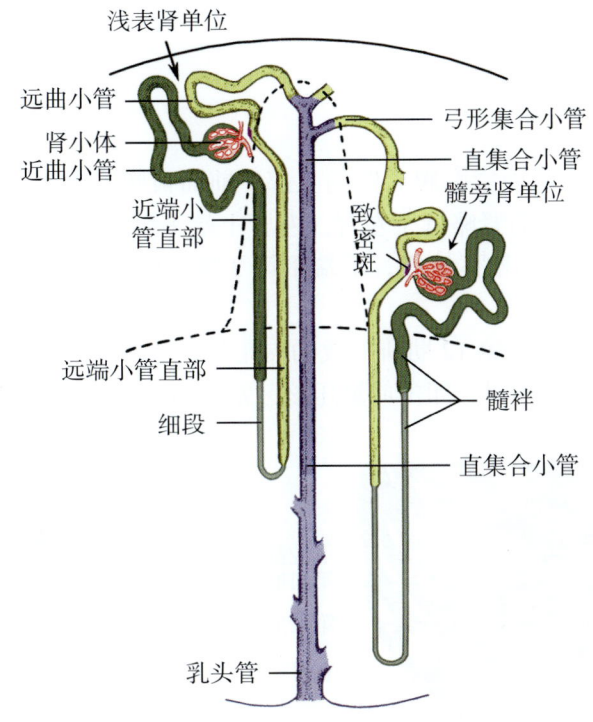

图 7-5　肾泌尿小管结构示意图

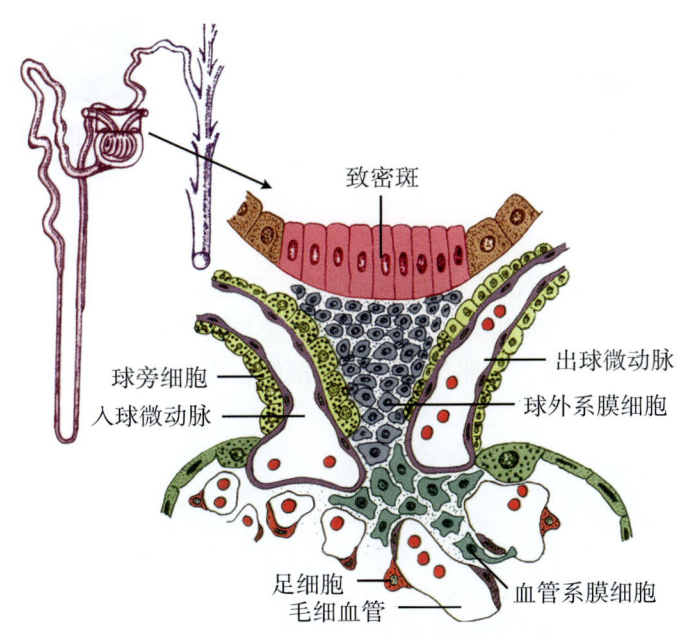

图 7-6　球旁器示意图

的部位变为高柱状细胞，局部呈现斑状隆起，称为致密斑。致密斑与入球小动脉和出球小动脉相接触，可监测小管液中 NaCl 含量的变化，并将信息传递给邻近的近球细胞，调节肾素的分泌，参与尿生成的调节。球外系膜细胞是位于入球小动脉、出球小动脉和致密斑之间的一群细胞，具有吞噬和收缩功能。

考点：肾近球细胞的功能

考题举例 7-2

三、肾的位置和毗邻

(一) 肾的位置

肾位于脊柱两侧,其后面紧贴腹后壁的上部,前面被腹膜遮盖,属于腹膜外位器官(图7-7)。因受肝位置的影响,右肾略低于左肾。左肾上端平第11胸椎体下缘,下端平第2腰椎体下缘;右肾上端平第12胸椎体上缘,下端平第3腰椎体上缘。第12肋斜过左肾后面的中部,斜过右肾后面的上部。

在腹后壁竖脊肌外侧缘与第12肋所形成的夹角处,称**肾区**(图7-8),是肾门在腰背部的体表投影。当肾患有某些疾病时,叩击或触压该区常有叩击痛或触压痛。

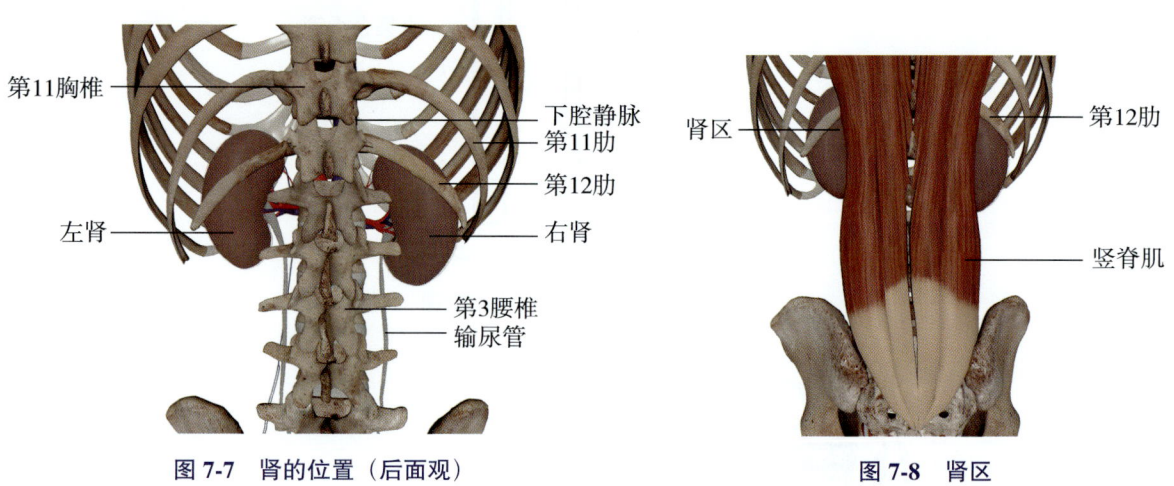

图 7-7 肾的位置(后面观) 　　　　图 7-8 肾区

(二) 肾的毗邻

两肾的上端附有肾上腺,后面上1/3与膈相邻,下2/3与腰大肌、腰方肌及腹横肌相邻(图7-9)。左肾前上部与胃底后面相邻,中部和内侧缘与胰尾和脾血管相邻,下部邻接空肠和结肠左曲;右肾前上部与肝相邻,下部与结肠右曲接触,内侧缘邻接十二指肠降部(图7-9)。

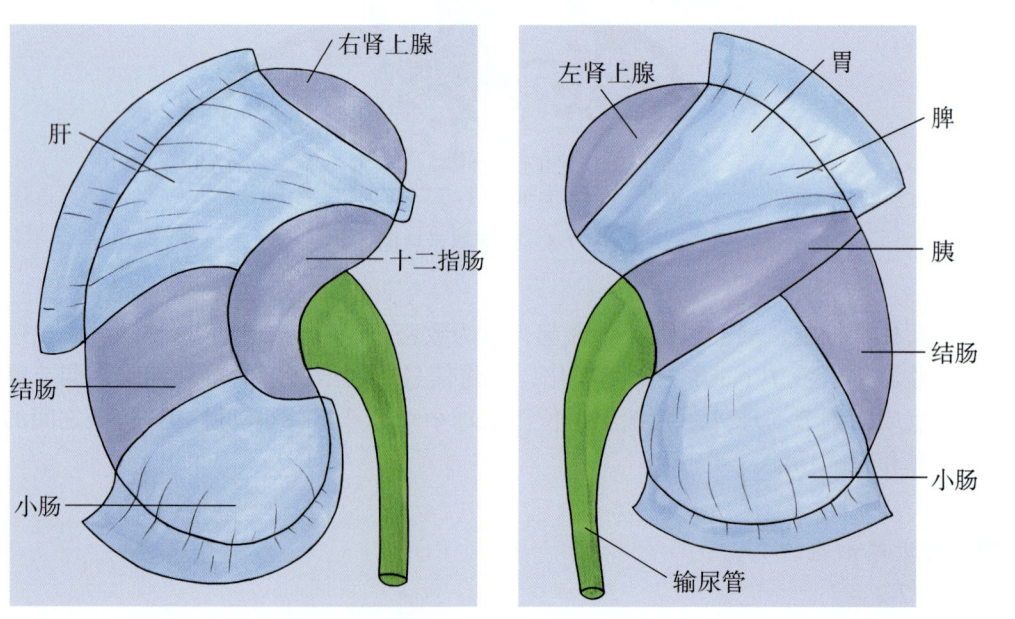

图 7-9 肾的毗邻

四、肾的被膜

肾实质表面被覆有三层被膜，由内向外依次为纤维囊、脂肪囊和肾筋膜（图7-10，图7-11）。

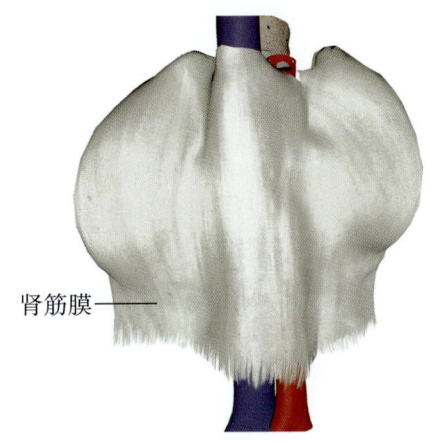

图7-10 肾筋膜

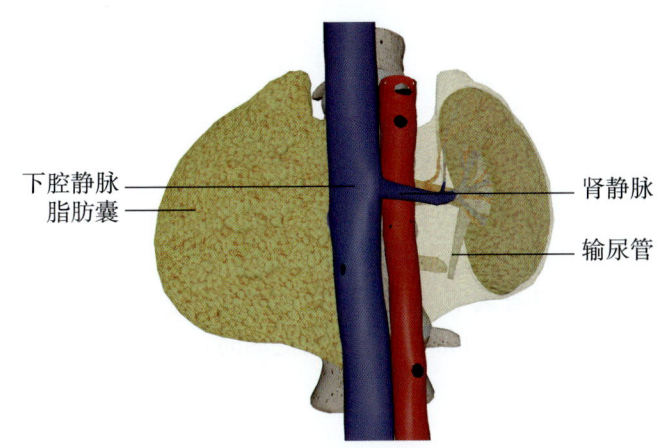

图7-11 肾的被膜（去掉肾筋膜）

（一）纤维囊

纤维囊紧贴肾实质表面，薄而坚韧，由致密结缔组织和少量弹性纤维构成。正常情况下纤维囊易与肾实质分离，某些病理情况下则与肾实质粘连而不易剥离。

（二）脂肪囊

脂肪囊为包被于纤维囊外周和肾上腺周围的囊状脂肪组织层，对肾起弹性垫样的保护作用，临床上称**肾床**。临床上行肾囊封闭术时，即将药物注入此囊。

（三）肾筋膜

肾筋膜位于脂肪囊的外面，由致密结缔组织组成，是固定肾的主要结构。肾筋膜分前、后两层，向上包绕肾上腺。前层覆盖肾、腹主动脉、下腔静脉的前面，在中线上与对侧的肾筋膜相延续；后层包绕肾的后面，与腰大肌筋膜相融合。前、后两层在肾的外侧与胸腰筋膜融合，在上方与膈下筋膜融合，在下方前、后两层相互分开，输尿管走行于两层之间，由于肾筋膜下方完全开放，当腹壁肌力弱、肾周脂肪少、肾的固定结构薄弱时，可发生肾下垂或游走肾。

五、肾的血液循环

（一）肾血液循环的特点

1. 肾皮质血流量大 正常成人在安静状态下，流经两侧肾的血流量（即肾血流量）约为1200 ml/min，相当于心输出量的20%左右，其中94%的血液分布在肾皮质，5%～6%分布在外髓，剩余不到1%分布于内髓。通常所说的肾血流量主要指肾皮质血流量。

2. 有两套毛细血管网且血压差异大 肾动脉由腹主动脉垂直分出，在肾内逐级分支形成入球小动脉。入球小动脉在肾小体内分支成肾小球毛细血管网，最后汇集成出球小动脉而离开肾小体。出球小动脉再次分支成毛细血管网缠绕于肾小管和集合管周围，最后汇合成肾静脉。在皮质肾单位，由于入球小动脉粗而短，血流阻力小，血流量大；出球小动脉细而长，血流阻力大，使肾小球毛细血管内血压较高，有利于肾小球的滤过作用。而出球小动脉细而长，阻力大，血压下降较多，形成的肾小管周围毛细血管网血压较低，有利于肾小管的重吸收作用。

> **考点**：肾血液循环的特点
> 考题举例 7-3

（二）肾血流量的调节

肾血流量通过自身调节、神经调节和体液调节完成，其生理意义在于使肾血流量能够适应肾泌尿功能的需要，当全身血液循环发生较大改变时，能适应全身血流量重新分布的需要。

1. 自身调节 实验证明，安静状态下，在没有外来神经和体液影响的情况下，肾动脉血压在 80～180 mmHg 范围内变动时，肾血流量保持相对稳定。这一现象称为**肾血流量的自身调节**（图 7-12）。

知识链接

肾血流量自身调节机制

关于肾血流量自身调节的机制，一般有肌源性学说和管-球反馈两种学说。肌源性学说认为，肾血管血压在一定范围内升高时，入球小动脉平滑肌紧张性增高，使入球小动脉口径缩小，对血流的阻力增加，因而使肾血流量不会随血压升高而增多；反之，血压在此范围内降低时，入球小动脉舒张，血流阻力减小，肾血流量不会随血压降低而减少。当血压高于 180 mmHg 时，肾血管收缩已达极限，肾血流量增多；当血压低于 80 mmHg 时，肾血管舒张已达极限，肾血流量减少。管-球反馈学说认为，当肾血流量和肾小球滤过率增加或减少时，远曲小管和小管液中 NaCl 含量也相应增多或减少，刺激致密斑，通过反馈机制，改变肾小球毛细血管口径，使肾血流量和和肾小球滤过率恢复正常水平。

2. 神经-体液调节 入球小动脉和出球小动脉的血管平滑肌受肾交感神经支配，兴奋时，其末梢释放去甲肾上腺素，使肾血管收缩，肾血流量减少。在体液因素中，肾上腺素、去甲肾上腺素、内皮素、血栓烷 A_2、血管紧张素 Ⅱ、血管升压素都能使肾血管收缩，使肾血流量

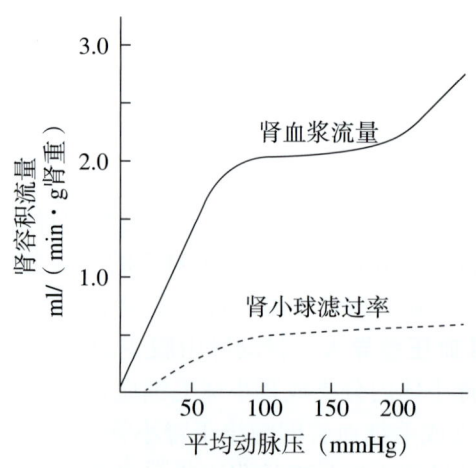

图 7-12 肾血流量调节

减少；而前列腺素 E_2 和 I_2、心房钠尿肽、多巴胺、组胺、一氧化氮和激肽等可使肾血管扩张，肾血流量增加。

在正常生理条件下，血压在正常范围内变动时，肾主要靠自身调节来保持肾血流量相对稳定，以维持正常的泌尿功能；在失血、休克等紧急情况下，通过神经-体液因素的作用，全身血液将重新分配，使肾血流量减少，从而保证心脏、脑等重要器官的血供。

考点：肾血流量的调节
考题举例 7-4

第二节 尿的生成过程和调节

案例导入

某患者，女性，54 岁，因"间断水肿 1 年，加重 1 周，伴气短、食欲缺乏 1 天"入院。体格检查：BP 150/90 mmHg，心脏、肺检查未见异常，腹软，肝、脾肋下未触及，双下肢可见明显的凹陷性水肿。

实验室检查：尿蛋白（++++），尿糖（+），尿沉渣镜检可见红细胞 1~2 个 /HP。B 超见双肾静脉主干有血栓。初步诊断：肾病综合征。

思考题：
1. 简述肾的功能。
2. 促进肾健康的方法有哪些？

一、尿的生成过程

肾的泌尿过程在肾单位和集合管中进行，包括肾小球的滤过、肾小管和集合管的重吸收以及肾小管和集合管的分泌三个互相联系的过程。

（一）肾小球的滤过作用

当血液流经肾小球毛细血管时，血浆中的水和小分子物质在肾小球有效滤过压的作用下，通过滤过膜进入肾小囊腔形成原尿的过程称为**肾小球的滤过**。用微穿刺技术取样实验证明，原尿中除了蛋白质含量极少外，其他成分与血浆基本相同。因此认为原尿就是血浆的超滤液。

1. 肾小球滤过的结构基础——滤过膜 滤过膜（filtration membrane）是肾小球毛细血管与肾小囊之间的结构（图 7-13）。滤过膜由三层结构组成，由内向外依次是肾小球毛细血管内皮细胞、基膜和肾小囊脏层上皮细胞。在电镜下，血管内皮细胞上有许多直径为 70~90 nm 的微孔，称为窗孔。基膜是滤过膜的主要屏障，与另两层相比基膜较厚，是由水合凝胶构成的微纤维网，并有直径 4~11 nm 的多角形网孔，对滤过膜的通透性起决定性作用。滤过膜的外层即肾小囊脏层上皮细胞层，该层细胞具有足突，每个大的足突又分出许多小的突起，附着在基膜上。相互交错的足突之间形成裂隙，裂隙表面附有一层滤过裂隙膜，膜上有直径 4~11 nm 的小孔，可限制蛋白质通过。以上三层结构共同构成了肾小球滤过的机械屏障。

此外，滤过膜的各层还含有带负电荷的糖蛋白，限制带负电荷的血浆蛋白滤过，构成滤过膜的电学屏障。由此可见，血浆中不同物质通过滤过膜的能力取决于该物质的分子大小和它所携带的电荷。

2. 肾小球滤过的动力和功能评价　肾小球滤过与组织液生成原理相似，有效滤过压是肾小球滤过的动力。在正常情况下，滤过膜阻碍了血浆蛋白质的滤过，肾小囊内蛋白质含量甚微，形成的胶体渗透压忽略不计。因此，有效滤过压 = 肾小球毛细血管血压 −（血浆胶体渗透压 + 肾小囊内压）。当有效滤过压大于零时，原尿生成（图 7-14）。

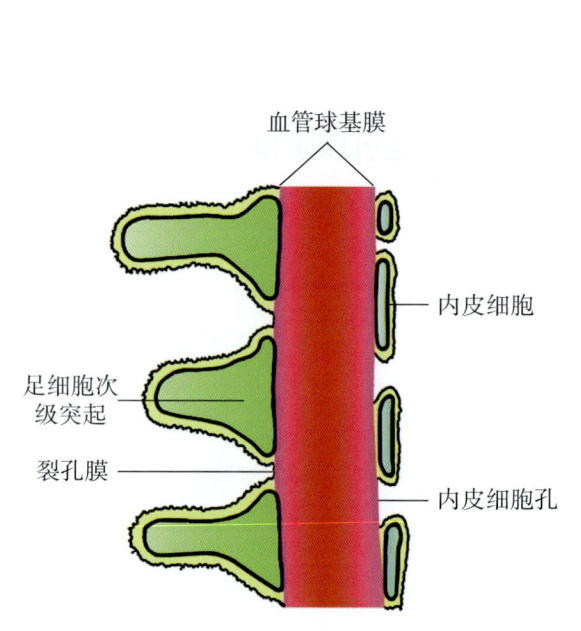

图 7-13　滤过膜电镜结构示意图

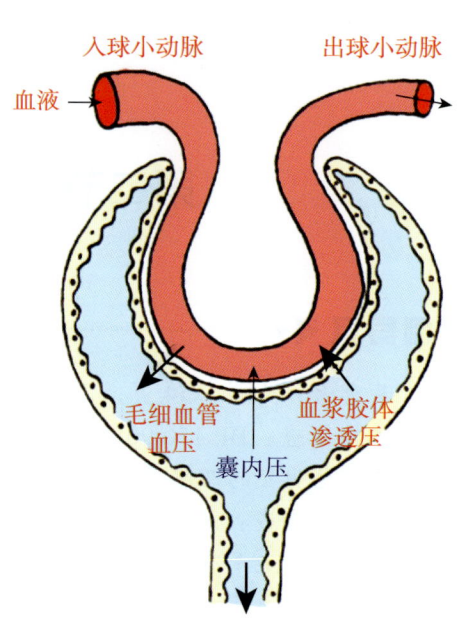

图 7-14　肾小球有效滤过压示意图

评价肾小球滤过功能主要有两个重要指标：①**肾小球滤过率（GFR）**，是指每分钟两肾生成的原尿量。正常成人的肾小球滤过率平均为 125 ml/min；②**滤过分数（FF）**，是指肾小球滤过率与肾血浆流量的比值。正常成人安静时肾血浆流量约为 660 ml/min，则滤过分数为 19%，表明流经肾小球毛细血管的血浆约有 19% 形成原尿。

3. 影响肾小球滤过的因素　血浆在肾小球毛细血管处的超滤过受许多因素影响，主要包括滤过膜、有效滤过压和肾血浆流量（图 7-15）。

(1) **滤过膜的面积和通透性**：人两侧肾的肾小球的总滤过面积约为 1.5 m^2。在生理情况下，人两侧肾的全部肾小球都开放并起滤过作用，因而滤过面积保持相对稳定。在病理情况下，如急性肾小球肾炎时，由于肾小球毛细血管内皮细胞肿胀，毛细血管管腔变窄或完全阻塞，使具有滤过作用的肾小球数目减少，有效滤过面积减少，出现少尿甚至无尿；阳离子在肾小球沉积破坏滤过膜的电学屏障，血浆蛋白滤出，出现蛋白尿；毛细血管通透性增加，加上机械屏障作用的减弱，红细胞渗出，可以出现血尿。

(2) **肾小球毛细血管血压**：正常情况下，当血压在 80～180 mmHg 范围内变动时，由于肾血流量的自身调节机制，肾小球毛细血管血压保持稳定，肾小球滤过率基本不变。在循环血量减少、剧烈运动、强烈的伤害性刺激或情绪激动等情况下，交感神经活动增强，入球小动脉强烈收缩，可使肾血流量、肾小球毛细血管血压下降，肾小球滤过率下降。当动脉血压低于 80 mmHg 时，肾交感神经兴奋，入球小动脉比出球小动脉收缩更加明显，肾血流量减

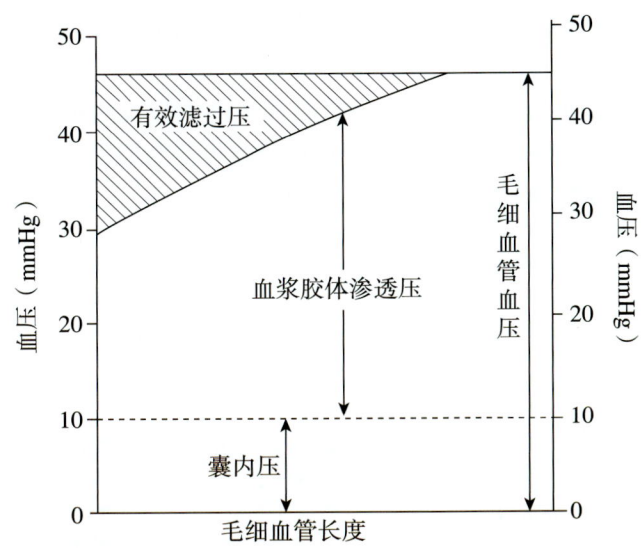

图 7-15 肾小球毛细血管血压、血浆胶体渗透压和肾小囊内压对肾小球有效滤过压的影响

少，肾小球毛细血管血压下降，有效滤过压降低，尿量减少；若血压继续降低，下降到 40～50 mmHg 及以下时，会出现无尿。

（3）**肾小囊内压**：正常情况下肾小囊内压一般比较稳定。当肾盂或输尿管结石、肿瘤压迫或任何原因引起输尿管阻塞时，肾小囊内液体流出不畅，可引起逆行性压力升高，最终导致囊内压升高，从而使有效滤过压和肾小球滤过率降低。

（4）**血浆胶体渗透压**：当经静脉快速输入大量生理盐水，或在病理情况下肝功能严重损伤时，血浆蛋白合成大幅减少，使血浆胶体渗透压降低，有效滤过压和肾小球滤过率增加。

（5）**肾血浆流量**：在其他条件不变时，肾血浆流量与肾小球滤过率呈正变关系。肾血浆流量对肾小球滤过率的影响是通过改变滤过平衡点来实现的。当肾血浆流量增加时，肾小球毛细血管内血浆胶体渗透压上升的速度减慢，滤过平衡靠近出球小动脉端，有效滤过压和滤过面积增加，肾小球滤过率增加。反之，肾血浆流量减少时，滤过平衡靠近入球小动脉端，肾小球滤过率减少。

考点：肾小球的滤过作用
考题举例 7-5，7-6

（二）肾小管和集合管的重吸收作用

肾小囊中的超滤液进入肾小管后，称为**小管液**。小管液中的水和溶质通过小管上皮细胞重新转运回血液的过程称为肾小管和集合管的重吸收。正常成人两肾每日生成的原尿量达 180 L，而终尿量仅为 1～2 L，说明原尿中 99% 的水都被肾小管和集合管重吸收。原尿中的葡萄糖和氨基酸等全部被重吸收，Na^+、K^+、Cl^-、HCO_3^- 等大部分被重吸收，尿素小部分被重吸收，肌酐则完全不被重吸收，可见肾小管和集合管的重吸收具有选择性。

1. 重吸收的部位 肾小管各段和集合管都具有重吸收功能，但由于形态结构的差异，近端小管重吸收物质的量最大、种类最多，是重吸收的主要部位。近端小管重吸收小管液中全部的葡萄糖、氨基酸、80%～90% 的 HCO_3^-、65%～70% 的水、Na^+、K^+、Cl^- 等，余下的水和盐类在髓袢细段、髓袢升支粗段、远曲小管和集合管被重吸收，少量随尿排出。远曲小管和集合管重吸收的物质较少，受抗利尿激素、醛固酮等因素的影响，在调节机体的水、电解质代谢和酸碱平衡中起重要作用。

2．重吸收的方式 重吸收可分为被动重吸收和主动重吸收两种形式，小管液中的物质可经跨上皮细胞途径和细胞旁途径被重吸收。主动重吸收可分为原发性和继发性；而被动重吸收则通过单纯扩散、易化扩散、渗透等方式进行（图7-16）。

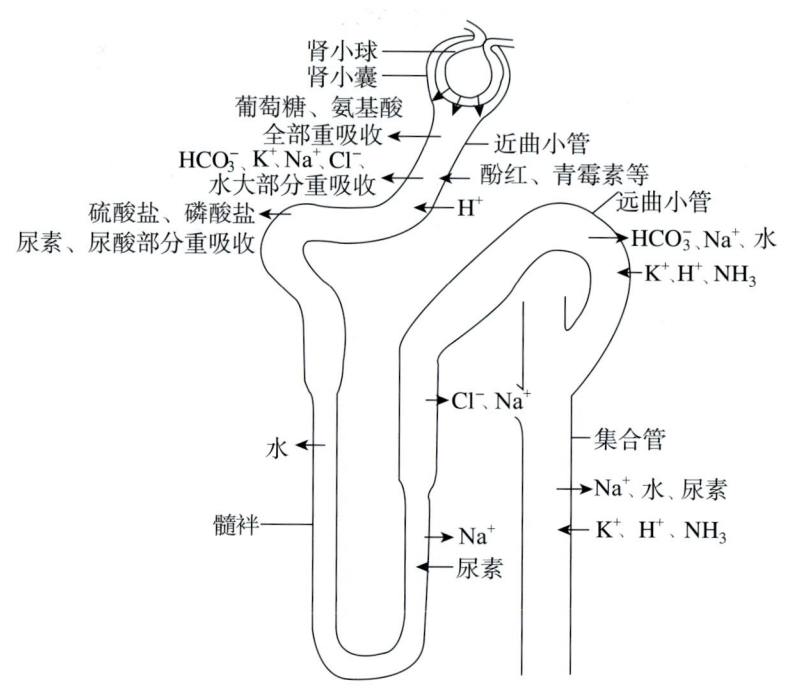

图7-16　肾小管、集合管重吸收和分泌作用示意图

3．几种重要物质的重吸收

（1）Na^+、Cl^-的重吸收：小管液中的Na^+有99%以上被重吸收。除髓袢降支细段外，肾小管各段和集合管对Na^+均有重吸收的能力，主要以主动形式重吸收。其中在近端小管的重吸收量为65%～70%，在髓袢的重吸收量约为20%，其余在远端小管和集合管重吸收。

在近端小管，主要靠基侧膜上的钠泵主动重吸收，Cl^-随之被动吸收。由于钠泵的作用，Na^+被泵至细胞间隙，使细胞内Na^+浓度降低。Na^+便顺电化学梯度通过管腔膜进入上皮细胞内。Na^+不断进入细胞间隙，渗透压升高，水便不断地从小管液进入细胞间隙，使其静水压升高，促使Na^+和水由组织间隙进入毛细血管而被重吸收。同时，部分Na^+和水通过紧密连接回漏至小管腔内。Cl^-的重吸收伴随Na^+的主动重吸收而被动重吸收。由于Na^+主动重吸收，使小管腔内电位为负值，同时，HCO_3^-重吸收速度明显大于Cl^-重吸收速度，Cl^-便留在小管液中，小管液中Cl^-浓度比管周组织间液高。因此，Cl^-顺电化学梯度而被动重吸收。髓袢升支粗段对NaCl的通透性很高，但细段和粗段有不同的重吸收机制。细段重吸收NaCl是顺浓度差的被动扩散；而粗段重吸收NaCl则通过Na^+：$2Cl^-$：K^+同向转运实现，属继发性主动转运。在远曲小管和集合管，NaCl的重吸收量约为滤过量的12%，伴随有H^+、K^+的分泌，NaCl主要受醛固酮的调节，可根据机体对NaCl的需求进行调节。

（2）**水的重吸收**：由于原尿中的水重吸收量占滤过量的99%，水的重吸收量的微小变化就会对尿量有很大影响。例如，重吸收量降低1%，尿量即可增加1倍。水的重吸收均为被动过程，主要通过近端小管的渗透作用进行。远端小管和集合管对水的重吸收受抗利尿激素的调节，根据机体需水情况而增减，属于调节性重吸收。当机体缺水时，抗利尿激素分泌增加，集合管对水的重吸收增多，尿量减少；反之，尿量增多。可见，远曲小管和集合管对水的重吸收量对终尿量的影响很大。

(3) **HCO_3^- 的重吸收**：HCO_3^- 约有 80% 在近端小管重吸收。由于小管上皮细胞的管腔膜对 HCO_3^- 无通透性，小管液中的 HCO_3^- 和肾小管分泌的 H^+ 结合生成 H_2CO_3，H_2CO_3 可迅速分解为水和二氧化碳，CO_2 以单纯扩散的形式进入上皮细胞内，并在碳酸酐酶的作用下与 H_2O 结合形成碳酸。碳酸继而又被解离成 HCO_3^- 和 H^+。H^+ 通过 Na^+-H^+ 交换从细胞分泌回到小管液中，HCO_3^- 和 Na^+ 生成 $NaHCO_3$ 而被重吸收回血液中。由此可见，HCO_3^- 的重吸收是以 CO_2 的形式进行的。乙酰唑胺可抑制碳酸酐酶的活性，使 Na^+-H^+ 交换减少，Na^+、H_2O 和 HCO_3^- 的重吸收也随之减少，从而引起尿量增多。

(4) **K^+ 的重吸收**：小管液中 65%~70% 的 K^+ 在近端小管重吸收，25%~30% 在髓袢重吸收。而远曲小管和集合管既能重吸收 K^+，也能分泌 K^+，终尿中的 K^+ 主要是由远曲小管和集合管分泌的。此外，K^+ 的重吸收是主动重吸收，但机制尚不清楚。

(5) **葡萄糖的重吸收**：葡萄糖全部在近端小管重吸收，与 Na^+ 的重吸收相耦联，为继发性主动转运。正常人空腹血糖浓度为 0.8~1.2 g/L，原尿中葡萄糖的浓度与血浆中的浓度相同，但终尿中几乎不含葡萄糖，说明葡萄糖滤出后在肾小管内全部重吸收回血液。重吸收葡萄糖的部位只限于近端小管。由于近端小管细胞膜上同向转运体和结合位点个数有限，所以近端小管对葡萄糖的重吸收有一定的限度，如果小管液内的葡萄糖在近端小管未被全部重吸收，则终尿中将会出现葡萄糖。尿中开始出现葡萄糖的最低的血糖浓度称为**肾糖阈**。当血糖浓度达 180 mg/100 ml 血液时，尿中开始出现葡萄糖。

氨基酸的重吸收与葡萄糖相似，经 Na^+-氨基酸同向转运体，其重吸收主要是在近端小管的继发性主动重吸收。

(三) 肾小管和集合管的分泌作用

肾小管和集合管的上皮细胞将血液中的某些物质和自身代谢产生的物质排入小管液中的过程，称为肾小管和集合管的分泌作用。肾小管和集合管主要分泌的物质有 H^+、K^+ 和 NH_3。

1. H^+ 的分泌　除髓袢细段外，肾小管和集合管上皮细胞均能分泌 H^+，其主要的分泌部位是近端小管。近端小管通过 Na^+-H^+ 交换分泌 H^+，从而促进 $NaHCO_3$ 的重吸收。肾小管上皮细胞每分泌一个 H^+，就可重吸收 1 个 Na^+ 和 1 个 HCO_3^- 回到血液，起到排酸保碱的作用。

2. K^+ 的分泌　终尿中的 K^+ 主要是由远端小管和集合管分泌的。K^+ 的分泌与 Na^+ 的主动重吸收密不可分。小管液中的 Na^+ 在主动重吸收的同时 K^+ 被分泌到小管液内，称为 Na^+-K^+ 交换。Na^+-K^+ 交换和 Na^+-H^+ 交换都依赖 Na^+，所以此二者为竞争性抑制。在临床上，肾衰竭时尿毒症期患者 K^+ 分泌减少，形成高血钾，促进 Na^+-K^+ 交换，使 Na^+-H^+ 交换减少，肾的排酸保碱功能减弱，出现代谢性酸中毒伴高钾血症。

3. NH_3 的分泌　NH_3 的分泌与 H^+ 的分泌密切相关，NH_3 是由肾小管上皮细胞内谷氨酰胺脱氨基反应而来。能自由通过细胞膜到小管液中并与 H^+ 结合形成 NH_4^+，NH_4^+ 遇到负离子（如小管液中的 Cl^-）结合成 NH_4Cl，可随尿排出体外。NH_4^+ 生成不仅降低了小管液中 NH_3 的浓度，加速分泌 NH_3，还降低了 H^+ 的浓度，H^+ 进一步分泌。加上 H^+ 的分泌可促进 Na^+ 和 HCO_3^- 的重吸收，因此，NH_3 的分泌有利于排酸保碱，维持机体的酸碱平衡（图 7-17）。

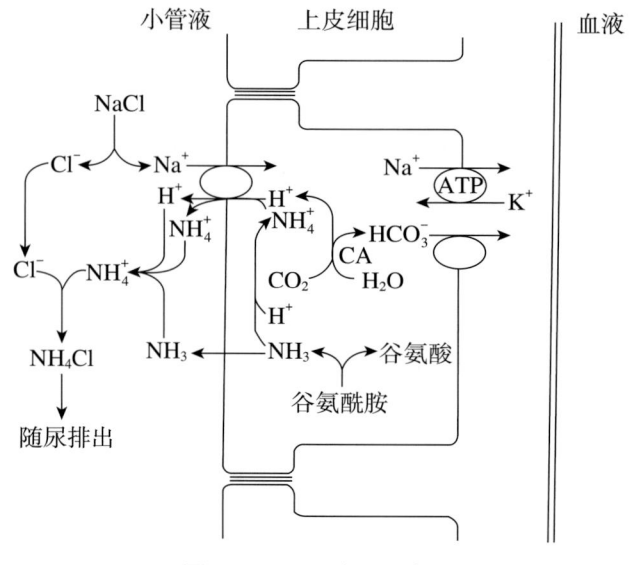

图 7-17 NH₃ 分泌示意图

> **知识链接**
>
> **尿毒症**
>
> 尿毒症为慢性肾衰竭分期中最为严重的一级，其不是一个独立的疾病，是慢性肾衰竭进入终末阶段时出现的一系列临床综合征。主要临床表现为：①水、电解质代谢紊乱和酸碱平衡失调，患者可出现代谢性酸中毒、低钠、低钙、低镁、高钾、高磷，脑水肿和继发性甲状旁腺功能亢进等；②蛋白质、糖类、脂肪和维生素代谢紊乱，可出现氮质血症；③心血管系统表现为高血压和左心室肥厚、心力衰竭、尿毒症心肌病、心包病变、血管钙化和动脉粥样硬化；④呼吸系统症状可见气短、气促、"尿毒症肺水肿"；⑤消化道症状主要有食欲缺乏、恶心、呕吐、口腔有尿味；⑥血液系统表现为肾性贫血和出血倾向，重者可发生胃肠道出血、脑出血等。

二、尿生成的调节

尿生成的调节主要是影响肾小管和集合管的重吸收和分泌来进行的整体的调节，方式包括神经调节、体液调节和自身调节。

（一）自身调节

1. 小管液中溶质浓度　小管液溶质的渗透压可对抗肾小管重吸收水。小管液中的溶质含量增多，渗透压随之增高，阻碍肾小管对水的重吸收，小管液中水分增多，Na^+ 被稀释，浓度梯度减小，最终排出的 NaCl 和水增多。这种由于小管液溶质浓度增大，渗透压上升使水和钠的重吸收减少引起的利尿称为**渗透性利尿**。糖尿病患者多尿，是由于血糖超过肾糖阈，葡萄糖不能被近端小管完全重吸收，使小管液中溶质浓度增大，小管液渗透压升高，水和 NaCl 重吸收减少，尿量增多，即渗透性利尿所致。在临床上给患者静脉注射可被肾小球自由滤过但不被肾小管重吸收的药物，如甘露醇，也可出现渗透性利尿。

2. 球-管平衡　当肾小球滤过率发生改变时，不论肾小球滤过率增加或减少，在正常生理情况下，近端小管中 Na^+ 和水的重吸收率始终占肾小球滤过率的 65%～70%，即定比重吸收，这种现象称为**球-管平衡**。球-管平衡的存在使尿钠排出量和尿量控制在一定的范围内，保持相对稳定，不会出现大幅度的波动。

（二）神经调节

在安静情况下，正常机体神经系统对肾生成尿的功能影响较小。失血、呕吐、腹泻等因素可使体液大量丧失，引起血容量减少和血压降低，肾交感神经对尿的生成具有一定的调节作用。

肾交感神经兴奋时，主要释放去甲肾上腺素。肾交感神经兴奋时，可通过下列方式影响肾功能：①通过肾血管平滑肌的α受体，引起肾血管收缩而减少肾血流量。由于入球小动脉比出球小动脉收缩更明显，使肾小球毛细血管血浆流量减少，毛细血管血压下降，肾小球滤过率下降。②通过激活β受体，使球旁器的近球细胞释放肾素，导致循环血液中血管紧张素Ⅱ和醛固酮浓度增加，可促进Na^+重吸收和K^+分泌。③可直接刺激近端小管和髓袢（主要是近端小管）对Na^+、Cl^-和水的重吸收。

（三）体液调节

1. 抗利尿激素（ADH） 即血管升压素，主要在下丘脑视上核和室旁核的大细胞神经元内合成，然后沿下丘脑-垂体束被转运并储存在神经垂体中，机体需要时释放入血。

抗利尿激素可增加远曲小管和集合管对水的通透性，导致水的重吸收增加，尿液浓缩，尿量减少，血压升高。

抗利尿激素的合成和释放受多种因素的调节和影响，其中最重要的是血浆晶体渗透压。当大量出汗、严重呕吐或腹泻时，机体失水多于溶质丧失，血浆被浓缩，晶体渗透压升高，抗利尿激素随之升高，远曲小管和集合管对水的重吸收增加，尿量减少，尿液被浓缩；反之，大量饮清水后，体液被稀释，血浆晶体渗透压降低，抗利尿激素释放减少或停止，远曲小管和集合管对水的重吸收减少，尿量增加，尿液被稀释。这种因一次大量饮清水，反射性引起抗利尿激素分泌和释放减少而引起尿量明显增多的现象称为**水利尿**。此外，抗利尿激素的合成和释放还受循环血量的影响。循环血量的变化可以刺激左心房和胸腔大静脉管壁的容量感受器，反射性引起抗利尿激素释放，调节机体水平衡。如大量输液后，循环血量增多，抑制抗利尿激素释放，尿量增多。大失血时，循环血量减少，抗利尿激素释放增多，促进水的重吸收，维持循环血量相对稳定。

2. 醛固酮 是肾上腺皮质球状带细胞合成和分泌的一种盐皮质激素。醛固酮的主要作用是促进远曲小管和集合管对Na^+和水的重吸收，促进K^+的排泄，具有保钠、保水、排钾、增加血容量的作用。醛固酮的分泌主要受肾素-血管紧张素-醛固酮系统和血浆Na^+、K^+浓度变化的调节。当血液中血管紧张素Ⅱ和血管紧张素Ⅲ增多，或者血K^+浓度升高及Na^+浓度降低时，均可使醛固酮分泌增加。

3. 心房钠尿肽（ANP） 是由心房肌细胞合成并释放的肽类激素。通过增加肾小球滤过率，抑制集合管对Na^+的重吸收，抑制肾素、醛固酮和抗利尿激素的合成和释放，使水的重吸收减少，发挥利尿作用。

第三节 尿的输送、贮存与排放

一、输尿管、膀胱和尿道的形态与结构

（一）输尿管

1. 位置和分部 输尿管（ureter）位于腹膜后方，起自肾盂，止于膀胱，为一对细长的肌性管道。全长20～30 cm，管径平均为0.5～1.0 cm，按其行程可分为3部分（图7-18）。

（1）**输尿管腹部**：起自肾盂末端，沿腰大肌的前方下降，达小骨盆入口处。在此部位，右侧输尿管越过右髂外动脉起始部前方，左侧输尿管越过左髂总动脉末端前方。

（2）**输尿管盆部**：自小骨盆入口起，先沿盆腔侧壁下行，再转向前达膀胱底，斜穿膀胱壁续为壁内部。在此过程中，女性输尿管在子宫颈外侧1.5～2 cm处经子宫动脉后下方穿过；男性输尿管从输精管后方穿过。

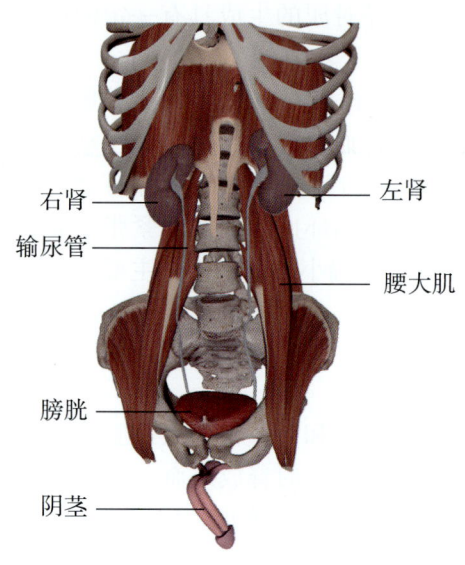

图7-18 输尿管

（3）**输尿管壁内部**：指斜穿膀胱壁的部分，长约1.5 cm，以输尿管口开口于膀胱底内面。当膀胱空虚时，两输尿管口间距约为2.5 cm；当膀胱充盈时，膀胱内压力增高，输尿管壁内部因压扁而闭合，可防止尿液由膀胱反流入输尿管。

2. 三处狭窄 输尿管口径粗细不等，全长有三处生理性狭窄：①第一处位于肾盂与输尿管移行处，即输尿管起始处；②第二处位于输尿管跨过小骨盆入口处，即与髂血管交叉处；③第三处位于输尿管斜穿膀胱壁处，即输尿管的壁内部。这三处生理性狭窄口径只有0.2～0.3 cm，是临床上结石易滞留的部位，若结石嵌顿后，造成输尿管损伤，可伴有血尿。

考点：输尿管的位置和分部
考题举例7-7

（二）膀胱

膀胱（urinary bladder）为储存尿液的肌性囊状器官，其形态、大小、位置和壁的厚薄均随年龄及尿液充盈程度而变化。一般正常成人膀胱容量为300～500 ml，最大容量可达800 ml，新生儿膀胱容量约为成人的1/10，老年人因膀胱壁肌张力降低而容量增大。

1. 形态与分部 空虚的膀胱呈三棱锥体形，充盈后呈卵圆形。膀胱可分为尖、底、体和颈四个部分，各部间无明显界限。**膀胱尖**朝向前上方；**膀胱底**朝向后下方；尖与底之间的部分为**膀胱体**；膀胱的最下部为**膀胱颈**，以尿道内口与尿道相接（图7-19）。

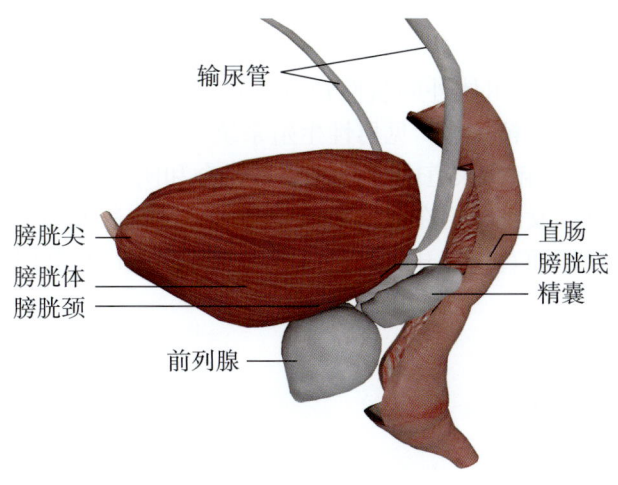

图 7-19　膀胱的形态

2. **位置和毗邻**　成人膀胱位于盆腔的前部（图 7-20）。空虚的膀胱，膀胱尖不超出耻骨联合上缘；充盈时，膀胱尖高出耻骨联合之上，膀胱的腹膜反折线也随之达耻骨联合平面之上，此时经耻骨联合上缘进行膀胱穿刺术，可不损伤腹膜，避免对腹膜腔的污染。新生儿膀胱位置较成人高，大部分位于腹腔内，随着年龄增长逐渐降入盆腔。老年人因盆膈肌肉松弛，膀胱位置较低。膀胱的前方为耻骨联合；膀胱的后方，男性与精囊、输精管壶腹及直肠相邻，女性与子宫、阴道相邻；膀胱颈下方，男性邻接前列腺，女性邻接尿生殖膈。

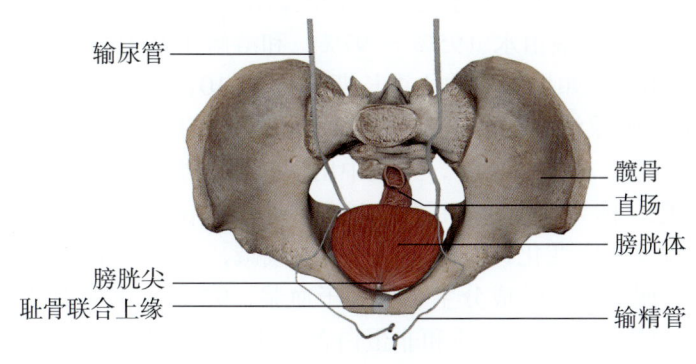

图 7-20　膀胱的位置

3. **膀胱壁的结构**　膀胱内面被覆黏膜，当膀胱空虚时，由于肌层的收缩而形成许多皱襞。在膀胱底内面，左、右输尿管口和尿道内口之间的三角区域，此处肌层和黏膜层连接紧密，缺乏黏膜下层，不论膀胱空虚或充盈，黏膜始终平滑无皱襞，称**膀胱三角**（**trigone of bladder**）（图 7-21）。膀胱三角是临床上肿瘤、炎症和结核的常见好发部位。两侧输尿管口之间的皱襞，称**输尿管间襞**，膀胱镜检查时可见此襞呈一苍白带，是寻认输尿管口的标志。

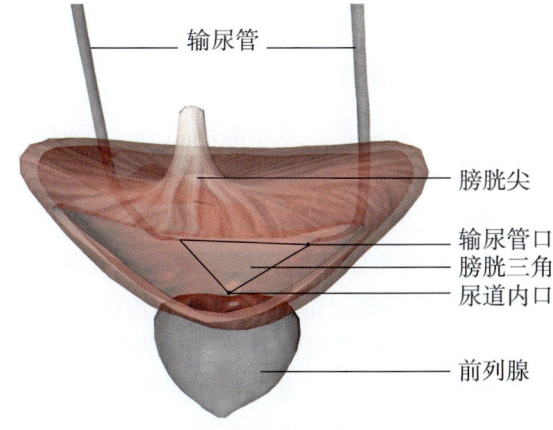

图 7-21　膀胱的内面结构

（三）尿道

尿道（urethra）是尿液排出体外的肌性管道。起于膀胱的尿道内口，止于尿道外口。男性的尿道除排尿外，还兼有排精功能，见男性生殖系统。

女性尿道长 3～5 cm，起自尿道内口，经耻骨联合和阴道之间下行，穿过尿生殖膈，以尿道外口开口于阴道前庭。女性尿道在穿过尿生殖膈时周围有尿道阴道括约肌环绕，可控制排尿。由于女性尿道较男性短而直，且开口于阴道前庭邻近阴道口和肛门，故尿路逆行性感染以女性多见。

> **考点**：女性尿道的特点
> 考题举例 7-8

二、尿液及其排放

（一）尿液

1. 尿量　尿量的多少与饮水量呈正比，正常人每昼夜尿量 1000～2000 ml，由于摄入的水量及由其他途径排出的水量对尿量有直接影响，所以尿量在短时间内可有较大幅度的变动。病理情况下，每昼夜尿量如长期保持在 2500 ml 以上，称为**多尿**；每昼夜尿量介于 100～500 ml，**称为少尿**；每昼夜尿量少于 100 ml，称为**无尿**。正常成人每日约产生 35 g 固体代谢产物，因此每日至少需要 500 ml 尿液才能将其完全排出。

2. 尿液的理化性质　尿液由水（95%～97%）和溶解于其中的固体物质（3%～5%）组成，比重为 1.015～1.025，如果尿液的比重长期低于 1.010，表示尿液浓缩功能障碍，为肾功能不全的表现。正常新鲜尿液为淡黄色透明液体，其颜色的深浅程度与尿量呈反比，食物和药物也会影响尿液的颜色。病理情况下，尿液中出现较多红细胞时，可呈洗肉水色，尿中出现大量淋巴时可呈乳白色，称为乳糜尿。正常尿液呈弱酸性，pH 5.0～7.0。当酸碱平衡失调时，尿液的 pH 也会随之发生相应变化，以排出更多的酸或碱，维持机体酸碱平衡。

3. 尿液的成分　尿液的化学成分主要来源于血浆，95%～97% 是水，只有 3%～5% 是溶质。正常尿液中的溶质主要是电解质和非蛋白含氮化合物，电解质以 Na^+、K^+ 和 Cl^- 含量最多，非蛋白含氮化合物则以尿素为主，其余还有肌酐、尿酸、尿素等。正常尿中糖、蛋白质的含量极微，临床常规方法不能测出。但在正常机体精神高度紧张或者一次性进食大量的糖，超过肾糖阈后，尿中可出现一过性糖尿。

（二）尿液的排放

肾生成尿液是连续不断的过程，而尿液的排出则是间断进行的，受到大脑高级中枢的调控作用。尿液不断经过肾盂、输尿管送入膀胱贮存，但是只有当膀胱充盈达到一定容量时，才能触发排尿反射，引起排尿。

1. 膀胱与尿道的神经支配　支配膀胱和尿道的神经有盆神经、腹下神经和阴部神经，来自腰骶部的脊髓，都含有传入和传出纤维。盆神经和腹下神经分别属于副交感神经和交感神经，盆神经兴奋时可使膀胱逼尿肌收缩，尿道内括约肌舒张，促进排尿；腹下神经兴奋时可使膀胱逼尿肌舒张，尿道内括约肌收缩，阻止排尿。尿道外括约肌则属于骨骼肌，由躯体神经的阴部神经支配，活动可受意识控制。排尿反射时，阴部神经被抑制，尿道括约肌松弛，尿液可随重力作用排出体外。

2. 排尿反射 排尿反射的初级中枢位于脊髓骶段，受高级中枢的反馈调控，随指令抑制或加强其反射活动。当膀胱内尿量充盈达到400～500 ml时，膀胱壁的牵张感受器被刺激而发出兴奋，冲动沿盆神经传入，到达脊髓骶段初级排尿中枢，同时上传到大脑皮质的高级中枢，下达指令，产生尿意，当环境允许时，骶髓初级中枢兴奋，兴奋冲动沿盆神经传出，膀胱逼尿肌收缩，尿道内括约肌舒张，尿液在自身重力和膀胱压力作用下被推入后尿道，尿道感受器被刺激，冲动沿传入神经再次传到骶髓排尿中枢，进一步加强其活动，尿道外括约肌舒张，尿液排出。这一过程不断加强，直至膀胱排空，排尿反射活动为正反馈调节。

婴儿不能自主控制排尿，是因其大脑皮质尚未发育完善，对初级排尿反射中枢的控制能力较弱，故排尿次数较多，夜间易发生遗尿；但超过3岁的儿童已达到自主控制排尿的年纪，如果仍不能自主控制排尿，熟睡时经常遗尿，需要进行临床检查，排除神经系统或泌尿系统方面的疾病。

3. 排尿异常 排尿是一个反射过程，受高级中枢的随意控制。当排尿反射弧的任何一个部位受到损伤，或低位中枢与高位中枢失去联系时，都将导致排尿异常。常见的有尿频、尿失禁和尿潴留。

（1）**尿频**：是指排尿次数过多的现象，可分为生理性和病理性。生理性尿频见于饮水过多、神经紧张或气候改变等。病理性尿频有24小时尿液总量增多，如糖尿病和尿崩症；以及排尿次数增多、尿量减少，如尿道狭窄、膀胱炎症、妊娠子宫压迫膀胱。

（2）**尿失禁**：是指排尿反射不受意识控制。由于高位脊髓横断性损伤，初、高级中枢失去联系，导致排尿反射正常发生却不受意识控制，主要发生在脊髓休克恢复后。

（3）**尿潴留**：是指膀胱内充满尿液而不能排出的现象。因骶髓初级排尿中枢或排尿反射弧的其他环节被损伤，也可能由于尿路受阻而引起。尿潴留可见于前列腺增生、急性前列腺炎、妊娠子宫后倾、尿道结石、尿道异物、糖尿病、低钾血症和癔症等。

（王锦绣　白昕雨）

自测题

一、单项选择题

1. 肾皮质深入肾髓质之间的柱形部分是
   A．肾柱　　　　　　　　　　B．肾锥体
   C．肾乳头　　　　　　　　　D．肾盂
   E．乳头孔

2. 关于男性膀胱后面毗邻结构的叙述，不正确的是
   A．精囊　　　　　　　　　　B．输精管壶腹
   C．输尿管盆部　　　　　　　D．前列腺
   E．直肠前壁

3. 关于输尿管的叙述，不正确的是
   A．为细长的肌性管道　　　　B．沿腰大肌前面下行
   C．下端开口于膀胱体　　　　D．在小骨盆入口处跨过髂总动脉分叉处
   E．全长有三处狭窄

4. 女性尿道的特点是
   A．短、宽、直　　　　　　　B．细、长、直

C. 宽、长、弯 D. 短、宽、弯
E. 细、长、弯

5. 关于肾的描述，不正确的是
   A. 可以分为肾皮质和肾髓质两部分
   B. 肾锥体基底朝向肾皮质，尖朝向肾窦
   C. 肾髓质属于肾实质
   D. 肾锥体之间的皮质称肾柱
   E. 肾乳头开口于肾盂

6. 肾的血液供应主要分布在
   A. 肾皮质 B. 外髓部
   C. 内髓部 D. 肾小盏
   E. 肾乳头

7. 安静时肾血流量能适应于泌尿功能，主要靠
   A. 神经调节 B. 自身调节
   C. 神经-体液调节 D. 全身性体液调节
   E. 局部性体液调节

8. 肾近球细胞的功能是
   A. 释放肾素 B. 感受小管液 NaCl 浓度变化
   C. 释放醛固酮 D. 释放血管紧张素原
   E. 感受小管液 H^+ 浓度的变化

9. 肾小球滤过的动力是
   A. 入球小动脉血压 B. 血浆胶体渗透压
   C. 出球小动脉血压 D. 有效滤过压
   E. 肾动脉血压

10. 肾小球滤过液中几乎没有蛋白质，其原因是
    A. 所有血浆蛋白的分子量大，不能通过滤过膜上的孔
    B. 滤过膜上有带负电荷的糖蛋白，可以排斥血浆蛋白
    C. 滤过膜上孔的大小和带负电荷的糖蛋白两个因素共同作用
    D. 肾小球内皮细胞可将滤过的蛋白质主动重吸收
    E. 滤过膜中的内皮细胞层和基膜层有相同大小的网孔

二、名词解释

1. 肾门
2. 肾区
3. 膀胱三角
4. 肾小球滤过率
5. 渗透性利尿

三、问答题

1. 一位男性肾盂结石的患者，行体外碎石术。简述结石排出过程依次经过的解剖学结构。
2. 简述尿液生成的基本过程。
3. 试分析水利尿产生的机制。

第八章 生殖系统

数字资源

学习目标

通过本章内容的学习，学生应能够：

识记
1. 说出男性生殖系统的组成；睾丸及附睾的形态和位置；输精管的分部和特点；前列腺的形态和位置，男性尿道的分部、三个狭窄和两个弯曲的位置及临床意义。
2. 复述女性生殖系统的组成；卵巢的位置和形态；输卵管的位置和分部；子宫的形态、分部及位置；睾酮、雌激素和孕激素的生理作用。
3. 描述阴道穹的构成及临床意义；乳房的形态和结构特点；产科会阴的位置及特点。

理解
1. 解释绝育术时男性输精管、女性输卵管的结扎部位及原因；男性前列腺增生引起排尿困难的原因；为男性患者导尿时，需将阴茎提起的原因。
2. 分析妊娠期女性容易出现尿频的原因；女性腹膜腔积液时，可经阴道后穹隆穿刺或引流的原因；月经周期的过程及意义；男性不育症、女性不孕症的原因。

运用
1. 将生殖系统的解剖学知识应用于后续专业课程的学习及临床实践中。
2. 应用生殖系统的解剖学知识开展健康宣传教育。

思政
1. 养成关爱患者、爱岗敬业的职业素养。
2. 恪守伦理道德，遵法学法守法用法。

生殖系统（reproductive system）包括**男性生殖系统**和**女性生殖系统**。两者均由内生殖器和外生殖器两部分组成。**内生殖器**多位于盆腔内，包括生殖腺、生殖管道和附属腺。**外生殖器**显露于体表，为两性性交的主要器官。生殖系统主要功能是产生生殖细胞，繁衍后代、延续种族；分泌性激素，促进生殖器官的发育成熟、维持性功能、激发和维持第二性征。女性的乳房以及两性外生殖器所在的会阴因与生殖功能密切相关，故一并在本章节叙述。

> **关爱患者，爱岗敬业**
>
> **一辈子的值班医生——"万婴之母"林巧稚**
>
> 　　林巧稚 1901 年 12 月 23 日生于厦门鼓浪屿。她终身没有婚育，却亲手迎接了 5 万多个新生命，被称为"万婴之母"。她称自己是"一辈子的值班医生"。而这位"值班医生"是中国现代妇产科学的主要开拓者和奠基人之一，是首届中国科学院唯一的女学部委员（院士），是北京协和医院第一位中国籍妇产科主任。
>
> **阅读思考：**
> 1. 结合妇产科专家林巧稚的事迹，谈谈她的哪些品德值得我们学习？
> 2. 作为一名医学生，我们应该怎么做？

第一节　男性生殖系统

案例导入

　　某患者，男性，70 岁，因"排尿困难 1 天"入院。入院后体格检查：神志清楚，急性病容。T 36.4℃，P 90 次/分，R 20 次/分，BP 125/74 mmHg。心脏、肺未闻及异常。膀胱区膨隆，触诊该区患者感明显尿意，叩诊呈浊音。辅助检查：泌尿系统彩超提示前列腺增生，尿潴留。临床诊断：急性尿潴留；前列腺增生。

思考题：
1. 该患者出现排尿困难的主要原因是什么？
2. 患者急性尿潴留，拟行导尿治疗，请结合男性尿道特点分析临床上男性患者导尿时有哪些注意事项？
3. 检索相关资料，前列腺增生患者应如何预防急性尿潴留？

　　男性生殖系统由内生殖器和外生殖器构成。内生殖器包括生殖腺（睾丸）、生殖管道（附睾、输精管、射精管、男性尿道）和附属腺（精囊、前列腺、尿道球腺）。睾丸产生精子和分泌雄激素。精子贮存在附睾内，当射精时，依次经输精管、射精管和尿道排出体外。附属腺的分泌物参与精液的构成，为精子提供营养和有利于精子活动。男性外生殖器包括阴囊和阴茎，阴囊容纳睾丸和附睾，阴茎是男性性交的器官（图 8-1）。

考点： 男性内生殖器的组成
考题举例 8-1

一、内生殖器

（一）睾丸

1. 位置和形态　睾丸（testis）位于阴囊内，左、右各一，是产生精子和分泌雄激素的器官。睾丸呈微扁的卵圆形，表面光滑，可分为上、下两端，前、后两缘，内侧、外侧两面。上

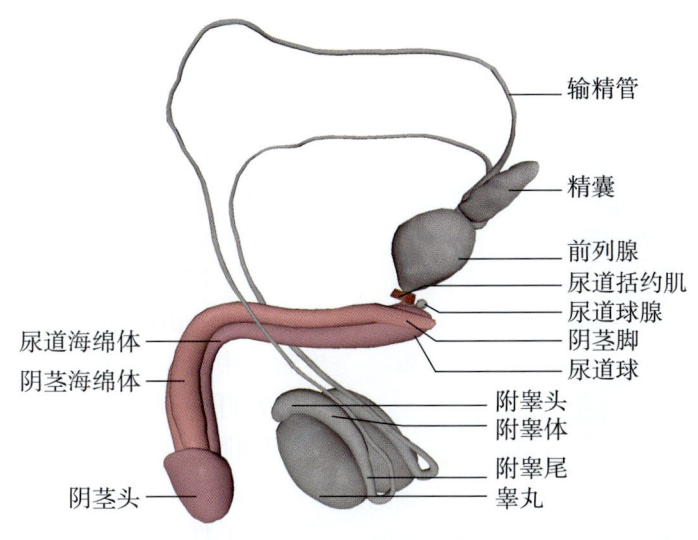

图 8-1　男性生殖系统概观

端被附睾头遮盖，下端游离；前缘游离，后缘与附睾相连，有血管、神经、淋巴管出入。内侧面较平坦，外侧面较隆凸。睾丸除后缘外，均被浆膜包裹，称**睾丸鞘膜**。鞘膜分脏、壁两层，两层之间形成的密闭腔隙为**鞘膜腔**，腔内含有少量浆液，起润滑作用。

2．**结构**　睾丸表面有一层坚韧的结缔组织膜，称**白膜**。白膜在睾丸后缘增厚，并深入睾丸内形成**睾丸纵隔**。睾丸纵隔又发出许多呈放射状的**睾丸小隔**，将睾丸实质分隔成 100～200 个**睾丸小叶**。每个小叶内有 2～4 条盘曲的**生精小管**，其上皮能产生精子。生精小管之间的结缔组织为**睾丸间质**，内含间质细胞，可分泌雄激素。生精小管在近睾丸纵隔处变成短而直的**精直小管**，精直小管进入睾丸纵隔内交织成**睾丸网**，从睾丸网发出 12～15 条**睾丸输出小管**，经睾丸后缘上部进入附睾（图 8-2）。

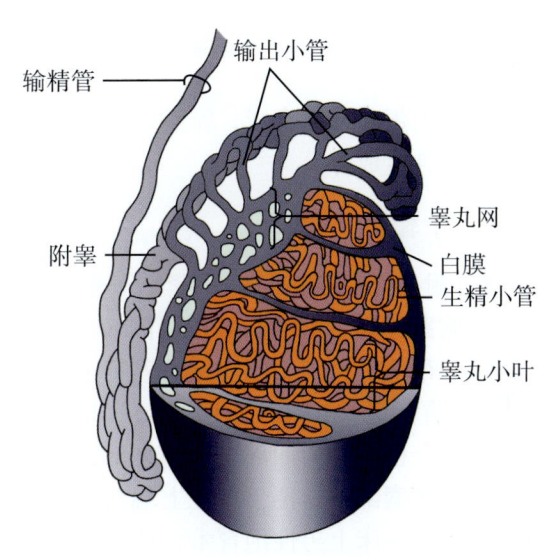

图 8-2　睾丸、附睾立体结构模式图

考点：睾丸的位置及结构
考题举例 8-2

3．**功能**

（1）**生精功能**：生精小管是精子生成的部位（图 8-3）。原始的生精细胞为紧贴于生精小管基膜上的精原细胞。精原细胞经过初级精母细胞、次级精母细胞、精子细胞等几个阶段，最后形成蝌蚪形的精子。一个精原细胞经过大约 7 次分裂，能够产生近百个精子。从精原细胞发育成精子，约需 74 天。精子在生精小管管壁生成后脱离支持细胞进入管腔，然后被输送到附睾进一步发育成熟，停留 18～24 小时后，才获得运动能力。在性生活过程中，随着输精管的蠕动，精子连同附睾和输精管内的液体一起被移送到阴茎根部的尿道内，与精囊腺、前列腺和

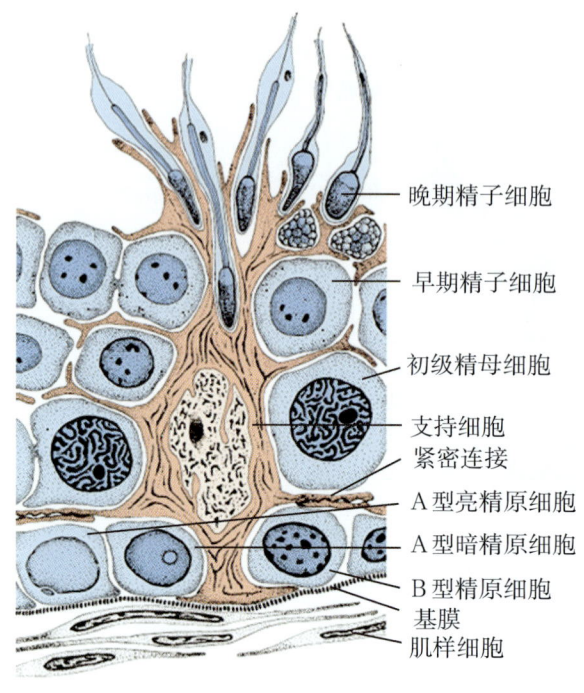

图 8-3 睾丸生精小管管壁结构模式图

尿道球腺所分泌的液体混合在一起形成精液,在性高潮时射出体外。精液的射出是一种反射活动,初级中枢在脊髓腰骶段。精液中含有大量精子,疾病、吸烟、酗酒、接触放射性物质及有毒化学物质等可导致精子活力降低、畸形率增加,甚至少精或无精。

(2) **内分泌功能**: 睾丸的间质细胞分泌**雄激素**(**androgen**),支持细胞分泌**抑制素**。雄激素中含量最多的是**睾酮**(**testosterone**),主要在肝内灭活,大部分以 17-酮类固醇形式由尿排出。

睾酮的主要生理作用:①维持生精作用;②促进男性生殖器官的生长发育;③促进男性第二性征的出现并维持在正常状态,青春期后男性的外表开始出现一系列区别于女性的特征,主要表现为胡须生长、嗓音低沉、喉结突出、毛发呈男性型分布、骨骼粗壮、肌肉发达等,称为男性**第二性征**或**副性征**;④促进体内蛋白质的合成,特别是肌肉和生殖器官内的蛋白质合成;⑤促进骨骼生长、钙磷沉积及红细胞生成等。

(二) 输精管道

1. 附睾(**epididymis**) 紧贴于睾丸的上端及后缘,呈新月形,分为上端膨大的**附睾头**,中部的**附睾体**和下端的**附睾尾**(图 8-1,图 8-2)。附睾尾末端向后上弯曲移行为输精管。附睾可暂时贮存精子,其分泌液能营养精子,并促进精子进一步成熟。

2. 输精管(**ductus deferens**) 是附睾尾的直接延续,长约 50 cm,壁厚腔小(图 8-1)。输精管的全程可分为四部。①**睾丸部**: 最短,起自附睾尾,沿睾丸后缘、睾丸内侧上行至睾丸上端;②**精索部**: 是位于睾丸上端与腹股沟管皮下环之间的部分,由于此部位置表浅,活体可触及,因此临床上男性绝育术常选择在此部位进行输精管结扎;③**腹股沟管部**: 位于腹股沟管的精索内;④**盆部**: 为输精管最长的一段,起自腹股沟管腹环处,沿骨盆侧壁向后下行,经输尿管末端前内方至膀胱底后面。两侧输精管在此处逐渐接近,并膨大形成**输精管壶腹**。

精索(**spermatic cord**) 为一对柔软的圆索状结构,位于睾丸上端和腹股沟管腹环之间。其内主要有输精管、睾丸动脉、蔓状静脉丛、输精管动静脉、神经、淋巴管等。精索表面包有三层被膜,从内向外依次为精索内筋膜、提睾肌和精索外筋膜。

3. 射精管(**ejaculatory duct**) 由输精管壶腹末端与精囊的排泄管汇合而成(图 8-4)。长约 2 cm,向前下穿前列腺实质,开口于尿道前列腺部。

考点: 输精管的分部及结扎部位
考题举例 8-3

(三) 附属腺体

1. 精囊(**seminal vesicle**) 又称**精囊腺**,位于膀胱底的后方、输精管壶腹的外侧(图

8-4)。精囊为一对长椭圆形的囊状器官,其排泄管与输精管壶腹末端汇合形成射精管。

2. 前列腺（prostate） 为单个实质性器官,位于膀胱与尿生殖膈之间,包绕尿道起始部,大小、形态如栗子（图 8-4）。前列腺上端宽大,为**前列腺底**；下端尖细,为**前列腺尖**；底与尖之间的部分为**前列腺体**。体的后面较平坦,与直肠相邻。后面正中有一纵行浅沟,称**前列腺沟**,活体直肠指诊可触及此沟,当前列腺增生时,此沟变浅或消失。前列腺内有尿道穿过,因此当前列腺增生肥大时,可压迫尿道引起排尿困难。前列腺的排泄管开口于尿道前列腺部,其分泌物参与组成精液。

> **知识链接**
>
> **良性前列腺增生**
>
> 良性前列腺增生是中老年男性常见的疾病之一,其发病率随年龄的增长而递增,多见于 50 岁以上男性。本病主要组织学改变为：早期前列腺纤维及平滑肌组织增生,有时平滑肌增生很明显,随后腺体增生,腺体上皮细胞数量增多,腺腔扩大。增生的腺体向两侧和膀胱内突出,使前列腺段的尿道弯曲并受压变窄,从而导致尿频、排尿困难等症状,其典型表现为排尿踌躇、排尿时间延长、尿线细而无力、尿不尽、尿流中断、尿后滴沥等。梗阻严重时,可出现尿潴留,此时可在耻骨上触及胀大的膀胱。直肠指诊可触及增大的前列腺,表面光滑、质韧、中央沟变浅或消失。

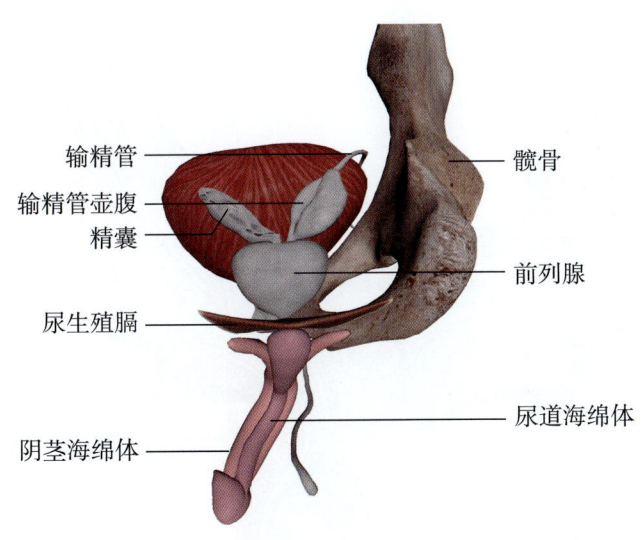

图 8-4 膀胱、前列腺、精囊和尿道球腺（后面观）

3. 尿道球腺（bulbourethral gland） 为一对豌豆大小的球形腺体,位于尿生殖膈内,其排泄管开口于尿道球部（图 8-1）。

精液为乳白色的液体,呈弱碱性,由精子和各附属腺体以及输精管道产生的液体混合而成。正常成年男性每次射精量 2～5 ml,若精子总数低于 40×10^6/ml,可导致不育症。

> **知识链接**
>
> **不孕不育症**
>
> 不孕不育症是男性或女性生殖系统疾病，指1年以上未采取任何避孕措施，性生活正常而没有成功妊娠。男性不育可能原因为：生殖道梗阻、激素紊乱、精子功能和质量异常等；女性不孕可能原因为：输卵管疾病、卵巢疾病、子宫疾病及内分泌紊乱等。越来越多的数据显示，环境以及生活方式等因素会影响生育能力，进而导致不孕不育症。

二、外生殖器

（一）阴囊

阴囊（scrotum）（图8-5）位于阴茎的后下方，是由皮肤和**肉膜**组成的囊袋状器官。阴囊皮肤薄而柔软，颜色较深。肉膜是阴囊的浅筋膜，含有平滑肌纤维，可随外界温度变化而舒缩，从而调节阴囊内的温度，利于精子的发育和生存。肉膜在正中线向深部发出**阴囊中隔**，将阴囊分为左、右两腔，分别容纳两侧的睾丸、附睾及精索等。

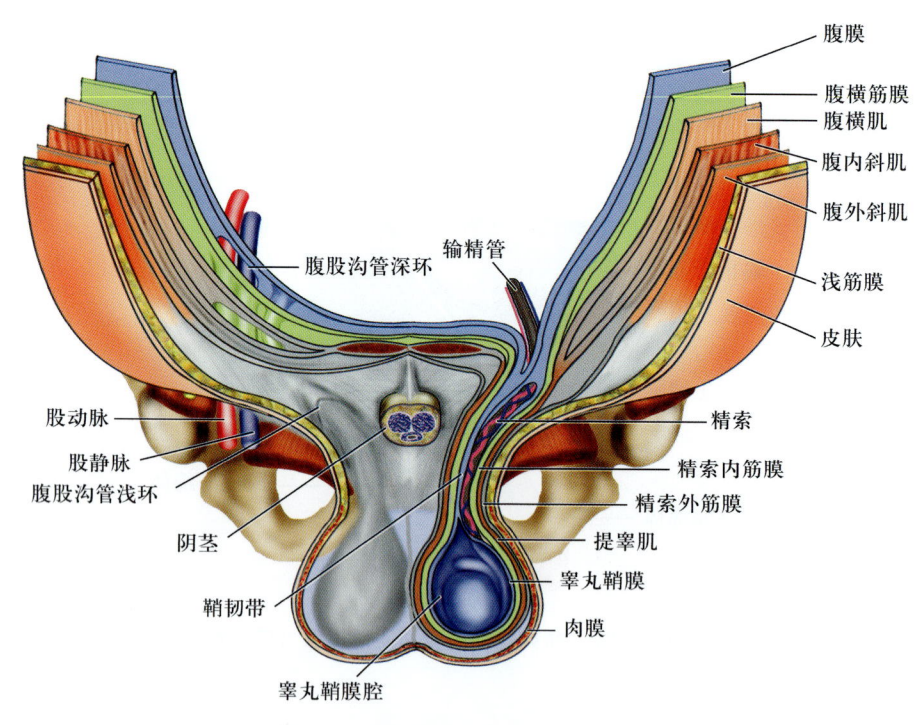

图8-5 阴囊结构及其内部模式图

（二）阴茎

1. 分部 阴茎（penis）可分为头、体、根三部。前端膨大，称**阴茎头**，顶端有尿道外口；中部为**阴茎体**；后端为**阴茎根**，固定在耻骨下支和坐骨支。

2. 结构 阴茎由两条**阴茎海绵体**和一条**尿道海绵体**构成，呈圆柱状（图8-6）。阴茎海绵

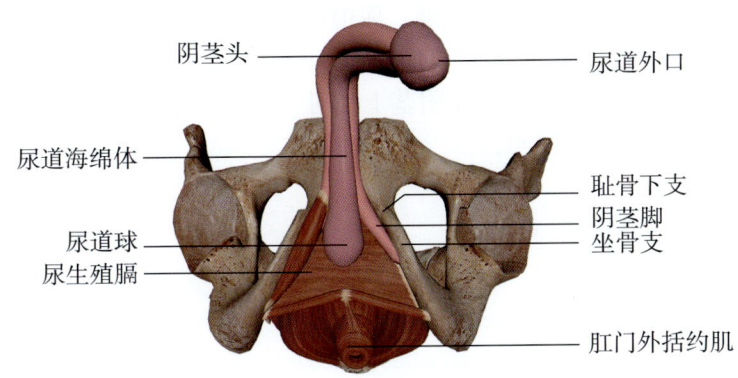

图 8-6 阴茎的海绵体

体位于阴茎的背侧。尿道海绵体位于阴茎海绵体的腹侧，尿道贯穿其全长，其前端膨大为阴茎头，后端膨大称**尿道球**。海绵体内有许多与血管相通的腔隙，当腔隙充血时，阴茎即变粗、变硬而勃起。阴茎的皮肤在阴茎体的前端，向前形成双层游离的环形皱襞包绕阴茎头，称**阴茎包皮**，在成人，若包皮仍包被阴茎头或不能翻露出阴茎头者，称包皮过长或包茎。

三、男性尿道

男性尿道（male urethra）（图 8-7）是泌尿和生殖系统的共同通道，兼有排尿和排精功能。起自膀胱的尿道内口，终于阴茎头的尿道外口。成人长 16～22 cm。

1．**分部**　男性尿道全长可分为**前列腺部**、**膜部**和**海绵体部**三部分，临床上将海绵体部称为**前尿道**；将前列腺部和膜部合称为**后尿道**。

（1）**前列腺部**：为尿道穿过前列腺的部分，内有射精管及前列腺排泄管的开口。

（2）**膜部**：最短，为尿道穿经尿生殖膈的部分，周围有尿道外括约肌（骨骼肌）环绕，可控制排尿。

（3）**海绵体部**：最长，为尿道穿尿道海绵体的部分。在尿道球内的尿道最宽，称**尿道球部**，有尿道球腺的开口。在阴茎头处尿道扩大，称**尿道舟状窝**。

2．**形态特点**　男性尿道全程有三个狭窄、三个膨大和两个弯曲。

（1）**三个狭窄**：分别位于**尿道内口**、**膜部**和**尿道外口**。结石易嵌顿在这些狭窄处。

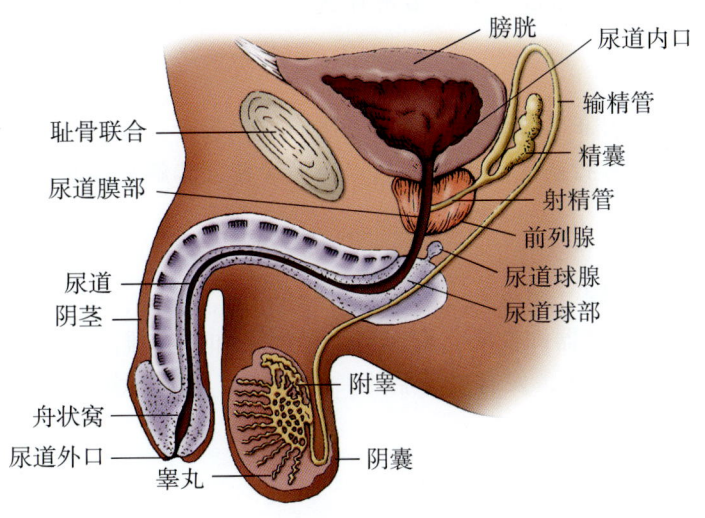

图 8-7　膀胱及男性尿道

（2）**三个膨大**：分别位于**尿道前列腺部**、**尿道球部**和**尿道舟状窝**。

（3）**两个弯曲**：阴茎自然悬垂时，尿道呈现出两个弯曲：即凹向上的**耻骨下弯**和凹向下的**耻骨前弯**，前者是恒定不变的，后者在阴茎上提时变直而消失。临床上行膀胱镜检查或插导尿管时，应注意男性尿道的解剖特点。

考点：男性尿道的分部、狭窄和弯曲
考题举例 8-4

知识链接

男性导尿术

导尿术常用于为尿潴留患者引出尿液、手术术前准备、留尿做细菌培养、准确记录尿量、膀胱冲洗和注入造影剂等。在为男性患者导尿时，由于其尿道的解剖特点，需将阴茎向上提起，此时尿道耻骨前弯消失，使尿道形成凹向上的一个大弯，将包皮后推露出尿道外口，将导尿管从尿道外口缓慢插入约 20 cm，见有尿液流出，再继续插入约 2 cm，将生理盐水注入球囊固定导尿管，将导尿管轻轻外拉，感觉到阻力时停止。

为男性患者导尿时，导尿管依次通过的结构如下：尿道外口→尿道舟状窝→尿道海绵体部→尿道膜部→尿道前列腺部→尿道内口→膀胱腔。

第二节　女性生殖系统

案例导入

某患者，女性，28 岁，停经 2 个月，突感下腹疼痛伴肛门坠胀感，继而出现面色苍白、大汗淋漓。体格检查：神志清楚，急性病容。T 37.2℃，P 105 次/分，BP 81/58 mmHg。阴道有少量流血，阴道后穹隆饱满，触痛明显，宫颈举痛。右侧附件可触及包块，质软，不活动，轻压痛。随即行阴道后穹隆穿刺术，抽出 10 ml 不凝固的血液。辅助检查：妇科彩超提示盆腔积液，右附件区低回声包块。临床诊断：异位妊娠（右侧输卵管妊娠）。

思考题：
1. 何为子宫附件？正常情况下受精卵着床的部位位于何处？
2. 盆腔积液时，可行阴道后穹隆穿刺以协助诊断，其解剖学基础是什么？

女性内生殖器由生殖腺（卵巢）、生殖管道（输卵管、子宫、阴道）和附属腺体（前庭大腺）组成（图 8-8）。外生殖器即女阴。卵巢可产生卵子和分泌雌激素，卵子在输卵管内受精，并经输卵管运送到子宫内着床，发育成为胎儿。成熟的胎儿在分娩时出子宫口经阴道娩出。

考点：女性内生殖器的组成
考题举例 8-5

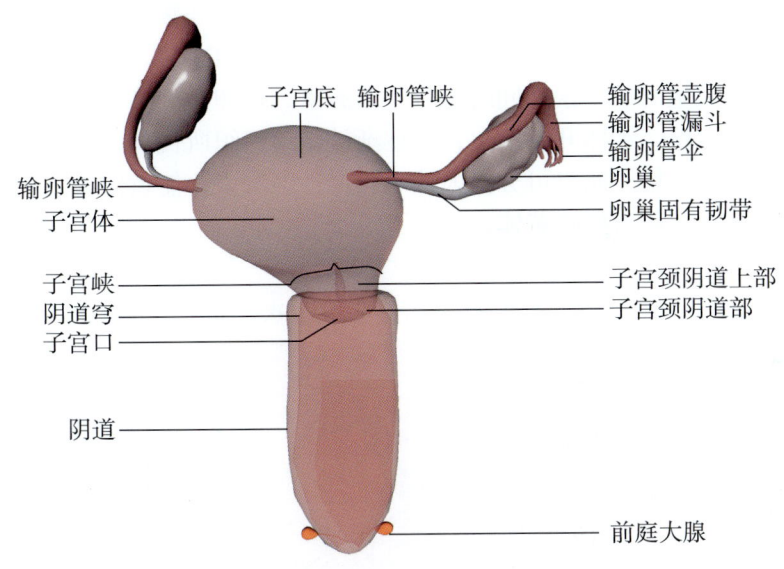

图 8-8 女性生殖系统概观

一、内生殖器

（一）卵巢

1. 位置、形态和结构 卵巢（ovary）左、右各一，位于盆腔内子宫的两侧，紧贴小骨盆侧壁的卵巢窝内（图 8-8，图 8-9）。卵巢呈扁卵圆形，分为内、外侧面，前、后缘，上、下端。内侧面朝向盆腔。外侧面贴于卵巢窝。后缘游离。前缘借卵巢系膜连于子宫阔韧带。上端借**卵巢悬韧带**连于盆腔侧壁，该韧带内有血管、淋巴管、神经等，是寻找卵巢血管的标志。下端借**卵巢固有韧带**连于子宫底两侧，固定卵巢的位置。

卵巢的大小和形态因年龄而异，幼女的卵巢较小，表面光滑；性成熟期卵巢体积最大，由于不断排卵，其表面形成许多瘢痕，显得凹凸不平；35～40 岁卵巢开始缩小；50 岁左右卵巢开始萎缩，月经随之停止。

考点：卵巢的位置及固定装置
考题举例 8-6

2. 功能
（1）**生卵功能**：卵巢的生卵功能是生育期女性最基本的生殖功能。卵巢的外层为皮质，由不同发育阶段的卵泡组成，卵泡的中央是卵细胞。卵子由卵巢内的原始卵泡逐渐发育而成。女性在出生时有约 200 万个原始卵泡，在青春期以前卵泡处于静止状态。从青春期开始，在腺垂体促性腺激素的作用下，部分静止的原始卵泡开始发育，卵巢的结构和功能出现周期性改变，形成卵巢周期。每个周期平均 28～30 天。在每个周期，起初有 15～20 个原始卵泡同时开始发育，但最后只有 1～2 个卵泡能够发育成熟，其余的卵泡均在不同的发育阶段发生凋亡，形成闭锁卵泡。在卵泡成熟的过程中，卵泡细胞可向卵泡腔中分泌含有高浓度雌激素的卵泡液。正常女性一生中平均只排出约 400 个成熟的卵细胞。

排卵（ovulation）是指成熟卵泡壁破裂，卵细胞与透明带、放射冠以及卵泡液一起冲出卵泡被排到腹腔的过程。排出的卵细胞随即被输卵管伞摄取，送入输卵管中。排卵后的卵泡腔立即被血液充盈，形成**血体**。随着血液被吸收，卵泡的内膜细胞和颗粒细胞迅速增殖，胞质中出现黄褐色脂肪颗粒，转化成**黄体**（图8-9）。在卵泡刺激素（FSH）和黄体生成素（LH）的调节下，黄体细胞分泌大量的孕激素，同时也分泌雌激素。排卵后的7～8天，黄体发育达到顶峰。若排出的卵子未受精，黄体开始退化，并逐渐被结缔组织所代替，组织纤维化呈白色，称为**白体**。若排出的卵子受精，胎盘可分泌人绒毛膜促性腺激素，使黄体继续发育并维持一定时间，以适应妊娠的需要，称为**妊娠黄体**。

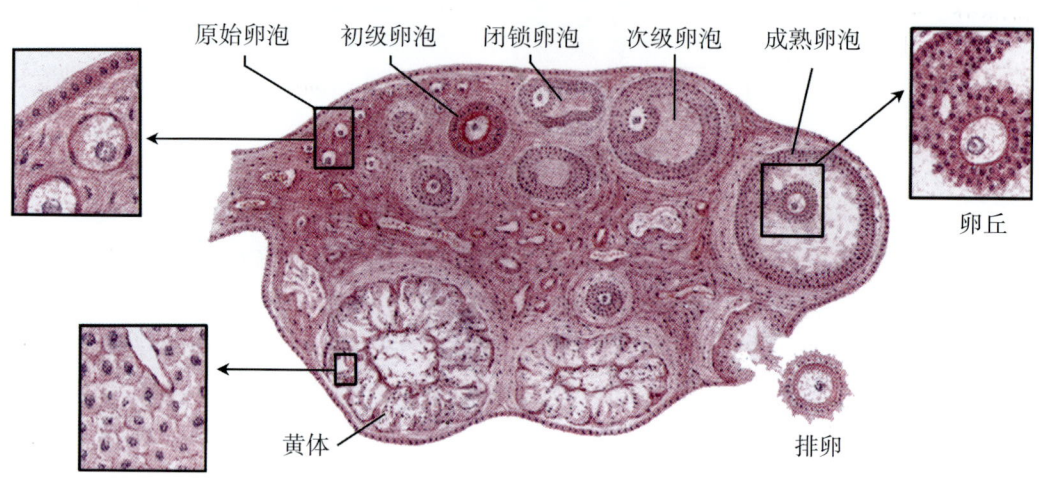

图8-9　卵巢光镜结构模式图

（2）内分泌功能：卵巢主要合成**雌激素**（estrogen）和**孕激素**（progestogen）。排卵前，卵泡分泌雌激素，排卵后，黄体分泌雌激素和孕激素。此外，卵巢还分泌抑制素、少量的雄激素等多种肽类激素。

1）**雌激素**：主要由卵泡和黄体分泌，包括雌二醇、雌酮和雌三醇，其中雌二醇的分泌量最大、活性也最强。雌酮的活性仅为雌二醇的1/10，雌三醇活性最弱。雌激素的主要生理作用有：①促进女性生殖器官的生长发育，可促使子宫内膜发生增殖期的变化，内膜逐渐增厚，血管和腺体增生；②促进女性第二性征的出现，可促进乳房发育，刺激乳腺导管增生，产生乳晕，音调变高，骨盆宽大，脂肪在乳房和臀部堆积等；③促进输卵管上皮细胞增生，增强输卵管的分泌和运动，有利于胚泡向子宫腔内运行；④使阴道黏膜上皮细胞增生、角化，糖原含量增加，阴道分泌物呈酸性；⑤促进骨骼生长和钙盐沉积，促进骨盆发育，刺激成骨细胞活动，加速骨骼生长，促进骨骺愈合；⑥促进醛固酮分泌，增加肾小管对水和钠的重吸收，导致水钠潴留。

2）**孕激素**：生物活性最强的是**孕酮**（progesterone）。排卵前颗粒细胞和卵泡膜可分泌少量孕酮，排卵后黄体在分泌雌激素的同时可分泌大量孕酮。由于雌激素能够调节孕酮受体的数量，故孕酮通常要在雌激素作用的基础上才能发挥作用。孕酮的主要生理作用有：①孕酮主要作用于子宫内膜，使子宫内膜在增殖期基础上出现分泌期的改变，即子宫内膜进一步增生、变厚，且有腺体分泌，为胚泡的着床提供良好的条件；②使妊娠子宫平滑肌细胞发生超极化，兴奋性降低，抑制母体对胎儿的排斥反应，并降低子宫对缩宫素的敏感性，为胚胎的生长发育提供适宜的生长环境；③在雌激素作用的基础上，孕酮能够进一步促进乳腺导管的分化，促进乳腺小叶和腺泡的发育，为分娩后的泌乳创造条件；④产热作用：月经周期中，女性的基础体温发生波动，在排卵前短暂降低，在排卵后升高0.5 ℃左右，直至下次月经开始。

(二) 输卵管

输卵管（uterine tube）（图 8-8）是一对输送卵子的管道。

1. 位置 输卵管位于子宫底的两侧，子宫阔韧带的上缘内。输卵管内侧端以输卵管子宫口与子宫腔相通，外侧端以输卵管腹腔口开口于腹膜腔，故女性腹膜腔经输卵管、子宫、阴道与外界相通。

2. 形态和分部 输卵管呈长而弯曲的喇叭形，由内向外分为四部。①**子宫部**：为穿子宫壁的部分，管径最细；②**峡部**：短而狭细，血管分布少，是临床输卵管结扎术的常选部位；③**壶腹部**：最长，管径粗而弯曲，血供丰富，卵子常在此受精；④**漏斗部**：为外侧端的膨大部分，呈漏斗状，边缘有许多指状突起，称**输卵管伞**，是手术识别输卵管的标志。

临床上将卵巢和输卵管统称为**子宫附件**。

考点：输卵管的分部及各部特点
考题举例 8-7

> **知识链接**
>
> **异位妊娠**
>
> 受精卵在子宫腔以外部位着床并发育，称为异位妊娠，俗称"宫外孕"，根据着床部位不同，可分为输卵管妊娠、卵巢妊娠、腹腔妊娠等，其中以输卵管妊娠最为常见。慢性输卵管炎是输卵管妊娠的主要原因。由于输卵管处不具备胚胎生长发育的条件，故在妊娠早期可出现输卵管妊娠流产或破裂，破裂后表现为急性剧烈腹痛、阴道出血等，甚至休克，是妇产科常见的急腹症之一。若不及时诊断及处理，可危及生命。

(三) 子宫

子宫（uterus）（图 8-8）壁厚、腔小，是产生月经和孕育胎儿的场所。

1. 形态和分部 成年未孕子宫呈前后稍扁的倒置梨形，长 7～9 cm，宽 4～5 cm，厚 2～3 cm，分为底、体和颈三部分。**子宫底**为两侧输卵管子宫口以上的圆凸部分。**子宫颈**为下部缩窄呈圆柱状的部分，是肿瘤的好发部位。底和颈之间的部分即为**子宫体**。子宫颈可分为突入阴道内的**子宫颈阴道部**和阴道以上的**子宫颈阴道上部**。子宫颈上端与子宫体交界处稍狭细，称**子宫峡**，在非妊娠期，子宫峡不明显，长约 1 cm；妊娠期子宫峡逐渐伸展、变长，形成**子宫下段**，妊娠末期可达 7～11 cm，产科在此处进行剖宫取胎术，可避免进入腹膜腔，减少感染的机会。

子宫的内腔狭窄，分两部：上部在子宫体内，称**子宫腔**，呈前后扁的倒三角形，两侧通输卵管；下部在子宫颈内，称**子宫颈管**，呈梭形，上口通子宫腔，下口通阴道。子宫颈管的下口称**子宫口**，未产妇子宫口为圆形，经产妇呈横裂状。

2. 位置 子宫位于小骨盆中央，在膀胱与直肠之间（图 8-10）。下端伸入阴道，两侧有输卵管、卵巢和子宫阔韧带。成年女性正常的子宫呈轻度的前倾前屈位。前倾是指整个子宫向前倾斜，子宫长轴与阴道长轴之间形成向前开放的略大于 90°的钝角；前屈是指子宫体和子宫颈不在一条直线上，两者间形成一个向前开放的约为 170°的钝角。由于子宫前邻膀胱、后邻直肠，因此膀胱和直肠的充盈程度可影响子宫的位置。妊娠期，增大的子宫可压迫膀胱，孕妇

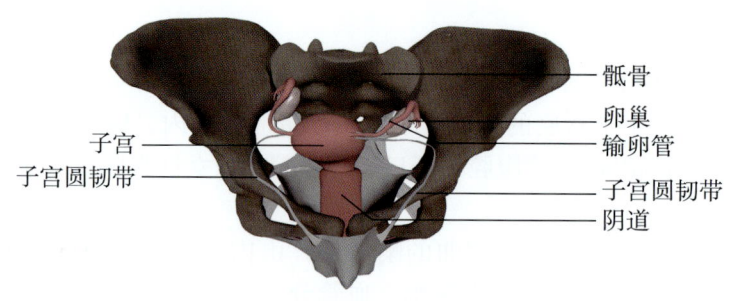

图 8-10 女性内生殖器

常出现尿频现象。

3. 固定装置 子宫的正常位置主要依赖于盆底肌的承托和子宫韧带的牵拉与固定。维持子宫正常位置的韧带有（图 8-11）：①**子宫阔韧带**，为双层腹膜皱襞，位于子宫两侧，限制子宫向两侧移位。②**子宫圆韧带**，是由平滑肌和结缔组织构成的圆索，起于子宫外侧缘、输卵管子宫口的下方，在子宫阔韧带前层覆盖下向前外侧弯行，穿经腹股沟管，止于阴阜和大阴唇皮下，是维持子宫前倾的主要结构。③**子宫主韧带**，由平滑肌和结缔组织构成，自子宫颈两侧连至骨盆侧壁，可固定子宫颈，防止子宫向下脱垂。④**子宫骶韧带**，由平滑肌和结缔组织构成，起自子宫颈后面，向后绕过直肠，止于骶骨前面。该韧带牵引子宫颈向后上，可维持子宫前屈位。

如果子宫固定装置薄弱或损伤，可致子宫位置异常，引起不同程度的子宫脱垂。

恪守伦理道德，遵法学法守法用法

"借腹生子"致纠纷

什么是"借腹生子"？如女性不能生育，可以将男性精子和女性卵细胞在体外完成受精，形成受精卵，然后再将受精卵植入其他正常女性的子宫内，即"借腹生子"。"借腹生子"违反了国家相关法律以及法规。原卫生部发布的《人类辅助生殖技术管理办法》及《人类精子库管理办法》明确规定，禁止以任何形式买卖配子、合子、胚胎。医疗机构和医务人员不得实施任何形式的代孕技术。

阅读思考：

1. 通过"借腹生子"案例的学习，个人应具备怎样的性伦理道德？
2. 如果你是该案例中的医生，遇到相同的问题，你会如何处理？作为一名合格的医务工作者，应该具备哪些职业素养？

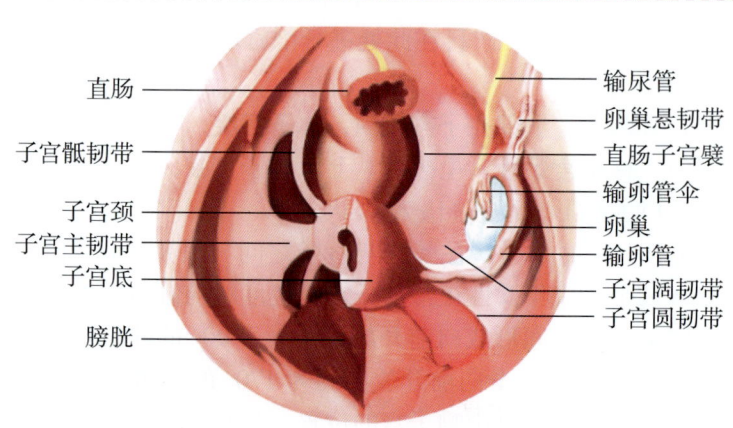

图 8-11 子宫的固定装置

考点：子宫的形态、分部及固定装置
考题举例 8-8

（四）阴道

阴道（vagina）（图 8-10）是连接子宫和外生殖器的肌性管道，是排出月经和娩出胎儿的通道。阴道位于小骨盆中央，前邻膀胱和尿道，后邻直肠。阴道下端开口于阴道前庭，称为**阴道口**。阴道上端较宽阔，环抱子宫颈阴道部，两者之间形成环状间隙，称**阴道穹**，其中以阴道后穹隆最深，紧邻直肠子宫陷凹，两者之间仅隔以阴道壁和腹膜，临床上常经此穿刺进行诊断和治疗。

> **知识拓展**
>
> ### 经阴道后穹隆穿刺术
>
> 经阴道后穹隆穿刺术是将穿刺针通过阴道后穹隆刺入直肠子宫陷凹，抽出直肠子宫陷凹内的液体（如积液、脓液、血液）进行检查，以达到诊断和治疗疾病的目的。行经阴道后穹隆穿刺术时，患者取膀胱截石位或半卧位，取阴道后穹隆中央作为穿刺部位，穿刺针应与子宫颈方向平行进针，边进针边回抽，刺入有落空感时即表示进入直肠子宫陷凹，抽出积液或积血。穿刺不宜过深，以免损伤直肠。

（五）前庭大腺

前庭大腺是一对位于阴道口两侧形似豌豆的腺体，其导管开口于阴道前庭，分泌物有润滑阴道的作用。

二、外生殖器

女性外生殖器（图 8-12）即女阴，包括阴阜、大阴唇、小阴唇、阴蒂、阴道前庭和前庭球等。

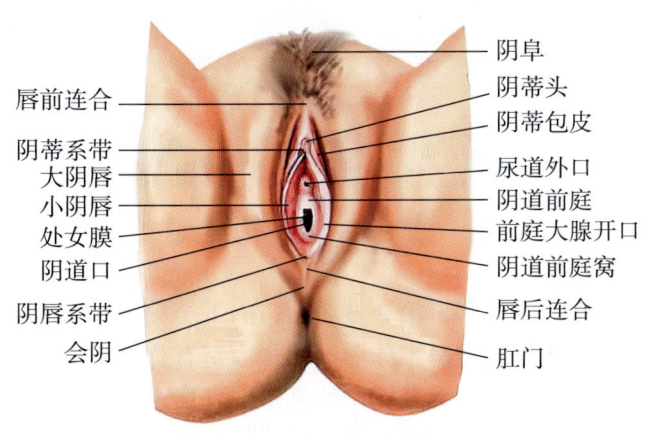

图 8-12　女性外阴模式图

（一）阴阜

阴阜为位于耻骨联合前面的皮肤隆起，深面有较多的脂肪组织，青春期后此区长有阴毛。

（二）大阴唇

大阴唇位于阴阜的后下方，为一对纵行隆起的皮肤皱襞，富含色素，长有阴毛。

（三）小阴唇

小阴唇是位于大阴唇内侧的一对较薄的皮肤皱襞，表面光滑、无毛。

（四）阴蒂

阴蒂位于尿道外口的前方，由两条阴蒂海绵体构成，相当于男性的阴茎海绵体，阴蒂露于表面的部分为阴蒂头，富有感觉神经末梢，感觉敏锐。

（五）阴道前庭

阴道前庭是位于两侧小阴唇之间的菱形区。其前部有尿道外口，后部有阴道口，阴道口两侧各有一个前庭大腺导管的开口。

（六）前庭球

前庭球位于阴蒂体与尿道外口之间的皮下和大阴唇的深面，呈蹄铁形，相当于男性的尿道海绵体。

三、乳房与会阴

（一）乳房

乳房（mamma）为人类和哺乳动物特有的结构，女性乳房于青春期后开始发育，妊娠期和哺乳期有分泌活动（图 8-13）。

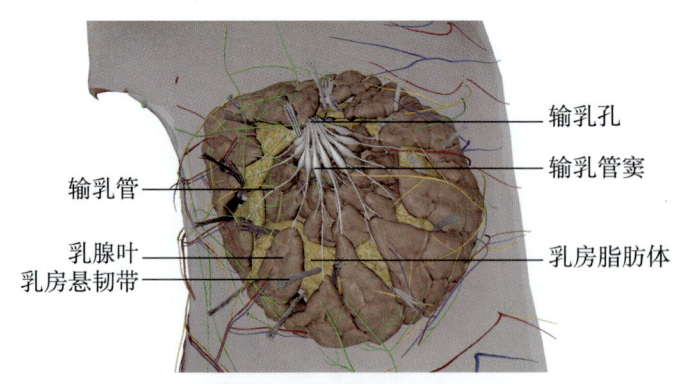

图 8-13　女性乳房

乳房位于胸大肌的表面，向上起自第 2～3 肋，向下至第 6～7 肋，内侧至胸骨旁线，外侧可达腋中线。成年未孕女性的乳房呈半球形，紧张而富有弹性。乳房中央有**乳头**，其顶端有输乳管的开口，乳头周围的环形色素沉着区，称**乳晕**。乳房由皮肤、皮下脂肪、乳腺和结缔组织构成。乳腺被结缔组织分隔成 15～20 个**乳腺叶**，每个乳腺叶有一条排出乳汁的**输乳管**，末端开口于乳头，乳腺叶和输乳管均以乳头为中心呈放射状排列，故乳房脓肿切开术时宜做放射状切口，以免损伤输乳管。乳腺与表面皮肤及深部的胸肌筋膜之间连有许多结缔组织小束，称**乳房悬韧带**或 **Cooper 韧带**，对乳房起支持和固定作用，当乳腺癌侵及该韧带时，韧带缩短，牵拉皮肤产生凹陷，呈"酒窝征"。

（二）会阴

会阴（perineum）（图 8-14）有狭义和广义之分。狭义的会阴是指肛门与外生殖器之间的区域。在女性又称**产科会阴**，产妇分娩时应注意保护此区，以免造成撕裂。广义会阴是指封闭小骨盆下口的全部软组织，呈菱形，其境界与骨盆下口一致。前为耻骨联合下缘，后为尾骨尖，两侧为耻骨下支、坐骨支、坐骨结节和骶结节韧带。以两侧坐骨结节的连线为界，可将会阴分为前、后两个三角区，前部的为**尿生殖三角**，男性有尿道通过，女性有尿道和阴道通过；后部的为**肛门三角**，有肛管通过。

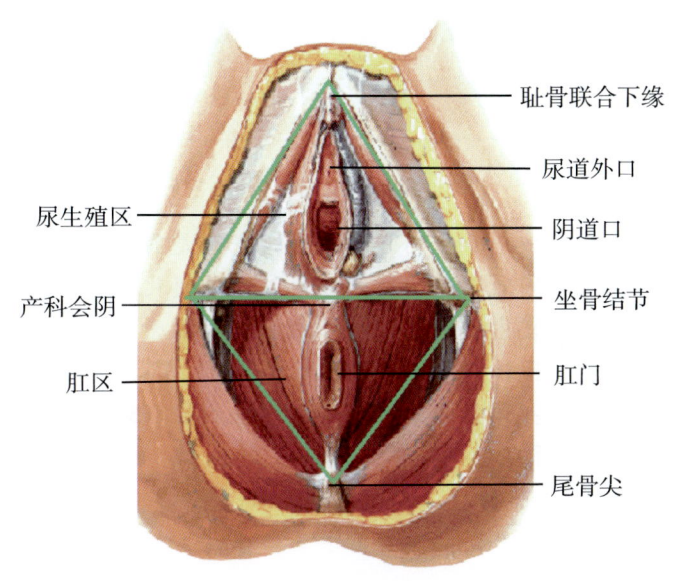

图 8-14　会阴的分区

四、月经周期

在卵巢周期性分泌的雌激素和孕激素的作用下，子宫内膜发生周期性剥脱，产生流血现象，这种周期性经阴道流血的现象称为**月经**（menstruation）。女子通常在 13～15 岁出现第一次月经，称为**月经初潮**。从一次月经开始到下一次月经开始前的时间，称为一个**月经周期**（**menstrual cycle**）。到 50 岁左右，月经周期停止，称为**绝经**。月经周期的长短因人而异，一般为 28 天。根据子宫内膜的变化，可将月经周期分为增殖期、分泌期和月经期。

（一）增殖期

从上次月经停止之日起到卵巢排卵之日为止，相当于月经周期的第 5～14 天，此期子宫内膜修复增生，故称为增殖期，也称卵泡期或排卵前期。此期卵巢中的卵泡处于发育和成熟阶段，并不断分泌雌激素。第一次雌激素高峰和黄体生成素高峰的出现，成熟卵泡排卵，子宫内膜由增殖期进入分泌期。

（二）分泌期

从排卵后到下次月经前，相当于月经周期的第 15～28 天，此期子宫内膜血管充血、腺体分泌，故称为分泌期，也称黄体期或排卵后期。此期排卵后的卵泡形成黄体，分泌雌激素和大量孕激素。这两种激素（特别是孕激素）能促使子宫内膜进一步增生、变厚，其中的血管扩张充血，腺体增大，并分泌含糖原的黏液。

（三）月经期

从月经开始到流血停止，相当于月经周期的第 1～4 天，一般持续 3～5 天。此期子宫内膜剥落流血，故称为月经期。此期由于排出的卵子未受精，黄体开始退化、萎缩，孕激素、雌激素分泌量迅速减少。子宫内膜突然失去了性激素的支持，使子宫内膜中的螺旋小动脉痉挛，导致内膜缺血、坏死、脱落和流血。月经期出血量为 50～100 ml。

如果排出的卵子受精，黄体则不退化而继续生长发育形成妊娠黄体，继续分泌孕激素和雌激素，从而使子宫内膜不但不脱落，反而继续增厚形成蜕膜，月经周期停止，进入妊娠状态。

知识链接

月经失调

在月经周期的形成过程中，子宫内膜的周期性变化是卵巢分泌激素的周期性变化引起的，其中增殖期的变化是雌激素作用所致，分泌期的变化是雌激素和孕激素共同作用的结果，月经期的出现是子宫内膜突然失去雌激素和孕激素支持的结果。卵巢的周期性变化，则是在大脑皮质控制下由于下丘脑-腺垂体调节的结果。因此，月经周期是较容易受社会和心理因素影响并对身体健康状况较敏感的一种生理过程。强烈的精神刺激、急剧的环境变化以及体内其他系统的疾病常引起月经失调。

（黄海兵　闫长虹）

自测题

一、单项选择题

1. 关于男性生殖器的叙述，错误的是
   A. 可分为内生殖器和外生殖器
   B. 内生殖器包括生殖腺、生殖管道和附属腺
   C. 附属腺的分泌物参与精液的组成
   D. 男性尿道属于输精管道
   E. 外生殖器包括阴囊、阴茎和前列腺

2. 可暂时贮存精子并给精子提供营养的是
   A. 睾丸　　　　　　　　　　　B. 射精管
   C. 输精管　　　　　　　　　　D. 附睾
   E. 前列腺

3. 输精管结扎术常选用的部位是
   A. 睾丸部　　　　　　　　　　B. 腹股沟管部

C．精索部　　　　　　　　　D．盆部
E．输精管壶腹

4．维持子宫前屈位的主要结构是
A．子宫圆韧带　　　　　　　B．子宫阔韧带
C．子宫主韧带　　　　　　　D．子宫骶骨韧带
E．子宫悬韧带

5．女性生殖器官中分泌雌激素的是
A．卵巢　　　　　　　　　　B．子宫
C．输卵管　　　　　　　　　D．阴道
E．前庭大腺

6．关于输卵管的叙述，错误的是
A．峡部是输卵管结扎常选择的部位
B．子宫部是穿子宫壁的一段
C．壶腹部是受精卵形成的部位
D．漏斗部末端边缘有输卵管伞，是手术识别输卵管的标志
E．漏斗部开口于子宫腔

7．维持子宫正常位置，防止子宫向下脱垂的主要韧带是
A．子宫阔韧带　　　　　　　B．子宫圆韧带
C．子宫主韧带　　　　　　　D．骶子宫韧带
E．盆底肌

8．临床上说的子宫附件是指
A．卵巢　　　　　　　　　　B．阴道
C．卵巢和子宫　　　　　　　D．卵巢和阴道
E．卵巢和输卵管

9．男性生殖腺是
A．睾丸　　　　　　　　　　B．附睾
C．前列腺　　　　　　　　　D．尿道球腺
E．精囊腺

10．成人未孕子宫的正常位置是
A．直位　　　　　　　　　　B．前倾后屈位
C．前倾前屈位　　　　　　　D．后倾前屈位
E．后倾后屈位

11．关于雄激素作用的叙述，错误的是
A．刺激男性生殖器官发育并维持成熟状态
B．刺激男性第二性征出现
C．促进肌肉与骨骼生长，使男子身高在青春期冲刺式生长
D．分泌过盛可使男子身高超出常人
E．维持正常的性欲

12．关于雌激素生理作用的叙述，错误的是
A．使输卵管平滑肌活动增强
B．促进阴道上皮细胞增生、角化，并合成大量糖原
C．促进肾小管对钠、水的重吸收
D．子宫内膜增生变厚，腺体分泌

E．刺激乳腺导管和结缔组织增生，产生乳晕
13．孕激素的生理作用是
　　　A．使阴道上皮增生、角化
　　　B．可使子宫兴奋性增高，活动增强
　　　C．刺激乳腺导管和结缔组织增生
　　　D．促进着床后的子宫基质细胞转化为蜕膜细胞
　　　E．使子宫颈分泌大量清亮、稀薄的黏液
14．月经的出现是由于在循环血液中哪种激素的水平急剧下降所致
　　　A．雌激素　　　　　　　　　　　B．孕激素
　　　C．雌激素和孕激素　　　　　　　D．卵泡刺激素和黄体生成素
　　　E．催乳素

二、名词解释

1．精索
2．月经
3．月经周期

三、问答题

1．试述男性和女性内、外生殖器的组成。
2．试述输卵管的分部及意义。
3．为男性患者导尿时，导尿管依次经过哪些狭窄和弯曲至膀胱？
4．孕激素有哪些生理作用？

第九章 脉管系统

数字资源

学习目标

通过本章内容的学习,学生应能够:

识记
1. 说出心血管系统的组成;体循环和肺循环的路径;心的位置和外形;各心腔的形态结构;心传导系的组成;左、右冠状动脉的起止和分布;心包的组成;心的体表投影;心脏泵血活动过程中的分期及各期的特点;心肌细胞生物电活动以及心肌生理特性;正常心电图的波形及其生理意义。
2. 描述肺循环动脉的组成及动脉韧带的位置;主动脉的起止、走行和分部;升主动脉和主动脉弓的分支;颈总动脉、颈外动脉、颈内动脉、锁骨下动脉、腋动脉、肱动脉、桡动脉、尺动脉的起止和走行;胸主动脉的起止、走行及其主要分支的走行和分布;腹主动脉的起止、走行及其主要分支的名称、走行和分布;髂内动脉主要分支的名称、走行和分布;髂外动脉、股动脉、腘动脉、胫前动脉、胫后动脉的起止和走行。
3. 复述静脉的结构特点;肺循环静脉的组成;体循环上、下腔静脉系的组成;体表浅静脉的名称和分布;肝门静脉系的组成、属支及其与上、下腔静脉系之间的交通途径;淋巴系统的组成;淋巴干及淋巴导管的组成、位置、注入和收集范围;脾、胸腺的位置和形态特点;微循环的组成、通路及其生理意义;组织液生成与回流的机制及其影响因素。

理解
1. 说明心表面的四条沟分别是哪些心腔的分界线;全身表浅动脉的活体触摸点;肝门静脉的结构特点;局部淋巴结及其临床意义。
2. 分析血液在心内单向流动时依次经过的心腔、对应的出入口及瓣膜的名称和作用;心传导系传导冲动的过程。
3. 解释心输出量的影响因素;动脉血压的形成及其影响因素;颈动脉窦和主动脉弓压力感受性反射的过程和生理意义。

运用
1. 应用所学动脉走行的知识,分析冠状动脉造影时,造影剂从股动脉或者桡动脉入路到达冠状动脉的途径;应用所学静脉和动脉走行的知识,解释静脉注射后药物从注射部位到达对应脏器的流经途径;应用所学肝门静脉系的知识,分析肝性门静脉高压症可能出现的临床症状并解释其原因。

2. 运用心脏泵血功能相关知识解释心力衰竭的发病机制和临床表现；运用动脉血压的影响因素解释高血压患者日常生活的注意事项和健康指导；运用静脉回流、组织液生成和淋巴回流的影响因素解释水肿的发病机制。

思政

1. 养成勇于创新、不怕失败、勇往直前的优秀品质。
2. 增强科学防癌抗癌的意识，树立为人民群众健康服务的信念。
3. 培养对脉管系统相关疾病的诊疗意识，具备争分夺秒、挺身而出、抢救生命、珍爱生命、严谨细致的职业素养。

第一节 概 述

一、脉管系统的组成

脉管系统（vascular system）是人体内封闭而连续的管道系统，分布于全身各部，包括**心血管系统**和**淋巴系统**两部分。

（一）心血管系统

心血管系统（cardiovascular system）由心、动脉、毛细血管和静脉组成，血液在其中循环流动。心血管系统的主要功能是完成物质运输，以保证新陈代谢的不断进行。**心**（heart）主要由心肌构成，是血液循环的动力泵。**动脉**（artery）是运送血液离开心室的血管。动脉从心室发出后，在行程中不断分支，越分越细，最后延续为毛细血管。**毛细血管**（capillary）是连于微动脉和微静脉之间的细小血管，其管壁很薄，是血液与血管外组织液进行物质交换的场所。**静脉**（vein）是引导血液回流至心房的血管。微静脉起自毛细血管，在向心回流过程中逐渐汇合，最后注入心房。

（二）淋巴系统

淋巴系统（lymphatic system）由淋巴管道、淋巴器官和淋巴组织组成。淋巴管道内流动的无色透明的淋巴液，简称**淋巴**（lymph）。淋巴沿各级淋巴管向心流动，经过若干淋巴结的滤过，最后流入静脉。故淋巴系统可协助静脉回收组织液，被看作静脉系统的辅助部分。此外，淋巴器官和淋巴组织具有产生淋巴细胞、过滤淋巴和进行免疫应答等作用，是人体重要的防御装置。

二、血液循环

血液由心室射出，经动脉、毛细血管和静脉，最后返回到心房。血液在心血管系统中按一定方向周而复始的流动过程称为**血液循环**。根据血液循环的路径不同，可分为体循环和肺循环（图9-1）。体循环和肺循环同时进行，是血液循环相互连续、不可分割的两部分。

(一)体循环(大循环)

体循环起自左心室。当左心室收缩时,将含丰富 O_2 及营养物质的动脉血射入主动脉,再沿主动脉各级分支运送到全身各部的毛细血管,血液在毛细血管与周围的组织、细胞之间进行物质交换和气体交换,将 O_2 和营养物质释放给组织和细胞,同时将它们代谢过程中产生的 CO_2 和代谢产物回收入血液,经各级静脉最后汇入上、下腔静脉和冠状窦回流至右心房。体循环的主要特点是行程长,流经的范围广。

(二)肺循环(小循环)

肺循环起自右心室。由体循环回心的静脉血从右心房进入右心室后开始肺循环。当心室收缩时,血液自右心室射出,进入肺动脉干及其分支到达肺泡毛细血管网。血液与肺泡内的空气进行气体交换,血液中的 CO_2 进入肺泡,肺泡中的 O_2 进入血液,这样静脉血转变为动脉血,再经肺静脉回流入左心房。肺循环的主要特点是行程短,流经的范围小。

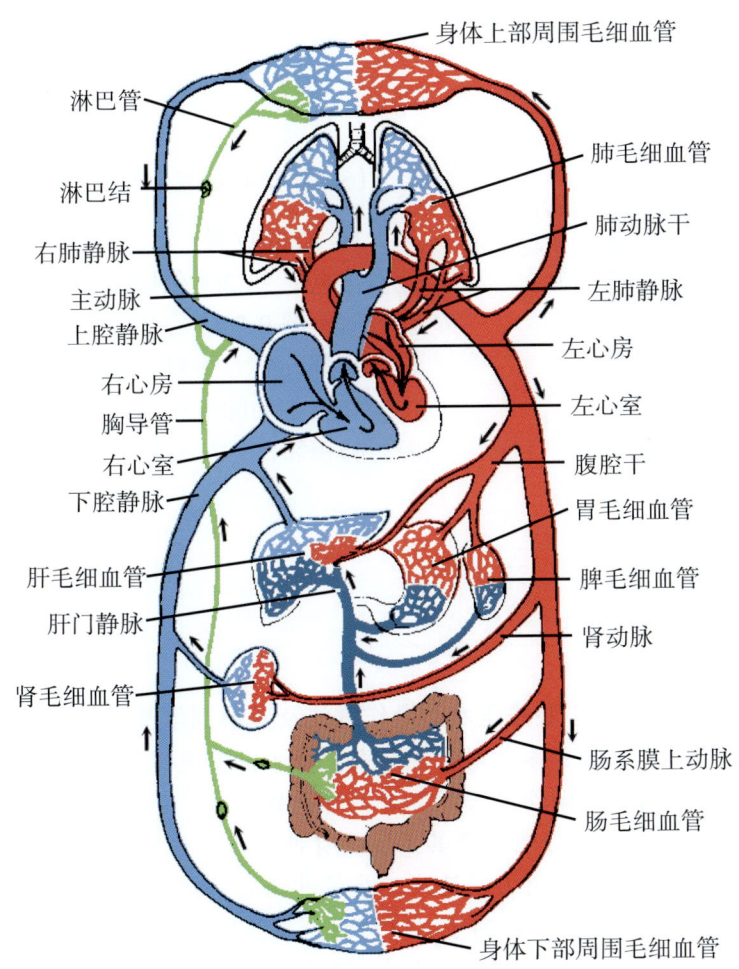

图 9-1 血液循环模式图

第二节　脉管系统的解剖结构

案例导入

某患者，男性，66岁，半年内经常在劳累后出现心前区压榨样疼痛。患者于3小时前无明显诱因出现乏力、胸闷、胸痛、气短、出冷汗、颈部发紧，伴有恶心、呕吐数次，舌下含服硝酸甘油后疼痛逐渐缓解。入院后以股动脉为入口行冠脉造影，临床诊断为冠心病。

思考题：
1. 简述体循环和肺循环的循环路径。
2. 对心脏供血的动脉有哪些？
3. 分析冠脉造影时导管从股动脉进入后到达心的冠状动脉口所经过的路径。

一、心

（一）心的位置和外形

1. 心的位置　心位于胸腔的中纵隔内，周围包有心包，约2/3在身体正中线左侧，1/3在正中线右侧（图9-2）。心的前方与胸骨体及第2~6肋软骨相邻；后方平对第5~8胸椎，与食管、迷走神经和胸主动脉等相邻；两侧通过纵隔胸膜、胸膜腔与肺相邻；上方连接出入心的大血管；下方邻膈。

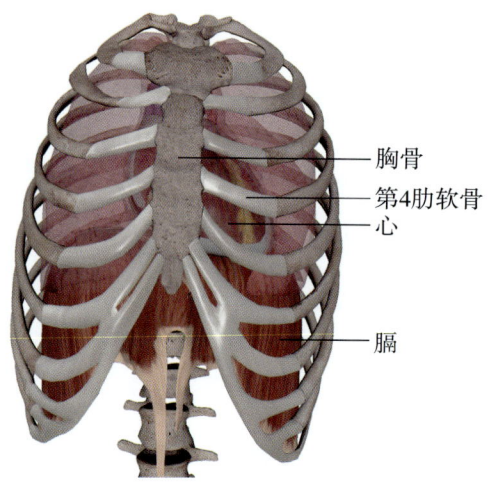

图9-2　心的位置

知识链接

胸外心脏按压术的操作方法及其解剖学基础

胸外心脏按压术是适用于各种创伤、电击、溺水、窒息、心脏疾病或药物过敏等引起的心搏骤停的复苏措施。操作方法：患者仰卧在硬板上或地上。术者一只手掌根部放于患者胸骨下2/3处，另一只手重叠于其上，两臂伸直，依靠术者身体重力向脊柱方向作垂直而有节律的按压。按压时用力须适度，略带冲击性，每次按压使胸骨向下压陷5~6 cm，随后放松，使胸骨复原，以利于心脏舒张。按压频率成人每分钟为100~120次，按压与放松时间大致相等。相关解剖学基础：在胸外按压时，心脏在胸骨和脊柱之间挤压，使左、右心室受压而泵出血液，流入主动脉和肺动脉；当按压放松时，胸廓因弹性扩张而复位，心脏恢复原状，静脉血被动抽吸回心房内。通过反复按压，推动血液流动而建立人工循环，从而保持心、脑、肾等重要器官供血。同时，通过挤压刺激心，可促使其恢复自主节律。

2. 心的外形　心似前后略扁倒置的圆锥体，大小约与本人拳头相近。心的长轴由右上斜向左下，与身体正中线呈 45°。心的外形可分为一尖、一底、两面、三缘、四沟（图 9-3）。

（1）**心尖**（cardiac apex）：圆钝、游离，朝向左前下方。体表位置在左侧第 5 肋间隙、左锁骨中线内侧 1～2cm 处，活体在此处可触及心尖的搏动。

（2）**心底**（cardiac base）：近似四方形，朝向右后上方。与出入心的大血管相连。心底后面隔心包后壁与食管、迷走神经和胸主动脉等相邻。

（3）**两面**：为前面和下面。前面又称**胸肋面**，朝向前上方。下面又称**膈面**，朝向后下方，几乎呈水平位，与膈相贴。

（4）**三缘**：左缘是位于心最左侧的边缘，圆钝，斜向左下方；右缘是位于心最右侧的边缘，近似垂直；下缘是位于心最靠下的边缘，近似水平位，较锐利，介于膈面和胸肋面之间。

（5）**四沟**：心的表面有 4 条沟，可作为 4 个心腔的表面分界。近心底处，有一几乎呈冠状位的**冠状沟**，近似环形，前方被肺动脉干所中断，是心房与心室在心表面的分界标志；在胸肋面和膈面上，各有一条自冠状沟向下至心尖右侧的纵沟，分别称**前室间沟**和**后室间沟**，是左、右心室在心表面的分界标志。上述三条浅沟中均有心的血管行经及脂肪组织填充。在心

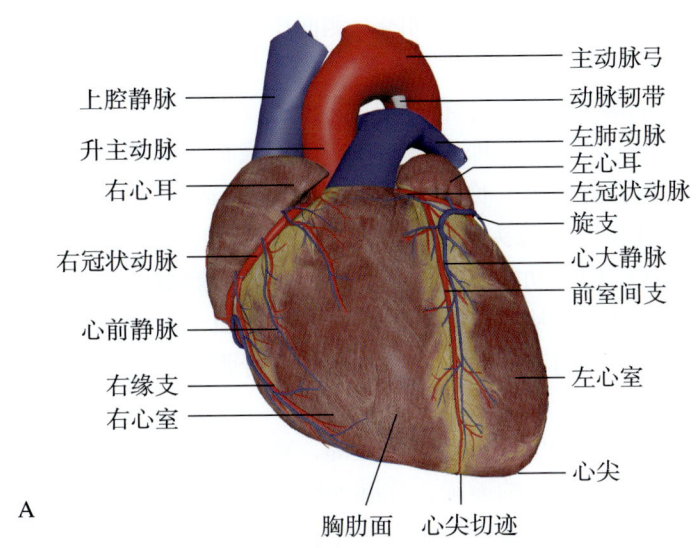

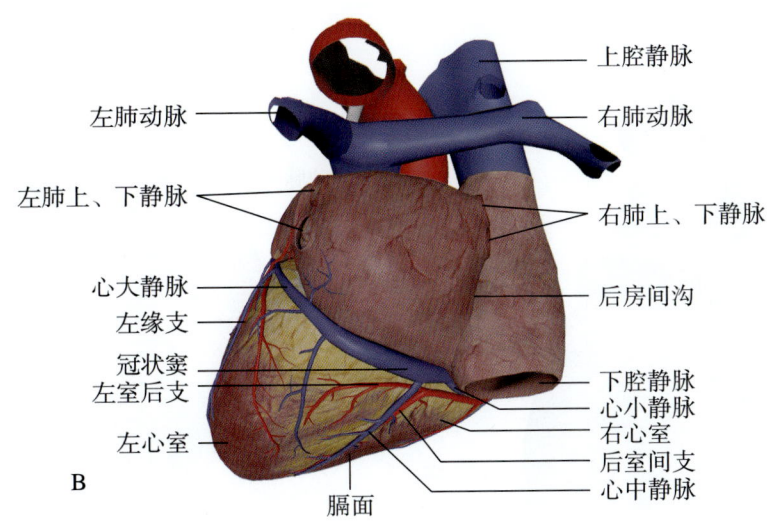

图 9-3　心的外形

A. 前面观；B. 后面观

底,右心房与右肺上、下静脉交界处的浅沟称**后房间沟**,是左、右心房在心表面的分界。

> 考点:心的外形
> 考题举例 9-1

(二)心的各腔

心有左心房、左心室、右心房、右心室四个腔。两侧心房之间不通,两侧心室之间不通,每侧心房和心室间借房室口相通。

1. 右心房(right atrium) 构成心的右上部(图9-4),是心腔中最靠右侧的部分,壁薄、腔大。其前上部向左突出的部分,称**右心耳(right auricle)**。右心房有3个入口和1个出口。入口分别是**上腔静脉口、下腔静脉口**和**冠状窦口**。上腔静脉口和下腔静脉口分别位于右心房右侧的上、下方,是上腔静脉和下腔静脉通向右心房的开口;在下腔静脉口与右房室口之间有**冠状窦口**,是冠状窦通向右心房的开口。上、下腔静脉口和冠状窦口分别引导人体上半身、下半身和心自身的静脉血回流入右心房。右心房的出口为**右房室口**,位于右心房的前下方,下通右心室。右心房的后内侧壁为房间隔,在房间隔右侧面中下部有一浅窝,称**卵圆窝**,是胎儿时期卵圆孔闭合后的遗迹。

2. 右心室(right ventricle) 位于右心房的左前下方(图9-5),构成心胸肋面的大部分。右心室有1个入口和1个出口。入口即右房室口,口周缘有致密结缔组织构成的纤维环为三尖瓣环,环上附有3个三角形的瓣膜,称**三尖瓣(tricuspid valve)**。三尖瓣的游离缘借数条结缔组织索形成的**腱索**连于乳头肌。**乳头肌**是从心室壁突入室腔的圆锥体形的肌隆起。三尖瓣环、三尖瓣、腱索和乳头肌在结构和功能上是一个整体,称**三尖瓣复合体**。当右心室收缩时,血液推动三尖瓣,使它们相互对合,从而封闭右房室口;同时由于腱索和乳头肌的牵拉,三尖瓣不会翻到右心房,从而防止血液向右心房逆流。当右心室舒张时,右心房的血液冲开三尖瓣,经右房室口流入右心室。

右心室的出口为**肺动脉口**,位于右心室的上部,通向肺动脉干。肺动脉口周缘的纤维环为肺动脉瓣环,环上附有3个半月形的瓣膜,称**肺动脉瓣(valve of pulmonary trunk)**(图9-6)。当右心室收缩时,血液冲开肺动脉瓣进入肺动脉干;当右心室舒张时,肺动脉瓣被倒流的血液

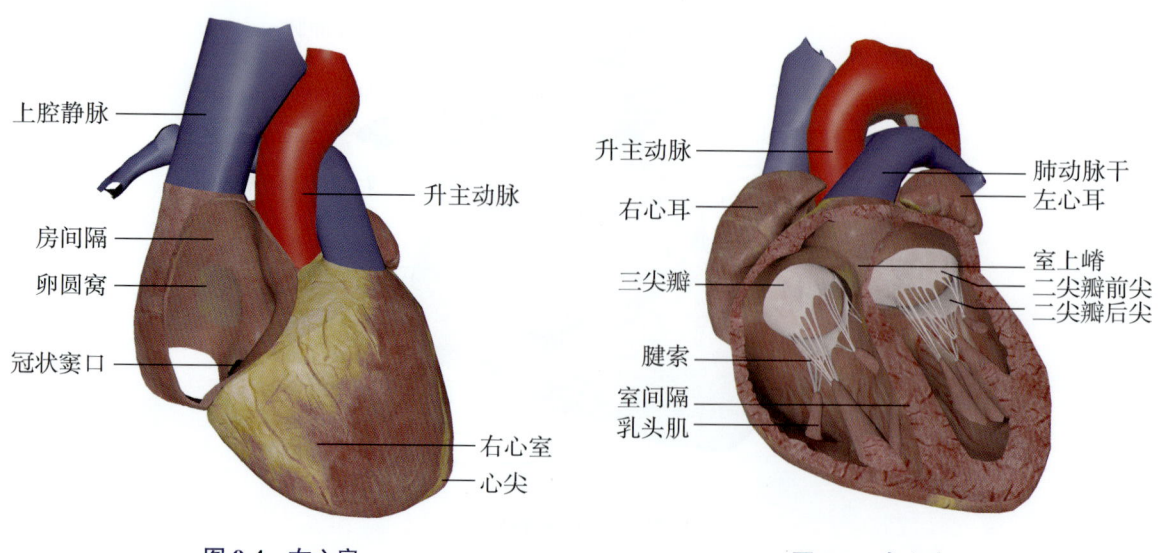

图 9-4 右心房　　　　　　图 9-5 右心室

充盈后边缘贴合在一起，从而关闭肺动脉口，阻止血液逆流入右心室。

3．左心房（left atrium） 位于右心房的左后方，构成心底的大部分，是4个心腔中最靠后的一个。左心房向左前方突出的部分称**左心耳**（left auricle）。左心房有4个入口和1个出口。入口位于后壁两侧，左、右各有一对，分别是**左肺上静脉口、左肺下静脉口**和**右肺上静脉口、右肺下静脉口**。出口为**左房室口**，下通左心室。

4．左心室（left ventricle） 位于右心室的左后下方。左心室壁厚9～12 mm，是右心室壁厚度的3倍。左心室有1个入口和1个出口。入口即左房室口，口周缘有致密结缔组织构成的纤维环为二尖瓣环，环上附有2个三角形的瓣膜，称**二尖瓣**（mitral valve）。二尖瓣的游离缘也借腱索连于乳头肌。二尖瓣环、二尖瓣、腱索和乳头肌在结构和功能上是一个整体，统称**二尖瓣复合体**，其功能是心室收缩时防止血液逆流入左心房。

左心室的出口为**主动脉口**。口周缘的纤维环为主动脉瓣环，环上也附有3个半月形瓣膜，称**主动脉瓣**（aortic valve）（图9-6）。当左心室收缩时，二尖瓣关闭，主动脉瓣开放，血液流入主动脉。当左心室舒张时，主动脉瓣关闭，阻止血液反流至左心室；同时二尖瓣开放，左心房的血液流入左心室。

考点：心的各腔
考题举例 9-2、9-3

（三）心的构造

1．心纤维性支架 位于左、右房室口和主、肺动脉口周围，由致密结缔组织构成，是心肌和心瓣膜的附着处。心纤维性支架主要包括左、右纤维三角（图9-6）和4个瓣膜环（肺动脉瓣环、主动脉瓣环、二尖瓣环和三尖瓣环）等。

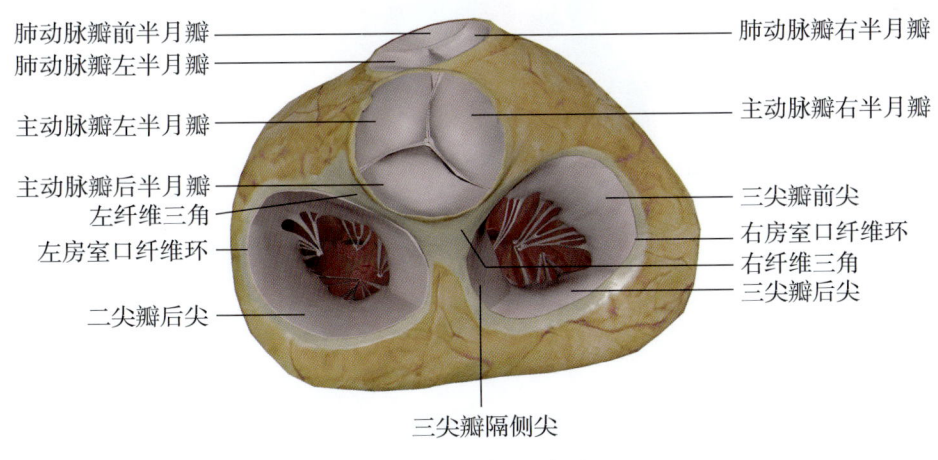

图 9-6 心瓣膜与心纤维环

2．心壁 由心内膜、心肌层和心外膜3层组成。**心肌层**主要由心肌纤维构成。心房肌层薄，心室肌层厚，左心室肌比右心室肌厚，这与心各部的功能相适应。心房肌与心室肌借纤维环彼此分开，故可以分别收缩。**心内膜**是衬于心房和心室内面的一层光滑的薄膜，与血管内膜相延续。在房室口和动脉口处，心内膜折叠形成瓣膜。**心外膜**是心脏表面的一层光滑的浆膜，是浆膜性心包的脏层。

3. 心间隔

（1）**房间隔**（interatrial septum）：位于左、右心房之间，由两层心内膜和其间的肌纤维和结缔组织构成（图9-4）。房间隔右侧面中下部有卵圆窝，是房间隔最薄弱处。

（2）**室间隔**（interventricular septum）：位于左、右心室之间（图9-5）。室间隔由肌部和膜部两部分构成。**肌部**是室间隔的大部分，主要由肌质构成，较厚；**膜部**是室间隔上部一小卵圆形区域，位于心房与心室交界处，缺乏肌质，是室间隔缺损的好发部位。

（四）心传导系

心传导系（conduction system of heart）由特殊的心肌纤维构成，其功能是产生并传导冲动，维持心的正常节律性搏动。心传导系包括窦房结、结间束、房室结、房室束、左束支、右束支和浦肯野（Purkinje）纤维网等（图9-7）。

1. 窦房结（sinuatrial node） 是心的正常起搏点，位于上腔静脉与右心房交界处的界沟上1/3心外膜深面。窦房结发出的节律性冲动传至心房肌，使两心房同时收缩，并经结间束向下传至房室结。

2. 结间束 是窦房结与房室结之间的传导通路，分为前结间束、中结间束和后结间束3个传导束。

3. 房室结（atrioventricular node） 位于房间隔右侧面下部心内膜的深面。房室结呈扁椭圆形，其作用是将窦房结传来的冲动短暂延搁后下传至心室。

4. 房室束（atrioventricular bundle） 又称**His束**，起自房室结，在室间隔膜部的后下缘内下降，至室间隔肌部上缘分为左束支和右束支。

5. 左、右束支和浦肯野纤维网 左束支和右束支分别沿室间隔左、右侧心内膜深面下行，再分支形成**浦肯野**（Purkinje）**纤维网**，分布于心室肌。

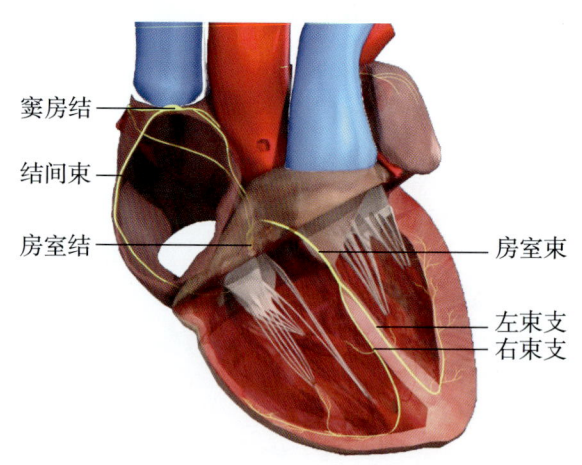

图9-7 心传导系

知识链接

心律失常

心律失常是心血管疾病中重要的一组疾病。它可单独发病，亦可与其他心血管疾病伴发。心律失常是由于窦房结激动异常或激动产生于窦房结以外，激动的传导速度缓慢、阻滞或经异常通道传导，即心脏活动的起源和（或）传导障碍导致心脏搏动的频率和（或）节律异常。后天获得性心律失常可见于各种器质性心脏病。心律失常的确诊大多依靠心电图。

(五) 心的血管

心的血液供应来自升主动脉发出的左、右冠状动脉，心的静脉血绝大部分经冠状窦回流入右心房（图9-3）。

1. 心的动脉

（1）**左冠状动脉**（left coronary artery）：起自左主动脉窦，主干较短，长5～10 mm，向左行于左心耳与肺动脉干之间，然后分为前室间支和旋支。**前室间支**沿前室间沟下行，分支分布于左室前壁、右室前壁的一小部分、室间隔前2/3部分。**旋支**自主干分出后，沿冠状沟左行，绕心左缘至左心室膈面，沿途分支主要分布于左心室侧壁、后壁的大部分和左心房。

（2）**右冠状动脉**（right coronary artery）：起自右主动脉窦，经右心耳与肺动脉干根部之间入冠状沟右行至膈面，一般在房室交点附近分为后室间支和左室后支。右冠状动脉沿途分支分布于右心房、右心室前壁大部和后壁全部、室间隔的后1/3部分及左心室后壁的一部分，此外，多数人还有分支供应窦房结（60%）和房室结（93%）。

2. 心的静脉 心的静脉血大部分通过冠状窦回流入右心房（图9-3）。**冠状窦**位于心的膈面，左心房与左心室之间的冠状沟内，以冠状窦口开口于右心房。冠状窦的主要属支有：①**心大静脉**，沿前室间沟上行，进入冠状沟绕心左缘至心膈面注入冠状窦；②**心中静脉**，沿后室间沟上行，注入冠状窦的末端；③**心小静脉**，起自心的下缘，上行至右冠状沟，向左注入冠状窦。

勇于创新，不怕失败，勇往直前

心血管药物专家——王逸平

丹参入药在中国有着千百年的历史，在《本草纲目》等医药文献中都有记载。然而，丹参的有效成分到底是什么，一直是个谜。直到有一天，王逸平揭开了谜底。王逸平是中国科学院上海药物研究所研究员，一名中药现代化的拓荒者，一个希望"再给我十年，再做出两个新药"的追梦人。

他领衔研发的创新中药——丹参多酚酸盐粉针剂造福1500多万名病患，做出临床医生首选的新药是他孜孜以求的梦想。然而，在与疾病抗争25年之后，在女儿毕业典礼前夕，他却倒在自己热爱的科研岗位上，时年55岁。

阅读思考：

1. 通过王逸平的事迹，谈谈你从他身上看到了哪些闪光点？
2. 谈谈在今后的临床工作和科学研究中，当遇到困难、失败或者疑难杂症时，你会以什么样的心态来面对？

（六）心包

心包（pericardium）是包裹心及出入心的大血管根部的纤维浆膜囊，可分为外层的纤维心包和内层的浆膜心包两部分（图9-8）。

1. 纤维心包 是一致密的结缔组织囊，为心包的外层，伸缩性很小，其上方与出入心的大血管外膜相延续，下方与膈的中心腱附着。

2. 浆膜心包 薄而光滑，分脏、壁两层，脏层紧贴心肌表面，即心外膜；壁层贴于纤维心包内面。两层在出入心的大血管根部相互移行。浆膜心包脏、壁两层间的腔隙称**心包腔**，腔内含少量浆液，起润滑作用，以减少心搏动时的摩擦。

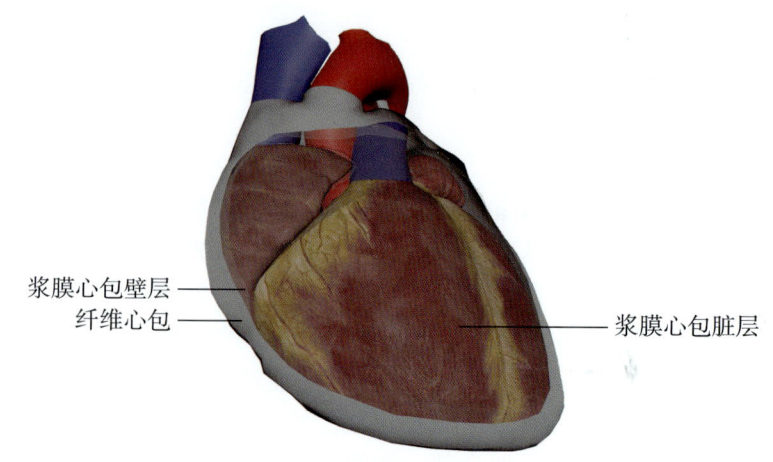

图 9-8　心包

（七）心的体表投影

心在胸前壁的体表投影可用下列四点连线来表示（图 9-9）：①左上点，在左侧第 2 肋软骨的下缘，距胸骨左缘约 1.2 cm。②右上点，在右侧第 3 肋软骨的上缘，距胸骨右缘约 1.0 cm。③右下点，在右侧第 7 胸肋关节处。④左下点，在左侧第 5 肋间隙，距前正中线 7～9 cm（或左锁骨中线内侧 1～2 cm 处）。左、右上点的连线为心的上界。左、右下点的连线为心的下界。右上点与右下点之间微向右凸的弧形连线为心的右界。左上点与左下点之间微向左凸的弧形连线为心的左界。

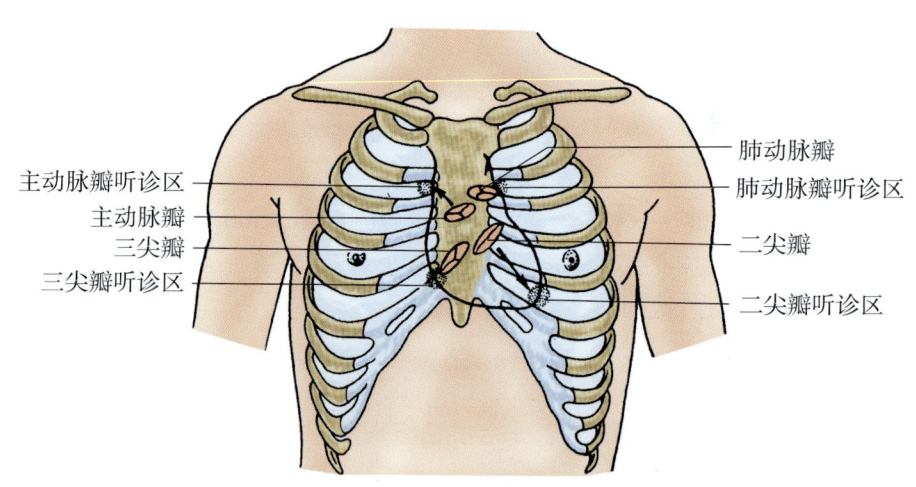

图 9-9　心的体表投影

二、血管

（一）血管的分类及结构

1. 血管的分类　血管分布于全身各部，分为动脉、静脉和毛细血管 3 类。动脉和静脉又依管径大小分为大、中、小 3 级，但其间逐渐移行，并无明显的界限。

动脉是运送血液离心的血管，起于心室，止于毛细血管，分为大动脉、中动脉和小动脉。小动脉接近毛细血管的部分称为微动脉。动脉在分支过程中越分越细，最后移行为毛细血管。

毛细血管是连接在动、静脉之间的微细管道，彼此吻合成网。除软骨、角膜、晶状体、毛发、釉质和被覆上皮等处外，毛细血管几乎遍布全身各处。毛细血管数量多，管壁薄，通透性大，血流缓慢，是血液与组织液进行物质交换的场所。

静脉是引导血液回心的血管，起于毛细血管，止于心房，分为大静脉、中静脉和小静脉。小静脉与毛细血管相连的部分称微静脉。小静脉在向心回流过程中不断接受属支，逐渐汇合成中静脉、大静脉，最后注入心房。

2. 血管的微细结构　除毛细血管壁主要由单层内皮细胞和基膜构成外，动脉和静脉均由内膜、中膜和外膜3层结构构成（图9-10）。其中动脉血管内膜由内皮、内皮下层和内弹性膜组成，中膜由平滑肌、弹性纤维和胶原纤维构成，外膜由结缔组织构成（图9-11）。大动脉的中膜以弹性纤维为主，故有较大的弹性，被称为弹性动脉；中动脉和小动脉的中膜以平滑肌为主，被称为肌性动脉。

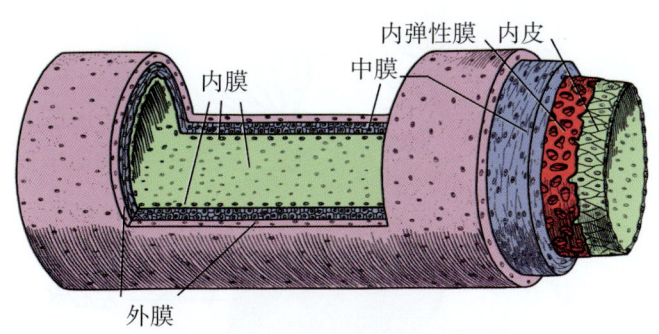

图 9-10　血管壁一般结构模式图

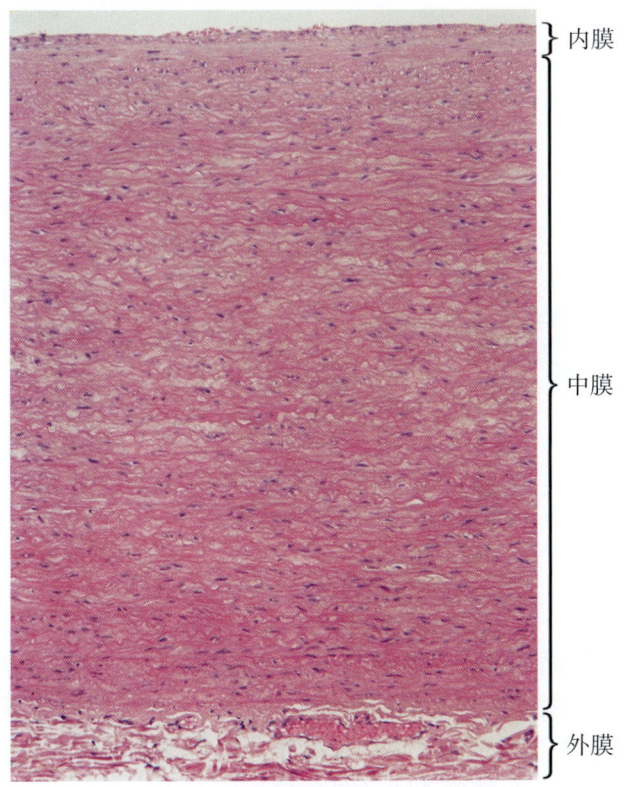

图 9-11　大动脉横切面光镜像

(二)肺循环的血管

1. 肺循环的动脉 肺动脉干(pulmonary trunk)短而粗(图9-12A),起自右心室的肺动脉口,经主动脉起始部的前方,斜向左后上方,至主动脉弓下方分为左、右肺动脉。**左肺动脉**(left pulmonary artery)较短,横行向左,在左肺门处分为2支,进入左肺的上、下叶。**右肺动脉**(right pulmonary artery)较长,横行向右,在右肺门处分为3支,进入右肺的上、中、下叶。在肺动脉干分为左、右肺动脉的分叉处偏左侧与主动脉弓下缘之间有1个结缔组织索,称**动脉韧带**(图9-3),是胎儿时期动脉导管闭锁后的遗迹。

2. 肺循环的静脉 肺静脉(pulmonary vein)(图9-12B)左、右各一对,分别称**左上、左下肺静脉**和**右上、右下肺静脉**。它们起自肺门,向内注入左心房,输送含氧较丰富的动脉血回心。

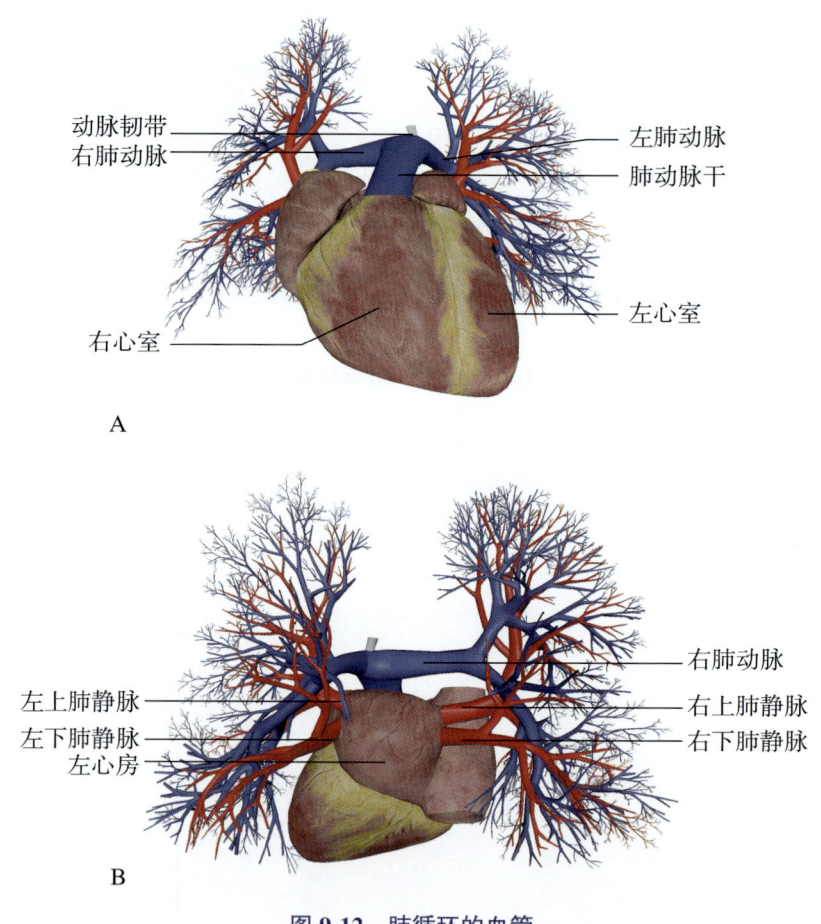

图9-12 肺循环的血管
A. 前面观;B. 后面观

(三)体循环的血管

1. 体循环的动脉 体循环的动脉是将血液由心运送到全身各器官的血管,由主动脉及其各级分支组成(图9-13)。**主动脉**(aorta)起自左心室,按其行程分为**升主动脉**、**主动脉弓**和**降主动脉**,其中降主动脉又以膈的主动脉裂孔为界,分为**胸主动脉**和**腹主动脉**。腹主动脉下行至第4腰椎体下缘处分为左、右髂总动脉(图9-14)。

(1)**升主动脉**(ascending aorta):起自左心室的主动脉口,向右前上方斜行,达右侧第2胸肋关节处,移行为主动脉弓。升主动脉的分支有左、右冠状动脉,分布于心。

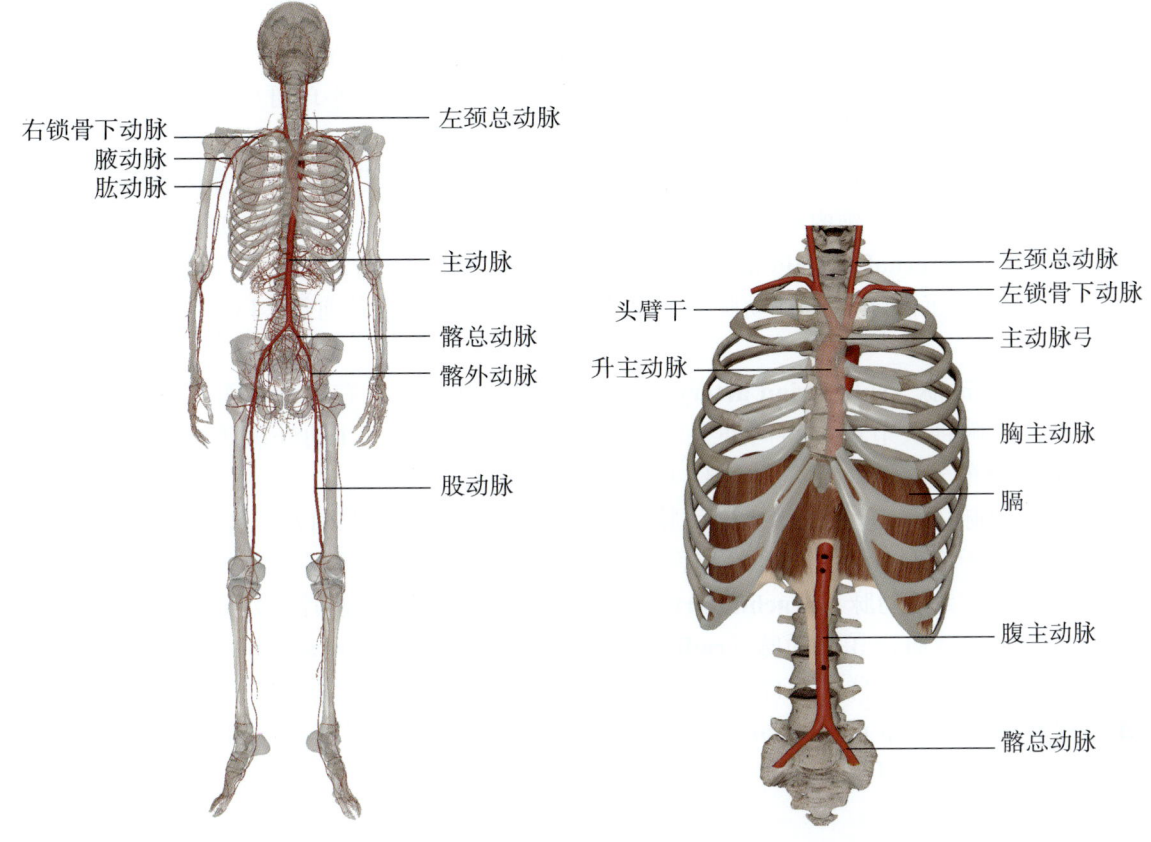

图 9-13　全身动脉模式图

图 9-14　主动脉分部及其分支

（2）**主动脉弓**（aortic arch）：接续升主动脉，弓形弯向左后方，至第 4 胸椎体下缘左侧延续为降主动脉。主动脉弓的凸侧自右向左发出 3 个分支，依次为**头臂干**（**brachiocephalic trunk**）、**左颈总动脉**和**左锁骨下动脉**。头臂干短而粗，向右上方斜行，至右侧胸锁关节后方，分为**右颈总动脉**和**右锁骨下动脉**。

1）**颈总动脉**（common carotid artery）：右侧起自头臂干，左侧直接发自主动脉弓，出胸廓上口至颈部，沿气管和喉的外侧上升，至甲状软骨上缘水平分为颈内动脉和颈外动脉（图 9-15）。**颈动脉窦**为颈总动脉末端和颈内动脉起始处的膨大部，窦壁上有压力感受器，当血压

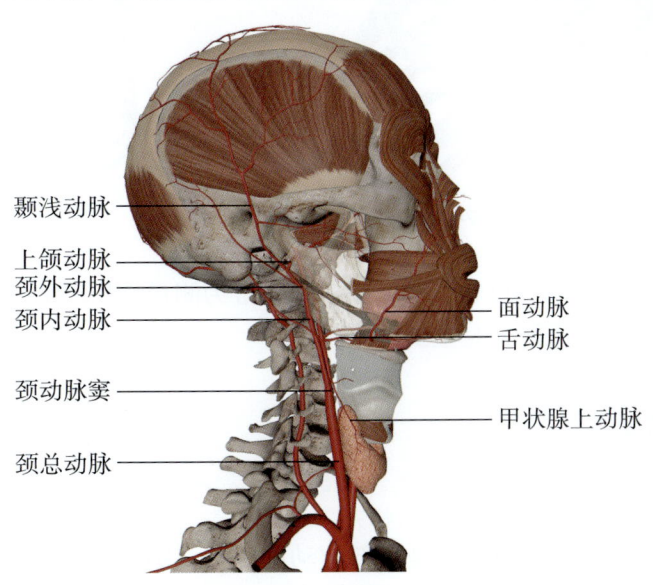

图 9-15　颈总动脉、颈外动脉及其分支

升高时,刺激感受器可反射性地引起心搏减慢,末梢血管扩张,血压下降。**颈动脉小球**为位于颈总动脉分叉处后方的椭圆形小体,为化学感受器,可感受血液中二氧化碳分压、氧分压和氢离子浓度变化。当血液中二氧化碳含量增高时,刺激颈动脉小球可反射性地促进呼吸加深、加快。

颈内动脉（internal carotid artery）：自颈总动脉分出后,沿咽两侧上升达颅底,经颈动脉管入颅腔（图9-15）。颈内动脉在颈部无分支,入颅后主要分支分布于脑和视器。

颈外动脉（external carotid artery）：自颈总动脉分出后上行,沿途发出的分支有甲状腺上动脉、舌动脉、面动脉、颞浅动脉、上颌动脉等,主要分布于颈前部、口腔颌面部和硬脑膜等（图9-15）。

2）**锁骨下动脉**（subclavian artery）：为上肢的动脉主干。右侧起自头臂干,左侧起自主动脉弓,从胸锁关节后方斜向外至颈根部,弓形向外,至第1肋外缘延续为腋动脉（图9-16）。分支分布至脑、脊髓、甲状腺、喉、胸前壁等处。

上肢的动脉主干有腋动脉、肱动脉、桡动脉和尺动脉（图9-17）。①**腋动脉**（axillary artery）,延续于左锁骨下动脉,经腋窝深部下行,至大圆肌下缘移行为肱动脉,分支分布于肩部和胸部；②**肱动脉**（brachial artery）,延续于腋动脉,平桡骨颈处分为桡动脉和尺动脉,分支分布于臂肌；③**桡动脉**（radial artery）和**尺动脉**（ulnar artery）,由肱动脉分出,继而分别走行于前臂前群肌的桡侧和尺侧,分支分布于前臂；④**掌浅弓**（superficial palmar arch）和**掌深弓**（deep palmar arch）,由桡动脉和尺动脉的末端在手掌吻合形成（图9-18,图9-19）,分支分布于手掌和手指。

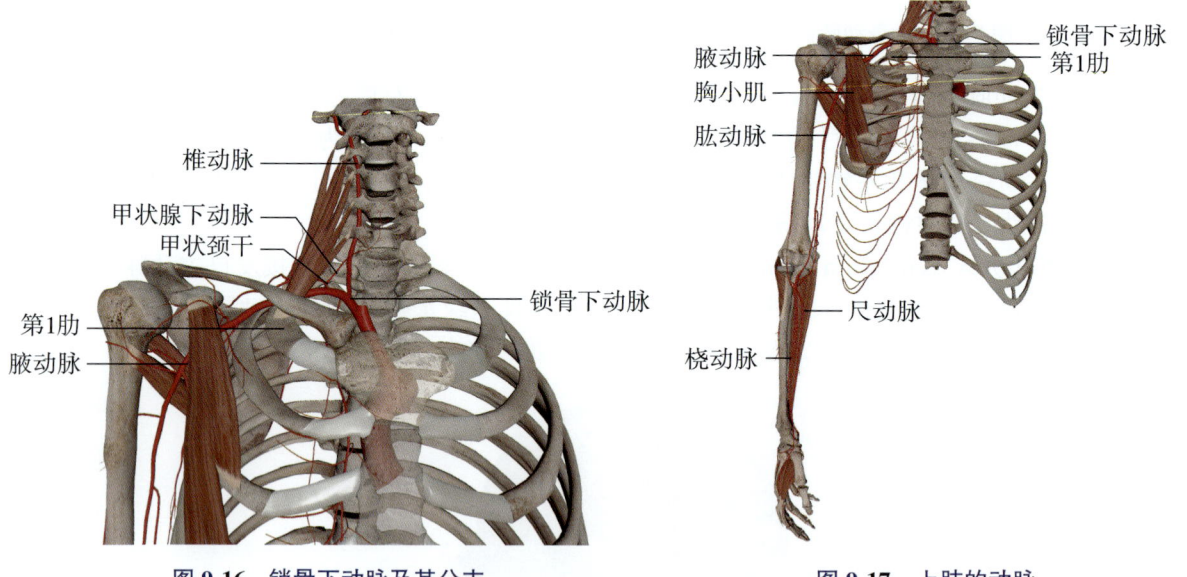

图9-16 锁骨下动脉及其分支　　　　图9-17 上肢的动脉

在肘窝,肱二头肌肌腱内侧可触及肱动脉搏动,常为测量血压时的听诊和触诊部位。桡动脉下段在桡骨下端外侧位置表浅,是重要的摸脉点。

考点：主动脉弓的分支
考题举例 9-4、9-5

（3）**胸主动脉**（thoracic aorta）：是胸部的动脉主干（图9-20）,下行于脊柱胸段的左前方,穿膈后移行为腹主动脉。沿途分出壁支和脏支。

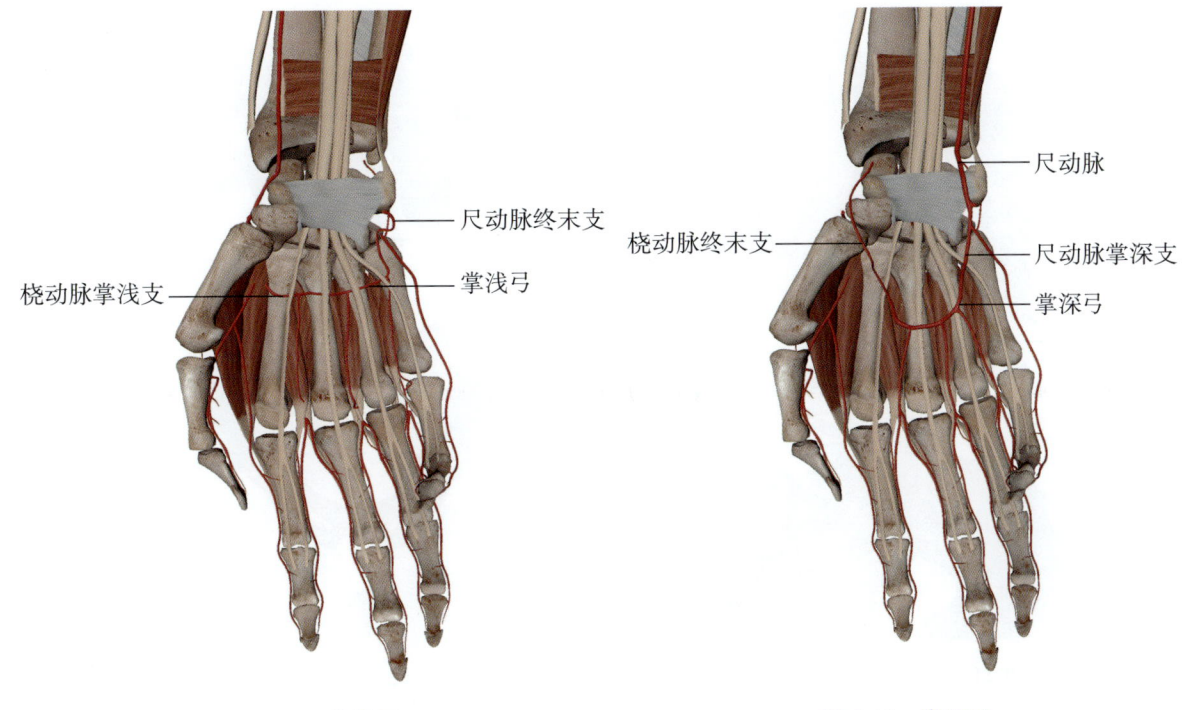

图 9-18 掌浅弓　　　　　　　　　图 9-19 掌深弓

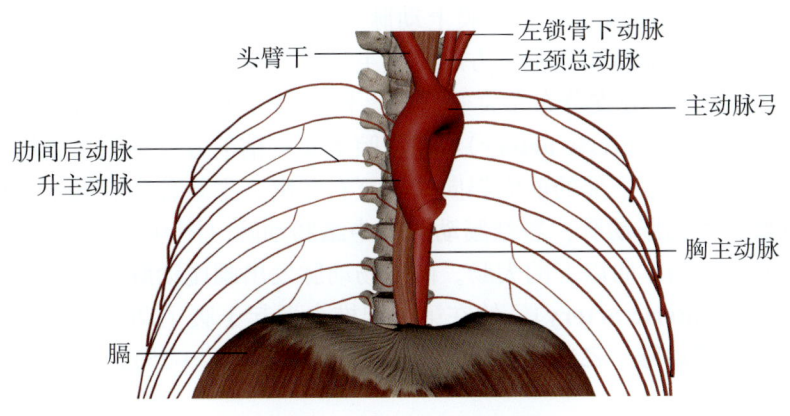

图 9-20 胸主动脉及其分支

1) 壁支：主要为**肋间后动脉**和**肋下动脉**，分布于胸壁、腹壁上部和脊髓等处。肋间后动脉主干伴肋间后静脉和肋间神经沿肋沟走行，肋下动脉 1 对，沿第 12 肋下缘走行。

2) 脏支：包括支气管支、食管支和心包支，为分布于食管、气管、支气管和心包的细小分支。

（4）**腹主动脉**（abdominal aorta）：是腹部的动脉主干（图 9-21），从膈的主动脉裂孔下行，沿脊柱左前侧下降，至第 4 腰椎体高度分为左、右髂总动脉。腹主动脉分为壁支和脏支。

1) 壁支：主要有 1 对**膈下动脉**和 4 对**腰动脉**，分布于膈、腹后壁和脊髓等处（图 9-21）。

2) 脏支：主要分布于腹内脏器，分为成对的和不成对的两类。

成对的脏支：包括肾上腺中动脉、肾动脉和睾丸动脉（或卵巢动脉）（图 9-22）。①**肾上腺中动脉**（middle suprarenal artery）：平对第 1 腰椎高度起于腹主动脉，分布到肾上腺；②**肾动脉**（renal artery）：约平对第 1、2 腰椎之间的高度起于腹主动脉两侧，横行向外，分数支经肾门入肾；③**睾丸动脉**（testicular artery）：细而长，在肾动脉发出部稍下方起自腹主动脉前壁，穿入腹股沟管，分布于睾丸和附睾。在女性为**卵巢动脉**（ovarian artery），行至小

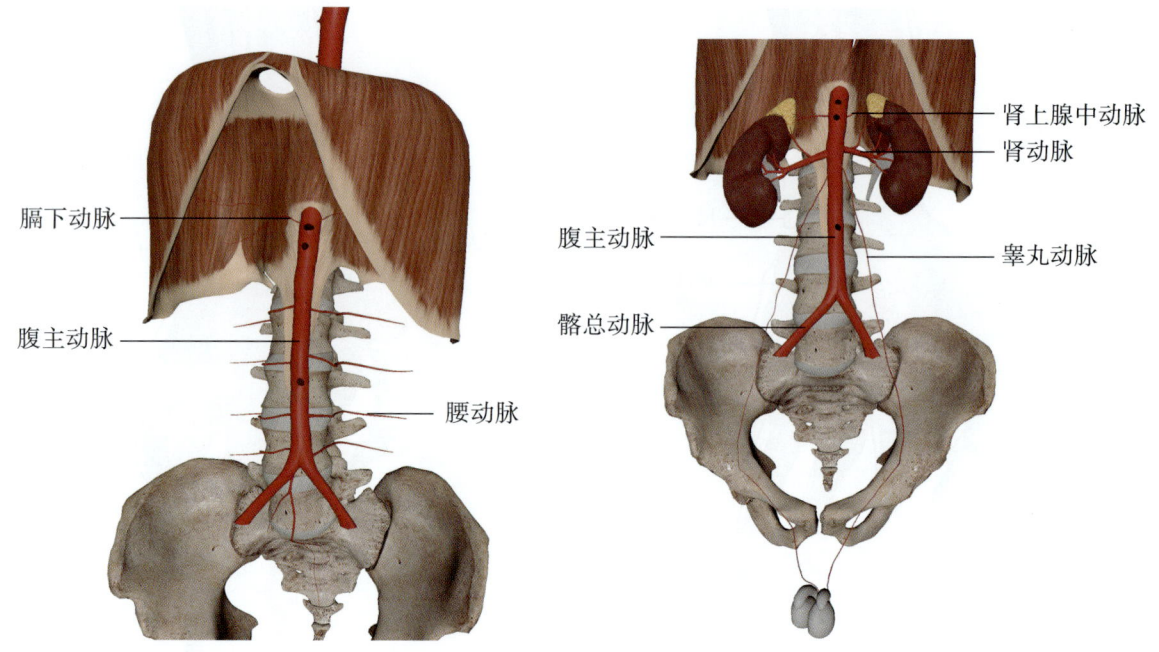

图 9-21　腹主动脉的壁支　　　　图 9-22　腹主动脉的脏支

骨盆上缘处，下行进入盆腔，分布于卵巢和输卵管。

不成对的脏支：包括腹腔干、肠系膜上动脉和肠系膜下动脉。①**腹腔干**（celiac trunk）：为一短粗的动脉干，在主动脉裂孔稍下方起自腹主动脉前壁，并立即分为**胃左动脉**、**肝总动脉**和**脾动脉** 3 支（图 9-23）。分支分布于食管腹部、胃、肝、胆囊、十二指肠、胰和脾等。②**肠系膜上动脉**（superior mesenteric artery）：在腹腔干起点稍下方（平第 1 腰椎高度）起自腹主动脉前壁，越过十二指肠水平部的前面斜向右下至右髂窝，主要分支有**胰十二指肠下动脉**、**空肠动脉**、**回肠动脉**、**回结肠动脉**、**右结肠动脉**和**中结肠动脉**（图 9-24）。分支分布于胰、十二指肠、空肠、回肠、结肠左曲以上的大肠。回结肠动脉发出**阑尾动脉**，分布于阑尾。③**肠系膜下动脉**（inferior mesenteric artery）：约在第 3 腰椎水平起于腹主动脉前壁，沿腹后壁行向左下，主要分支有**左结肠动脉**、**乙状结肠动脉**和**直肠上动脉**（图 9-25）。分支分布于降结肠、乙状结肠和直肠上部。

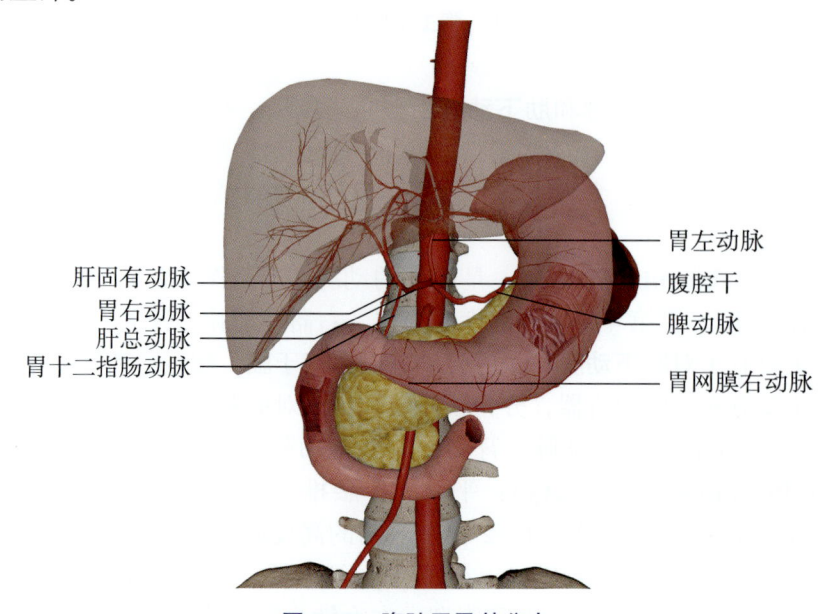

图 9-23　腹腔干及其分支

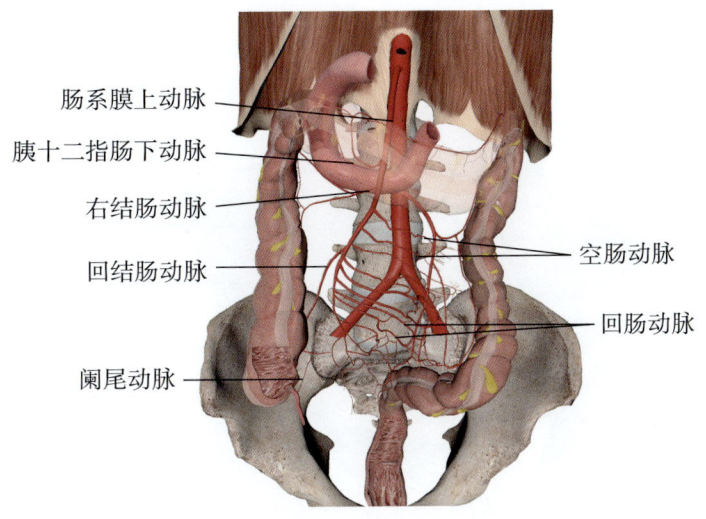

图 9-24　肠系膜上动脉及其分支

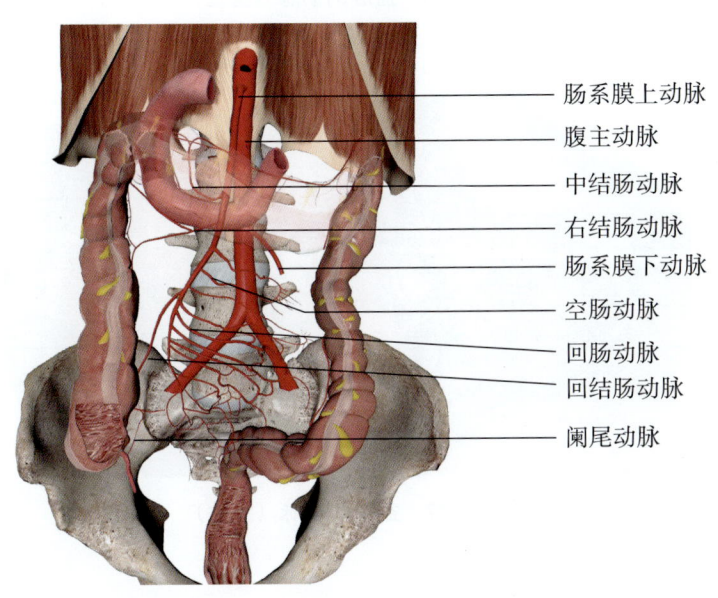

图 9-25　肠系膜下动脉及其分支

腹主动脉的分支
考题举例 9-6、9-7

(5) **髂总动脉**（common iliac artery）：左、右各一，在第 4 腰椎高度自腹主动脉分出后斜向外下，至骶髂关节前方分为髂内动脉和髂外动脉（图 9-26，图 9-27）。

1) **髂内动脉**（internal iliac artery）：是盆部的动脉主干，为一短干，沿骨盆侧壁下降入盆腔，分为壁支和脏支（图 9-26，图 9-27）。

壁支：①**闭孔动脉**（obturator artery），沿骨盆侧壁行向前下，伴随闭孔神经穿闭膜管至大腿内侧部，分布到大腿内收肌群和髋关节；②**臀上动脉**（superior gluteal artery）、**臀下动脉**（inferior gluteal artery），分别经梨状肌上、下孔出骨盆，分布于臀肌和髋关节。

脏支：①**脐动脉**（umbilical artery），是胎儿时期的动脉干，出生后大部闭锁，形成脐内

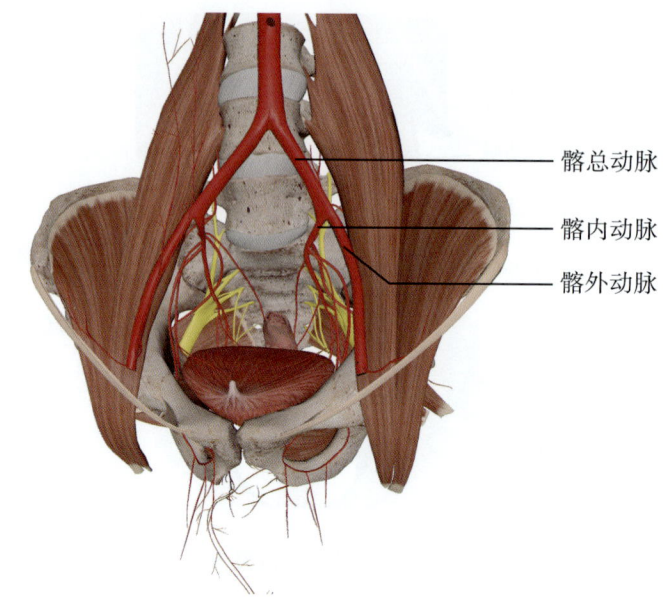

图 9-26　盆腔的动脉（男性）

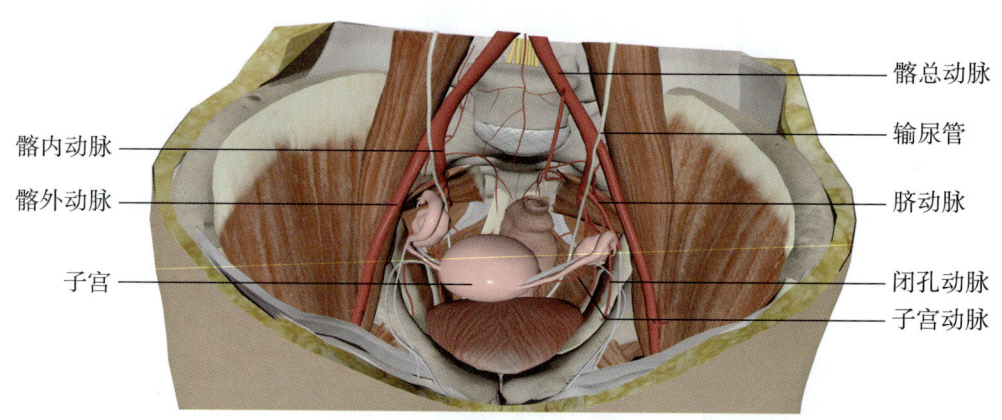

图 9-27　盆腔的动脉（女性）

侧韧带，其根部未闭锁，发出**膀胱上动脉**（superior vesical artery），分布于膀胱中、上部；②**子宫动脉**（uterine artery），自髂内动脉发出后，沿骨盆侧壁向下进入子宫阔韧带内，在距子宫颈外侧约 2 cm 处，跨越输尿管的前上方，达子宫侧缘，迂曲上升至子宫底。子宫动脉分支分布于子宫、输卵管、卵巢和阴道，并与卵巢动脉吻合；③**膀胱下动脉**（inferior vesical artery），分布于膀胱底、精囊和前列腺。在女性分布于膀胱和阴道；④**直肠下动脉**（inferior rectal artery），分布于直肠下部、前列腺（男）或阴道（女），并与直肠上动脉和肛动脉吻合；⑤**阴部内动脉**（internal pudendal artery），经梨状肌下孔出骨盆，绕坐骨棘后方，再经坐骨小孔达坐骨肛门窝，分布于肛门、会阴和外生殖器。

2）**髂外动脉**（external iliac artery）：沿腰大肌内侧缘下行，经腹股沟韧带中点深面入股前部，延续为股动脉。

下肢的动脉主干有股动脉、腘动脉、胫前动脉和胫后动脉（图 9-28，图 9-29）。①**股动脉**（femoral artery），续于髂外动脉，在大腿上部位于缝匠肌与长收肌之间，向后下入腘窝移行为腘动脉，分布于大腿肌和股骨等。②**腘动脉**（popliteal artery），在腘窝深部下行，分为胫前动脉和胫后动脉。腘动脉分支分布于膝关节及邻近诸肌，并参与膝关节网的构

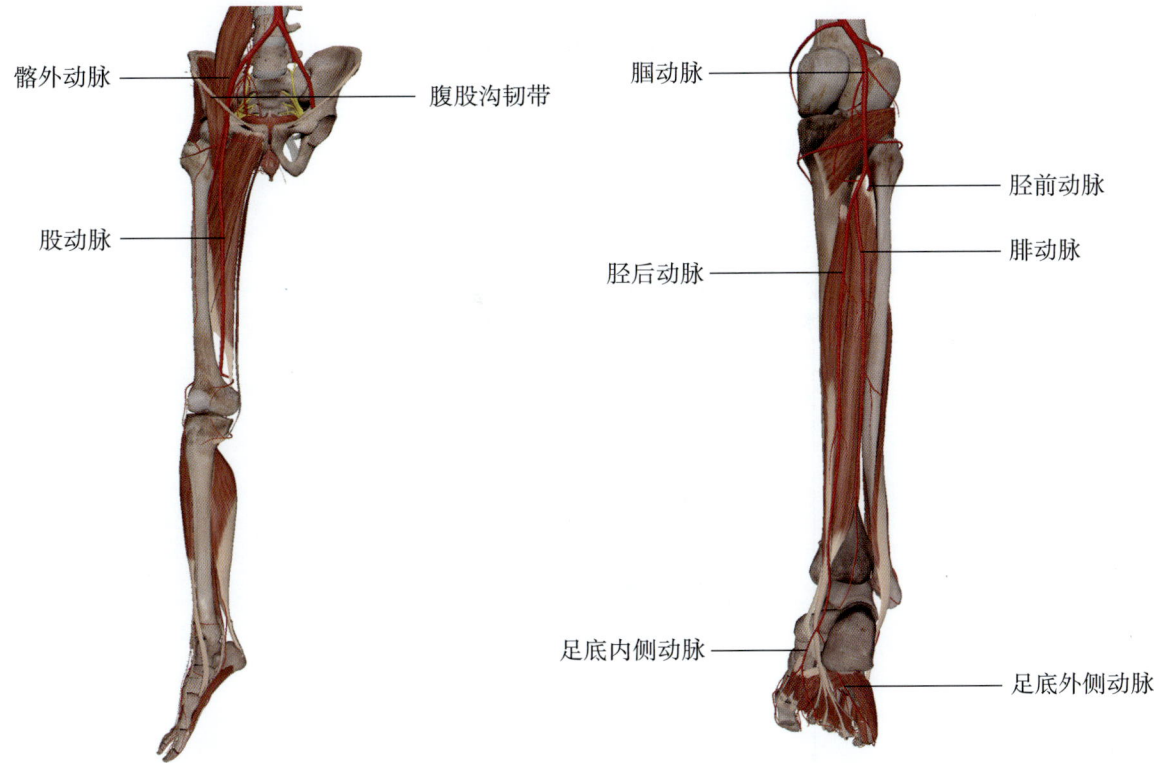

图 9-28　股动脉　　　　　图 9-29　胫后动脉和足底动脉

成。③**胫前动脉**（anterior tibial artery），由腘动脉发出后，穿小腿骨间膜至小腿前面，在小腿前群肌之间下行，至踝关节前方移行为足背动脉，分支主要分布于小腿前群肌。**足背动脉**在第一跖骨间隙近侧发出足底深支，末段向外呈弓形，并发出分支至足背及各趾（图 9-30）。④**胫后动脉**（posterior tibial artery），为腘动脉的延续，在小腿肌后群浅、深两层之间下行，经内踝后方转入足底，分支分布于小腿后群肌、外侧群肌及足底肌。

在腹股沟韧带中点下方，股动脉位置表浅，活体上可摸及其搏动。足背动脉位置表浅，在踝关节前方，内、外踝连线中点，𝆑长伸肌肌腱外侧处可触及其搏动。

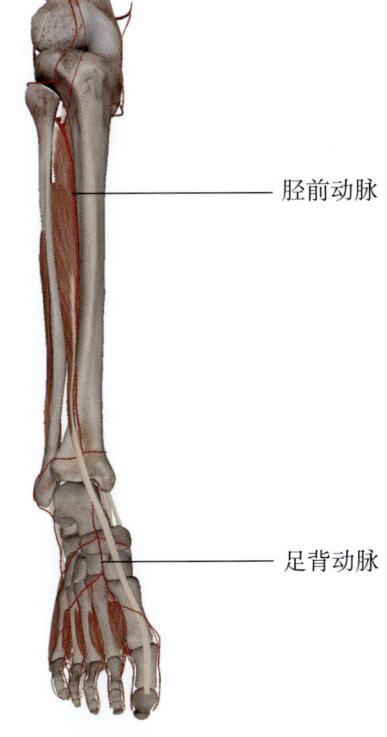

图 9-30　胫前动脉和足背动脉

附：体循环动脉分支表

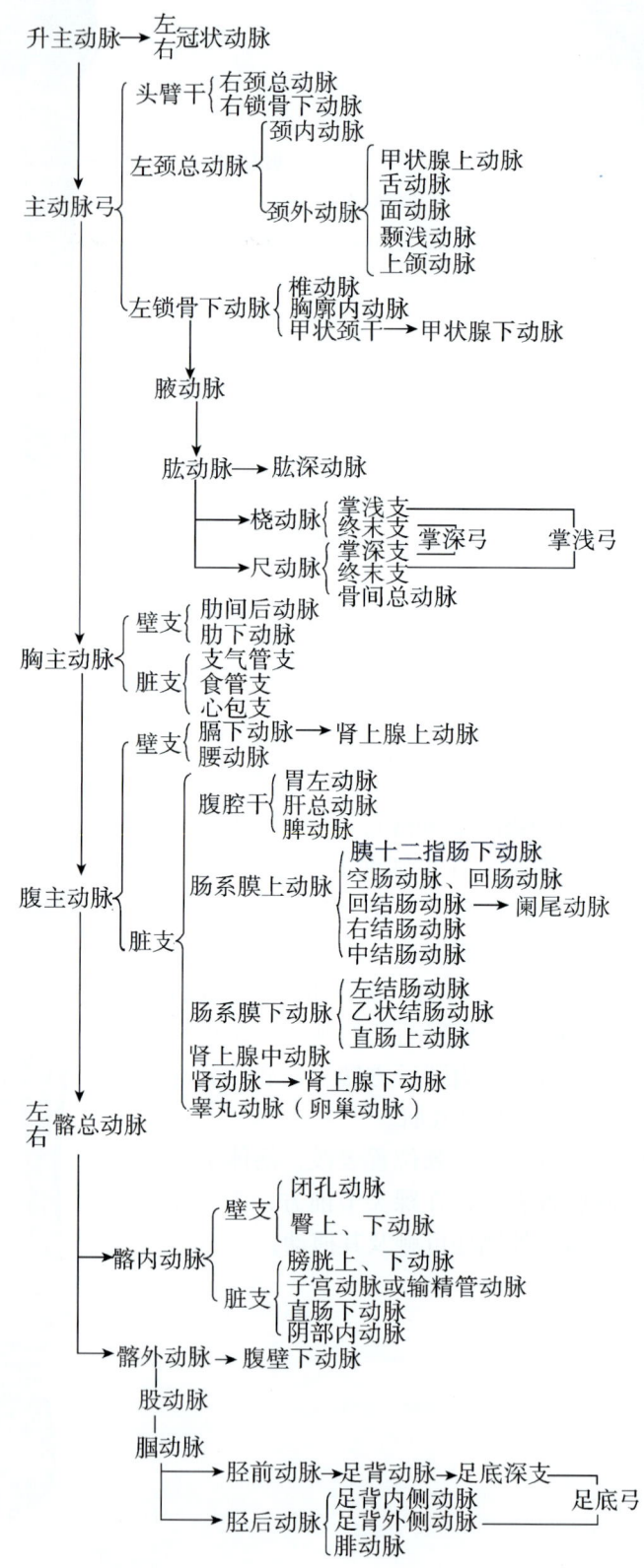

2. 体循环的静脉 在结构和配布方面，静脉有下列特点：①静脉与相应动脉比较，管腔较大，管壁较薄，属支多，血容量大。②静脉管腔内有血管内膜形成向心开放的半月形袋状皱襞，称**静脉瓣**（图 9-31），是防止血液逆流或改变血流方向的装置。受重力影响较大的四肢静脉瓣较多，而躯干较大的静脉少或无静脉瓣。静脉瓣功能不全时常会引起静脉曲张。③体循环的静脉可分为浅静脉和深静脉。**浅静脉**又名**皮下静脉**，行于浅筋膜内。浅静脉不与动脉伴行，最终注入深静脉。浅静脉因位置表浅，临床上常作为静脉注射、输液、采血和插管的部位。**深静脉**位于深筋膜深面或体腔内，多数与动脉伴行，又称**伴行静脉**。深静脉名称和行程与伴行动脉基本相同。④静脉的吻合比较丰富，浅静脉间常吻合成**静脉网**，如手背静脉网，深静脉在某些脏器周围或壁内常吻合形成**静脉丛**，如膀胱、子宫、直肠静脉丛。浅、深静脉间存在丰富的交通支，这些都有利于血液回流和侧支循环的建立。

体循环的静脉包括上腔静脉系、下腔静脉系和心静脉系（在心的血管中已叙述）。

（1）**上腔静脉系**：由上腔静脉及其属支组成，收集头颈部、上肢和胸部（心和肺除外）等上半身的静脉血。

上腔静脉（superior vena cava）（图 9-32）是上腔静脉系的主干，由左、右头臂静脉汇合而成，沿升主动脉右侧垂直下降，注入右心房。上腔静脉在注入右心房之前，有奇静脉汇入。

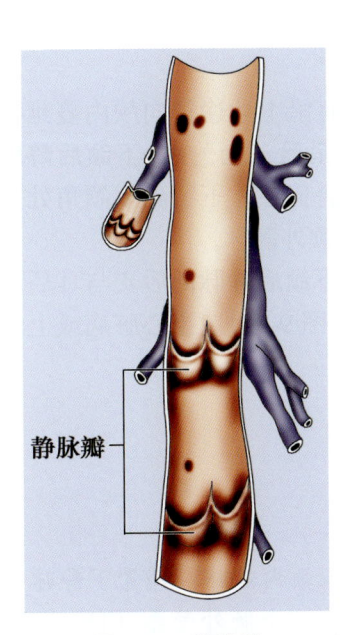

图 9-31　静脉瓣

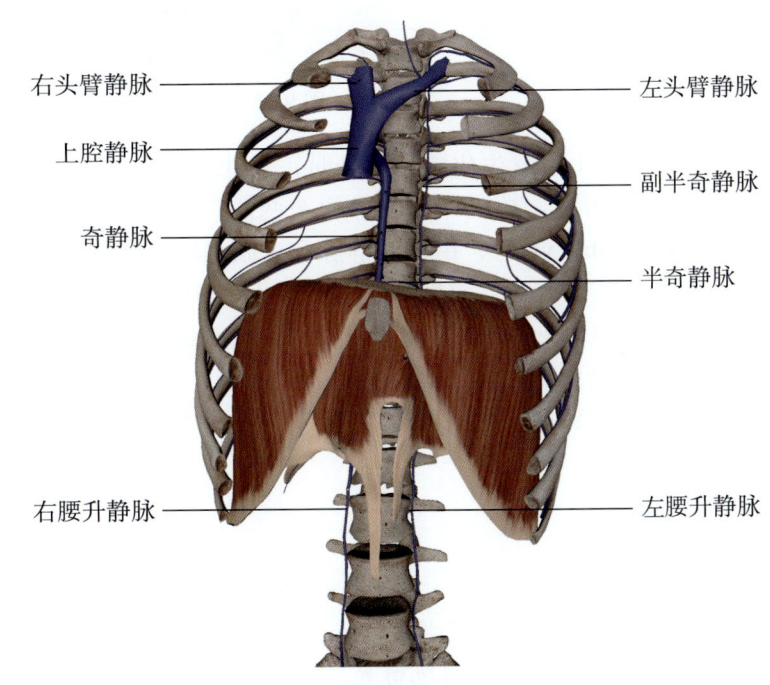

图 9-32　上腔静脉及其属支

1）头颈部的静脉：浅静脉主要有面静脉、下颌后静脉和颈外静脉；深静脉主要是颈内静脉和锁骨下静脉（图 9-33）。

颈内静脉（internal jugular vein）：在颅底颈静脉孔处续接颅内的乙状窦。沿颈内动脉和颈总动脉外侧下行，在胸锁关节后方与锁骨下静脉汇合成**头臂静脉**（brachiocephalic vein）（图 9-33），汇合处的夹角称**静脉角**，是淋巴导管汇入静脉的部位。颈内静脉的颅内属支主要收集颅骨、脑膜、脑、视器和前庭蜗器的静脉血。其颅外属支收集面部和颈部等处的静脉血，主要包括面静脉和下颌后静脉。①**面静脉**（facial vein），起自内眦静脉，在面动脉后方与之伴行，至下颌角下方与下颌后静脉前支汇合，注入颈内静脉。面静脉通过内眦静脉、眼上静脉和眼下静脉与颅内海绵窦相交通。面静脉在口角平面以上一般无静脉瓣，因此面部

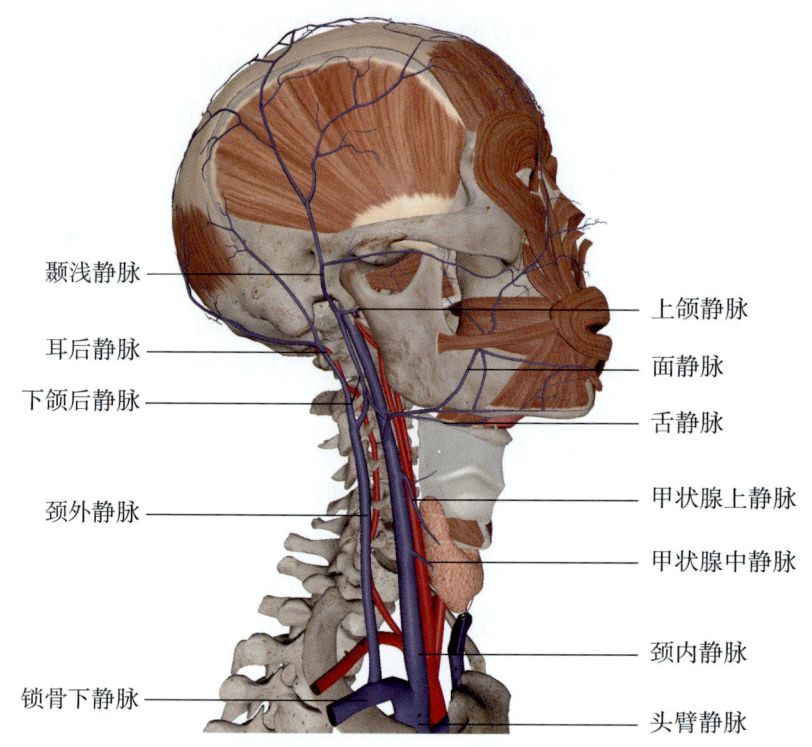

图 9-33　头颈部的静脉

（尤其在口角以上）发生化脓性感染时，若处理不当（如挤压），有沿上述途径向颅内蔓延导致颅内感染的可能。故临床上将鼻根至两侧口角的三角区称为"危险三角"。②**下颌后静脉**（retromandibular vein），由颞浅静脉和上颌静脉在腮腺实质内汇合而成，下行到下颌角处分为前、后两支，前支注入面静脉，后支与耳后静脉和枕静脉汇合成颈外静脉。

颈外静脉（external jugular vein）：为颈部最大的浅静脉，由下颌后静脉的后支与耳后静脉及枕静脉汇合而成，沿胸锁乳突肌表面下降，注入锁骨下静脉（图 9-33）。当心脏病或上腔静脉阻塞时可引起颈外静脉怒张。临床儿科也常将此处作为抽血部位。

知识链接

深静脉穿刺置管术

深静脉穿刺置管术是将单腔、双腔、多腔导管经皮穿刺置入颈内静脉、锁骨下静脉或股静脉，并可较长时间地留置。此项操作在临床输血、补液、完全肠外营养（TPN）、中心静脉压（CVP）监测、危重患者抢救、血液透析、化疗等方面被广泛应用。

2）上肢的静脉：分深静脉和浅静脉两类。

上肢深静脉：与同名动脉伴行，最后汇入锁骨下静脉。**锁骨下静脉**（subclavian vein）在第 1 肋外侧缘续于腋静脉，向内与颈内静脉汇合成头臂静脉。锁骨下静脉的主要属支是腋静脉和颈外静脉。锁骨下静脉位置恒定，管腔较大，临床上常经锁骨上入路或锁骨下入路作锁骨下静脉导管插入。**腋静脉**（axillary vein）位于腋动脉的前内侧，收集上肢浅、深静脉血，在第 1 肋外侧缘处移行为锁骨下静脉。

上肢浅静脉：手指的静脉上行在手背形成手背静脉网，继续向心回流途中逐渐汇成 3 条较为恒定的静脉主干，即头静脉、贵要静脉和肘正中静脉（图 9-34）。临床上常通过上肢浅静脉

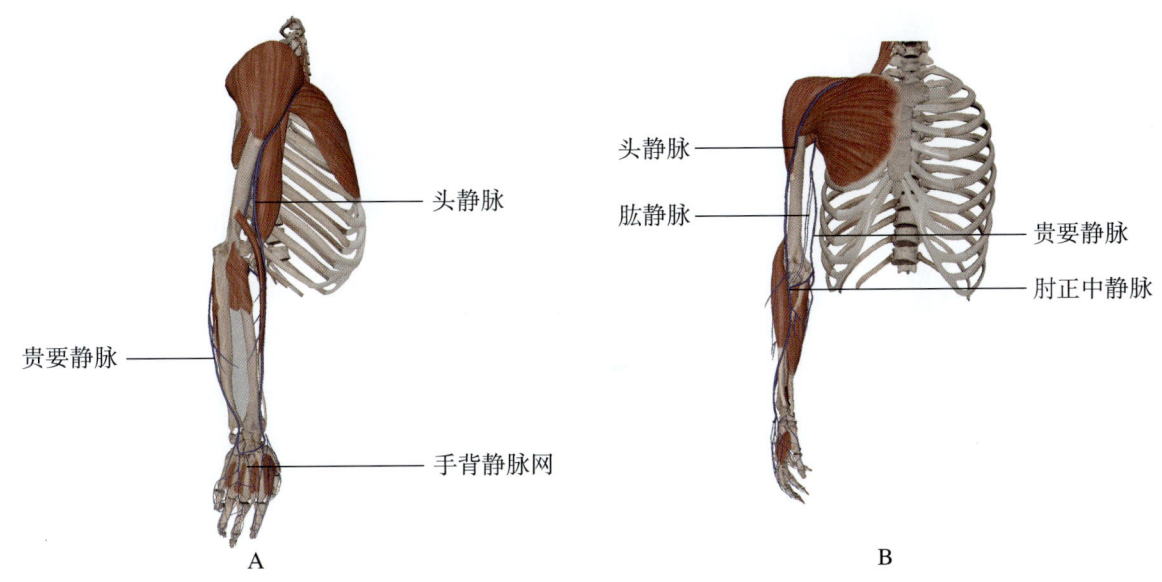

图 9-34 上肢的浅静脉
A. 侧面观；B. 前面观

进行采血、输液或药物注射。①**头静脉**（cephalic vein）：起自手背静脉网的桡侧，渐绕至前臂前面并沿其桡侧上行，通过肘窝继续沿肱二头肌外侧上行，穿深筋膜注入腋静脉或锁骨下静脉；②**贵要静脉**（basilic vein）：起自手背静脉网尺侧，沿前臂后面尺侧上行，在肘部转至前面，再沿肱二头肌内侧上行，在臂中部穿深筋膜注入肱静脉，或上行注入腋静脉；③**肘正中静脉**（median cubital vein）：位于肘窝前部，是一条斜行短静脉干，连接于头静脉与贵要静脉之间。

3）胸部的静脉：胸部的主要静脉有头臂静脉、上腔静脉、奇静脉及其属支（图 9-32）。

奇静脉（azygos vein）起自右腰升静脉，沿胸椎体右侧上升至第 4 胸椎高度，勾绕右肺根上方注入上腔静脉。奇静脉主要收集右侧肋间后静脉、食管静脉、支气管静脉和半奇静脉的血液。**半奇静脉**起自左腰升静脉，沿胸椎体左侧上升，约到第 8 胸椎高度横过脊柱前面，汇入奇静脉。半奇静脉收集左侧下部肋间后静脉、食管静脉和副半奇静脉的血液。**副半奇静脉**沿胸椎体左侧下行汇入半奇静脉或奇静脉。副半奇静脉收集左侧上部肋间后静脉的血液。

（2）**下腔静脉系**：由下腔静脉及其属支组成，收集下肢、盆部和腹部等下半身的静脉血，最后注入右心房。

1）下肢的静脉：分深静脉和浅静脉两类，均有丰富的静脉瓣，深、浅静脉之间有丰富的交通支。

下肢深静脉：与同名动脉伴行，最后汇入股静脉。**股静脉**（femoral vein）与股动脉伴行，向上至腹股沟韧带深面移行为髂外静脉。

下肢浅静脉：起自足背静脉弓，弓的内、外侧缘分别上行续为大隐静脉和小隐静脉（图 9-35）。下肢静脉曲张多好发于这两条静脉。①**大隐静脉**（great saphenous vein）：是全身最长的浅静脉，在足内侧缘起自足背静脉弓，经内踝前方，沿小腿、膝关节和大腿内侧上行，至耻骨结节外下方 3～4 cm 处，穿阔筋膜（大腿的深筋膜）的隐静脉裂孔，注入股静脉。②**小隐静脉**（small saphenous vein）：在足外侧缘起自足背静脉弓，经外踝后方，沿小腿后面上行至腘窝处穿深筋膜注入腘静脉。

考点：上、下肢浅静脉的名称和走行

考题举例 9-8

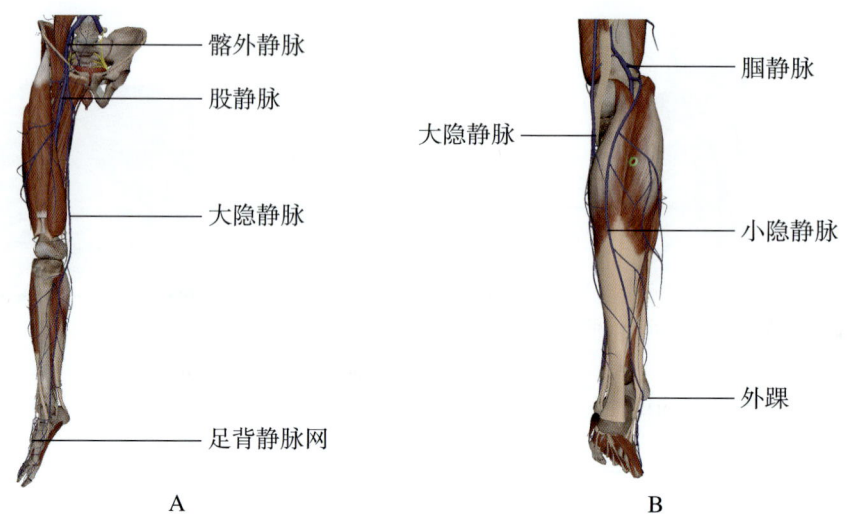

图 9-35 右下肢浅静脉
A. 前面观；B. 后面观

> **知识链接**
>
> **下肢静脉曲张的临床表现**
>
> 下肢静脉曲张常因下肢静脉瓣膜功能不全等所致。其病变范围主要包括大隐静脉、小隐静脉及其属支。下肢静脉曲张多发生于持久从事站立工作和体力劳动的人群。发病早期，多为下肢酸胀不适及钝痛感，多在久站后上述感觉加重，通过平卧、肢体抬高可缓解。病变中、后期，静脉壁受损，静脉隆起、扩张、迂曲，呈蚯蚓样外观，以小腿内侧大隐静脉走行区明显。病程长者，肢体皮肤则出现营养性改变，如脱屑、瘙痒、色素沉着，甚至形成湿疹及溃疡。

2) **盆部的静脉**：与同名的动脉伴行（图 9-36）。主干包括髂内静脉和髂外静脉，二者在骶髂关节前方汇成**髂总静脉**（common iliac vein）。①**髂内静脉**（internal iliac vein）：收集盆

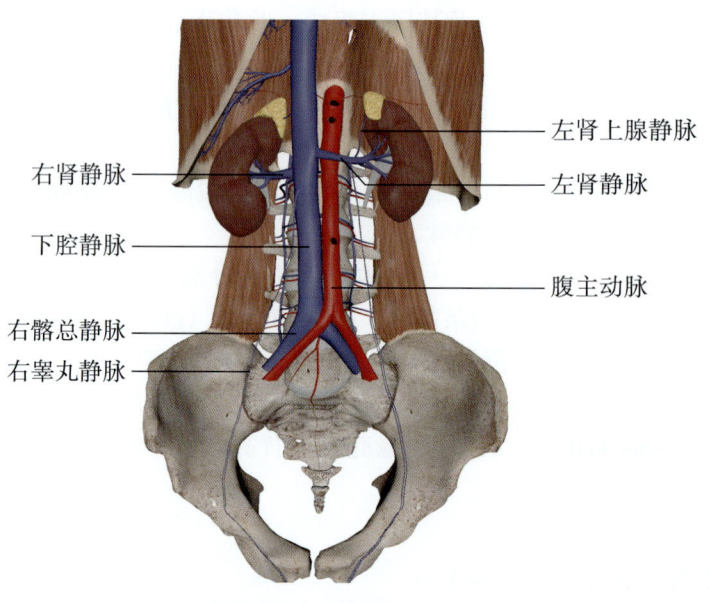

图 9-36 下腔静脉及其属支

腔脏器、盆壁、会阴和外生殖器的静脉血。盆部的静脉在盆腔脏器壁内或周围形成丰富的静脉丛，如膀胱静脉丛、直肠静脉丛、子宫静脉丛和阴道静脉丛。②**髂外静脉**（external iliac vein）：是股静脉的直接延续，收集下肢和腹前壁下部的静脉血。

3) **腹部的静脉**：包括下腔静脉及其属支和肝门静脉系（图9-36，图9-37）。**下腔静脉**（inferior vena cava）由左、右髂总静脉在第4、5腰椎间右前方汇合而成。沿腹主动脉右侧上行，经肝的腔静脉沟，穿膈的腔静脉孔入胸腔，注入右心房。下腔静脉的属支分为壁支和脏支两种。壁支有膈下静脉和4对腰静脉，它们均与同名动脉伴行。**脏支**主要有**睾丸静脉**（或**卵巢静脉**）、**肾静脉**、**肾上腺静脉**、**肝静脉**和**肝门静脉**等。

肝门静脉系是下腔静脉系的一部分，由肝门静脉及其属支组成，主要收集腹腔内除了肝以外不成对器官的静脉血。**肝门静脉**（hepatic portal vein）（图9-37）为一短干，长6～8 cm，主要属支有**脾静脉**、**肠系膜上静脉**、**肠系膜下静脉**、**胃左静脉**、**胃右静脉**、**附脐静脉**、**胆囊静脉**。肝门静脉多由肠系膜上静脉与脾静脉汇合而成，经十二指肠上部后方进入肝十二指肠韧带内，上行至肝门，分为左、右两支入肝。在肝内反复分支，最终注入肝血窦（毛细血管）。肝血窦含有来自肝门静脉和肝固有动脉的血液，最后汇成肝静脉注入下腔静脉。

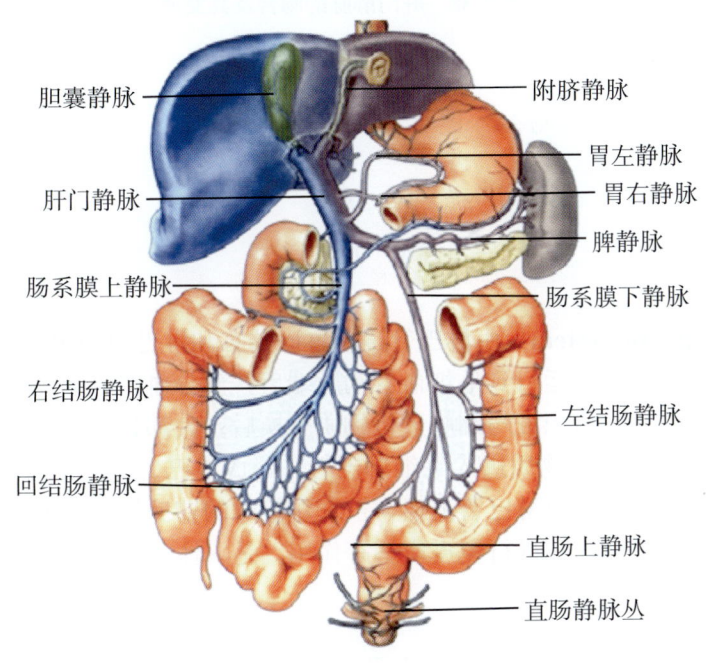

图9-37　肝门静脉及其属支

肝门静脉系与上、下腔静脉系之间的吻合与交通主要有3处（图9-38）：经**食管静脉丛**与上腔静脉系吻合；经**直肠静脉丛**与下腔静脉系吻合；经**脐周静脉网**分别与上、下腔静脉系吻合。

> **知识链接**
>
> **肝门静脉系与上、下腔静脉系之间吻合与交通的临床意义**
>
> 　　在正常情况下，肝门静脉系与上、下腔静脉系的吻合支细小，血流量少。而当肝门静脉回流受阻（如肝硬化致肝门静脉高压）时，肝门静脉系的血液可通过吻合支，经上、下腔静脉系回流入心。在这种情况下，由于血流量增多，吻合支变得粗大和弯曲，可引起食管静脉丛、直肠静脉丛和脐周静脉网的静脉曲张。如果在食管、直肠等处曲张的静脉破裂，则会出现呕血或便血症状，同时还可引起脾大和腹水等。

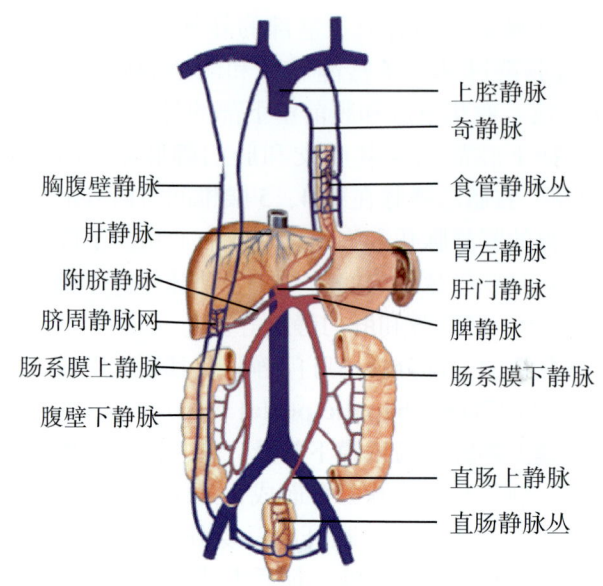

图 9-38　肝门静脉的吻合及其交通

考点：肝门静脉系的组成与吻合
考题举例 9-9

三、淋巴系统

淋巴系统（lymphatic system）由淋巴管道、淋巴器官和淋巴组织组成（图 9-39）。淋巴管道内流动着淋巴。血液经动脉运行到毛细血管动脉端后，部分血浆成分经毛细血管壁渗出，进入组织间隙，形成组织液。组织液与细胞进行物质交换后，大部分物质经毛细血管静脉端回流入静脉，小部分水分及大分子物质进入毛细淋巴管，形成淋巴。淋巴沿各级淋巴管向心流动，经过淋巴结滤过后流入静脉，故淋巴管道通常被看作静脉的辅助管道。淋巴器官和淋巴组织还具有产生淋巴细胞、过滤淋巴和进行免疫应答等作用，是人体重要的防御装置。

知识链接

人体的淋巴引流

在安静状态下，每小时约有 120 ml 淋巴流入血液，每日回流的淋巴相当于全身血浆总量，经淋巴管引流入血液的蛋白质 75～200 g。淋巴流动速度缓慢，流量是静脉的 1/10。相邻两对瓣膜之间的淋巴管段构成"淋巴管泵"，通过淋巴管壁平滑肌的收缩和瓣膜的开闭，推动淋巴向心流动。淋巴管周围的动脉搏动、肌肉收缩和胸膜腔负压对于淋巴回流有促进作用。运动和按摩有助于改善淋巴回流。如果淋巴回流受阻，组织液和蛋白质不能及时回收，可导致淋巴水肿。

（一）淋巴管道

根据结构和功能特点，淋巴管道可分为毛细淋巴管、淋巴管、淋巴干和淋巴导管。

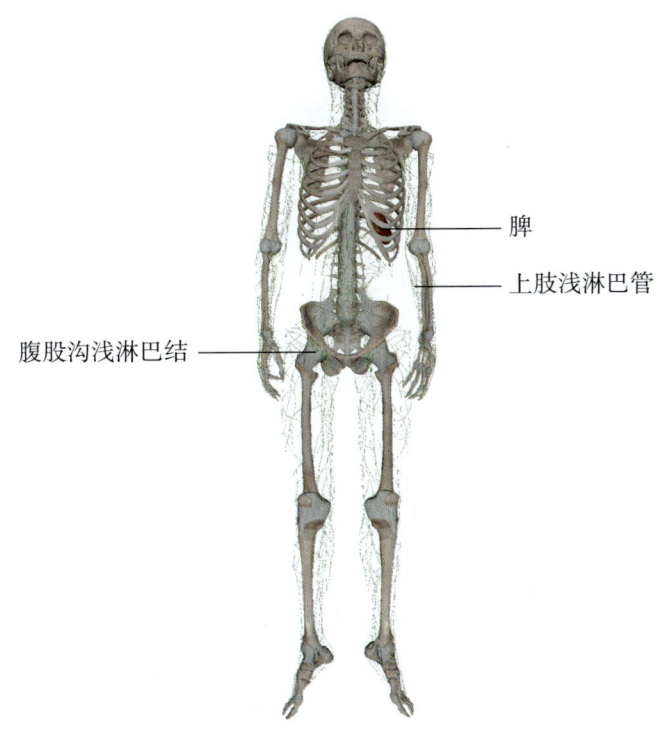

图 9-39 全身的淋巴管和淋巴结

1. **毛细淋巴管**（lymphatic capillary） 是淋巴管道的起始部，以膨大的盲端起始于组织间隙，彼此吻合成网（图9-40）。其管壁仅由单层扁平上皮细胞构成，且基膜不完整，故通透性较大，一些不易通过毛细血管壁的大分子物质，如蛋白质、细菌、病毒、异物和癌细胞，较易进入毛细淋巴管。毛细淋巴管分布广泛，除脑、脊髓、上皮、釉质、角膜、晶状体、玻璃体和软骨等处外，几乎遍布全身。

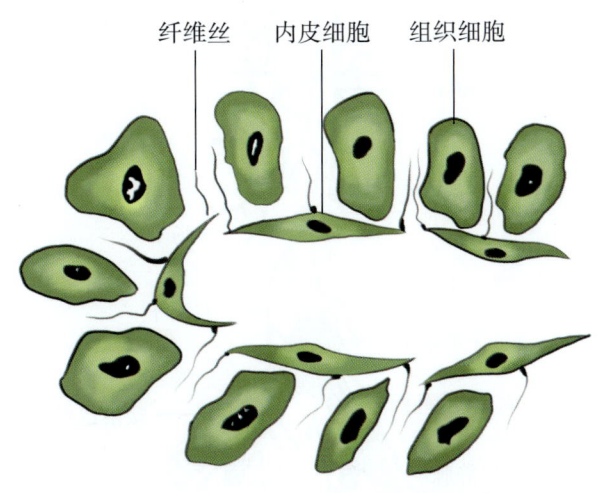

图 9-40 毛细淋巴管的结构

> **知识链接**
>
> **癌转移与扩散的解剖学基础**
>
> 淋巴管转移是恶性肿瘤细胞最常见的转移途径，因为毛细淋巴管的通透性大于毛细血管，癌细胞较易进入毛细淋巴管。侵入淋巴管的癌细胞首先到达局部淋巴结，继续发展可转移到附近部位或者远处淋巴结。例如乳腺癌首先转移至同侧腋窝淋巴结，之后再转移至锁骨下淋巴结，甚至至锁骨上淋巴结。当含有癌细胞的淋巴注入血液后或者癌细胞直接侵入小血管，则发生血行转移。

2. 淋巴管（lymphatic vessel） 由毛细淋巴管逐渐汇合而成，外观呈串珠状。淋巴管管壁较薄，管壁结构与小静脉相似，具有大量向心方向的瓣膜防止淋巴逆流。全身淋巴管可分为**浅淋巴管**和**深淋巴管**两组，两者之间有广泛的吻合交通。在向心行程中，淋巴管穿过一个或多个淋巴结，以便滤掉淋巴中的有害成分，防止其进入血液。

3. 淋巴干 人体各部淋巴管通过一系列淋巴结群后，其最后一群淋巴结的输出管汇合成较大而短的**淋巴干**（lymphatic trunk）。全身共有9条淋巴干（图9-41）：①头颈部的淋巴管汇合成**左、右颈干**；②上肢及部分胸壁的淋巴管汇合成**左、右锁骨下干**；③胸腔脏器及部分胸、腹壁的淋巴管汇合成**左、右支气管纵隔干**；④腹腔不成对脏器的淋巴管汇合成一条**肠干**；⑤下肢、盆部、腹腔成对脏器及部分腹壁淋巴管汇合成**左、右腰干**。

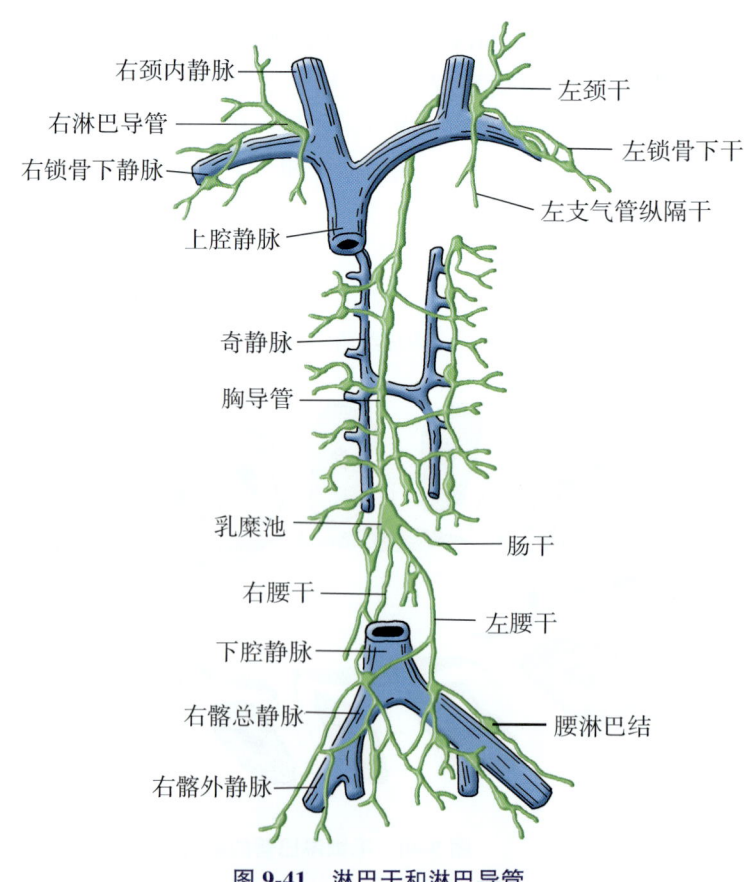

图 9-41　淋巴干和淋巴导管

4. 淋巴导管 淋巴干最后汇合成两条淋巴导管，即**胸导管**和**右淋巴导管**（图9-41），分别注入左、右静脉角。

(1) **胸导管**（thoracic duct）：是全身最大的淋巴管，长 30～40 cm，管径 2～5 mm。起始部膨大，称**乳糜池**（cisterna chyli），位于第 1 腰椎前方，由左、右腰干和肠干汇合而成。胸导管沿脊柱左前方上行，出胸廓上口达左颈根部，呈弓状弯向前下，注入左静脉角。在注入左静脉角之前，还接纳左颈干、左支气管纵隔干和左锁骨下干。胸导管收集下肢、盆部、腹部、左半胸部、左上肢和左侧头颈部的淋巴，即下半身和左侧上半身的淋巴，约占全身 3/4 部位的淋巴。

(2) **右淋巴导管**（right lymphatic duct）：为一短干，位于右颈根部，长约 1.5 cm。由右颈干、右锁骨下干和右支气管纵隔干汇合而成，注入右静脉角。右淋巴导管主要收纳右侧头颈部、右上肢和右半胸部的淋巴，即全身右上 1/4 部位的淋巴。

考点：胸导管及右淋巴导管的注入和收受范围
考题举例 9-10

（二）淋巴器官

淋巴器官包括淋巴结、扁桃体、胸腺和脾等。

1. 淋巴结（lymph node） 为灰红色、质软的卵圆形小体，大小不等（图 9-42）。淋巴结一侧隆凸，有数条输入淋巴管；另一侧凹陷，称门，有 2～3 条输出淋巴管、神经、血管等出入。由于淋巴向心行程中要经过数群淋巴结，故一个淋巴结的输出淋巴管也是另一个淋巴结的输入淋巴管。淋巴结数目较多，按位置分为浅淋巴结和深淋巴结，多沿血管排列。四肢的淋巴结位于关节屈侧，在内脏多位于器官门的附近。淋巴结的主要功能是产生淋巴细胞和浆细胞，参与机体的免疫反应，并且有滤过淋巴、阻止炎症扩散的作用。

人体某一器官或部位的淋巴常汇至一定部位的淋巴结，此淋巴结被称为这个器官或部位的**局部淋巴结**（临床上称哨位淋巴结）。当身体某器官或部位发生病变时，细菌、病毒或癌细胞等可沿淋巴管到达相应的局部淋巴结，淋巴结内细胞分裂增殖，引起局部淋巴结肿大。如该淋巴结不能消灭或拦截病原体时，病变可继续沿淋巴管的流向扩散和转移。因此，了解局部淋巴结的位置、收纳淋巴的范围及其淋巴流向，对诊断、治疗某些疾病具有重要意义。

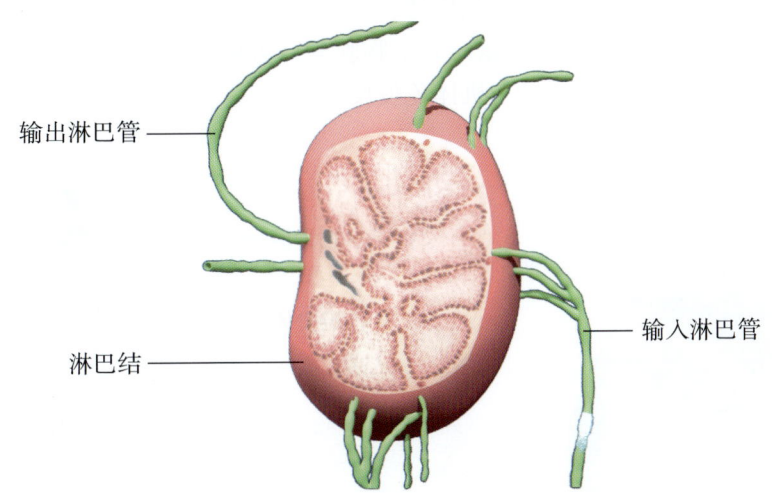

图 9-42 淋巴结模式图

2. 脾（spleen） 是人体最大的淋巴器官，具有造血、储血、滤血、清除衰老血细胞和参

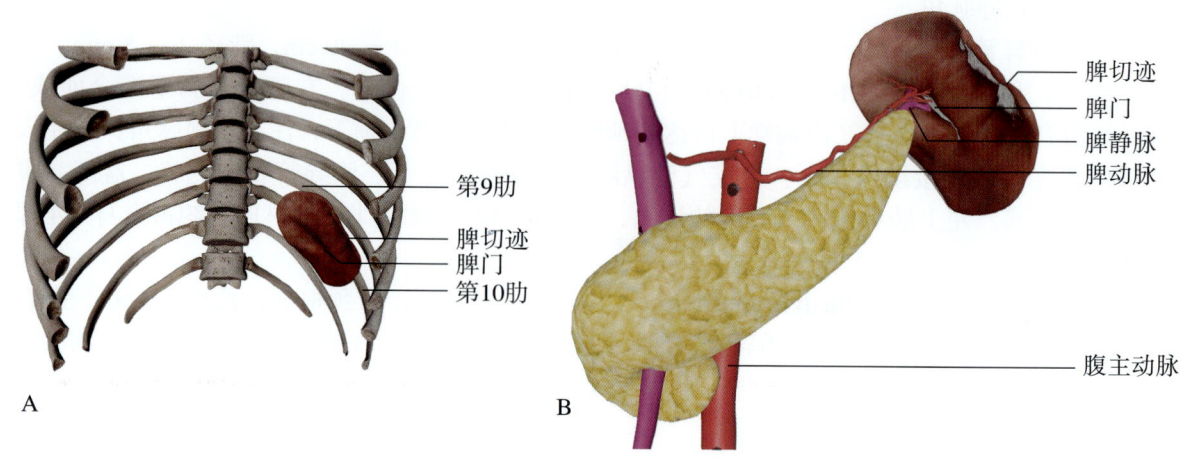

图 9-43 脾
A. 脾的位置；B. 脾的形态

与机体免疫应答等功能（图 9-43）。

脾位于左季肋区，胃底与膈之间，左侧第 9～11 肋的深面，长轴与第 10 肋基本一致，正常人在左肋弓下不能被触及。活体脾呈暗红色，质较软而脆，故左季肋区受暴力打击时易造成脾破裂。

脾呈椭圆形，分为膈、脏两面，前、后两端，上、下两缘。膈面平滑、隆凸，朝向外上，与膈相贴；脏面凹陷，朝向内下，近中央处有脾门，是神经、血管出入之处。上缘锐利，前部有 2～3 个**脾切迹**。脾大时，脾切迹为触诊脾的标志。

考点：脾的位置、形态特点和体表投影
考题举例 9-11

3. 胸腺（thymus） 位于胸骨柄后方、心包上部和主动脉弓前方（图 9-44），分为左、右不对称的两叶，两叶间借结缔组织相连，呈长扁条状，质地软。胸腺有明显的年龄变化：新生儿和幼儿的胸腺相对较大，重 10～15 g，随年龄增长继续发育，至青春期达 25～40 g，此后逐渐退化、萎缩，成人胸腺常被脂肪组织代替。

胸腺是淋巴器官，兼有内分泌功能，分泌胸腺素，可使骨髓的淋巴细胞转化成 T 淋巴细胞，并促其成熟，提高免疫能力，参与机体免疫反应。

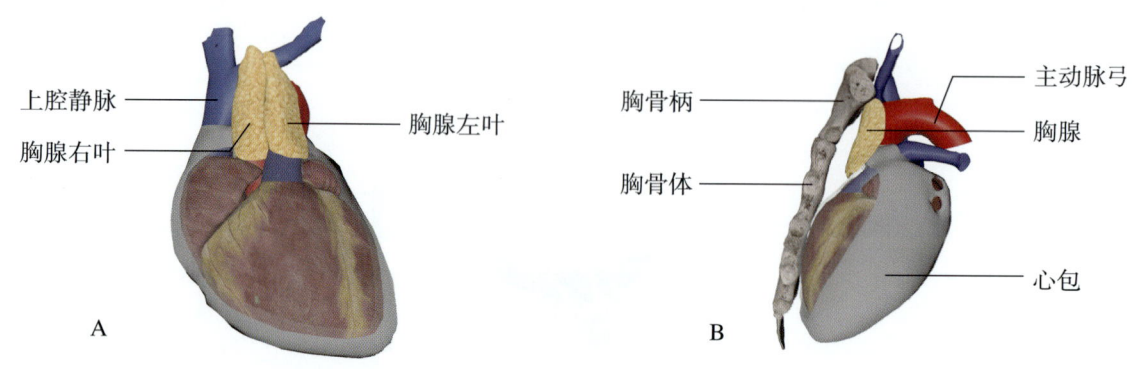

图 9-44 胸腺
A. 前面观；B. 侧面观

(三) 淋巴组织

淋巴组织分为弥散淋巴组织和淋巴小结两类。除存在于淋巴器官的淋巴组织外，还广泛分布于消化道和呼吸道的黏膜内以及皮肤等处，起防御屏障的作用。

第三节 心脏生理

> **案例导入**
>
> 某患者，男性，38岁，主诉：心悸、气短，不能平卧半年余，下肢水肿。二维心脏超声发现两侧心腔均明显扩大。血流动力学检查：每搏输出量50 ml，左心室射血分数30%。BP 130/80 mmHg，心率110次/分，端坐呼吸，不能平卧，偶发室性期前收缩二联律。诊断为扩张型心肌病、心力衰竭。
>
> 思考题：
> 1. 患者的心脏泵血功能正常吗？
> 2. 衡量心脏泵血功能的常用指标有哪些？
> 3. 促进心脏健康的方法有哪些？

心脏是血液循环的动力器官，它的周期性活动表现为两个方面：一是心电周期，即心脏各部分动作电位的产生和扩布的周期性活动；二是心动周期，即由兴奋触发的心肌收缩和舒张的机械活动周期。心脏的每一次泵血活动都是这两个周期相互联系、共同作用的结果。本节将从心脏的机械活动和生物电活动两个角度来讨论心脏的生理活动。

一、心脏的泵血功能

(一) 心动周期和心率

心脏的每一次收缩和舒张，构成一个机械活动周期，称为**心动周期**（**cardiac cycle**）。在一个心动周期中，心房和心室的机械活动都可分为收缩期和舒张期。由于心室在心脏泵血过程中起重要作用，故心动周期通常指心室的心动周期。

每分钟心脏搏动的次数称为**心率**（**heart rate，HR**），正常成人在安静状态下的心率为60～100次/分。心率存在明显的个体差异，并易受年龄、性别及其他生理因素的影响。心动周期的长短与心率呈反比关系。如以成人安静时平均心率75次/分计算，则每个心动周期历时0.8秒。在一个心动周期中（图9-45），两侧心房先收缩，持续约0.1秒，继而心房舒张，持续约0.7秒。心房进入舒张期时，两侧心室开始收缩，持续约0.3秒，随后心室进入舒张期，持续约0.5秒。心室舒张期的前0.4秒期间，心房也处于舒张状态，这一时期称为**全心舒张期**。无论是心房还是心室，其舒张期均明显长于收缩期，这样既保证心室有足够的血液充盈，又能让心肌得到充分休息。当心率过快时，心动周期缩短，收缩期和舒张期均缩短，但以舒张期缩短更为明显，这对心脏的持久活动是不利的。

(二) 心脏的泵血过程

在心脏的泵血过程中，心室起主导作用，左、右两侧心室的泵血过程相似且几乎同步进行。现以左心室为例，说明一个心动周期中心室射血和充盈的过程（图9-46）。

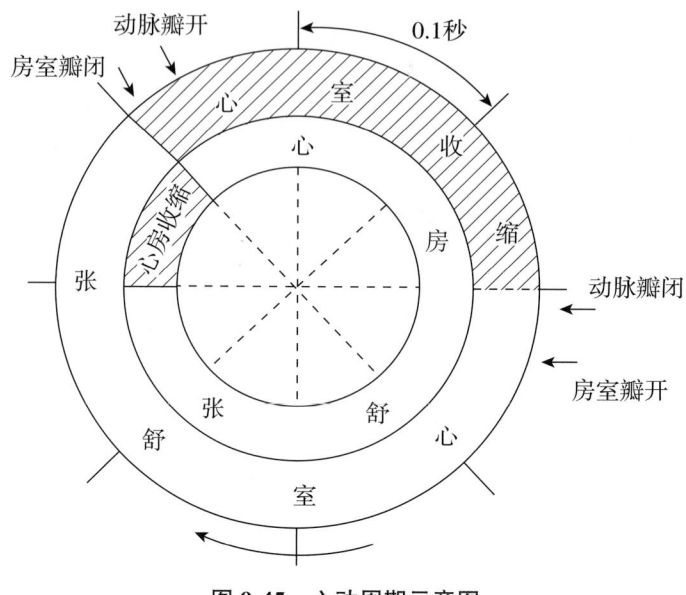

图 9-45 心动周期示意图

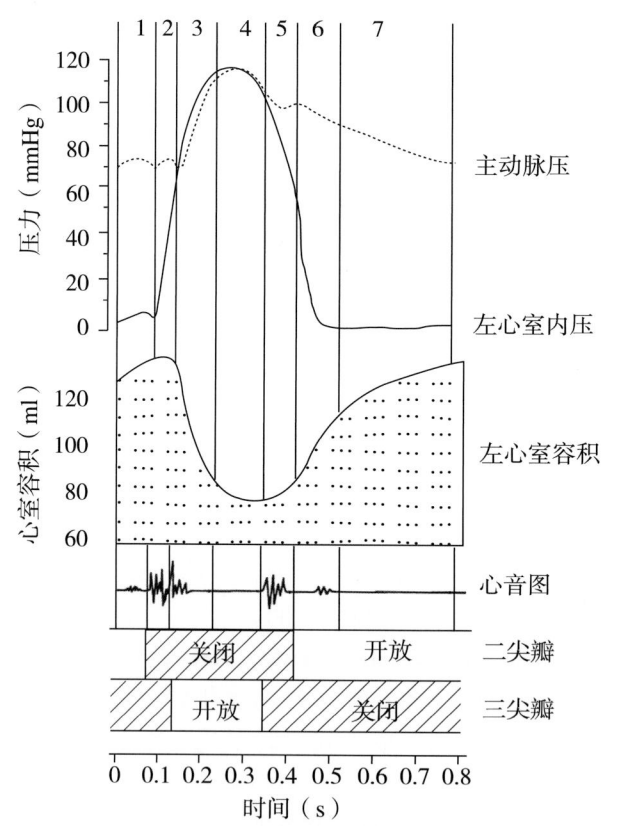

图 9-46 心动周期中左心室内压力、容积和瓣膜的变化

1. 心房收缩期；2. 等容收缩期；3. 快速射血期；4. 减慢射血期；5. 等容舒张期；6. 快速充盈期；7. 减慢充盈期

1. 心室收缩期 根据心室内压力和容积等的变化，将心室收缩期分为等容收缩期和射血期，而射血期又可分为快速射血期和减慢射血期。

（1）等容收缩期：心房收缩结束后，心室开始收缩，室内压迅速升高。当室内压升高到超过房内压时，即推动房室瓣关闭。此时室内压仍低于主动脉压，因此动脉瓣处于关闭状态，心室暂时成为一个封闭的心腔。由于血液是不可压缩的液体，心室肌的继续收缩将导致室内压急剧升高，而此时心室容积并不改变，故称为等容收缩期。此期持续约 0.05 秒。

（2）**射血期**：等容收缩期末，心室继续收缩，室内压继续升高，当室内压超过主动脉压时，血液冲开动脉瓣射入主动脉。这标志着等容收缩期结束进入射血期。在射血期的早期，由于心室射入主动脉的血液量较多，血液流速也较快，故称为**快速射血期**。此期持续约 0.1 秒，心室射出的血液量约占总射血量的 2/3。在快速射血期，心室内的血液很快进入主动脉，故心室容积明显缩小，但由于心室肌的强烈收缩，室内压持续上升并达到峰值，主动脉压也随之升高。在射血期的后期，由于心室收缩强度减弱，射血速度逐渐减慢，故称为**减慢射血期**。此期持续约 0.15 秒。在减慢射血期，室内压和主动脉压都逐渐下降。

需要指出的是，在进入减慢射血期时，室内压已略低于主动脉压，但血液依其惯性作用，仍可逆压力梯度继续流入主动脉。

2. 心室舒张期 可分为等容舒张期和心室充盈期。心室充盈期又可分为快速充盈期、减慢充盈期和心房收缩期。

（1）**等容舒张期**：射血期后，心室开始舒张，室内压急剧降低，动脉瓣随即关闭；此时室内压仍高于房内压，故房室瓣仍处于关闭状态，心室再次成为一个封闭的心腔。这一时期，心室内压急剧下降但容积并不改变，称为等容舒张期。此期持续 0.06～0.08 秒。

（2）**心室充盈期**：等容舒张期末，心室继续舒张，室内压继续下降，当室内压低于房内压时，房室瓣开放，血液快速从心房流向心室，故称为**快速充盈期**。此期持续约 0.11 秒。在快速充盈期，进入心室的血液量约占总充盈量的 2/3。随后，由于心室内血液不断增加，房室压力梯度逐渐减小，血液进入心室的速度减慢，称为**减慢充盈期**。此期持续约 0.22 秒。在心室舒张的最后 0.1 秒，心房开始收缩，房内压升高，进一步将心房内的血液挤入心室，心室的充盈量可再增加 10%～30%，称为**心房收缩期**。此期持续约 0.1 秒。因此，将心动周期中的心房收缩期看作心室充盈的最后阶段。接着进入下一个心动周期，周而复始。

通过分析左心室的泵血过程可见，心室肌的收缩和舒张，引起室内压大幅度的升降，是形成心房和心室以及心室和主动脉之间压力梯度的根本原因，而压力梯度又是促进瓣膜启闭和推动血液流动的主要动力。由于心脏瓣膜的结构特点和开闭活动，使血液只能沿一个方向流动。心动周期中各时相心腔内压力、瓣膜活动、心室容积和血流方向归纳列于表 9-1。

表9-1 心动周期中心腔内压力、瓣膜活动、心室容积和血流方向的变化

心动周期分期		压力比较 左心房：左心室：主动脉	瓣膜活动 房室瓣	瓣膜活动 主动脉瓣	心室容积	血流方向
心室收缩期	等容收缩期	房内压＜室内压＜动脉压	关	关	不变	—
心室收缩期	快速射血期	房内压＜室内压＞动脉压	关	开	减小	心室→动脉
心室收缩期	减慢射血期	房内压＜室内压＞动脉压	关	开	减小	心室→动脉
心室舒张期	等容舒张期	房内压＜室内压＜动脉压	关	关	不变	—
心室舒张期	快速充盈期	房内压＞室内压＜动脉压	开	关	增大	心房→心室
心室舒张期	减慢充盈期	房内压＞室内压＜动脉压	开	关	增大	心房→心室
心室舒张期	心房收缩期	房内压＞室内压＜动脉压	开	关	增大	心房→心室

考点：心脏泵血过程中心腔内压力、容积及瓣膜启闭和血流方向的变化
考题举例 9-12

（三）心脏泵血功能的评价

心脏的主要功能是不断地泵出血液以适应机体新陈代谢的需要。因此，正确地对心脏的泵血功能进行评价具有重要的意义。常用的评定指标有以下几种。

1. 每搏输出量与射血分数　一侧心室收缩一次射出的血液量，称为**每搏输出量**（stroke volume），简称**搏出量**，相当于心室舒张末期容积与收缩末期容积之差。正常成人在安静状态下每搏输出量约 70 ml（60～80 ml），而左心室舒张末期容积约为 125 ml，可见，心室在每次射血时，并未将心室内全部的血液射出，心室内仍剩余一部分血液。每搏输出量占心室舒张末期容积的百分比，称为**射血分数**（ejection fraction）。健康成人安静时射血分数为 55%～65%。正常情况下，每搏输出量与心室舒张末期容积相适应，即当心室舒张末期容积增加时，每搏输出量也相应增加，而射血分数基本保持不变。对于心室功能减退、心室异常扩大的患者，其每搏输出量可能与正常人无明显差别，但心室舒张末期容积增大，因此射血分数明显下降。因此，射血分数比每搏输出量能更准确地反映心脏泵血功能，特别对早期发现心脏泵血功能异常具有重要意义。

2. 心输出量与心指数　一侧心室每分钟射出的血液量，称为**心输出量**（cardiac output），等于每搏输出量与心率的乘积。左、右两侧心室的心输出量基本相等。心输出量与机体的新陈代谢水平相适应，可因性别、年龄及其他生理情况的改变而改变。健康成年男性在安静状态下，心率平均为 75 次/分，每搏输出量为 60～80 ml，心输出量为 4.5～6.0 L/min。女性的心输出量比同体重男性低 10% 左右。青年人的心输出量高于老年人。成人在剧烈运动时，其心输出量可高达 25～35 L/min；而在麻醉情况下则可降到 2.5 L/min 左右。

对不同身材的个体测量心功能时，用心输出量作为指标进行比较是不全面的。因为身材矮小和身材高大的个体新陈代谢总量不相等，心输出量也不同。调查资料表明，人在安静状态时的心输出量与体重并不呈正比，而是与体表面积呈正比。以单位体表面积（m^2）计算的心输出量称为**心指数**（cardiac index）。中等身材的成人体表面积为 1.6～1.7 m^2，在安静和空腹的状态下心输出量为 4.5～6.0 L/min，故静息心指数为 3.0～3.5 L/（min·m^2）。在安静和空腹状态下测定的心指数称为**静息心指数**，可作为比较不同个体心功能的评定指标。

3. 心力储备　心输出量能随机体代谢需要而增长的能力称为**心力储备**（cardiac reserve）。正常成人安静时心输出量为 4.5～6.0 L/min，剧烈运动时可达 25～30 L/min，为安静时的 5～6 倍，说明健康人的心脏有相当大的心力储备。心力储备包括搏出量储备和心率储备。

（1）**搏出量储备**：包括收缩期储备和舒张期储备。心室作最大收缩时，心室收缩末期容积可从 55 ml 减少至 15～20 ml，即收缩期储备为 35～40 ml；心室做最大舒张时，心室舒张末期容积可从约 125 ml 增加到 140 ml 左右，即舒张期储备为 15 ml 左右。可见收缩期储备是搏出量储备的主要成分。

（2）**心率储备**：正常健康成人安静时的心率为 60～100 次/分。假设每搏输出量保持不变，使心率在一定范围内加快，当心率达 160～180 次/分时，心输出量可增加至静息时的 2～2.5 倍。但如果心率过快（大于 180 次/分），由于舒张期过短，心室充盈不足，可导致每搏输出量和心输出量减少。

坚持体育锻炼的人，心肌纤维变粗，心肌收缩力增强，收缩期储备增加，心率储备也增加。因此适当的体育锻炼可有效地提高心力储备，增强心脏的泵血功能。

4. 心脏做功量　血液在心血管内流动过程中所消耗的能量是由心脏做功供给的。心室一次收缩射血所做的功，称为**每搏功**，简称搏功。它包括两部分，一部分是压力 - 容积功，这是心室以一定的压强将血液射入主动脉所做的功，是心脏做功的主要部分；另一部分是动力功，是使一定容积的血液以较快的速度向前流动而增加的血流动能。一般情况下，动力功在整个搏功中所占的比例很小，可以忽略不计。**每分功**是指心室每分钟收缩射血所做的功，等于搏功乘以心率。

在正常情况下，左、右心室的心输出量基本相等，但肺动脉平均压仅为主动脉平均压的1/6左右，故右心室做功量只有左心室的1/6左右。

心脏泵血量的多少不仅取决于心脏本身的收缩功能，还与射血时遇到的阻力大小有关。动脉血压升高时，射血阻力增大，心脏要射出等量的血液，就必须加强收缩，消耗更多的能量，做更大的功。可见，用心脏做功量评价心泵血功能比单纯用心输出量更全面、合理。

（四）影响心输出量的因素

心输出量等于每搏输出量与心率的乘积，因此凡能影响每搏输出量和心率的因素均可影响心输出量。

1. 影响每搏输出量的因素　在心率不变的情况下，每搏输出量的多少取决于心室肌收缩的强度和速度，因此凡能影响心肌收缩强度和速度的因素都能影响每搏输出量，包括前负荷、后负荷和心肌收缩能力。

（1）**前负荷**：指心室在收缩前所承受的负荷，它决定了心肌的初长度，通常用心室舒张末期容积或压力来表示。在一定范围内，心室舒张末期容积（压力）越大，心肌初长度越长，则心肌收缩力越大，每搏输出量就越多；相反，则每搏输出量就越少。通过改变心肌初长度来改变心肌收缩力的调节方式，称为**异长调节**。

心室的前负荷主要是由心室舒张末期血液的充盈量决定的，而心室舒张末期血液充盈量等于静脉回心血量和射血后心室内剩余血量之和。在多数情况下，静脉回心血量是影响心室舒张末期血液充盈量的主要因素。在一定范围内，静脉回心血量增多，前负荷增大，心肌收缩力增加，每搏输出量增大。如果静脉血回心速度过快，量过多，可造成心肌前负荷过大，心肌初长度过长，超过心肌的最适初长度时，心肌收缩力反而减弱，导致每搏输出量减少。故临床静脉输液或输血时，其速度和量应适当。

（2）**后负荷**：指心室在收缩过程中所遇到的阻力或负荷，即动脉血压。在其他条件不变的情况下，动脉血压升高，心室收缩所遇到的阻力增大，导致瓣膜开放延迟，等容收缩期延长，射血期缩短，每搏输出量减少。临床上，高血压患者因长期后负荷加重，心肌经常处于收缩加强的状态而逐渐肥厚，导致心肌缺血及缺氧、心肌收缩能力减弱、左心衰竭。

（3）**心肌收缩能力**：心肌不依赖于前、后负荷而改变其力学活动（包括收缩的强度和速度）的一种内在特性，称为**心肌收缩能力**。在相同前负荷条件下，心肌收缩能力越强，每搏输出量越多。通过改变心肌内在特性而改变心肌收缩能力的调节方式，称为**等长调节**。心肌收缩能力受神经、体液、药物等多种因素的影响。比如肾上腺素能使心肌收缩能力增强，乙酰胆碱能使心肌收缩能力减弱。

2. 心率对心输出量的影响　在一定范围内，心率加快可使心输出量增加。但是，当心率过快，超过180次/分时，心室舒张期明显缩短，心室充盈量不足，因此每搏输出量明显减少，从而导致心输出量下降。相反，当心率过慢，低于40次/分时，心室舒张期过长，此时心室充盈早已接近最大限度，心脏舒张期的延长不能进一步增加充盈量和每搏输出量，因此心输出量也将减少。

> **考点**：心输出量及其影响因素
> 考题举例 9-13

(五)心音

在心动周期中,心肌收缩、瓣膜开闭、血液撞击心室壁及大动脉壁等因素引起的机械振动,通过心脏周围组织传递到胸壁的声音,称为**心音**(heart sound)。若用传感器将这些机械振动转换成电信号经记录仪记录下来,其图形就是心音图。正常心脏在一个心动周期中出现四个心音,即第一心音、第二心音、第三心音和第四心音。通常用听诊器只能听到第一心音和第二心音;在某些青年人和健康儿童可听到第三心音;用心音图可记录到四个心音。

1. 第一心音 发生在心室收缩期,标志着心室收缩的开始。第一心音在心尖冲动处(左锁骨中线第5肋间稍内侧)听诊最清楚,其特点是音调较低,持续时间较长。第一心音产生的原因有心室肌收缩、房室瓣关闭、心室收缩射血时血流冲击房室瓣和动脉壁所引起的振动,其中房室瓣关闭引起的振动是主要原因。第一心音的强弱可反映心室肌收缩力的强弱和房室瓣的功能状态。

2. 第二心音 发生在心室舒张期,标志着心室舒张的开始。第二心音在胸骨左、右缘第2肋间(即肺动脉瓣和主动脉瓣听诊区)听诊最清楚,其特点是音调较高,持续时间较短。第二心音产生的原因有主动脉瓣和肺动脉瓣关闭,血流冲击大动脉根部引起血液、管壁及心室壁振动,其中主动脉瓣和肺动脉瓣关闭引起的振动是主要原因。第二心音的强弱可反映动脉压的高低和动脉瓣的功能状态。

3. 第三心音 在部分健康儿童和青年人偶尔可听到第三心音。第三心音出现在心室快速充盈期末,是由于快速充盈期末室壁和乳头肌突然伸展及充盈血流突然减速引起振动而产生的。

4. 第四心音 也称心房音,是血液由心房进入心室引起室壁振动所产生的。正常心房收缩时一般不产生声音,但异常强烈的心房收缩和在左心室壁顺应性下降时可产生第四心音。

心脏的某些异常活动可以产生杂音或其他异常的心音。因此,心音听诊对于心脏疾病的诊断具有重要意义。

二、心肌细胞的生物电现象

心脏活动是以心肌细胞的生物电为基础的。与神经细胞和骨骼肌细胞相比,心肌细胞的生物电活动要复杂得多。根据组织学和电生理学特点,可将心肌细胞分为两类:一类是工作细胞,包括心房肌和心室肌细胞,这类细胞有收缩能力,但不能自动产生节律性兴奋,也称为**非自律细胞**;另一类为**自律细胞**,是特殊分化的心肌细胞,主要包括窦房结细胞和浦肯野细胞,它们组成心脏特殊传导系统,这类细胞没有收缩能力,但是可以自动产生节律性兴奋。

(一)工作细胞的跨膜电位及产生机制

心房肌和心室肌细胞的跨膜电位及其形成机制基本相同。现以心室肌细胞为例,介绍心肌细胞的跨膜电位及其形成机制。心室肌细胞的跨膜电位包括静息电位和动作电位。

1. 静息电位 正常心室肌细胞的静息电位约为 -90 mV,其形成机制与神经细胞和骨骼肌细胞基本相似,主要是由 K^+ 外流引起的 K^+ 平衡电位而产生。

2. 动作电位 心室肌细胞的动作电位明显不同于神经细胞和骨骼肌细胞,其主要特征是复极化过程复杂,持续时间长,动作电位的上升支和下降支明显不对称。通常将心室肌细胞动作电位的全过程分为5个时期,即去极化过程的0期和复极化过程的1、2、3、4四个时期(图9-47)。

(1) **0期**(**快速去极期**):心室肌细胞兴奋时,膜内电位由静息状态时的 -90 mV 迅速上升到 $+30$ mV 左右,构成了动作电位的上升支。0期去极化幅度高(120 mV),时间短(1~2毫秒),速度快(200~300 mV/ms)。其产生机制与神经细胞和骨骼肌细胞相似。当心室肌细胞受刺激时，细胞膜上电压门控钠通道开放，少量 Na^+ 内流，造成膜部分去极化。当膜内电位去极化达到阈电位（–70 mV）时，细胞膜上大量钠通道开放，出现再生性 Na^+ 内流，使膜内电位急剧上升，直至接近 Na^+ 平衡电位，膜上钠通道开始失活，Na^+ 内流减慢直至停止。由于钠通道激活快，失活也快，因而称为**快通道**。

（2）**1期**（快速复极初期）：动作电位到达峰值后，出现快速而短暂的复极化，膜内电位迅速由 +30 mV 下降到 0 mV 左右，历时约 10 毫秒。0 期和 1 期构成锋电位。其机制是钠通道失活关闭，同时钾通道开放，K^+ 外流。

（3）**2期**（缓慢复极期）：在 1 期复极到 0 mV 左右后，复极化过程变得非常缓慢，基本上停滞于 0 mV 左右的等电位状态，记录图形表现为平台状，故又称为**平台期**。该期历时 100～150 毫秒。这是心室肌细胞动作电位持续时间较长的主要原因，也是区别于神经细胞和骨骼肌细胞动作电位的主要特征。

平台期形成的主要原因是由于缓慢、持久的 Ca^{2+} 内流和少量 K^+ 外流同时存在，两者跨膜转运的电荷量相当，因此膜电位稳定于 0 mV 左右。钙通道的激活和失活均缓慢，因此又称为**慢通道**。

（4）**3期**（快速复极末期）：此期复极化速度加快，膜电位由 0 mV 左右快速复极到 –90 mV，历时 100～150 毫秒。3 期复极主要是由于钙通道关闭，Ca^{2+} 内流终止，而细胞膜对 K^+ 通透性增大，K^+ 外流进行性增加所致。

（5）**4期**（静息期）：此期膜电位基本稳定于静息电位水平，但细胞内外原有的离子分布有所改变，激活膜上的钠-钾泵将动作电位期间进入细胞内的 Na^+ 泵出，细胞外 K^+ 泵入。Ca^{2+} 多数通过细胞膜上的 Na^+-Ca^{2+} 交换体被泵出细胞，少量是通过钙泵排出细胞。

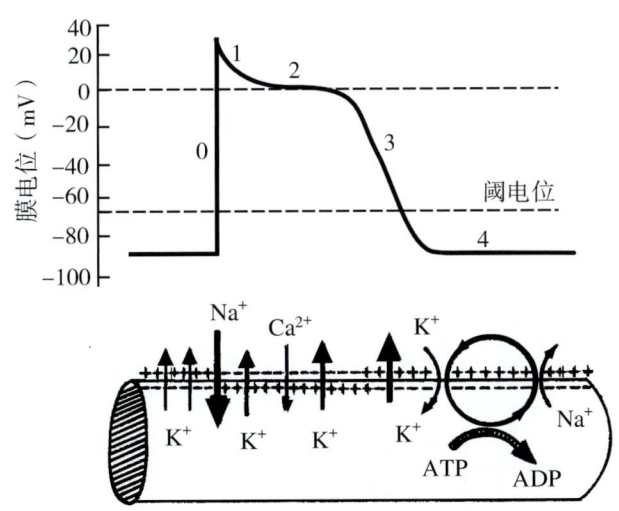

图 9-47　心室肌细胞动作电位和主要离子流示意图

考点：心肌细胞的跨膜电位
考题举例 9-14

（二）自律细胞的跨膜电位及产生机制

自律细胞的跨膜电位最显著的特点是发生 4 期自动去极化。动作电位在 3 期复极化末达到最大复极电位后，4 期膜电位不稳定，立即开始自动去极化。当去极化达到阈电位水平时，即暴发一次新的动作电位。因此，4 期自动去极化是自律细胞产生自动节律性兴奋的基础。不同类型的自律细胞,4 期自动去极化的速度和机制不完全相同。以下主要讨论浦肯野细胞和窦房结 P 细胞的跨膜电位。

1. 浦肯野细胞 属于自律细胞,最大复极电位约为 –90 mV。其动作电位也包括 0 期、1 期、2 期、3 期和 4 期五个时期,除 4 期外,其形态和离子基础与心室肌细胞基本相似(图 9-48),不同之处在于 4 期存在自动去极化。其 4 期自动去极化的产生主要是 Na^+ 内流进行性增加和 K^+ 外流逐渐减少所致,以前者为主。

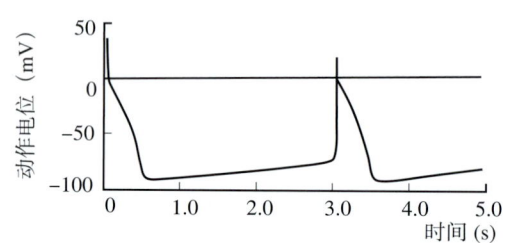

图 9-48 浦肯野细胞动作电位示意图

2. 窦房结 P 细胞 窦房结内含有丰富的自律细胞,这些自律细胞称为起搏细胞(**pacemaker cell**),简称 **P 细胞**。窦房结 P 细胞的跨膜电位明显不同于心室肌细胞(图 9-49)。主要特征:①动作电位 0 期去极化速度慢、幅度小,膜内电位仅上升到 0 mV;②无明显的 1 期和 2 期,0 期去极化后直接进入 3 期复极化过程;③最大复极电位(–70 mV)和阈电位(–40 mV)的绝对值较小;④4 期自动去极化速度较快。

窦房结 P 细胞动作电位的 0 期去极化由 Ca^{2+} 内流引起,3 期复极化由 K^+ 外流形成。4 期自动去极化的机制复杂,目前认为与 3 种离子有关,即 K^+ 外流进行性减少(最重要)、Na^+ 内流进行性增加以及少量 Ca^{2+} 内流。

窦房结 P 细胞的 4 期自动去极化速度比浦肯野细胞快,因此其自律性比浦肯野细胞高。在正常情况下,浦肯野细胞受窦房结 P 细胞控制,仅起传导兴奋的作用。

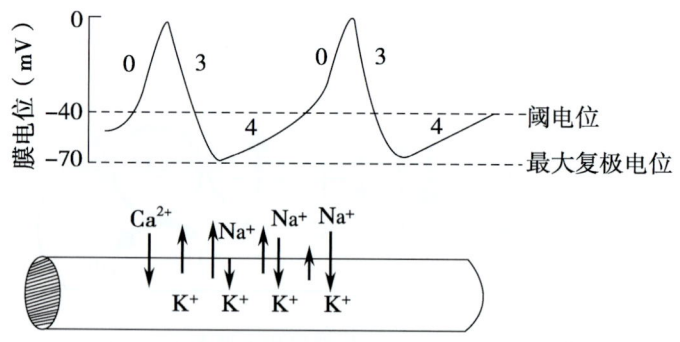

图 9-49 窦房结 P 细胞动作电位和离子流示意图

根据动作电位 0 期去极化的离子基础和速度不同,又可将心肌细胞分为快反应细胞和慢反应细胞。前者包括心房肌细胞、心室肌细胞和浦肯野细胞,其去极化过程主要由 Na^+ 内流所致,去极化速度快,因此称为**快反应细胞**;后者包括窦房结细胞和房室结细胞,其去极化过程主要由 Ca^{2+} 内流所致,去极化速度较慢,因此称为**慢反应细胞**。

(三)体表心电图

在正常人体,由窦房结发出的兴奋依次传向心房和心室,引起整个心脏的兴奋。心脏各部分在兴奋过程中出现的生物电活动，可通过心脏周围的组织和体液传到体表。临床上将心电图机的测量电极置于体表的一定部位，即可引导并记录出心脏兴奋过程中所发生的电变化的波形，称为**心电图**（electrocardiogram，ECG）。心电图可反映整个心脏兴奋的产生、传导和兴奋恢复过程中的生物电变化。心电图是一种无创记录方法，在临床上已被广泛应用于心律失常和心肌损害等疾病的诊断。

1. 心电图的导联 从体表记录心电图时，引导电极的安放位置与连接方式，称为**心电图导联**。目前，临床上常用的心电图导联一般有 12 个，包括标准导联 Ⅰ、Ⅱ、Ⅲ，加压单极肢体导联 aVR、aVL、aVF 和加压单极胸导联 V_1、V_2、V_3、V_4、V_5、V_6。标准导联描记的心电图波形反映两电极下的电位差；加压单极肢体导联和加压单极胸导联能直接反映电极下的心脏电变化。

2. 正常心电图各波及意义 心电图有多种导联，不同导联所记录到的心电图在波形上有所不同，标准 Ⅱ 导联的波形较典型。以下主要以标准 Ⅱ 导联心电图为例，介绍心电图各波和间期的形态及意义（图 9-50）。

（1）**P 波**：反映左、右两心房去极化过程的电位变化。P 波的起点标志两心房兴奋的开始，终点标志两心房已全部兴奋。P 波波形小而圆钝，历时 0.08～0.11 秒，波幅大于 0 且不超过 0.25 mV。如 P 波的时间和波幅超过正常，则提示心房肥厚。

（2）**QRS 波群**：反映左、右两心室去极化过程的电位变化。典型的 QRS 波群包括三个紧密相连的电位波动，第一个向下的波称为 Q 波，第一个向上的波称为 R 波，紧接 R 波之后的向下的波称为 S 波。在不同导联的记录中，这三个波不一定都出现。正常的 QRS 波群历时 0.06～0.10 秒，代表兴奋在心室内传播所需要的时间。若时间延长，表示心室肥厚、扩张或传导阻滞。

（3）**T 波**：反映左、右两心室复极化过程的电位变化。T 波起点标志两心室复极开始，终点表示两心室复极完成。历时 0.05～0.25 秒，波幅为 0.1～0.8 mV。在以 R 波为主的导联中，T 波的方向应与 R 波一致，且波幅不应低于 R 波的 1/10。小于 1/10，称为 T 波低平。接近 0 电位，称为 T 波平坦。T 波低平、双向或倒置，主要反映心肌缺血。

（4）**PR 间期**：指从 P 波起点到 QRS 波群起点之间的时程，一般为 0.12～0.20 秒。PR 间期反映从窦房结产生兴奋到心室开始兴奋所需要的时间，故也称为**房室传导时间**。当发生房室传导阻滞时，PR 间期延长。

（5）**QT 间期**：指从 QRS 波群起点到 T 波终点之间的时程，代表从心室开始去极化到完全复极化所经历的时间。QT 间期的长短与心率呈反变关系，心率越快，QT 间期越短。

（6）**ST 段**：指从 QRS 波群终点到 T 波起点之间的线段。ST 段代表心室各部分心肌细胞均处于去极化状态（相当于动作电位的平台期），各部分之间的电位差很小，因此正常时 ST 段应与基线平齐。ST 段的异常压低或抬高常表示心肌缺血或损伤。

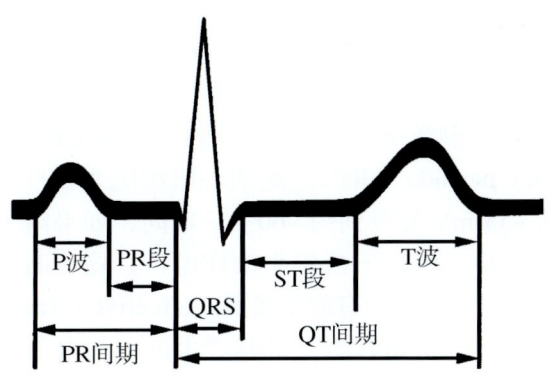

图 9-50 正常心电图模式图

三、心肌的生理特性

心肌细胞的生理特性包括兴奋性、自律性、传导性和收缩性。其中兴奋性、自律性和传导性都以心肌细胞膜的生物电活动为基础，故属于心肌的电生理特性；而收缩性是以胞质内收缩蛋白的功能活动为基础，因而是心肌的机械特性。心肌的收缩功能是心脏泵血的重要基础，但心肌细胞的收缩性在很大程度上受电生理特性的影响。

（一）自律性

心肌细胞在没有任何外来刺激的作用下能自动发生节律性兴奋的能力或特性，称为**自动节律性**，简称自律性。心肌的自动节律性来源于自律细胞，自律细胞在单位时间内自动发生兴奋的频率是衡量自律性高低的指标。

1. 心脏起搏点　心脏特殊传导系统中各部分的心肌细胞都具有自律性，但其自律性高低存在较大差异。窦房结P细胞自律性最高，约100次/分；房室交界和房室束的自律性居中，分别为50次/分和40次/分左右；而浦肯野细胞的自律性最低，约25次/分。生理情况下，整个心脏的活动总是按照当时自律性最高的组织所发出的节律性兴奋进行。因此，生理情况下窦房结是心脏的**正常起搏点**。由窦房结起搏而形成的心脏节律称为**窦性节律**。心脏其他部位的自律组织在正常情况下仅起传导兴奋的作用，而不表现它们自身的节律性，故称为**潜在起搏点**。在某些病理情况下，如窦房结自律性降低、传导阻滞使兴奋不能下传或潜在起搏点的自律性增高等，这些潜在起搏点可表现出自律性，并使心房或心室按其节律搏动，这些异常的起搏部位称为**异位起搏点**。由异位起搏点所控制的心脏节律，称为**异位节律**。

2. 影响自律性的因素　自律性的产生是由自律细胞4期自动去极化使膜电位从最大复极电位达到阈电位水平所致。因此，自律性的高低主要决定于4期自动去极化的速率，也受最大复极电位与阈电位之间差距的影响。

（1）**4期自动去极化的速率**：动作电位4期自动去极化的速率是影响心肌细胞自律性最重要的因素。若4期自动去极化速率加快，达到阈电位水平所需的时间将减少，单位时间内发生兴奋的次数就增多，即自律性增高；反之，则自律性降低。

（2）**最大复极电位与阈电位之间的差距**：最大复极电位的绝对值减小，或阈电位水平下移，都能使二者之间的差距缩短，因此自动去极化达到阈电位水平所需的时间减少，自律性就增高；反之，则自律性降低。一般条件下阈电位变化不大，故它不是影响自律性的主要因素。

（二）兴奋性

心肌属于可兴奋组织，在受到适当刺激时可产生动作电位，即具有兴奋性。心肌细胞兴奋性的高低可用阈值来衡量。阈值高，表示兴奋性低；阈值低，则表示兴奋性高。

1. 心肌细胞兴奋性的周期性变化　心肌细胞每发生一次兴奋，其兴奋性也随之发生一系列周期性变化。现以心室肌细胞为例，说明在一次兴奋过程中兴奋性的周期性变化（图9-51）。

（1）**有效不应期**：心肌细胞受到刺激发生兴奋后，从0期去极化开始到3期复极化至 -55 mV 期间，给予任何强度的刺激都不能使细胞膜再次产生去极化反应，这个时期称为**绝对不应期**（absolute refractory period，ARP）。此期心肌细胞兴奋性的暂时缺失是由于钠通道处于完全失活的状态。从 -55 mV 复极到约 -60 mV 期间，如果给予一个足够强的刺激，细胞膜可产生局部的去极化反应，但仍不能发生动作电位，这一时期称为**局部反应期**（local response period）。上述两段时间合称为**有效不应期**（effective refractory period，ERP）。此期心肌细胞仅有少量钠通道复活到备用状态，但其产生的内向电流仍不足以使膜去极化至阈电位。

(2) **相对不应期**：在复极化膜电位从 –60 mV 到 –80 mV 的这段期间内，须给予心肌细胞一个阈上刺激，才能产生动作电位，这段时间称为**相对不应期**（**relative refractory period，RRP**）。此期心肌细胞的兴奋性已逐渐恢复，但仍然低于正常，原因是已有相当数量的 Na⁺ 复活，但阈下刺激仍不足以使膜去极化达到阈电位，只有给予阈上刺激才能引起新的动作电位。

(3) **超常期**：在复极化膜电位从 –80 mV 到 –90 mV 的这段时期内，只要给予心肌细胞一个阈下刺激，就能产生动作电位，表明兴奋性高于正常，故这段时间称为**超常期**（**supranormal period，SNP**）。此期心肌细胞膜电位已经基本恢复，膜电位与阈电位的距离较小，引起兴奋所需的刺激强度小于正常阈值，因此兴奋性高于正常水平。

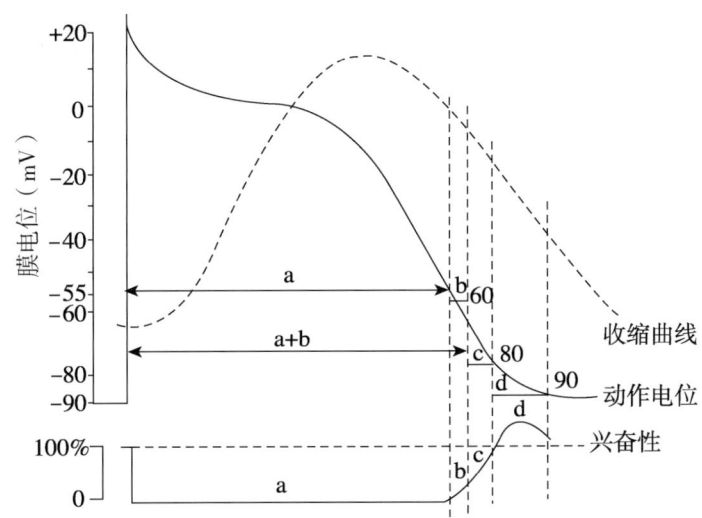

图 9-51　心室肌动作电位期间兴奋性的变化与机械收缩的关系

a. 绝对不应期；b. 局部反应期；a+b. 有效不应期；c. 相对不应期；d. 超常期

2. 兴奋性周期性变化的意义　心肌细胞兴奋性变化的最大特点是有效不应期特别长，相当于机械收缩的整个收缩期和舒张早期。此期心肌细胞对任何刺激均不会产生兴奋和收缩，因此心肌不会像骨骼肌那样发生强直收缩，而始终进行收缩和舒张交替的活动，从而保证心脏泵血活动的正常进行。

3. 期前收缩与代偿性间歇　正常心脏是按照窦房结的节律进行活动的。如果在有效不应期之后（相对不应期和超常期之内），下一次窦房结兴奋到达之前，心室受到一次较强的额外人工刺激或异位起搏点产生的刺激，则可提前产生一次兴奋和收缩，称为**期前收缩**（**premature systole**），又称早搏。在一次期前收缩之后往往会出现一段较长的心室舒张期，称为**代偿性间歇**（**compensatory pause**）（图 9-52）。因为期前兴奋也有自己的有效不应期。期前收缩是临床常见的一种异位心律。

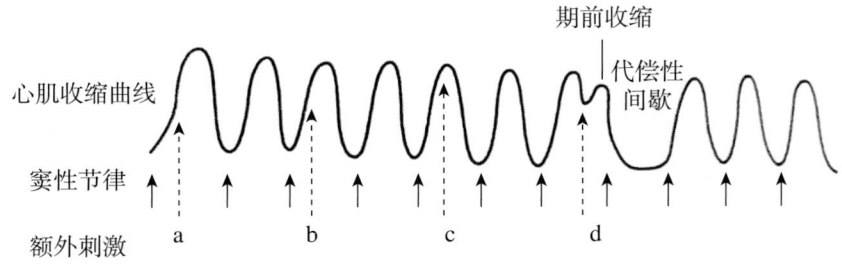

图 9-52　期前收缩和代偿性间歇

额外刺激 a、b、c 落在有效不应期内，不引起反应；额外刺激 d 落在相对不应期内，引起期前收缩和代偿性间歇

(三)传导性

传导性是指心肌细胞具有传导兴奋的能力或特性。传导性的高低可用兴奋的传播速度来衡量。

1. 心脏内兴奋的传播途径 兴奋在心脏内的传播是通过特殊传导系统来完成的(图9-53)。正常情况下,窦房结发出的兴奋通过心房肌传到右心房和左心房,并沿着由心房肌组成的优势传导通路迅速传到房室交界区,再经房室束和左、右束支传到浦肯野纤维网,引起两侧心室肌兴奋。

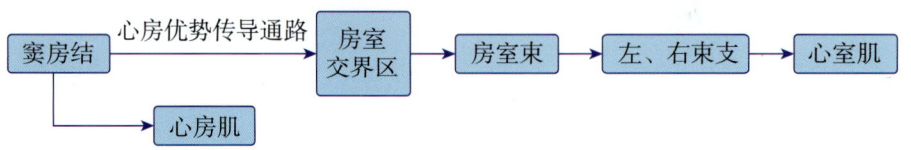

图9-53 心脏内兴奋的传导途径

2. 心脏内兴奋的传播速度 兴奋在心脏内各部分的传导速度是不相同的。普通心房肌的传导速度较慢,约0.4 m/s。而优势传导通路的传导速度较快,为1.0～1.2 m/s,因此窦房结的兴奋可沿此通路迅速传到房室交界区,有利于左、右两心房同步兴奋和同步收缩。在心室,心室肌的传导速度约为1 m/s,而浦肯野纤维的传导速度可达4 m/s。因此,房室交界的兴奋可沿浦肯野纤维网迅速而广泛地传到左、右两心室,有利于左、右两心室同步兴奋和同步收缩。房室交界区细胞的传导速度很慢,其中又以结区最慢(0.02 m/s),且房室交界是兴奋由心房传入心室的唯一通道,因此兴奋由心房传至心室时出现了时间延搁,这一现象称为**房室延搁** (**atrioventricular delay**)。房室延搁具有重要的生理意义,它保证了心室的收缩必定发生在心房收缩完毕之后,因而心房和心室的收缩在时间上不会发生重叠,这对心室的充盈和射血是十分重要的。但房室交界区也因此成为传导阻滞的好发部位。

(四)收缩性

与骨骼肌一样,心肌细胞的收缩也由动作电位触发,也通过兴奋-收缩耦联使肌丝滑行而引起。除此之外,心肌收缩还有其自身的特点。

1. 对细胞外液中 Ca^{2+} 依赖性较大 心肌细胞的肌质网不如骨骼肌发达, Ca^{2+} 储备量较少,心肌细胞的兴奋-收缩耦联过程高度依赖细胞外液中的 Ca^{2+}。在一定范围内,细胞外液 Ca^{2+} 浓度增加,心肌收缩力增强;反之,细胞外液 Ca^{2+} 浓度降低,则心肌收缩力减弱。

2. "全或无"式收缩 当刺激达到阈强度时,由于心脏特殊传导系统传导兴奋的速度很快,且细胞间闰盘电阻很低,兴奋容易通过,所以兴奋几乎同时到达所有的心房肌或心室肌,引起同步收缩,表现为"全或无"式收缩。这种方式的收缩力量大,有利于提高心脏泵血的效率。

3. 不发生强直收缩 如前所述,心肌细胞在发生一次兴奋后,其兴奋性的有效不应期特别长,相当于整个收缩期和舒张早期。在有效不应期内,无论多么强大的刺激,都不会使心肌细胞再次兴奋和收缩。因此在正常情况下,心脏不会发生强直收缩,而是始终保持着收缩与舒张交替进行的节律活动。保证了心脏正常射血与充盈的交替进行,这对于维持心脏正常的泵血功能具有重要意义。

考点:心肌细胞的电生理特性

考题举例 9-15

第四节 血管生理

> **案例导入**
>
> 某患者，男性，38岁，3年前体检发现血压升高，因当时无不适症状，未服药治疗。近1周来患者出现头晕、头痛、耳鸣、视物模糊、失眠等症状，来医院就诊。体格检查：BP 180/120 mmHg，胸部X线检查显示心脏扩大。初步诊断：原发性高血压。
>
> **思考题：**
> 1. 此患者血压正常吗？血压的正常值是多少？
> 2. 动脉血压的高低受哪些因素的影响？
> 3. 检索预防高血压的措施。

与心脏相连接的血管系统是一个相对密闭的管道系统，其主要功能是运输血液。血管分为动脉、静脉和毛细血管三大类，不论是体循环还是肺循环，由心室射出的血液都流经由动脉、静脉和毛细血管相互串连形成的血管系统，再返回心房。

一、各类血管的功能特点

根据其所在位置、组织结构和功能特征的不同，血管分为以下几类。

1. 弹性储器血管 是指主动脉、肺动脉主干及其大的分支。其管壁较厚，富含弹性纤维，有明显的弹性和可扩张性，故称为**弹性储器血管**。心室射血时，主动脉和大动脉被动扩张，容积增大，将一部分血液暂时储存起来。射血停止后，主动脉和大动脉弹性回缩，驱使储存的血液向前流动。故主动脉和大动脉的"弹性储器"作用，可使心脏的间断射血变成血管系统中连续的血流。

2. 分配血管 是指中动脉，即弹性储器血管与小动脉、微动脉之间的动脉管道。其管壁中弹性纤维逐渐减少，而平滑肌成分逐渐增加，收缩性较强，其收缩和舒张可以调节分配到身体各部位组织、器官的血流量。

3. 毛细血管前阻力血管 是指小动脉和微动脉。这类血管的管径小，管壁富含平滑肌，通过平滑肌的舒缩活动，可使血管口径发生变化，从而改变对血流的阻力和所灌流器官、组织的血流量。血液在血管系统中流动时所受的总的阻力，大部分发生在小动脉和微动脉，特别是微动脉，因此将它们称为**毛细血管前阻力血管**。

4. 毛细血管前括约肌 在真毛细血管的起始部常有平滑肌环绕，称为**毛细血管前括约肌**。其舒缩活动可控制毛细血管的启闭，因此可决定某一时间内毛细血管开放和关闭的数量。

5. 交换血管 是指真毛细血管。其管壁仅由单层内皮细胞构成，外面有一薄层基膜，通透性很高，是血液和组织液进行物质交换的场所。

6. 毛细血管后阻力血管 微静脉管径较小，对血流也有一定的阻力，故称为**毛细血管后阻力血管**。其舒缩活动可影响毛细血管前阻力和毛细血管后阻力的比值，从而改变毛细血管血压以及体液在血管内、外的分配。

7. 容量血管 是指静脉系统，其数量多、口径粗、管壁薄、容量大，而且可扩张性较大。在安静状态下，整个静脉系统容纳了60%～70%的循环血量，起着血液储存库的作用。

8. 短路血管 是指小动脉和小静脉之间的吻合支。在手指、足趾、耳郭等处的皮肤多见，可使小动脉内的血液不经过毛细血管而直接流入小静脉,其功能与体温调节有关。

二、血流动力学相关概念

血液在心血管系统中流动的一系列问题均属于血流动力学的范畴。血流动力学是流体动力学的一个分支,主要研究血流量、血流速度、血流阻力、血压以及它们之间的关系。

(一)血流量与血流速度

1. 血流量 单位时间内流过血管某一截面的血量称为**血流量**,也称**容积速度**,单位为 ml/min 或 L/min。按照流体力学的一般原理,液体在流动时,血流量 Q 与血管两端的压力差 ΔP 呈正比,与血流阻力 R 呈反比,即 $Q = \Delta P/R$。

对一个器官而言,Q 为该器官的血流量,ΔP 为灌注该器官的平均动脉压与静脉压之差,R 为该器官总的血流阻力。正常情况下,静脉血压很低,不同器官的动脉血压基本相等,所以器官血流量主要取决于该器官对血流的阻力。

2. 血流速度 血液中的一个质点在血管内移动的线速度,称为**血流速度**,单位为 cm/s。血液在血管内流动时,其血流速度与血流量呈正比,与血管的横截面积呈反比。由于主动脉的总横截面积最小,毛细血管的总横截面积最大,因此主动脉内的血流速度最快,为 180 ~ 220 mm/s;毛细血管内的血流速度最慢,为 0.3 ~ 0.7 mm/s。除此之外,动脉的血流速度还与心室的舒缩状态有关。在一个心动周期中,心脏收缩期的流速比心脏舒张期快。

(二)血流阻力

血液在血管内流动时所遇到的阻力,称为**血流阻力**。它是由血液内部各种成分之间的摩擦和血液与血管壁之间的摩擦形成的。血流阻力可通过下式计算得出:$R = 8\eta L/(\pi r^4)$。由该式可知,血流阻力(R)与血管的长度(L)和血液的黏滞度(η)呈正比,而与血管半径(r)的 4 次方呈反比。在生理条件下,血管的长度和血液的黏滞度变化很小,因此血流阻力主要取决于血管半径。在体循环的血流阻力中,大动脉约占 19%,小动脉、微动脉约占 47%,毛细血管约占 27%,静脉约占 7%,可见小动脉、微动脉是形成血流阻力的重要部分,其舒缩活动对血流阻力的影响最大。来自小动脉、微动脉的阻力称为**外周阻力**。

(三)血压

血压(blood pressure)是指血管内流动着的血液对单位面积血管壁的侧压力(压强)。血压的国际标准计量单位是千帕(kPa),但习惯上常以毫米汞柱(mmHg)为单位(1 mmHg = 0.133 kPa)。在循环系统中,各类血管的血压各不相同,有动脉血压、毛细血管血压和静脉血压之分,平常所说的血压是指动脉血压。静脉血压和心房压较低,常以厘米水柱(cmH_2O)为单位(1 cmH_2O = 0.098 kPa)。血液在血管内流动时要不断克服阻力而消耗能量,因此血压从动脉到静脉逐渐降低,到右心房时降至最低。

三、动脉血压与动脉脉搏

(一)动脉血压

1. 动脉血压的概念及正常值 **动脉血压**(arterial blood pressure)是指动脉血管内流动的血液对单位面积动脉管壁的侧压力。一般所说的动脉血压是指主动脉压。因大动脉中血压降落很小，故通常用上臂测得的肱动脉压代表主动脉压。

在一个心动周期中，动脉血压随心室的舒缩活动而发生周期性变化。心室收缩时，动脉血压升高，所达到的最高值称为**收缩压**。心室舒张时，动脉血压降低，所达到的最低值称为**舒张压**。收缩压和舒张压的差值称为脉搏压，简称**脉压**。一个心动周期中动脉血压的平均值称为**平均动脉压**。由于心动周期中舒张期较长，所以平均动脉压接近舒张压，约等于舒张压加1/3脉压。

我国健康青年人在安静状态时的收缩压为 100～120 mmHg，舒张压为 60～80 mmHg，脉压为 30～40 mmHg，平均动脉压接近 100 mmHg。临床上，动脉血压值习惯以收缩压/舒张压表示，如 120/80 mmHg，表示收缩压为 120 mmHg，舒张压为 80 mmHg。健康人在安静状态下的血压值是比较稳定的，但存在个体、年龄和性别差异。同年龄比较，男性略高于女性。随着年龄的增长，收缩压和舒张压均有升高的趋势，收缩压升高较为显著。

2. 动脉血压的形成 动脉血压的形成与循环系统内的血液充盈、心脏射血和外周阻力，以及主动脉与大动脉的弹性储器作用等因素有关。

（1）**动脉血压形成的前提**：循环系统中有足够的血液充盈。若循环血量不足，血液对血管壁就没有侧压力，血压的形成就无从谈起。

（2）**动脉血压形成的决定因素**：心室收缩射血和外周阻力。如果不存在外周阻力，心室收缩所释放的能量将全部转化为血液的动能。但在正常情况下，由于血管内存在外周阻力，心室收缩释放的能量可分为两部分，一部分转变成血液的动能，用于推动血液流动；另一部分则转变成势能，形成对血管壁的侧压力，并使血管扩张。

（3）**动脉血压的缓冲要素**：主动脉和大动脉管壁的弹性储器作用。一般情况下，左心室每次收缩向主动脉射出 60～80 ml 血液。由于外周阻力的存在，左心室一次收缩所射出的血液在心脏收缩期内仅有约 1/3 流向外周，其余约 2/3 暂时储存在主动脉和大动脉内，收缩压随之升高。但是由于主动脉和大动脉管壁具有较大的可扩张性，收缩压升高的速度和幅度得到缓冲而不致过高。左心室舒张时，射血停止，被扩张的主动脉和大动脉管壁发生弹性回缩，将心脏收缩期储存的那部分血液继续推向外周，使舒张压不致过低（图 9-54）。可见，主动脉和大动脉的弹性储器作用可缓冲收缩压，维持舒张压，同时可使左心室的间断射血变为动脉内的连续血流。

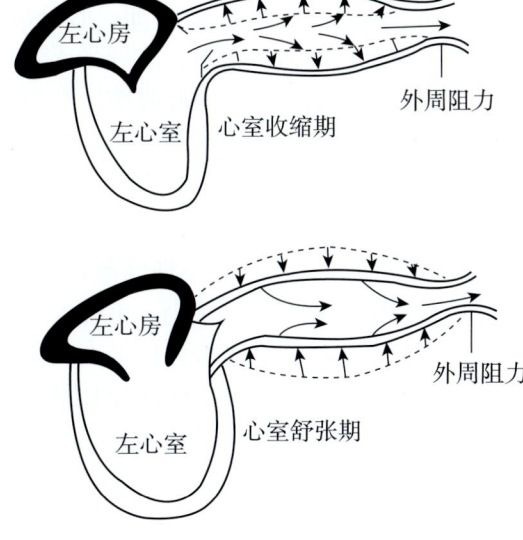

图 9-54 主动脉管壁弹性对血压及血流的作用

3. 影响动脉血压的因素 凡能影响动脉血压形成的各种因素，都能影响动脉血压（图 9-55）。

（1）**每搏输出量**：当每搏输出量增加时，心脏收缩期射入主动脉的血量增多，动脉管壁所承受的侧压力增加，收缩压明显升高。由于动脉血压升高，血液流速随之加快，到心脏舒张期末，存留在主动脉内的血量增加并不多。因此，动脉血压的升高主要表现为收缩压升高，而舒张压升高不如收缩压明显，脉压增大。反之，当每搏输出量减少时，收缩压明显降低，舒张压降低不多，脉压减小。因此，通常情况下，收缩压的高低主要反映每搏输出量的多少，即反映左心室的收缩功能。临床上左心功能不全时主要表现为收缩压降低，脉压减小。

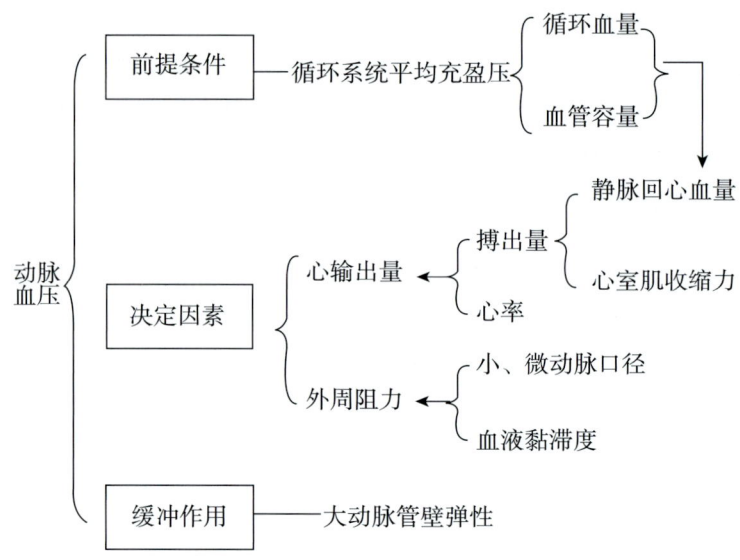

图 9-55　动脉血压的形成及其影响因素

（2）**心率**：心率的变化主要影响舒张压。心率加快时，心动周期缩短，以心脏舒张期缩短更明显，心脏舒张期流向外周的血液量减少，致使心脏舒张期末主动脉内存留的血量增多，舒张压明显升高。由于动脉血压升高可使血流速度加快，在心脏收缩期仍有较多的血液流向外周，因此收缩压升高不如舒张压升高明显，脉压减小。相反，心率减慢时，舒张压降低的幅度比收缩压降低的幅度大，故脉压增大。

（3）**外周阻力**：外周阻力增加，心脏舒张期内血液向外周流动的速度减慢，心脏舒张期末存留在主动脉内的血量增多，故舒张压升高。由于动脉血压升高使血流速度加快，使收缩期仍有较多的血液流向外周，因此收缩压升高不如舒张压升高明显，脉压减小。反之，当外周阻力减小时，舒张压的降低比收缩压明显，故脉压增大。通常情况下，舒张压的高低主要反映外周阻力的大小。原发性高血压患者大多是由于阻力血管广泛持续收缩或硬化而引起外周阻力增大，动脉血压升高，特别是舒张压升高较明显。

（4）**主动脉和大动脉的弹性储器作用**：如前所述，主动脉和大动脉的弹性储器作用，可使动脉血压的波动幅度明显减小。单纯大动脉管壁硬化时，大动脉的弹性储器作用减弱，因而收缩压升高而舒张压降低，故脉压增大。

（5）**循环血量和血管系统容积的比例**：在正常情况下，循环血量和血管系统容积是相匹配的，从而保持血管内有充足的血液充盈。当循环血量不变而血管系统容积增大（如过敏性休克）或血管系统容积不变而循环血量减小（如大失血）时，都会导致动脉血压降低。

以上讨论是在假设其他因素不变的前提下，某一因素发生变化时对动脉血压的影响。实际上，在完整人体内，动脉血压的变化往往是各种因素相互作用的综合结果。

考点：动脉血压的形成及其影响因素
考题举例 9-16

（二）动脉脉搏

在每个心动周期中，随着心脏的收缩和舒张，动脉内的压力和容积也发生周期性变化，从而引起动脉管壁发生周期性搏动，称为**动脉脉搏**，简称脉搏，通常可在桡动脉处触摸。搏动发生于主动脉起始部，能沿动脉管壁向外周血管传播。脉搏的频率和节律与心搏频率和节律一致，脉搏的强弱和紧张度能反映每搏输出量的多少，因此通过触压桡动脉脉搏，可判断心率、心律、心肌收缩力、动脉管壁的弹性等情况，依此诊断心血管系统和其他系统疾病。

四、静脉血压与静脉回心血量

静脉血管是血液回流入心脏的通道，因其易被扩张、容量大，故称为容量血管，起着血液储存库的作用。静脉的收缩或舒张可有效地调节回心血量和心输出量，以适应机体在不同生理条件下的需要。

（一）静脉血压

当体循环血液从动脉流经毛细血管到达静脉时，血压已降至 15～20 mmHg，汇入右心房时，血压已接近于零。静脉血压无收缩压和舒张压之分，且几乎不受心脏舒缩活动的影响。根据测量部位的不同，可将静脉血压分为中心静脉压和外周静脉压。

1. 中心静脉压　右心房或胸腔内大静脉的血压称为**中心静脉压**（central venous pressure，**CVP**），正常变动范围为 4～12 cmH$_2$O。中心静脉压的高低取决于心脏射血能力和静脉回心血量之间的相互关系。如果心脏射血能力较强，能及时地将回流入心脏的血液射入动脉，中心静脉压就较低；反之，心脏射血能力减弱时，中心静脉压就升高。另外，如果静脉回心血量增多或回流速度加快（如输液、输血过多或过快），中心静脉压也将升高。可见，测定中心静脉压可了解心的功能状态和静脉回心血量。临床上中心静脉压可作为控制补液量和补液速度的参考指标。在以输液治疗休克时，中心静脉压偏低或有下降趋势，常提示输液量不足；而中心静脉压高于正常或有升高的趋势，则提示输液过快或心脏射血功能不全。

2. 外周静脉压　各器官静脉的血压称为**外周静脉压**（peripheral venous pressure）。通常以人体平卧时肘正中静脉压为代表，正常值为 5～14 cmH$_2$O。

（二）静脉回心血量及其影响因素

静脉中的血流顺其压力梯度由微静脉向心房方向流动。单位时间内的静脉回心血量取决于外周静脉压和中心静脉压之差，以及静脉对血流的阻力。故凡能影响外周静脉压、中心静脉压以及静脉阻力的因素，都能影响静脉回心血量。

1. 体循环平均充盈压　是反映循环系统充盈程度的指标。实验证明，循环系统内血液充盈程度越高，静脉回心血量越多。当循环血量增加或容量血管收缩时，体循环平均充盈压升高，因而静脉回心血量增多。反之，循环血量减少或容量血管舒张时，体循环平均充盈压降低，则静脉回心血量减少。

2. 心肌收缩力　如果心肌收缩力增强，每搏输出量增多，则心脏舒张期室内压较低，从而对心房和静脉内血液的抽吸力量增强，静脉回流量就增多；反之，则减少。例如右心衰竭时，射血功能显著减弱，心脏舒张期大量血液淤积在右心房和大静脉内，引起中心静脉压升高，静脉回心血量明显减少。患者可出现颈外静脉怒张、肝充血肿大、下肢水肿等体征。同理，左心衰竭时，左心房和肺静脉压升高，导致血液淤积在肺部，可造成肺淤血和肺水肿。

3. 骨骼肌的挤压作用　骨骼肌收缩时，可对肌肉内和肌肉间的静脉产生挤压，使静脉血液回流速度加快。骨骼肌松弛时，静脉压下降，又促使血液从毛细血管流入静脉，使静脉充盈。同时静脉瓣使静脉内的血液只能向心脏方向流动而不能倒流。因此，骨骼肌节律性舒缩和静脉瓣的配合，对静脉回流起着"泵"的作用，称为"肌肉泵"或"静脉泵"。但是如果肌肉不是做节律性舒缩，而是维持在紧张性收缩状态，则静脉将持续受压，静脉回流反而会减少。

例如长期站立工作的人,不能充分发挥"肌肉泵"的作用,易引起下肢静脉淤血,甚至形成下肢静脉曲张。

4. 体位改变 当人由平卧位突然转为直立位时,在重力作用下,心脏以下静脉血管扩张,容量增加,导致静脉回心血量减少,心输出量减少,动脉血压下降。健康人可通过神经和体液调节机制,使动脉血压迅速恢复。但对于长期卧床或体弱久病的患者,静脉管壁的紧张性较低,可扩张性较大,加之下肢肌肉的收缩力量减弱,对静脉的挤压作用减小,当由平卧位突然转为直立位时,大量血液淤积在下肢,使静脉回心血量减少,动脉血压下降,引起脑和视网膜供血不足,出现头晕、眼前发黑,甚至昏厥等症状。

5. 呼吸运动 吸气时,胸腔容积增加,使胸腔内的大静脉和右心房扩张,中心静脉压进一步降低,因此有利于外周静脉内的血液回流至右心房,回心血量增加;呼气时,胸廓缩小,中心静脉压升高,静脉回心血量减少。可见,呼吸运动对静脉回流也起着"泵"的作用,称为"呼吸泵"。

五、微循环

微循环(microcirculation)是指微动脉和微静脉之间的血液循环。正常情况下,微循环的血流量与组织和器官的代谢水平相适应,保证各组织和器官的血液灌流量并调节回心血量。

(一)微循环的组成和血流通路

机体各器官、组织的结构和功能不同,微循环的组成也不同。典型的微循环一般由微动脉、后微动脉、毛细血管前括约肌、真毛细血管、通血毛细血管、动静脉吻合和微静脉七部分组成。根据微循环的组成,可将微循环分为3条通路(图9-56)。

1. 迂回通路 血液经微动脉、后微动脉、毛细血管前括约肌、真毛细血管网汇入微静脉的通路,称为**迂回通路**。该通路中真毛细血管数量多且迂回曲折,加上管壁薄,通透性好,血流缓慢,因此是血液与组织液之间进行物质交换的主要场所,故又称为**营养通路**。真毛细血管是交替开放的,安静时同一时间内约有20%的真毛细血管处于开放状态。真毛细血管开放的数量取决于所在器官、组织的代谢水平。

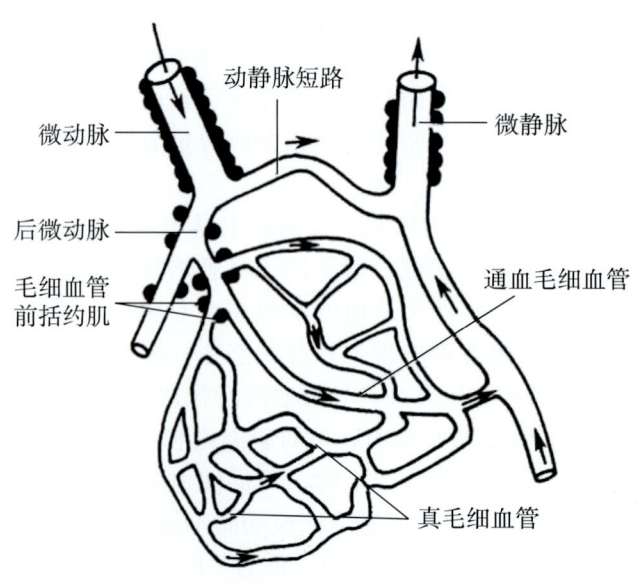

图9-56 微循环组成模式图

2. 直捷通路 血液从微动脉经后微动脉、通血毛细血管进入微静脉的通路，称为**直捷通路**。该通路多分布于骨骼肌，比较短直，管径较粗，经常处于开放状态。由于血流速度较快，该通路的主要功能并不是物质交换，而是使一部分血液迅速进入静脉，以保证静脉回心血量。

3. 动静脉短路 血液经微动脉通过动静脉短路直接回到微静脉的通路，称为**动静脉短路**。这条通路多分布于皮肤内，平常处于关闭状态。动静脉短路管壁较厚，血液流速较快，故血液流经此通路时不能进行物质交换，又称为**非营养通路**。动静脉短路的主要功能是参与体温调节。当环境温度升高时，吻合支开放，皮肤血流量增加，有利于散发热量；而当环境温度降低时，吻合支关闭，皮肤血流量减少，则有利于保存体内的热量。

（二）微循环血流量的调节

微动脉、后微动脉、毛细血管前括约肌和微静脉的管壁都含有平滑肌，其舒缩活动直接影响微循环的血流量。

1. 微动脉 为毛细血管前阻力血管，在微循环中起"总闸门"的作用，其口径变化决定了微循环的血流量。微动脉平滑肌主要受交感缩血管神经纤维和体内缩血管活性物质（如儿茶酚胺、血管紧张素、血管升压素）的影响。当交感神经兴奋以及缩血管活性物质在血液中浓度增加时，微动脉收缩，毛细血管前阻力增大，进入微循环的血流量减少。

2. 后微动脉和毛细血管前括约肌 后微动脉和毛细血管前括约肌在微循环中起着"分闸门"的作用，它的开闭直接控制微动脉进入真毛细血管的血流量。后微动脉和毛细血管前括约肌的舒缩活动主要受局部代谢产物（如 CO_2、H^+、腺苷、组胺）的影响。在安静状态下，组织代谢水平较低，局部代谢产物积聚较慢，该处的后微动脉和毛细血管前括约肌处于收缩状态，真毛细血管网关闭。一段时间后，局部组织的代谢产物积聚增多，后微动脉和毛细血管前括约肌舒张，真毛细血管网开放，血流量增多，局部组织代谢产物被清除。

3. 微静脉 是微循环的"后闸门"，它的舒缩决定了毛细血管后阻力的大小，从而影响微循环的血液流出量。在生理情况下，毛细血管后阻力变化不大。在病理状态下，微静脉收缩使后阻力增大，大量血液滞留在真毛细血管内，造成回心血量减少，心排血量减少，血压下降。

六、组织液的生成与回流及淋巴循环

组织液是存在于组织细胞间隙内的液体，绝大部分呈胶冻状，不能自由流动，因而不会因重力作用而流到身体的低垂部分。组织液是血浆从毛细血管滤过而形成的，除了蛋白质浓度明显低于血浆外，其余成分与血浆基本相同。在血浆和组织液的动态平衡中，淋巴系统也起着重要的作用。

（一）组织液的生成与回流

正常情况下，组织液由毛细血管的动脉端不断产生，同时一部分组织液又经毛细血管静脉端返回毛细血管内，另一部分组织液则经淋巴管回流入血液循环。因此，正常组织液的量处于动态平衡状态。这种动态平衡取决于四种因素的共同作用，即毛细血管血压、血浆胶体渗透压、组织液静水压和组织液胶体渗透压。其中毛细血管血压和组织液胶体渗透压是促使液体从毛细血管内向血管外滤过的力量；而血浆胶体渗透压和组织液静水压是促使液体从毛细血管外重吸收入血管内的力量。滤过的力量和重吸收的力量之差，称为**有效滤过压**，是组织液生成与回流的动力。可用下式表示：

有效滤过压 =（毛细血管血压 + 组织液胶体渗透压）-（血浆胶体渗透压 + 组织液静水压）

若有效滤过压为正值,则液体从毛细血管滤出,组织液生成;若有效滤过压为负值,则液体被重吸收回毛细血管内,组织液回流(图9-57)。正常情况下,人体动脉端毛细血管血压约为30 mmHg;静脉端毛细血管血压约为12 mmHg;血浆胶体渗透压约为25 mmHg;组织液胶体渗透压约为15 mmHg;组织液静水压约为10 mmHg,故:

$$毛细血管动脉端有效滤过压=(30+15)-(25+10)=10 \text{ mmHg}$$
$$毛细血管静脉端有效滤过压=(12+15)-(25+10)=-8 \text{ mmHg}$$

由此可见,组织液在毛细血管动脉端不断生成,直到有效滤过压降至负值,生成的组织液又逐渐回流。其中,约90%可在静脉端被重吸收回血液,余下约10%进入毛细淋巴管生成淋巴,再由淋巴系统流回血液,使组织液的生成和回流处于动态平衡。

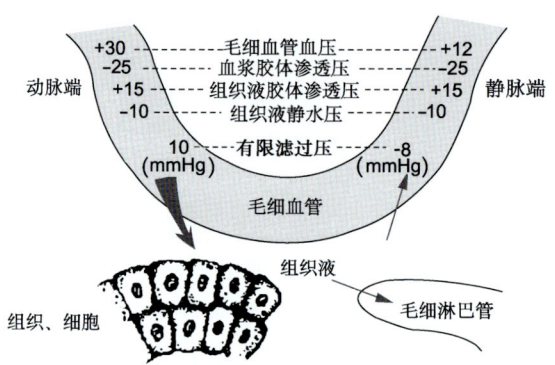

图9-57 组织液生成与回流示意图

(二)影响组织液生成与回流的因素

在正常情况下,组织液的生成与回流保持着动态平衡,以保证血液量和组织液量的相对稳定。如果这种动态平衡遭到破坏,组织液生成过多或重吸收减少,可导致组织液在组织间隙潴留,形成水肿。

1. 毛细血管血压 是促进组织液生成、阻止组织液回流的因素。在其他条件不变的情况下,毛细血管血压升高,有效滤过压增大,可使组织液生成增多,形成水肿。例如右心衰竭时,中心静脉压升高,静脉回流受阻,全身毛细血管后阻力增加,致使毛细血管血压升高,组织液生成增多,引起全身水肿。发生炎症的部位,由于小动脉扩张使毛细血管前阻力减小,进入毛细血管的血量增加而使毛细血管血压升高,组织液生成增多,可发生局部水肿。

2. 血浆胶体渗透压 是促进组织液回流的因素,主要由血浆蛋白形成。营养不良(蛋白质摄入不足)、肝病(蛋白质合成减少)以及肾病(蛋白质丢失过多)均可导致血浆蛋白减少,使血浆胶体渗透压降低,有效滤过压增大,组织液生成增多而引起水肿。

3. 毛细血管壁的通透性 在正常情况下,毛细血管壁对蛋白质几乎不通透,这就使血浆胶体渗透压比组织液胶体渗透压高。在感染、过敏、烧伤等病理情况下,局部组织释放大量组胺、缓激肽等,使毛细血管壁通透性增大,部分血浆蛋白渗出毛细血管,使血浆胶体渗透压下降,组织液胶体渗透压升高,有效滤过压增大,导致组织液生成增多而回流减少,发生水肿。

4. 淋巴回流 在正常情况下,从毛细血管滤出的组织液中约有10%经淋巴系统回流入血液。当淋巴回流受阻(如丝虫病或肿瘤压迫)时,可使组织液回流减少而发生局部水肿。

(三)淋巴循环及其生理意义

1. 淋巴循环 未被毛细血管重吸收的组织液进入毛细淋巴管成为淋巴。淋巴每日生成的总量为 2～4 L，成分与组织液相近。组织液与毛细淋巴管之间的压力差是促使组织液进入毛细淋巴管的动力。淋巴在毛细淋巴管形成后流入集合淋巴管，全身集合淋巴管最后汇合成两条大干，即胸导管和右淋巴导管，它们分别在两侧锁骨下静脉和颈内静脉汇合处进入血液循环。因此，淋巴循环可视为血液循环的一个侧支，是组织液向血液循环回流的一个重要辅助系统。

2. 淋巴循环的生理意义

（1）**回收蛋白质**：每日组织液中有 75～200 g 蛋白质由淋巴回收到血液中，保持组织液胶体渗透压在较低水平。淋巴回流是组织液中蛋白质回到血液循环的唯一途径。

（2）**运输脂肪及其他营养物质**：由肠道吸收的脂肪 80%～90% 是通过小肠绒毛的毛细淋巴管吸收并运输到血液的。少量胆固醇和磷脂也经淋巴管吸收。

（3）**调节血液和组织液之间的体液平衡**：据测定，每日从毛细血管动脉端滤过的液体总量约 24 L，由毛细血管静脉端重吸收的液体总量约 21 L，多余的约 3 L 液体经淋巴循环回收到血液。

（4）**防御和免疫功能**：当组织损伤时，红细胞、异物、细菌等可进入淋巴，在途经淋巴结时，被巨噬细胞清除。同时，淋巴结还能产生具有免疫功能的淋巴细胞，参与机体的免疫过程。

具有科学防癌抗癌意识，为人民群众健康服务

科学防癌抗癌

淋巴转移是恶性肿瘤细胞最常见的转移途径。毛细淋巴管的通透性大于毛细血管，癌细胞更易进入毛细淋巴管，继而沿着淋巴管转移到附近部位或者远处的淋巴结。乳腺癌常被称为"粉红杀手"，其发病率位居女性恶性肿瘤的首位，男性乳腺癌较少见。广大女性应有较强的防癌意识，全面地理解和掌握这些知识，认真地做好自我检查。随着医疗保健水平的提高，乳腺癌已成为疗效最佳的实体肿瘤之一。

阅读思考：

1. 结合乳腺癌的发生，谈谈应该怎样科学防癌、抗癌？
2. 在"全国肿瘤防治宣传周"，如果需要做科教宣讲，为人民群众健康服务，请你设计一份宣讲方案。

第五节　心血管活动的调节

案例导入

某患者，女性，65 岁，因琐事与人发生激烈争吵，在争吵过程中突然全身不自主地发抖，且面色潮红、呼吸急促，家人迅速将其送往医院治疗。体格检查：T 38 ℃，P 120 次/分，R 30 次/分，BP 150/100 mmHg。

思考题：

1. 患者情绪激动时心率加快、血压升高的原因是什么？
2. 患者是否可诊断为高血压？

心血管活动的调节包括神经调节、体液调节和自身调节，不仅能保持正常心率、心输出量、动脉血压、各组织和器官血流量的相对稳定，而且能在机体内、外环境发生变化时做出相应的调节，使心血管活动能满足不同情况下代谢的需要。

一、神经调节

心肌和血管的平滑肌都接受自主神经的支配。神经系统对心血管活动的调节是通过各种心血管反射实现的。

（一）心血管的主要神经支配

1. 心脏的神经支配　心脏受心交感神经和心迷走神经的双重支配，对心脏的作用是相互拮抗的。

（1）**心交感神经**：节前纤维起自脊髓第1～5胸段的中间外侧柱的神经元，在星状神经节或颈交感神经节进行换元。节后神经纤维组成心上、心中、心下神经，进入心脏后支配心脏各个部分，包括窦房结、房室交界、房室束、心房肌和心室肌。

心交感神经兴奋，其节后纤维末梢释放的神经递质是**去甲肾上腺素**，与心肌细胞膜上的 $β_1$ 肾上腺素受体（简称 $β_1$ 受体）结合后，引起心率加快、心肌收缩力加强、房室传导加快，这些效应分别称为正性变时、变力、变传导作用，可被β受体阻断剂普萘洛尔所阻断。

（2）**心迷走神经**：节前纤维起自延髓迷走神经背核和疑核，节前纤维进入心脏后在心内神经节换元，其节后纤维支配窦房结、心房肌、房室交界、房室束及其分支。心室肌仅有少量的心迷走神经纤维支配。

心迷走神经兴奋，其节后纤维末梢释放的神经递质是**乙酰胆碱**，与心肌细胞膜上的 M 型胆碱受体（简称 M 受体）结合后，引起心率减慢、心房肌收缩力减弱、房室传导减慢，这些效应分别称为负性变时、变力、变传导作用。阿托品是 M 型受体阻断剂，它能阻断心迷走神经对心脏的抑制作用。

2. 血管的神经支配　除真毛细血管外，其他所有血管的血管壁都有平滑肌分布。绝大多数血管平滑肌都接受自主神经支配。支配血管平滑肌的神经纤维统称为血管运动神经纤维，可分为缩血管神经纤维和舒血管神经纤维两大类。

（1）**缩血管神经纤维**：都属于交感神经，故一般称为**交感缩血管神经纤维**。人体内大多数血管只接受交感缩血管神经纤维的单一支配。

它的节前神经元位于脊髓胸腰段的中间外侧柱内，发出的纤维在椎旁或椎前神经节内换元，节后神经纤维末梢释放的神经递质为**去甲肾上腺素**。血管平滑肌细胞上有 α 和 $β_2$ 两类肾上腺素受体。去甲肾上腺素与 α 受体结合后，可使血管平滑肌收缩；而与 $β_2$ 受体结合后，则使血管平滑肌舒张。但是，去甲肾上腺素与 α 受体结合的能力较 $β_2$ 受体更强。因此，该神经纤维兴奋时主要引起缩血管效应。

在安静状态下，交感缩血管纤维持续发放 1～3 Hz 的低频冲动，称为交感缩血管紧张，这种紧张性活动可使血管平滑肌保持一定程度的收缩状态。当交感缩血管紧张增强时，血管平滑肌收缩进一步加强，血管收缩；而当交感缩血管紧张降低时，血管平滑肌的收缩程度减弱，血管舒张。

体内几乎所有血管都接受交感缩血管神经纤维支配，但在不同部位的血管中，缩血管神经纤维分布的密度不同。在皮肤血管中，缩血管神经纤维分布最密，在骨骼肌和内脏的血管中分布次之，而在冠状血管和脑血管中分布最少。这种分布特点具有重要的生理和病理生理意义。如在急性失血时，交感缩血管神经纤维高度兴奋，使皮肤、内脏的血管强烈收缩，动脉血压升高，脑血管和冠状血管收缩反应极小。因此，可使有限的循环血量优先供应脑和心脏等重要器官。

（2）**舒血管神经纤维**：体内少数血管除接受缩血管神经纤维支配外，还接受舒血管神经纤维支配。舒血管神经纤维主要有以下两种。

1）**交感舒血管神经纤维**：主要支配骨骼肌血管。这类纤维平时没有紧张性活动，只有在机体情绪激动、恐慌或肌肉运动时才发放冲动，其节后神经纤维末梢释放的递质是乙酰胆碱，与血管平滑肌膜上的 M 受体结合后，产生舒血管效应，使骨骼肌血管舒张，血流量增多。

2）**副交感舒血管神经纤维**：主要分布在脑膜、唾液腺、胃肠外分泌腺和外生殖器等少数器官的血管平滑肌。其节后神经纤维末梢释放的递质是乙酰胆碱，与血管平滑肌膜上的 M 受体结合后，产生舒血管效应。其作用主要是调节组织和器官局部的血流量，对循环系统的总外周阻力影响很小。

（二）心血管中枢

心血管中枢是指位于中枢神经系统内，与调节心血管活动有关的神经元集中的部位。心血管中枢广泛分布在从脊髓到大脑皮质的各个水平。它们各自有不同的功能，又相互密切联系，使整个心血管系统的活动协调一致，并与整个机体的活动相适应。

1．延髓心血管中枢 调节心血管活动的最基本中枢位于延髓。在延髓腹外侧部存在心交感中枢和交感缩血管中枢，分别发出心交感神经和交感缩血管神经的节前纤维；而在延髓的迷走神经背核和疑核存在心迷走中枢，可发出心迷走神经的节前纤维。这些中枢在平时都有紧张性活动，表现为相应神经纤维持续的低频放电，分别称为心交感紧张、交感缩血管紧张和心迷走紧张。在整体情况下，各种心血管反射并不是由延髓心血管中枢独立完成的，而是在延髓以上各有关中枢的参与下共同完成的。

2．延髓以上的心血管中枢 在延髓以上的脑干部分、下丘脑、大脑和小脑中都存在与心血管活动有关的神经元。它们在心血管活动调节中所起的作用较延髓心血管中枢更为高级，表现为对心血管活动和机体其他功能之间复杂的整合。

（三）心血管反射

机体内、外环境发生变化时，可引起心血管反射，使心输出量和各器官的血流量发生相应改变，以维持机体内环境的稳态，并适应外环境的各种变化。

1．颈动脉窦和主动脉弓压力感受性反射 当动脉血压突然升高时，通过对压力感受器的刺激，反射性地引起血压下降的过程，称为**压力感受性反射**，也称为**减压反射**。

（1）**压力感受器**：在颈动脉窦和主动脉弓血管壁外膜下有丰富的感觉神经末梢，对血管内压力变化比较敏感，分别称为颈动脉窦压力感受器和主动脉弓压力感受器（图 9-58）。它们并不是直接感受血压的变化，而是感受血液对血管壁的机械牵张刺激。

（2）**传入神经、传出神经和效应器**：颈动脉窦压力感受器的传入神经为窦神经，它混入舌咽神经后进入延髓。主动脉弓压力感受器的传入神经为主动脉神经，它混入迷走神经干后进入延髓。压力感受性反射的传出神经分别为心迷走神经、心交感神经和交感缩血管神经。效应器是心脏和血管。

（3）**反射过程**：当动脉血压突然升高时，动脉血管壁被牵拉的程度增大，压力感受器的传入冲动增加，分别经窦神经和主动脉神经将神经冲动传入延髓，通过与延髓和延髓以上的各级心血管中枢的复杂联系和整合作用，使心迷走紧张加强，心交感紧张和交感缩血管紧张减弱，表现为心率减慢，心输出量减少，外周阻力减小，动脉血压下降。反之，当动脉血压降低时，压力感受器传入冲动减少，使心迷走紧张减弱，心交感紧张和交感缩血管紧张加强，于是

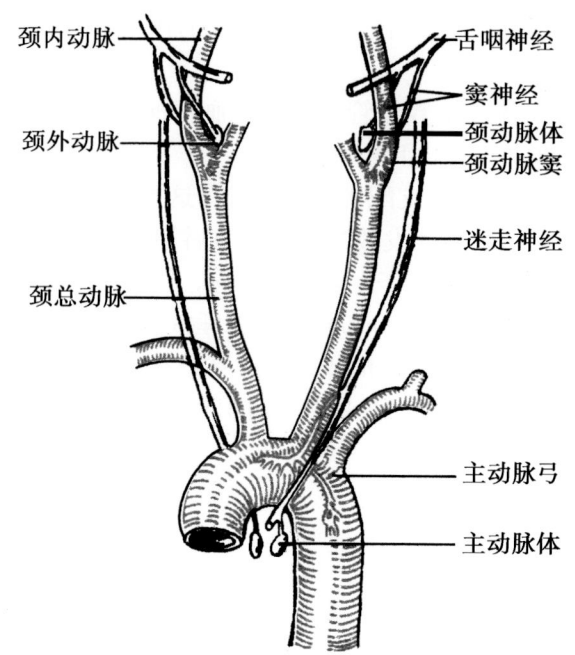

图 9-58 颈动脉窦与主动脉弓的压力感受器和化学感受器

心率加快，心输出量增加，外周阻力增大，血压回升。由此说明，压力感受性反射对血压的调节机制是一种负反馈调节，具有双向调节能力（图 9-59）。

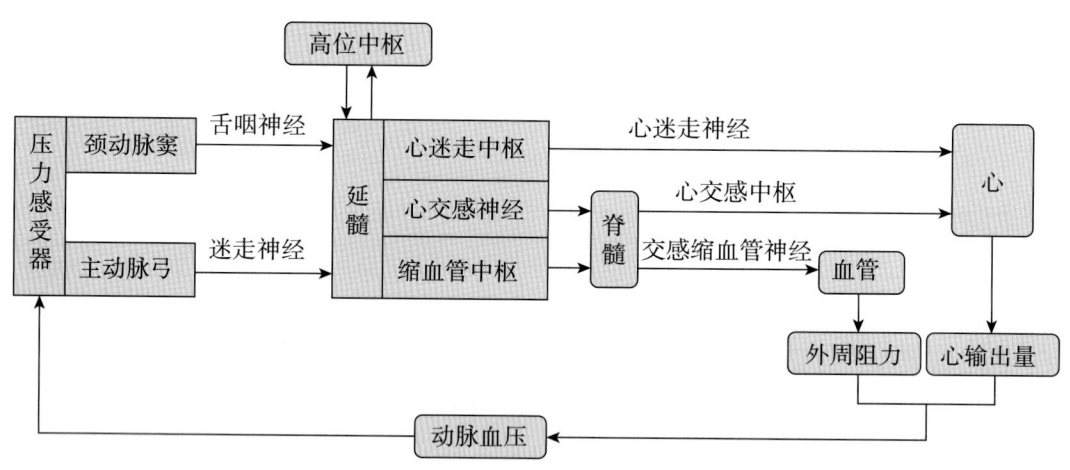

图 9-59 压力感受性反射途径示意图

（4）生理意义：压力感受性反射的生理意义是在短时间内快速调节动脉血压，维持动脉血压相对稳定。压力感受性反射对缓慢发生的血压变化并不敏感，主要对急骤变化的血压起缓冲作用。

2. 颈动脉体和主动脉体化学感受性反射　当血液中 PO_2 降低、PCO_2 升高、H^+ 浓度升高时，颈动脉体和主动脉体化学感受器受刺激而兴奋，传入冲动经窦神经（合并入舌咽神经）和迷走神经进入延髓，然后使延髓内呼吸神经元和心血管活动神经元的活动发生改变。

在正常情况下，化学感受性反射的主要作用是调节呼吸运动，对心血管活动不起明显的调节作用。只有在低氧、窒息、失血、动脉血压过低和酸中毒等情况下才发生作用。除了提高肺通气量外，还能提高心输出量和动脉血压，使血液重新分配，确保心、脑等重要器官的血液供应。

考点：颈动脉窦和主动脉弓压力感受性反射
考题举例 9-17

二、体液调节

体液调节是指血液和组织液中的一些化学物质对心血管活动的调节作用。

（一）肾上腺素和去甲肾上腺素

肾上腺素和去甲肾上腺素都属于儿茶酚胺类物质。血液中的肾上腺素和去甲肾上腺素主要来自肾上腺髓质，其中肾上腺素约占80%，而去甲肾上腺素仅约占20%。肾上腺素能神经纤维末梢释放的去甲肾上腺素也有一小部分进入血液循环。

1. 肾上腺素（epinephrine）

（1）**对心脏的影响**：肾上腺素对心肌的作用较强，可作用于心肌细胞膜上的 $β_1$ 受体，可产生正性变时、变力和变传导作用，使心输出量增加。临床上常用作强心药使用。

（2）**对血管的影响**：肾上腺素对血管的作用取决于血管平滑肌上 α 和 $β_2$ 肾上腺素受体的分布。肾上腺素作用于皮肤、肾、脾、胃肠等内脏血管的 α 受体，使这些器官的血管收缩，血流量减少；同时肾上腺素又作用于骨骼肌、肝和冠脉血管上的 $β_2$ 受体，使这些器官的血管舒张，血流量增加。肾上腺素对外周血管的调节作用是使全身各器官的血液分配发生变化，但对总外周阻力影响不大。

2. 去甲肾上腺素（norepinephrine）

（1）**对心脏的影响**：去甲肾上腺素对心脏的直接作用与肾上腺素的 $β_1$ 效应相同，但作用较弱。

（2）**对血管的影响**：去甲肾上腺素收缩血管的作用较强，主要与 α 受体结合，也能与 $β_2$ 受体结合，但与 $β_2$ 受体的结合能力弱。静脉注射去甲肾上腺素后，可使全身血管广泛收缩，外周阻力增大，动脉血压升高。而血压升高又会使压力感受性反射活动增强，并使心脏活动减弱，结果抵消了去甲肾上腺素与心肌的 $β_1$ 受体结合产生的强心作用。临床上常把它作为升压药使用。

（二）肾素-血管紧张素系统

肾素-血管紧张素系统是人体内重要的体液调节系统。大量失血、血压下降、肾血流量减少时，可刺激肾近球细胞合成和分泌肾素。肾素进入血液循环后，可使由肝合成并释放入血浆中的血管紧张素原（14肽）水解成血管紧张素Ⅰ（10肽）；血管紧张素Ⅰ经过肺循环时，在血管紧张素转换酶的作用下生成血管紧张素Ⅱ（8肽）；血管紧张素Ⅱ在氨基肽酶的作用下脱去一个氨基酸，生成血管紧张素Ⅲ（7肽）。

在血管紧张素的众多成员中，血管紧张素Ⅱ对循环系统作用最强，其主要作用有：①强烈的缩血管作用。血管紧张素Ⅱ作用于血管平滑肌，可使全身小动脉、微动脉收缩，外周阻力增加，血压升高；也可促进静脉收缩，增加回心血量。②增加血容量。血管紧张素Ⅱ与血管紧张素Ⅲ一起促进肾上腺皮质合成和释放醛固酮，促进肾小管对 NaCl 和水的重吸收，使血容量增加。③促进交感神经末梢释放去甲肾上腺素。④增强交感缩血管中枢的紧张性。

肾素、血管紧张素和醛固酮之间关系密切，在功能上形成一个重要系统，称为**肾素-血管紧张素-醛固酮系统**。这一系统对血压、血容量的长期调节起着重要的作用。当机体出现失血、失水时，随着循环血量下降，肾血流量减少，肾素-血管紧张素-醛固酮系统的活动加强，可以促使血量增加和动脉血压回升。

（三）血管升压素

血管升压素（vasopressin，VP）又称**抗利尿激素**（antidiuretic hormone，ADH），由下丘脑视上核和室旁核神经元合成，经下丘脑-垂体束运送至神经垂体储存，当机体需要时释放入血。

血管升压素的主要作用：①抗利尿效应，促进肾远曲小管和集合管对水的重吸收，使尿量减少；②升压效应，使全身血管平滑肌强烈收缩，外周阻力增加，血压升高。血管升压素是已知最强的缩血管物质之一，生理剂量时仅出现抗利尿效应，只有剂量明显高于正常时，才有收缩血管、升高血压的作用。在人体大量失血、严重失水等情况下，血管升压素会大量释放，对保留体液和维持动脉血压起重要作用。

（四）心房钠尿肽

心房钠尿肽（atrial natriuretic peptide，ANP）又称心钠素或心房肽，是由心房肌细胞合成和释放的一类具有生物活性的多肽类物质。心房钠尿肽是调节血容量、血压和水盐平衡的一个重要体液因素。当血容量和血压升高时，心房肌受到牵拉，可促使心房肌细胞释放心房钠尿肽。心房钠尿肽的主要生理作用是促进肾排钠利尿，使血容量减少；舒张血管，使外周阻力下降；抑制肾素、血管紧张素、醛固酮和血管升压素等释放。

三、自身调节

心血管活动的自身调节包括心脏泵血功能的自身调节、组织和器官血流量的自身调节。体内各器官的血流量一般取决于器官和组织的代谢活动。代谢活动越强，耗氧越大，血流量也就越多。器官血流量的调节主要是通过改变该器官的阻力血管口径来实现的。关于自身调节的机制，一般认为主要有以下两类。

（一）代谢性自身调节机制

组织细胞代谢需要消耗氧，并产生各种代谢产物（如 CO_2、H^+、腺苷、ATP、K^+）。当组织代谢活动增强时，局部组织中氧分压降低或多种代谢产物积聚，都能使局部的微动脉和毛细血管前括约肌舒张，引起局部血流量增多，可以向组织提供更多的氧，与增加的组织代谢水平相适应；但局部血流量的增多也带走了可以引起血管舒张的多种代谢产物，又使微动脉和毛细血管前括约肌收缩，如此周而复始形成的负反馈自身调节，称为**代谢性自身调节**。这种效应不仅决定了局部组织在同一时间内处于开放状态的真毛细血管占其总数的百分比值，还决定了局部组织的血液灌流量。在一些功能活动变化较大的器官，如骨骼肌、胃肠、肝和皮肤，这种代谢性自身调节的局部舒血管效应很明显，即使同时发生交感缩血管神经活动增强，该局部的血管仍能舒张。

（二）肌源性自身调节机制

血管平滑肌本身经常保持一定的紧张性收缩，称为肌源性活动。当血管平滑肌被牵拉时，其肌源性活动加强。因此，当某一器官血管的灌注压突然升高时，血管平滑肌受到的牵张刺激增加，于是肌源性活动增强。器官的阻力血管收缩，血流阻力增大，防止器官的血流量因灌注压升高而增多，以维持器官血流量的相对稳定。相反，当器官血管的灌注压突然降低时，阻力血管会舒张，血流量仍保持相对稳定。

这种肌源性的自身调节现象在肾血管表现得特别明显，也可见于脑、心、肝、肠系膜和骨骼肌的血管，但皮肤血管一般不出现这种情况。肌源性自身调节的生理意义是在血压发生一定程度的改变时，仍能保持某些器官血流量的相对稳定。

（田荆华　李海清）

自测题

一、单项选择题

1. 关于心血管系统的描述，正确的是
   A．动脉是引导血液回心的管道
   B．静脉在走行中逐渐分支，管径渐细
   C．毛细血管是血液与组织液进行物质交换的场所
   D．心有 4 个腔，心房和心室互不相通
   E．动脉内均流动着氧饱和的动脉血
2. 关于肺循环的描述，正确的是
   A．起于左心室
   B．终于右心房
   C．较体循环流程短
   D．肺动脉干分为左上、右上、左下、右下共 4 支动脉
   E．肺静脉左、右各一
3. 右心室无
   A．三尖瓣　　　　　　　　B．肺动脉口
   C．主动脉瓣　　　　　　　D．右房室口
   E．乳头肌
4. 冠状窦口位于
   A．下腔静脉口与右心耳之间　　B．下腔静脉口与右房室口之间
   C．上腔静脉口与右房室口之间　　D．上腔静脉口与下腔静脉口之间
   E．右房室口与肺动脉口之间
5. 关于心传导系的描述，错误的是
   A．位于心壁内，由特殊的心肌纤维构成
   B．房室结的作用是将窦房结传来的冲动短暂延搁后下传至心室
   C．窦房结是心的正常起搏点
   D．房室结位于上腔静脉与右心耳交界处心外膜深面
   E．房室束分为左、右束支
6. 颈总动脉
   A．均起于主动脉弓　　　　B．均起于头臂干
   C．沿途发出许多分支　　　D．无静脉伴行
   E．上行至甲状软骨上缘高度分为颈内、外动脉

7. 关于静脉的描述，正确的是
   A．浅静脉与浅动脉伴行
   B．管壁相对较动脉厚
   C．所有的静脉都有静脉瓣
   D．体循环静脉分深、浅两种
   E．管腔比相应动脉小
8. 上腔静脉
   A．由左、右头臂静脉汇合而成　　B．在升主动脉的左侧下降
   C．注入左心房　　D．入心前，有右锁骨下静脉注入
   E．上腔静脉及其分支组成上腔静脉系
9. 下肢的静脉
   A．大、小隐静脉均注入股静脉
   B．浅、深静脉伴行
   C．大隐静脉起于足背静脉弓的外侧缘
   D．小隐静脉行经外踝前方
   E．大隐静脉行经内踝前方，最后穿隐静脉裂孔注入股静脉
10. 不属于上肢浅静脉的是
    A．头静脉　　B．肘正中静脉
    C．头臂静脉　　D．贵要静脉
    E．大隐静脉
11. 心室肌的前负荷是指
    A．射血后心室剩余血量　　B．静脉回心血量
    C．心室舒张末期容积　　D．等容舒张期血量
    E．心房容积
12. 第二心音标志着
    A．心室收缩的开始　　B．心室舒张的开始
    C．心房收缩的开始　　D．心房舒张的开始
    E．心房和心室收缩的开始
13. 心室肌细胞动作电位的主要特点是
    A．0期去极化过程快　　B．1期快速复极期
    C．形成平台期（2期）　　D．3期复极化快
    E．4期自动去极化
14. 心肌细胞中自律性最高的是
    A．房室交界　　B．房室束
    C．窦房结　　D．心室肌
    E．心房肌
15. 心肌不发生强直收缩的原因是
    A．心肌的有效不应期长　　B．心肌呈"全或无"式收缩
    C．心肌的肌质网不发达　　D．心肌是功能上合胞体
    E．心肌收缩为同步收缩
16. 房室延搁的生理意义是
    A．使心室肌不会产生强直收缩　　B．有利于心肌几乎同步收缩
    C．使心室肌有效不应期长　　D．使心房、心室不发生同步收缩

E．引起期前收缩
17．收缩压主要反映
　　A．心率快慢　　　　　　　　　B．外周阻力大小
　　C．每搏输出量多少　　　　　　D．大动脉顺应性
　　E．小动脉口径
18．使中心静脉压升高的原因是
　　A．心脏射血能力减弱　　　　　B．静脉回心血量减少
　　C．血管容积增加　　　　　　　D．循环血量减少
　　E．静脉回流速度减慢
19．调节心血管活动的基本中枢位于
　　A．大脑皮质　　　　　　　　　B．脊髓
　　C．延髓　　　　　　　　　　　D．下丘脑
　　E．脑干
20．心迷走神经末梢释放的神经递质是
　　A．肾素　　　　　　　　　　　B．多巴胺
　　C．去甲肾上腺素　　　　　　　D．肾上腺素
　　E．乙酰胆碱

二、名词解释

1．三尖瓣复合体
2．静脉角
3．心动周期
4．射血分数
5．中心静脉压

三、问答题

1．试述经左侧桡动脉入路进行冠状动脉造影所经过的路径。
2．试述影响心输出量的因素。
3．试述动脉血压的影响因素及其作用。

第十章 感觉器

数字资源

学习目标

通过本章内容的学习，学生应能够：

识记
1. 复述眼球壁的层次、各层形态及功能；眼球内容物的组成、各部形态及功能；眼球屈光系统的组成；房水的产生及循环途径；结膜的分部；泪器的组成；各眼球外肌的作用。
2. 说出前庭蜗器的分部、各部位置及组成；鼓室的壁、各壁的毗邻和主要结构；咽鼓管的位置、分部及特点；听觉感受器和位置觉感受器的名称、位置及功能。

理解
1. 解释晶状体的调节机制，对比视近物和视远物的机制。
2. 对比骨传导和气传导的异同。

运用
1. 运用所学知识，分析近视、远视、青光眼、白内障等眼科常见疾病的发病机制及其解剖学基础。
2. 运用所学知识，分析幼儿上呼吸道感染易引起中耳炎的解剖学基础。
3. 运用所学知识，对眼、耳相关疾病开展健康宣传教育。

思政
1. 奉献大爱，延续光明。
2. 弘扬中医药文化，传承中医药国粹。

第一节 概述

一、感觉器和感受器的概念

感觉器（sensory organs）是机体接受内、外环境刺激的特殊装置，包括感受器及其附属结构。人体感觉器包括视器、前庭蜗器、嗅器、味器和皮肤。本章节主要介绍视器、前庭蜗器和皮肤。

感受器（receptor）通常由感觉神经末梢及其相关的组织结构共同组成，广泛分布于人体各部，其主要功能是接受环境的各种刺激，将其转变为神经冲动，经感觉神经和感觉通路传至大脑皮质，产生相应的感觉。在正常情况下，一种感觉器只对某一特定的刺激敏感，使机体产生特定的感觉。

二、感受器的分类

感受器种类繁多，形态迥异，功能各不相同。依据感受器所在部位和接受刺激的来源不同，可将其分为：①**外感受器**，分布于皮肤、黏膜、眼和内耳等处，主要接受来自外环境的刺激，如痛、温度、触、压、光和声。②**内感受器**，分布于内脏、心血管壁等处，主要接受机体内环境的化学和物理性刺激，如压力、渗透压、温度、痛觉、离子和化合物浓度变化。③**本体感受器**，分布于肌、肌腱、韧带、关节和内耳等处，主要接受机体各部运动或平衡发生变化时产生的刺激。

依据感受器特化的程度，还可将其分为：①**一般感受器**，遍布全身各部，包括分布于皮肤的痛、温度、触、压觉感受器；分布于肌、肌腱、关节、内脏和心血管等处的感受器。②**特殊感受器**，分布于头部，包括嗅、味、视、听和平衡觉感受器。

三、感受器的一般生理特性

（一）感受器的适宜刺激

一种感受器通常只对一种特定形式的刺激最敏感，这种形式的刺激称为该感受器的**适宜刺激**（adequate stimulus）。如一定频率的机械振动是耳蜗毛细胞的适宜刺激，一定波长的光波是视网膜感光细胞的适宜刺激，温度变化是温度觉感受器的适宜刺激等。感受器对适宜刺激非常敏感，只需很小的刺激强度就能引起兴奋。因此，机体可通过感受器灵敏感受内、外环境的各种变化。

（二）感受器的换能作用

感受器是一种生物换能器，能将作用于它的各种刺激能量转换为传入神经的动作电位（神经冲动），这种能量转换称为**感受器换能作用**（transduction of receptor）。感受器在换能过程中，通常不是直接将刺激能量转换为动作电位，而是先产生一个过渡性的膜电位变化，称为**感受器电位**（receptor potential）。感受器电位属于局部电位，其大小与刺激强度呈正相关，可发生时间和空间总和。感受器可使与其相连的传入神经纤维膜发生去极化，当达到阈电位水平时，就能在传入神经上引起动作电位。

（三）感受器的编码功能

在感受刺激的过程中，感受器在将外界刺激转换为神经动作电位的同时，还把刺激所包含的环境变化的信息编排到动作电位的序列之中，起到信息转换的作用，这种现象称为感受器的编码功能。例如，耳蜗受到声波刺激时，不但能将声能转换成神经冲动，还能把声音的音量、音调、音色等信息蕴含在动作电位的序列之中。感受器的编码功能是一种十分复杂的生理现象，其详细机制目前尚未完全清楚。

(四) 感受器的适应现象

当一种强度不变的刺激持续作用于感受器时，随着时间的延长，感受器对该刺激的敏感性会逐渐下降，这一现象称为感受器的适应现象。适应是所有感受器共有的特征，但不同感受器适应的程度和速度差别很大。有的适应快，称为快适应感受器，如嗅觉感受器和皮肤的触觉感受器，在接受刺激后短时间内传入神经的冲动就会明显减少甚至消失；有的感受器则适应很慢，称为慢适应感受器，如肌梭、颈动脉窦和痛觉感受器。各种感受器适应的快慢有不同的生理意义。快适应有利于机体再接受其他新的刺激；慢适应有利于机体对某些功能进行经常性调节。

第二节 视 器

> **案例导入**
>
> 某患者，女性，24岁，高度近视，因跑步后双眼视物不清5天入院。眼部情况：右眼视力0.25，左眼视力0.3。双眼外观正常。眼底检查：右眼眼底视盘边界清，色泽正常，90D前置镜下见颞侧及下方视网膜隆起，视网膜下积液透明，未见裂孔；左眼眼底见下方周边视网膜局限性极浅脱离，未累及后极部。眼压：右眼10.1 mmHg，左眼14.1 mmHg。诊断：视网膜脱离。
>
> 思考题：
> 1．试述眼球的构造及眼屈光系统的组成。
> 2．何为视网膜脱离？
> 3．试述近视形成的机制。

视器（visual organ）由眼球和眼副器组成。眼球的功能是接受光刺激，并将光刺激转变为神经冲动，由视觉传导通路传至视觉中枢，产生视觉。眼副器位于眼球周围，具有支持、保护和运动眼球的功能。

一、眼球

眼球（eyeball）是视器的主要组成部分，近似球形，借筋膜固定于眶内，后部借视神经连于间脑的视交叉（图10-1）。当眼向正前方平视时，眼球前面正中点称为前极，后面正中点称为后极。前、后极间的连线称为**眼轴**。经过瞳孔中央到视网膜黄斑中央凹的连线称为**视轴**。眼轴与视轴呈锐角交叉。

眼球由眼球壁和眼球内容物组成。

(一) 眼球壁

眼球壁可分为3层，由外向内依次为纤维膜、血管膜和视网膜。

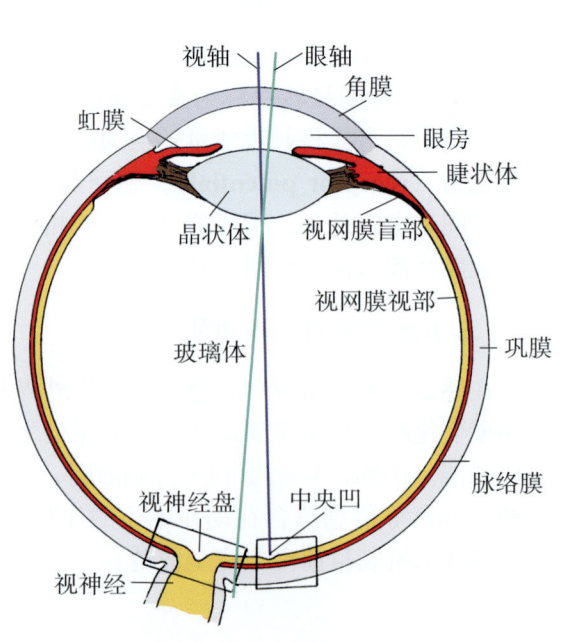

图10-1 右侧眼球水平切面

1. 纤维膜　位于眼球最外层，也称外膜，由致密结缔组织构成，有维持眼球形态和保护眼球内容物的作用。纤维膜由前向后分为角膜和巩膜（图10-2）。

（1）**角膜**（cornea）：占纤维膜的前1/6，曲度较大，无色透明，无血管，但富有感觉神经末梢，具有屈光作用。角膜的营养供给主要来自周围的毛细血管、房水和泪液。角膜炎或溃疡可使角膜混浊，影响视觉。

奉献大爱，延续光明

角膜捐献和角膜移植

因角膜病致盲的患者复明唯一有效的方法是角膜移植。全球约有1.27亿人在等待角膜移植，角膜供体的不足是一个普遍性问题。而在我国，有超过300万角膜病盲人，每年仅5000～10 000人能通过角膜移植手术得到复明，其主要原因是供体角膜缺乏。现阶段，国家已将角膜捐献纳入器官捐献的管理当中。采用多种方法开展广泛的社会宣传，呼吁更多的人接受角膜捐献，用大爱延续光明，是新时代赋予每一个人的神圣使命。

阅读思考：
1. 写一篇体会，致敬角膜捐献者。
2. 结合潘作新医生的事迹，说说你从他身上学到了什么精神？

（2）**巩膜**（sclera）：占纤维膜的后5/6，呈乳白色，不透明。巩膜前缘与角膜相接，后方与视神经的鞘膜相延续。巩膜与角膜交界处深面，有环形的**巩膜静脉窦**（sinus venous scleral），是房水流出的通道。

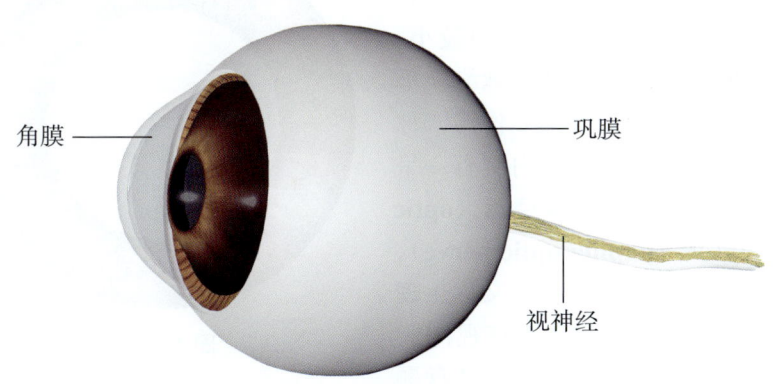

图10-2　眼球壁（外膜）

2. 血管膜　位于纤维膜深面，也称中膜，富含血管和色素细胞，呈棕黑色，有营养眼内容物及遮光的作用。血管膜由前向后分为虹膜、睫状体和脉络膜（图10-3）。

（1）**虹膜**（iris）：位于血管膜最前部，圆盘状，呈冠状位，其正中央有一圆孔，称为**瞳孔**（pupil）。位于角膜与晶状体、睫状体之间的间隙称**眼房**。虹膜将其分隔为前房和后房。虹膜与角膜之间的间隙为前房；虹膜与晶状体、睫状体和睫状小带之间的间隙为后房。前房与后房借瞳孔相交通。在前房的周边，虹膜与角膜交界处的环形区域称**虹膜角膜角**，也称前房角。

虹膜内有围绕瞳孔呈环形排列的**瞳孔括约肌**（sphincter pupillae），由动眼神经的副交感神经纤维支配，收缩可使瞳孔缩小；还有围绕瞳孔呈辐射状排列的**瞳孔开大肌**（dilator pupillae），由交感神经支配，收缩可使瞳孔开大。瞳孔的开大和缩小可调节光线进入眼球内的多少，通常视远物时或在弱光环境下，瞳孔开大；视近物时或在强光环境下，瞳孔缩小。

在活体，透过角膜可见虹膜和瞳孔。虹膜的颜色具有种族和个体差异，不同种族或个体虹膜内色素含量不同，可表现出黑、棕、蓝和灰色等不同颜色。

(2) **睫状体**（ciliary body）：位于虹膜与脉络膜之间，是血管膜最肥厚的部分，可产生房水。睫状体前部有呈放射状排列并向内突出的皱襞，称**睫状突**（ciliary processes）。睫状突发出**睫状小带**与晶状体相连（图10-4）。睫状体内有**睫状肌**（ciliary muscle），在动眼神经支配下收缩与舒张，牵拉睫状小带，借此调节晶状体的曲度。

(3) **脉络膜**（choroid）：占血管膜的后2/3，含有丰富的血管和色素。内面紧贴视网膜色素上皮层，外面与巩膜结合疏松。脉络膜可营养眼球内组织及吸收眼内的分散光线，以免扰乱视觉。

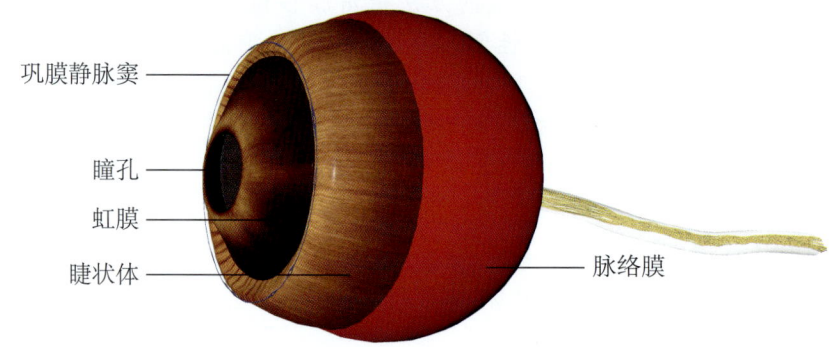

图 10-3　眼球壁（中膜）

3. **视网膜**（retina）　衬于血管膜的内面，也称内膜。由前向后分为视网膜虹膜部、睫状体部和脉络膜部。其中，视网膜虹膜部和睫状体部分别衬于虹膜和睫状体内面，面积较小，无感光作用，称视网膜盲部；视网膜脉络膜部衬于脉络膜内面，面积较大，有感光作用，称**视网膜视部**。视网膜后部较厚，偏内侧有一呈椭圆形隆起的盘状结构，称**视神经盘**（optic disc），也称**视神经乳头**（papilla optic nerve），此处为视神经起始部，无感光细胞，又称**生理性盲点**。视神经盘中央凹陷，此处有视网膜中央动、静脉出入（图10-5）。在视神经盘颞

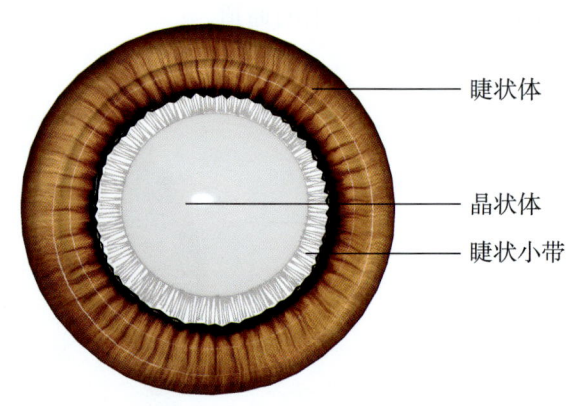

图 10-4　睫状体和晶状体

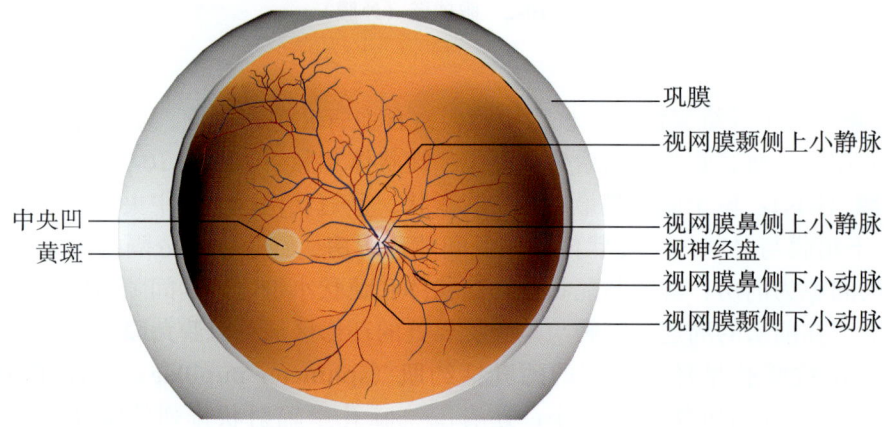

图 10-5　右侧眼底

侧稍偏下方约 3.5 mm 处有一黄色区域，直径 1.8～2 mm，称**黄斑**（macula lutea），有密集的视锥细胞分布；其中央凹陷称**中央凹**（fovea centralis），为感光最敏锐的部位。

视网膜视部可分为内、外 2 层：外层为色素上皮层，由单层色素上皮构成；内层为神经层，由神经细胞构成。两层连接疏松，有一潜在性间隙，是视网膜脱离发生的解剖学基础。

视网膜神经层由三层神经细胞组成，由外向内依次为感光细胞、双极细胞和节细胞（图 10-6）。**感光细胞**包括视杆细胞和视锥细胞。其中视杆细胞主要分布于视网膜周边，接受弱光刺激；视锥细胞主要分布于视网膜中央，接受强光和颜色刺激。**双极细胞在感光细胞和节细胞之间起联络作用**。节细胞是多极细胞，其轴突在视神经盘处汇集，形成视神经。

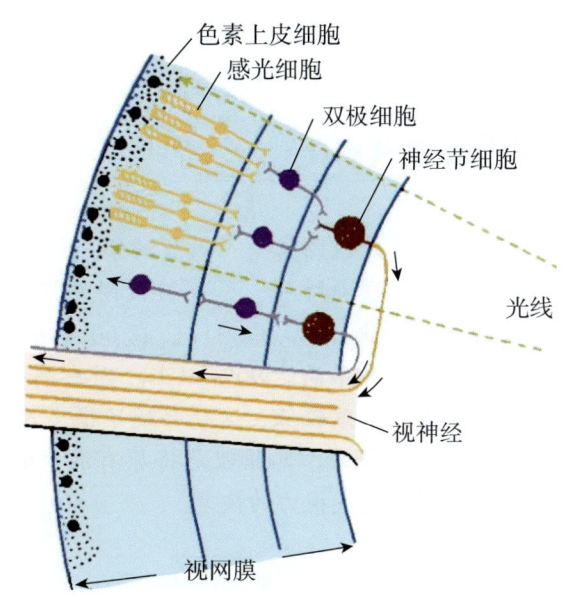

图 10-6 视网膜神经细胞示意图

考点：眼球壁的各部组成及特点
考题举例 10-1、10-2

（二）眼球内容物

眼球内容物包括房水、晶状体和玻璃体。这些结构均无色透明，无血管，有屈光作用，与角膜共同组成眼的**屈光系统**（图 10-7）。

1. 房水（aqueous humor） 是充填于眼房内的无色透明液体。房水由睫状体产生后进入眼后房，经瞳孔至眼前房，再经虹膜角膜角渗入巩膜静脉窦，最后经睫前静脉汇入眼上、下静脉。房水具有营养角膜和晶状体，维持正常眼内压的作用。

知识链接

青光眼

青光眼在全球致盲性眼病中位列第一，可分为原发性、继发性和先天性三大类。病理性眼压增高、视神经供血不足是青光眼发生的原发危险因素，以视盘萎缩及凹陷、视野缺损及视力下降为共同特征。由于某些眼病或全身性疾病，如眼外伤、虹膜睫状体炎、糖皮质激素性青光眼，阻碍了房水循环，亦可导致眼压升高，引起病理改变，称继发性青光眼。

2. 晶状体（lens） 位于虹膜与玻璃体之间，借睫状小带与睫状体相连（图 10-4）。晶状体无色透明，呈双凸透镜状，后面曲度较前面大，无血管和神经分布，富有弹性。晶状体表面透明的薄膜称为晶状体囊。晶状体实质为平行排列的晶状体纤维，其周围部较软，称为晶状体皮质，中央部较硬，称为晶状体核。晶状体可因疾病或创伤变混浊，进而影响视力，临床上称之为白内障。

晶状体是屈光系统的核心装置，机体可根据所视物体距离的远近来调节晶状体的曲度，在眼的调节中发挥作用（详见本节眼的功能）。

> **知识链接**
>
> **白内障**
>
> 白内障是我国老年人致盲的第一位眼病。现代医学认为，老化、遗传、外伤、中毒、辐射、局部营养障碍、免疫与代谢异常等可引起晶状体代谢紊乱，导致晶状体蛋白质变性而发生混浊，称为白内障。在 60～89 岁的老年人中，白内障的发病率达 80%，90 岁以上人群发病率高达 90% 以上。因疾病知识匮乏及对手术的恐惧心理等原因，我国白内障的手术率依然较低，这就导致了很多人"因障致盲"。事实上，白内障致盲是完全可以通过手术治愈的，其原理是将原有混浊的晶状体取出，植入一个具有相同功能的人工晶状体，即可完成视力的恢复。

3. 玻璃体（vitreous body） 约占眼球内腔的后 4/5，呈无色透明的胶质状，充填于晶状体与视网膜之间，表面有透明的玻璃体膜，具有屈光和支撑视网膜的作用（图 10-1）。玻璃体若发生混浊，可影响视力；若支撑作用减弱，可致视网膜剥离。

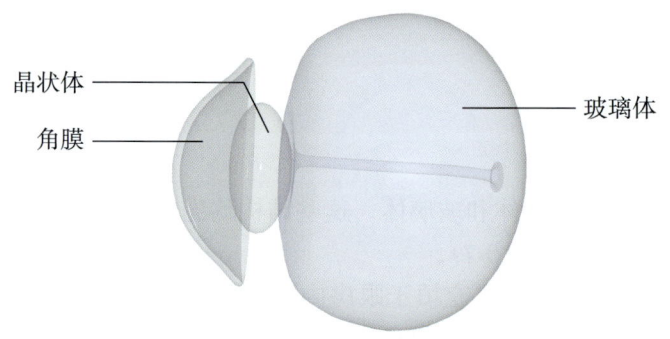

图 10-7 眼的屈光系统

考点：眼球屈光系统的组成、房水的产生及循环途径
考题举例 10-3、10-4

二、眼副器

眼副器（accessory organs of eye）有支持、保护和运动眼球的作用，包括眼睑、结膜、泪器、眼球外肌、眶脂体等。

（一）眼睑

眼睑（eyelids）位于眼球的前方，可分为**上睑**和**下睑**。上、下睑之间的裂隙称**睑裂**。睑裂的内侧端称**内眦**；睑裂的外侧端称**外眦**（图 10-8）。眼睑的游离缘称**睑缘**，分为睑前缘和睑后缘。上、下睑前缘处均有睫毛，具有防止灰尘等异物进入眼内的作用。睫毛根部的皮脂腺称**睫毛腺**（Moll 腺），靠近睑缘处有**睑缘腺**（Zeis 腺）。睫毛毛囊或睫毛腺如发生急性炎症，称睑腺炎，俗称麦粒肿。

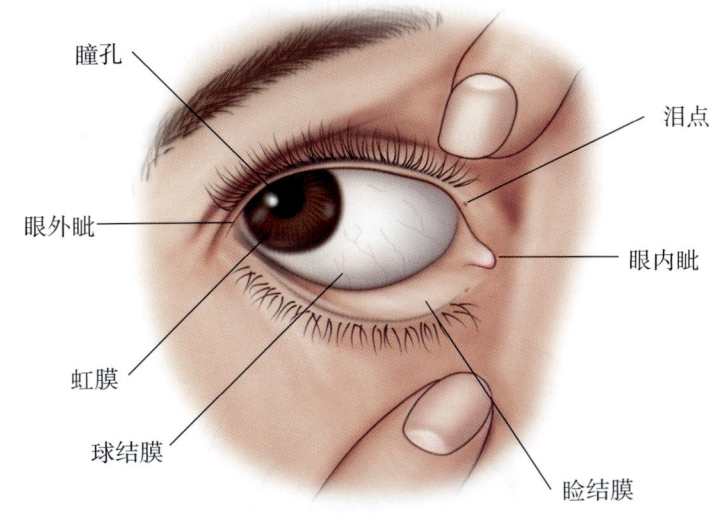

图 10-8　右眼前面观

眼睑可分为 5 层（图 10-9），由浅至深依次为：皮肤、皮下组织、肌层、睑板和睑结膜。眼睑的皮肤较薄，皮下组织疏松，局部感染或心肾疾病时易出现眼睑水肿。肌层主要为眼轮匝肌，收缩可使睑裂闭合。上睑内还有上睑提肌，收缩可提上睑。

睑板（tarsus）为半月形致密结缔组织板，上下各一，是眼睑的支架（图 10-10）。睑板内有与睑缘垂直排列，呈麦穗状的皮脂腺，称**睑板腺**（tarsal gland），其导管开口于睑后缘。睑板腺可分泌油脂类物质，起到润滑眼睑、防止泪液外溢的作用。若睑板腺导管阻塞，可导致睑板腺囊肿，称睑板腺囊肿，俗称霰粒肿。

（二）结膜

结膜（conjunctiva）是一层透明且富含

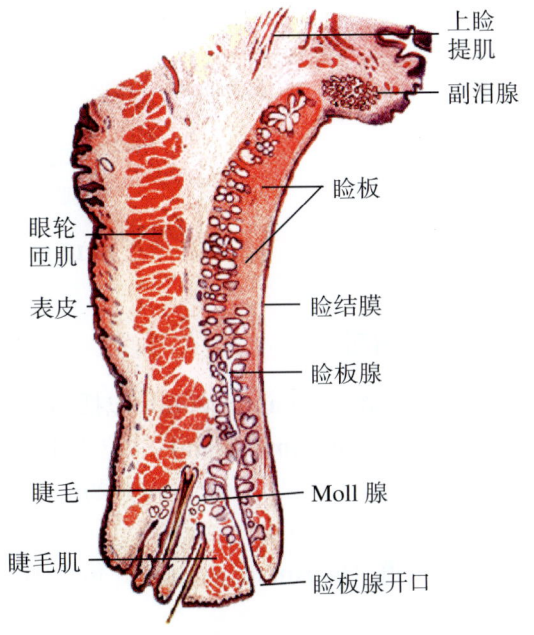

图 10-9　眼睑光镜结构模式图

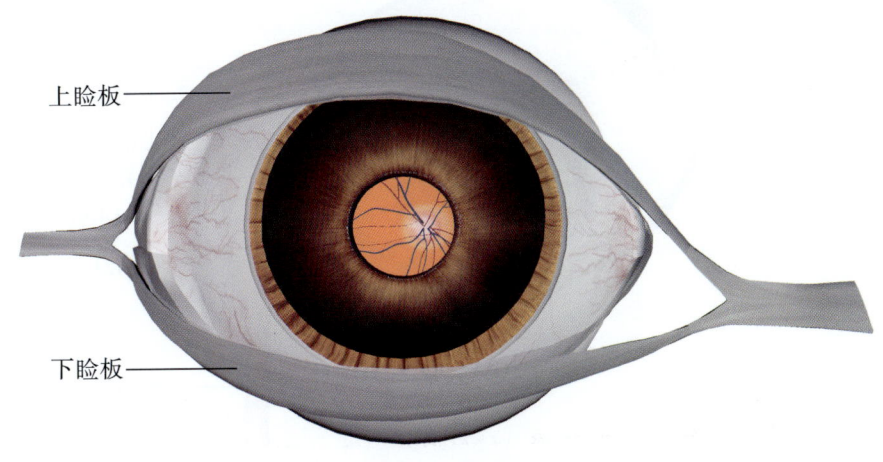

图 10-10　睑板

血管的薄膜（图 10-11），衬于眼球前面和眼睑内面。衬于眼球巩膜前面的结膜称**球结膜**，衬于眼睑内面的结膜称**睑结膜**。上、下睑结膜与球结膜的移行处称**结膜穹窿**（conjunctival fornix），分为结膜上穹和结膜下穹。

当上、下睑闭合时，全部结膜围成一个囊状腔隙，称**结膜囊**（conjunctival sac），经眼睑与外界相通。常见的结膜病变有沙眼和结膜炎。

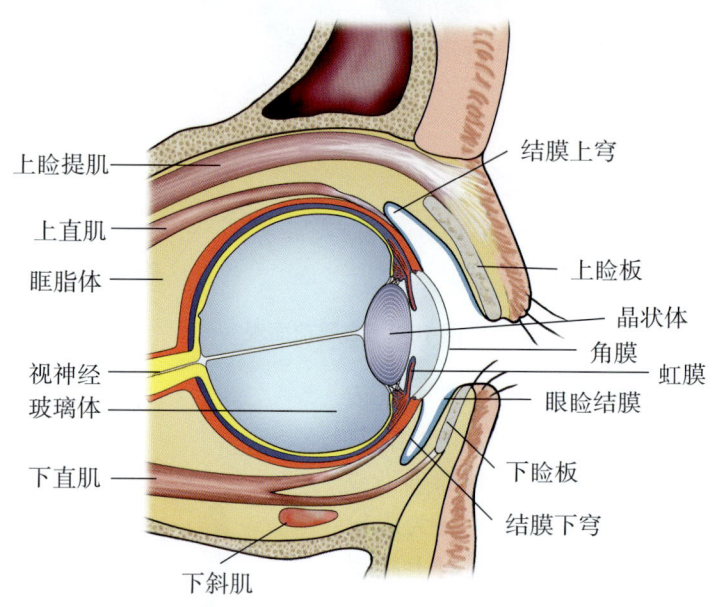

图 10-11　眼睑、结膜和眼外肌

（三）泪器

泪器（lacrimal apparatus）包括泪腺和泪道。

1. 泪腺（lacrimal gland）　位于眼眶外上侧壁的泪腺窝内，有 10～20 条导管开口于结膜上穹外侧部。泪腺可分泌含溶菌酶的泪液，借眨眼活动涂抹于眼球及结膜表面，有湿润、灭菌和冲洗异物的作用。

2. 泪道（lacrimal passage）　包括泪点、泪小管、泪囊和鼻泪管（图 10-12）。

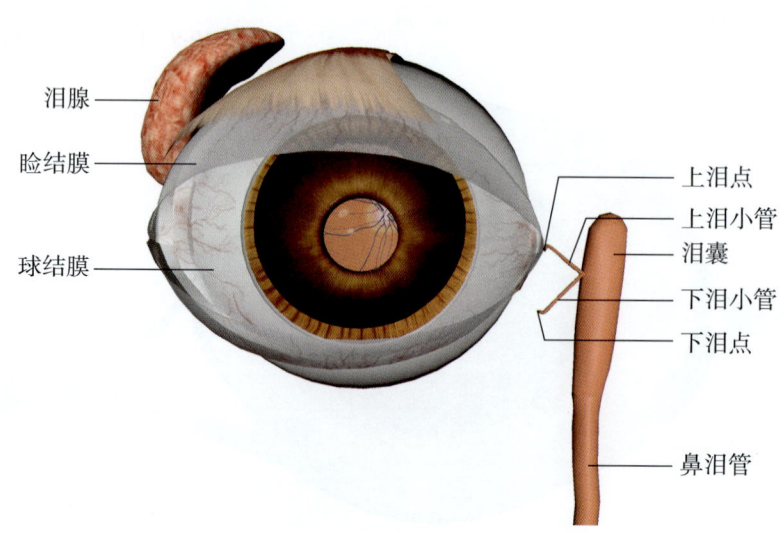

图 10-12　泪器

(1) **泪点**（lacrimal punctum）：在上、下睑缘内侧端各有一小的突起，其顶部的针尖样小孔，称**泪点**，为泪小管的起始部。

(2) **泪小管**（lacrimal ductule）：分为上、下泪小管，上起自泪点，下接泪囊。

(3) **泪囊**（lacrimal sac）：为膜性囊腔，位于眼眶内侧壁前下部的泪囊窝内。

(4) **鼻泪管**（nasolacrimal duct）：为膜性管道，位于骨性鼻泪管中。上起自泪囊，下开口于下鼻道的外侧壁。

泪液由泪腺分泌后，进入结膜穹窿，多余的泪液流向内眦处泪湖，经泪点、泪小管流入泪囊，再经鼻泪管进入鼻腔。

（四）眼球外肌

眼球外肌（ocular muscles）是视器的运动装置，均为骨骼肌，包括1块运动上睑的上睑提肌和6块运动眼球的肌，其中有4块直肌、2块斜肌（图10-13）。

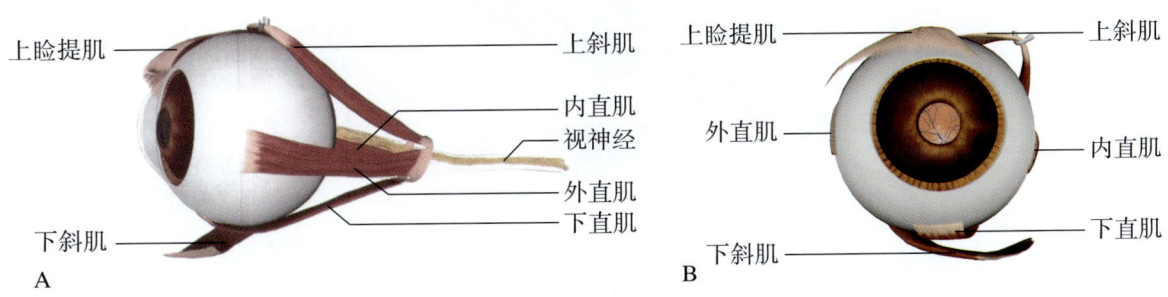

图 10-13　眼球外肌
A. 侧面观；B. 前面观

1. 上睑提肌　起自视神经管前上方，向前止于上睑皮肤和上睑板。上睑提肌由动眼神经支配，收缩时可上提上睑，开大眼裂。该肌瘫痪可致上睑下垂。

2. 上、下、内、外直肌　4块直肌均起自位于视神经管周围和眶上裂内侧的总腱环，向前分别止于巩膜的上面、下面、内侧面和外侧面。上、下、内、外直肌收缩时，分别可使瞳孔转向上内、下内、内侧和外侧。

3. 上斜肌和下斜肌　上斜肌起自蝶骨体，向前走行于上直肌和内直肌之间，以细腱通过附于眶内侧壁前上方的滑车，继而经上直肌下方转向后外，止于眼球巩膜后外侧上部。上斜肌由滑车神经支配，收缩时可使瞳孔转向下外方。下斜肌起自眶下壁前内侧，于下直肌下方斜向后外走行，止于眼球下赤道后方的巩膜。下斜肌由动眼神经支配，收缩可使瞳孔转向上外方。

眼球的正常运动通常是由双眼多块肌协同作用完成的。如俯视时，需要双眼的下直肌和上斜肌同时收缩；反之，仰视时，需要双眼上直肌和下斜肌同时收缩。若某一侧眼外肌瘫痪，则可致斜视或复视。

考点：眼球外肌的作用
考题举例 10-5

（五）眶脂体

眶脂体（adipose body of orbit）为脂肪组织，充填于眼眶内眼球、眼球外肌等结构之间（图10-11），具有支持和保护眼球的作用。

三、眼的血管和神经

（一）眼的动脉

眼动脉（ophthalmic artery）（图 10-14）是视器的主要血液供应来源。眼动脉起自颈内动脉，走行于视神经下方，经视神经管入眶，在眶内分支营养眼球、眼睑、泪腺和眼球外肌等结构。其重要分支有视网膜中央动脉。

视网膜中央动脉（central artery of retina）最初走在视神经下方，后穿入视神经行于视神经中央，出神经盘处分为四支，即视网膜鼻侧上、下小动脉和视网膜颞侧上、下小动脉，营养视网膜内层。

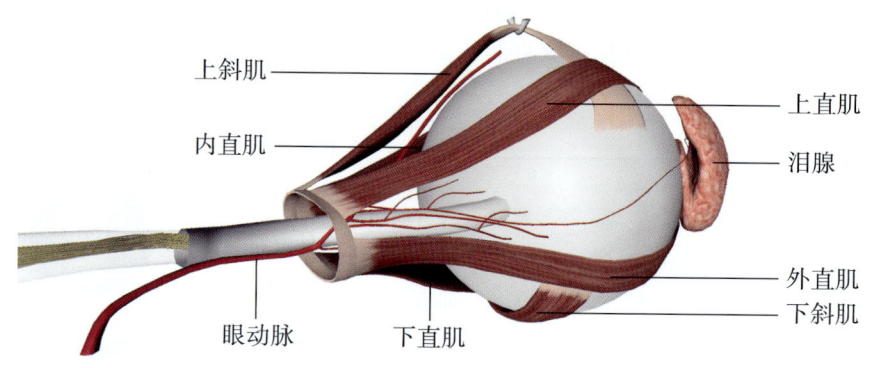

图 10-14 眼外肌和眼动脉

（二）眼的静脉

眼球内的静脉主要有视网膜中央静脉和涡静脉。**视网膜中央静脉**与同名动脉伴行，收集视网膜的静脉血后，汇入眼上静脉；**涡静脉**不与动脉伴行，可有 4~6 条，为血管膜的主要静脉，收集虹膜、睫状体和脉络膜的静脉血后，穿出巩膜，汇入眼上、下静脉。

眼球外的静脉主要有**眼上、下静脉**，无静脉瓣，向前与面静脉吻合，向后汇入海绵窦。面部感染可经此路径侵入海绵窦，引起颅内感染。

（三）眼的神经

视器的神经来源较多。其中视神经起自眼球后极，向后经视神经管入颅，连于间脑的视交叉。虹膜内瞳孔括约肌和睫状肌由动眼神经支配，瞳孔开大肌则由交感神经支配。泪腺由面神经支配。7 块眼球外肌分别由动眼神经、滑车神经、展神经支配。视器的感觉神经纤维分属于三叉神经的眼神经。

四、眼的功能

眼是产生视觉的外周感受器官，眼球内与视觉直接相关的结构是折光系统和感光系统，眼的适宜刺激是波长为 380~760 nm 的可见光。眼的功能是接受外界物体发出的光线，经折光系统在视网膜上成像，刺激视网膜上的感光细胞，通过感光换能作用转化成神经冲动，沿视神经传至视觉中枢，从而产生视觉。研究表明，人脑获得的信息 70% 以上来自视觉。

（一）眼的折光功能及其调节

1. 眼的折光成像　眼的折光系统是一个复杂的光学系统。光线进入眼球必须经过折光率和曲率半径各不相同的4种介质（角膜、房水、晶状体和玻璃体）的4次折射，才能在视网膜上成像。

由于眼的折光成像原理十分复杂，为便于理解和应用，通常用**简化眼**（reduced eye）来描述眼折光系统的功能。简化眼是一种结构简单，与正常眼折光效果相同的光学模型（图10-15）。简化眼和正常安静状态下的人眼相同，正好能将来自远物（6 m 以外）发出的平行光线聚集在视网膜上，形成一个清晰的物像。

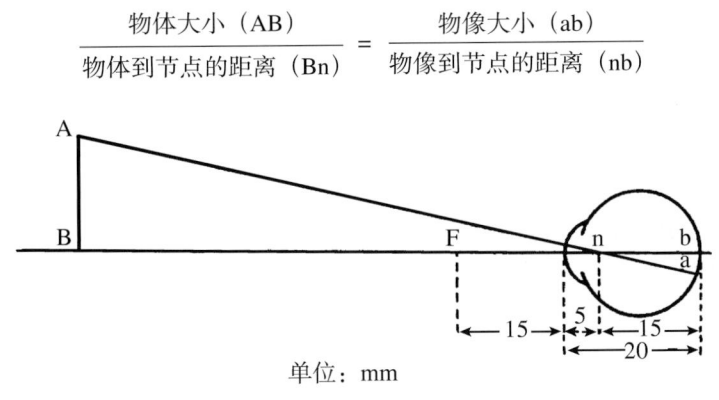

$$\frac{物体大小（AB）}{物体到节点的距离（Bn）} = \frac{物像大小（ab）}{物像到节点的距离（nb）}$$

图 10-15　简化眼及其成像示意图

2．眼的调节　根据眼的折光成像原理，正常人眼看远物（6 m 以外）时，不需任何调节，就能在视网膜上清晰成像，因为远物发出光线入眼时近似于平行光线。但正常人在看近物（6 m 以内）时，由于近物发出光线入眼时呈辐散状，若眼仍处于静息状态，经折射后物象会落在视网膜之后，造成物像模糊。但事实上，正常人静息时看近物也十分清晰，这表明看近物时眼的折光系统发生了自动调节。眼的调节主要靠改变晶状体的折光能力而实现调节，瞳孔的调节和两眼球会聚也起重要作用。

（1）**晶状体的调节**：晶状体双凸透明、富有弹性，周围借睫状小带连于睫状体上。睫状体内有睫状肌，受动眼神经的交感纤维和副交感纤维支配。

看远物时，睫状肌处于松弛状态，睫状体后移使睫状小带拉紧，晶状体被拉成扁平状，此时平行光线经折射后恰好成像在视网膜上，可看清远物；看近物时，模糊的视觉形象上传到视觉中枢时，反射性引起动眼神经中副交感纤维兴奋，使睫状肌收缩，睫状小带松弛，晶状体弹性回缩变凸，折光力增强，使物像前移到视网膜上形成清晰的物像。显然，物体距眼球越近，入眼光线的辐散程度越大，就更需要睫状肌加强收缩，进而使晶状体变凸更显著。因此，长时间看近物易导致视疲劳，而看远物则可得到休息。

晶状体的调节能力是有一定限度的，这主要取决于晶状体的弹性。弹性越好，变凸能力就越强，所能看清物体的距离就越近。晶状体的最大调节能力可用近点表示。**近点**是指眼在尽最大调节时所能看清物体的最近距离。近点越近，表示晶状体的弹性越好，调节能力越强。随着年龄增长，晶状体的弹性逐渐下降，调节能力减弱，近点也随之变远。例如，10 岁左右的儿童近点平均为 9 cm，20 岁时平均约为 11 cm，而 60 岁时可远移到 83 cm。老年人因晶状体弹性下降，看近物的调节能力减弱，这种现象称为老视（老花眼）。看近物时戴凸透镜能予以矫正。

（2）**瞳孔的调节**：正常人瞳孔的直径在 1.5～8.0 mm 之间变动，改变瞳孔的大小可以调节进入眼的光量。在生理状态下，有两种因素可引起瞳孔调节：一是看近物时，可反射性引起双侧瞳孔缩小，称为**瞳孔近反射**，此反射可使视网膜成像更为清晰。二是光线照射可引起瞳孔缩小,称为**瞳孔对光反射**。瞳孔对光反射可调节进入眼内的光量,既可避免在强光下造成视网膜损害,又可在弱光下增加进入眼的光量,以产生清晰的视觉。瞳孔对光反射的效应是双侧的,光照一侧眼时,可使双侧瞳孔缩小,此现象称为互感性对光反射。因瞳孔对光反射的中枢在中脑,故临床上可作为判断中枢神经系统病变的部位、麻醉深度和病变危重程度的重要指标。

(3) 双眼球会聚:当双眼注视一个由远移近的物体时,两眼视轴向鼻侧会聚的现象,称为双眼球会聚。其意义在于看近物时,保证物像落在两眼视网膜的对称位置上,避免发生复视。

3. 眼的折光异常 因眼球形态或眼的折光系统异常,使平行光线不能成像在视网膜上,称为折光异常(也称屈光不正或非正视眼),包括近视、远视和散光。

(1) 近视:多数是由于眼球前后径过长(轴性近视)所致,少数由于折光系统的折光力过强(屈光性近视)引起。两者均可使远物发出的平行光线聚焦在视网膜的前方,而在视网膜上形成模糊的像(图10-16)。看近物时,由于近物发出的是辐散光线,故眼不需调节或仅作较小的调节,就能使光线聚焦在视网膜上。因此近视眼的特点是:视远物不清,远点和近点均小于正常眼。近视可用凹透镜矫正(图10-16)。

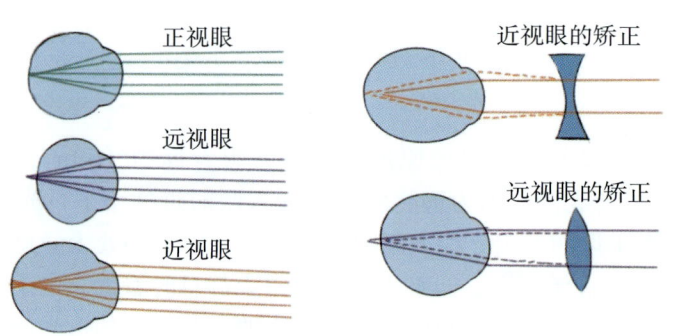

图10-16 眼的折光异常及其矫正

> **知识链接**
>
> **近视眼的形成与预防**
>
> 近视多由不良用眼习惯所造成,如长时间近距离用眼读书、写作业,照明条件不良、字迹过小或在摇晃不定的车厢内阅读等,使眼持续处于紧张的调节状态,均可促使近视眼的形成。保持正确的用眼姿势,养成良好的用眼习惯是预防近视的重要措施。如保持正确的读书和书写姿势,保持眼与书本的正确距离;看书时间不宜过长,不看字迹过小或模糊的书报,防止眼睛过度疲劳;尽量减少卧床看书、看手机的时间;避免在强光下或弱光下读书和写字,减少在晃动的车上及走路时看书等,从小养成良好的读书习惯,预防近视的发生。

(2) 远视:是由于眼球前后径过短(轴性远视)或折光系统的折光力过弱(屈光性远视)引起,使发自远物的平行光线聚焦在视网膜的后方。可见,远视眼看远物时,就需眼的调节才能使光线聚焦在视网膜上;而看近物时,眼需作更大幅度的调节才能看清物体。远视眼的特点是:看近物、看远物都需要进行调节,故易出现视疲劳;近点大于正常眼。远视可用凸透镜矫正(图10-16)。

(3) **散光**：多数是由于角膜表面不呈正球面，平行光线进入眼内不能在视网膜上形成焦点，造成视物不清或物像变形。散光可用圆柱形透镜矫正。

(二) 眼的感光功能

眼的感光功能是由视网膜实现的。外界物体的光线经过眼的折光系统在视网膜上成像，被视网膜上的感光细胞感受后转换成视神经上的动作电位传至视觉中枢，经视觉中枢分析处理后才能形成视觉。

1. 视网膜的感光系统 包括视杆系统和视锥系统。

(1) **视杆系统**：由视杆细胞和与之相联系的双极细胞以及神经节细胞等组成。视杆细胞主要分布在视网膜的周边部位，对光的敏感度较高，能在昏暗的环境中感受弱光刺激而产生视觉，但视物的精确度较差，不能分辨颜色，故又称为暗视觉系统。自然界中只在夜间活动的动物（如猫头鹰），视网膜上只有视杆细胞。

(2) **视锥系统**：由视锥细胞和与之相联系的双极细胞以及神经节细胞等组成。视锥细胞主要分布在视网膜的中心部，尤其在黄斑的中央凹处仅有视锥细胞。视锥细胞对光的敏感度低，只在强光刺激时才发生反应，能分辨颜色、分辨力高、视物精确，故又称为明视觉系统。一些只在白天活动的动物（如鸡），视网膜上只有视锥细胞。

2. 视网膜的光化学反应

(1) **视杆细胞的光化学反应**：视杆细胞内的感光色素是视紫红质，由视黄醛和视蛋白组成（图 10-17）。在暗处，视黄醛和视蛋白合成视紫红质，能感受弱光；在强光照射时，视紫红质可迅速分解为视蛋白和视黄醛，使视杆细胞失去感光能力，此时人的视觉依靠视锥系统来完成。当视网膜受到光照时，引起视紫红质构象的改变，可诱发视杆细胞产生感受器电位。在感受器电位的基础上经过较复杂的信号传导活动，最终在神经节细胞上诱发动作电位，经视神经传向视觉中枢。

在生理状态下，视紫红质的合成与分解取决于光照的强度。强光时，视紫红质分解大于合成，使视杆细胞几乎失去感受光刺激的能力，此时人的视觉仅依靠视锥系统来完成。在暗处，视紫红质合成大于分解，光线越暗，合成越多，视网膜对弱光的敏感性越高。随着视紫红质不断分解与合成，会有部分视黄醛被消耗，这要依靠食物中的维生素 A 来补充。因此，长期摄入维生素 A 不足，会影响人在暗处时的视力，导致夜盲症。

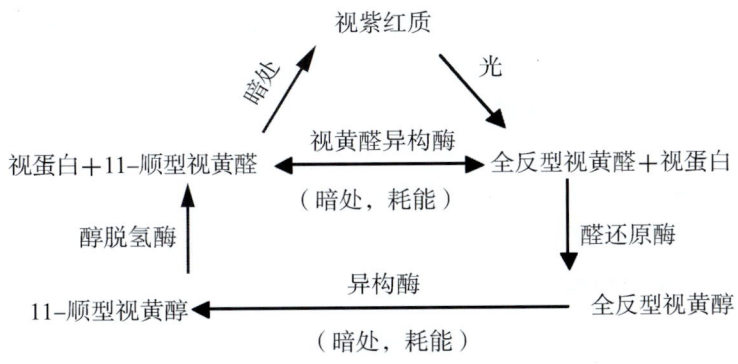

图 10-17 视紫红质的光化学反应示意图

(2) **视锥细胞的光化学反应**：视网膜中有三种不同的视锥细胞，分别含有对红、绿、蓝 3 种颜色光敏感的感光色素，分别感受红、绿、蓝三种基本色。根据"三原色学说"，当红、绿、蓝三种视锥细胞受到不同比例的刺激时，就会产生各种不同的色觉。若对全部颜色或某种颜色缺乏分辨能力，称为色盲，前者称为全色盲，后者称为部分色盲，色盲多数由遗传因素所引起。有些人对某种颜色的识别能力较差，这种情况称为色弱，常由后天因素引起。

与视杆细胞相似，当视锥细胞受到光线刺激时，首先引起光化学反应，进而产生感受器电位，最后由感受器电位引发相应的神经节细胞产生动作电位。

（三）与视觉有关的几种生理现象

1. 明适应和暗适应

（1）**明适应**：当人从暗处进入亮光处时，最初感到一片耀眼的光亮，不能看清物体，须稍等片刻后才逐渐恢复视觉，这种现象称为**明适应**（light adaptation）。其机制是在暗处视杆细胞内蓄积的大量视紫红质到亮处迅速分解所致。

（2）**暗适应**：当人从亮处进入暗处时，最初看不清任何物体，经过一段时间后，人眼才逐渐恢复了在暗处的视力，这种现象称为**暗适应**（dark adaptation）。暗适应是由于在亮处视杆细胞中的视紫红质大量分解，到暗处时不足以引起对暗光的感受，故最初不能看清物体。经过一段时间后，视紫红质合成量逐渐增多，人在暗处的视力才逐渐恢复。整个过程需25～30分钟。

2. 视野
用单眼固定注视前方一点时，该眼所能看到的空间范围，称为**视野**（visual field）。由于受面部结构的影响，鼻侧和上方视野较小，颞侧和下方视野较大。在同一光照条件下，白色视野最大，黄色、蓝色次之，红色再次之，绿色视野最小。临床上检查视野可帮助诊断视网膜和视觉传导通路上的病变。

3. 视力
又称**视敏度**（visual acuity），指眼分辨物体微细结构的能力，即分辨物体上两点间最小距离的能力，通常用视角作为衡量标准。视角是物体上两点发出的光线在节点上相交形成的夹角。视角越小，表示视力越好，视力表就是根据此原理设计的。一般正常人眼能分辨的最小视角为1分度，相当于国际视力表的1.0，对数视力表的5.0。

第三节　前庭蜗器

> **案例导入**
>
> 某患者，男性，32岁，自诉幼年时曾因上呼吸道感染致化脓性中耳炎接受治疗，后偶有病情反复，左耳反复流脓20余年。1周前开始左耳流脓，听力下降，左侧耳痛，左侧面部疼痛。体格检查：左眼外展受限，左侧外耳道脓性分泌物，洁耳后可见左侧鼓膜表面肉芽组织。诊断：左耳慢性化脓性中耳炎。
>
> 思考题：
> 1. 为何幼儿时期上呼吸道感染易诱发中耳炎？
> 2. 患者为何会出现左侧面部疼痛、左眼外展受限？
> 3. 化脓性中耳炎还可引起哪些并发症？

前庭蜗器（vestibulocochlear organ）又称位听器，包括**前庭器**（vestibular apparatus）和**听器**（auditory apparatus）。耳又称前庭蜗器，包括外耳、中耳和内耳（图10-18）。听觉感受器和位觉感受器均位于内耳。

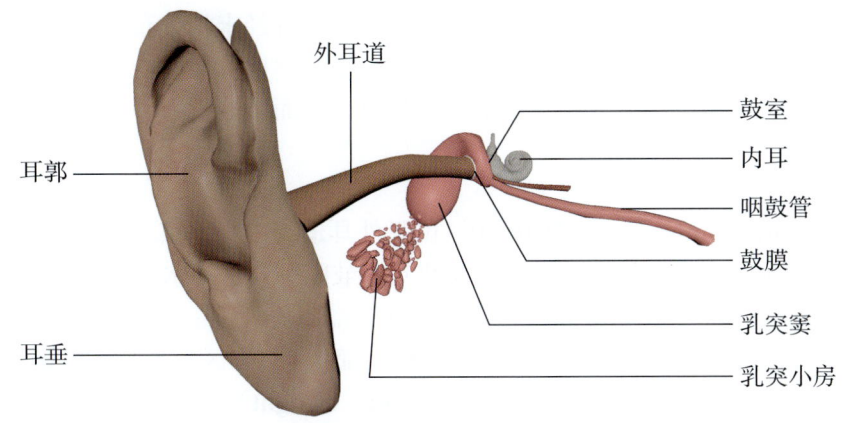

图 10-18 耳的结构模式图

一、外耳

外耳（external ear）包括**耳郭**、**外耳道**和**鼓膜**，主要功能为收集和传导声波。

（一）耳郭

耳郭（auricle）（图 10-19）位于头部两侧，上方大部分以弹性软骨为支架，外覆皮肤，皮下组织较少。耳郭外部形态可作为中医耳针定穴的标志。耳郭下 1/3 为**耳垂**（auricular lobule），仅有皮肤和皮下组织，无软骨，有丰富的血管分布，是临床常用的采血部位。

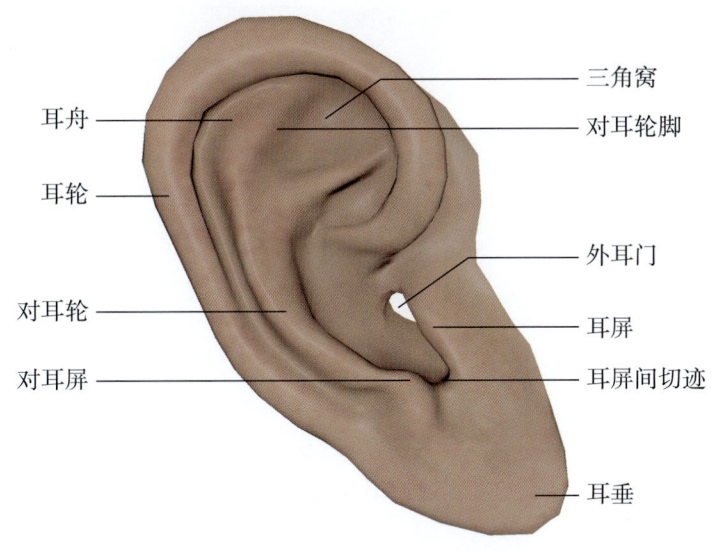

图 10-19 耳郭结构模式图

（二）外耳道

外耳道（external acoustic meatus）（图 10-18）为一弯曲管道，位于外耳门至鼓膜之间，成人长约 2.5 cm。外耳道外 1/3 为软骨部，以弹性软骨为基础；内侧 2/3 为骨部，位于颞骨内。

外耳道由外向内，先向前上方，再向后，继而弯向前下。检查成人鼓膜时，需将耳郭向后上方牵拉，使外耳道变直。婴幼儿因发育未完全，外耳道较短且直，几乎全以软骨为基础，检查时需将耳郭向后下方牵拉。

外耳道表面皮肤菲薄，皮下组织较少，有丰富的感觉神经末梢分布，因此当外耳道出现皮肤疖肿时，疼痛较剧烈。外耳道皮肤内还含有毛囊、皮脂腺以及丰富的耵聍腺。耵聍腺可分泌黏稠液体，称耵聍。如耵聍结痂成块，可阻塞外耳道，进而影响听力。

（三）鼓膜

鼓膜（**tympanic membrane**）（图 10-20）位于外耳道与中耳鼓室之间，为半透明椭圆形薄膜，与外耳道底形成 45°～50° 的倾斜位，婴幼儿的鼓膜则几乎为水平位。鼓膜的中心内凹称**鼓膜脐**（**umbo of tympanic membrane**），为锤骨柄末端附着处。

鼓膜可分为 2 部分，上 1/4 区薄而松弛，为**松弛部**；下 3/4 区较紧张，称**紧张部**。在活体，鼓膜紧张部前下方有一三角形反光区，称**光锥**（**cone of light**）。临床上，若鼓膜受疾病影响，可引起光锥变形或消失，严重者可致鼓膜穿孔，影响听觉。

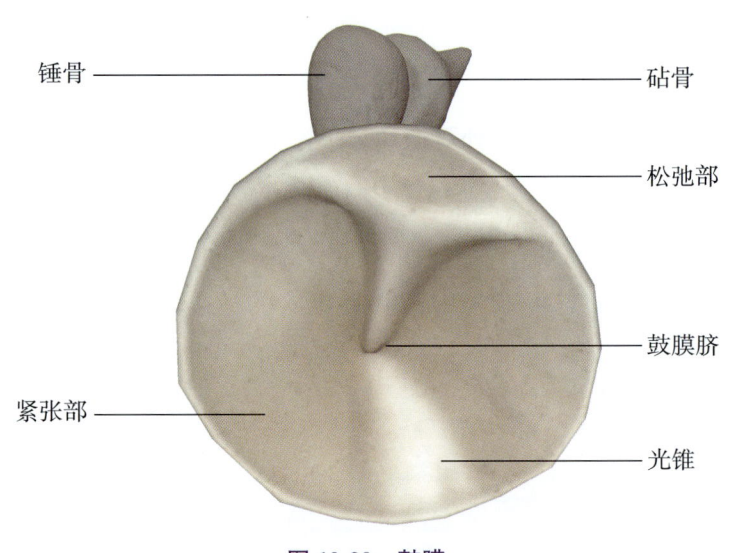

图 10-20　鼓膜

考点：鼓膜的位置及形态特点
考题举例 10-6

二、中耳

中耳（**middle ear**）包括鼓室、咽鼓管、乳突窦和乳突小房。

（一）鼓室

鼓室（**tympanic cavity**）位于颞骨岩部内，为一不规则的含气小腔（图 10-18）。鼓室腔内有听小骨、韧带、肌、血管和神经等，向前经咽鼓管与鼻咽部相通，向后与乳突窦、乳突小房相通。鼓室由 6 个壁围成。

1. 鼓室的壁

（1）外侧壁：又称**鼓膜壁**，大部分为鼓膜，与外耳道相隔。

（2）内侧壁：又称**迷路壁**，与内耳相隔，也是内耳的外侧壁。其中部有一隆起，称岬。岬的后上方有一卵圆形小孔，称**前庭窗**（**fenestra vestibuli**），在活体，由镫骨及周缘韧带封闭。岬的后下方有一圆形小孔，称**蜗窗**（**fenestra cochleae**），在活体，由**第二鼓膜**封闭。

(3) 上壁：又称**盖壁**，为颞骨岩部的**鼓室盖**，将鼓室与上方的颅中窝分隔开。

(4) 下壁：又称**颈静脉壁**，为薄层骨板，将鼓室与前下部的颈内静脉起始部分隔开。

(5) 前壁：又称**颈动脉壁**，为薄层骨板，将鼓室与颈内动脉分隔开。

(6) 后壁：又称**乳突壁**，上部有乳突窦开口，鼓室借此向后与乳突小房相通。

2. 鼓室内的结构 鼓室内有3块听小骨，由外向内依次为**锤骨**（malleus）、**砧骨**（incus）和**镫骨**（stapes）（图10-21）。**锤骨**为鼓槌形状，锤骨柄附于鼓膜脐内面。**镫骨**形似马镫，镫骨底封闭前庭窗。三块听小骨借关节连结成**听小骨链**，将声波导致的鼓膜振动传至内耳。

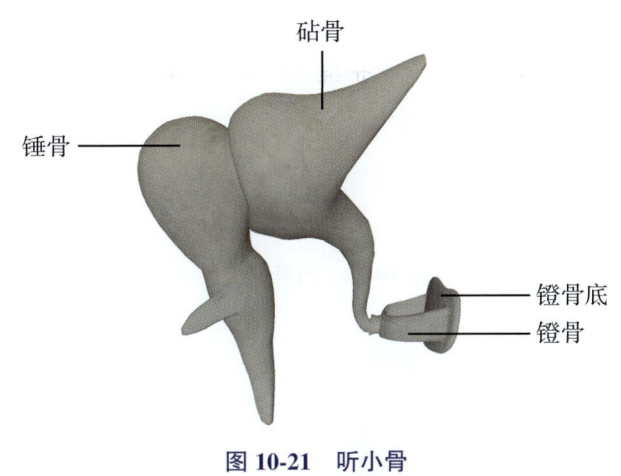

图 10-21 听小骨

考点：鼓室内的结构及鼓室壁
考题举例 10-7

（二）咽鼓管

咽鼓管（auditory tube）（图10-18）为一长3.5～4.0 cm的管道，连于咽与鼓室之间，具有维持鼓室内气压与外界大气压相等，平衡鼓膜两侧压力的作用。咽鼓管可分为2部分：外1/3为骨部，内2/3为软骨部。咽鼓管向后外侧开口于鼓室前壁的**咽鼓管鼓室口**；向前内侧开口于鼻咽部侧壁的**咽鼓管咽口**。此口平时关闭，吞咽时可张开。幼儿的咽鼓管较成人宽、短、平，故咽部感染易侵入鼓室，引起中耳炎。

（三）乳突窦和乳突小房

乳突窦（mastoid antrum）（图10-18）位于鼓室后方，向前开口于鼓室后壁上部，向后与乳突小房相通，是鼓室与乳突小房之间通道。**乳突小房**（mastoid cell）为大小不等的含气小腔，位于颞骨乳突部内，互相连通。乳突窦和乳突小房内面均被覆黏膜，与鼓室的黏膜相延续。

三、内耳

内耳（internal ear）又称迷路，位于颞骨岩部内（图10-22），介于鼓室与内耳道底之间，为结构复杂的弯曲管道，分为**骨迷路和膜迷路**。骨迷路与膜迷路之间含外淋巴，膜迷路内含内淋巴，内、外淋巴互不相通（图10-23）。迷路内有位觉和听觉感受器。

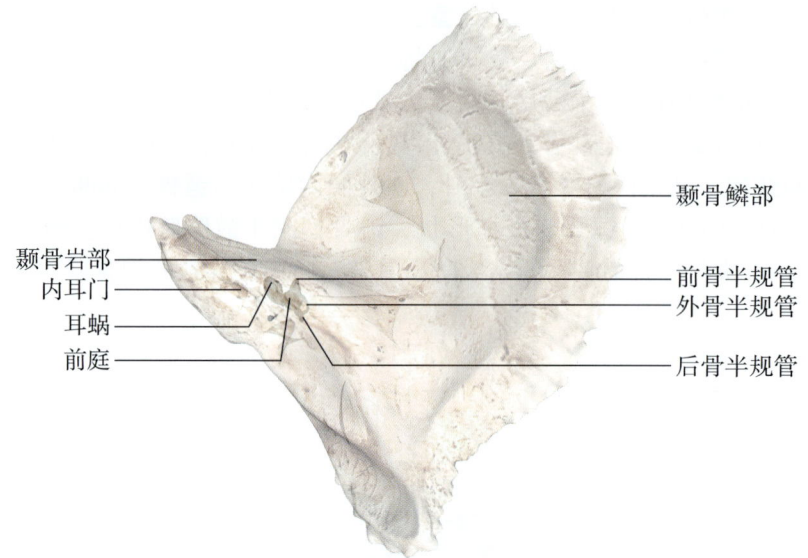

图 10-22　内耳的位置

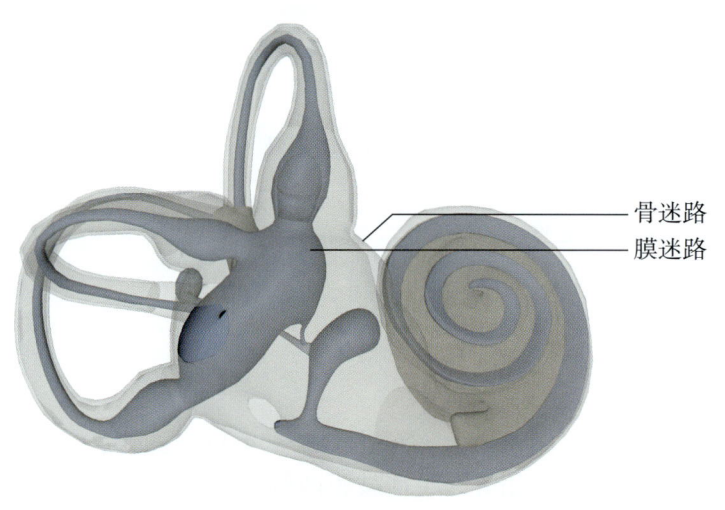

图 10-23　内耳

（一）骨迷路

骨迷路（**bony labyrinth**）是由颞骨岩部骨密质构成的不规则管道，可分为 3 部分，沿颞骨岩部长轴由后外向前内依次为：骨半规管、前庭和耳蜗（图 10-24），三者互相连通。

1. 骨半规管（**bony semicircular canals**）　为 3 个互相垂直的半环形管道，分别为**前骨半规管**、**后骨半规管**和**外骨半规管**。前骨半规管弓向上方，与颞骨岩部长轴垂直；后骨半规管弓向后外侧，与颞骨岩部长轴平行；外骨半规管弓向外侧。每个骨半规管均有两个骨脚，膨大的骨脚称**壶腹骨脚**，其膨大的部位称**骨壶腹**；较细的骨脚称**单骨脚**。前、后骨半规管的单骨脚汇合形成一个**总骨脚**，因此 3 个骨半规管共计有 5 个开口通向前庭。

2. 前庭（**vestibule**）　为椭圆形腔隙，位于骨迷路中部。其前下方有一大孔与耳蜗相通，后上方有 5 个小孔与骨半规管相通。前庭的内侧壁为内耳道底，有前庭蜗神经通过。前庭的外侧壁为鼓室的内侧壁，有前庭窗和蜗窗，前庭窗由镫骨底部封闭，蜗窗由第二鼓膜封闭。

3. 耳蜗（**cochlea**）　位于前庭的前方，尖端朝向前外方，称**蜗顶**，底部朝向内耳道底，称**蜗底**。耳蜗可分为蜗轴和蜗螺旋管，其中蜗轴为居于中央的骨松质，**蜗螺旋管**则为环绕蜗轴约两圈半的骨管，由蜗轴发出伸入蜗螺旋管内的骨板称**骨螺旋板**。骨螺旋板与膜迷路的蜗管相

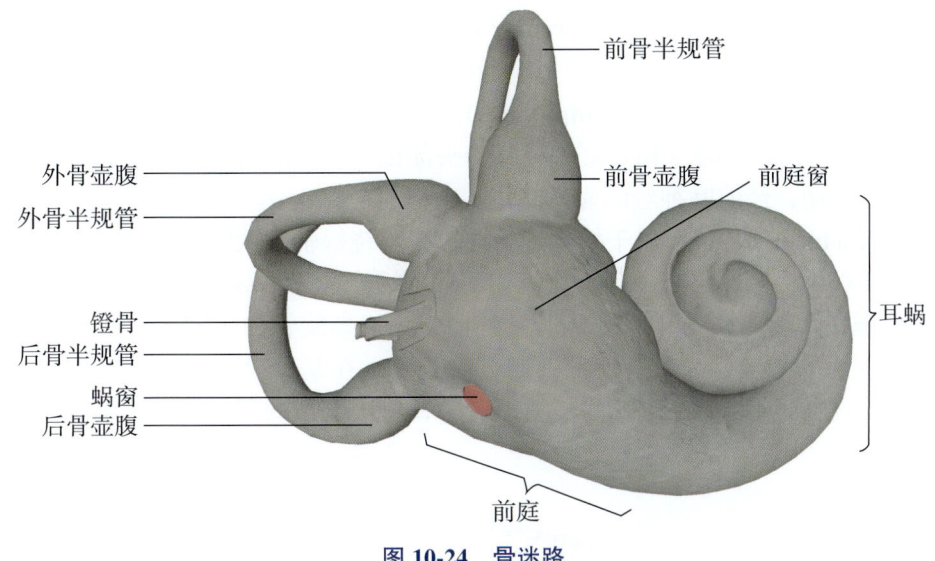

图 10-24　骨迷路

连，将蜗螺旋管管腔分为 3 部分：上部接近蜗顶侧的管腔称**前庭阶**，前庭阶一端与前庭窗相接；中间为蜗管，下部接近蜗底侧的管腔称**鼓阶**，鼓阶一端与封闭蜗窗的第二鼓膜相接。前庭阶与鼓阶内均含外淋巴，二者借蜗顶处的**蜗孔**相通。

（二）膜迷路

膜迷路（membranous labyrinth）（图 10-25）为封闭的膜性小管和囊，固定于骨迷路内，可分为椭圆囊和球囊、膜半规管及蜗管 3 部分。

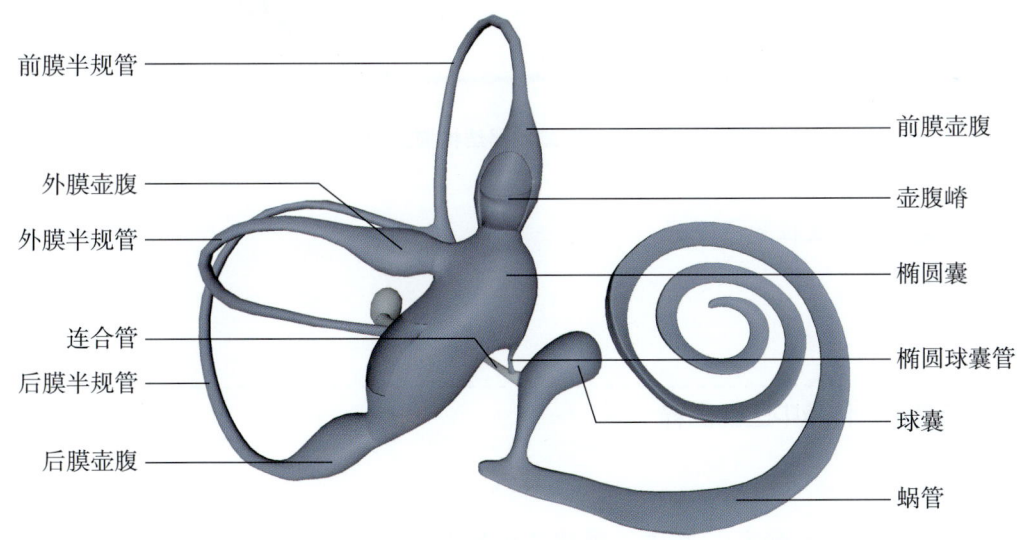

图 10-25　膜迷路

1. 椭圆囊和球囊　椭圆囊（utricle）和球囊（saccule）位于前庭内，椭圆囊居后上方，球囊居前下方。椭圆囊后壁有 5 个开口与膜半规管相通，前壁借椭圆球囊管与球囊相通。球囊下端借连合管与蜗管相通。在椭圆囊底壁和球囊前壁上有呈斑块样突起的感觉上皮，分别称为**椭圆囊斑**（macula utriculi）和**球囊斑**（macula sacculi），二者均为位觉感受器，接受头部位置变化和直线变速运动引起的刺激，并将刺激转变为神经冲动，经前庭神经的椭圆囊支和球囊支传入中枢。

2. 膜半规管（membranous semicircular duct） 位于3个同名骨半规管内，管径比骨半规管小，形态与其相似。在骨壶腹内，每个膜半规管也有相应的膨大部位，称**膜壶腹**，壁上有呈嵴状的隆起，称**壶腹嵴**（crista ampullaris），为位觉感受器，接受旋转变速运动引起的刺激。3个膜半规管内的壶腹嵴互相垂直，可感受头部在三维空间内的运动变化，并将接受到的刺激转变为神经冲动，经前庭神经的壶腹支传入中枢。

3. 蜗管（cochlear duct） 位于蜗螺旋管内，为环绕蜗轴约两圈半的膜性管道。蜗管向前与球囊相通，末端为盲端，终于蜗顶。在横切面上，蜗管呈三角形，有上、下和外3个壁：蜗管上壁为**前庭膜**，将前庭阶与蜗管分隔开；外侧壁为蜗螺旋管内表面的骨膜，富含血管，也称**血管纹**；下壁为**螺旋膜**，又称**基底膜**，与鼓阶相隔。在基底膜上有听觉感受器，称**螺旋器**（spiral organ），也称**科蒂**（Corti）**器**（图10-26），将接受到的刺激转变为神经冲动，经蜗神经传入听觉中枢。

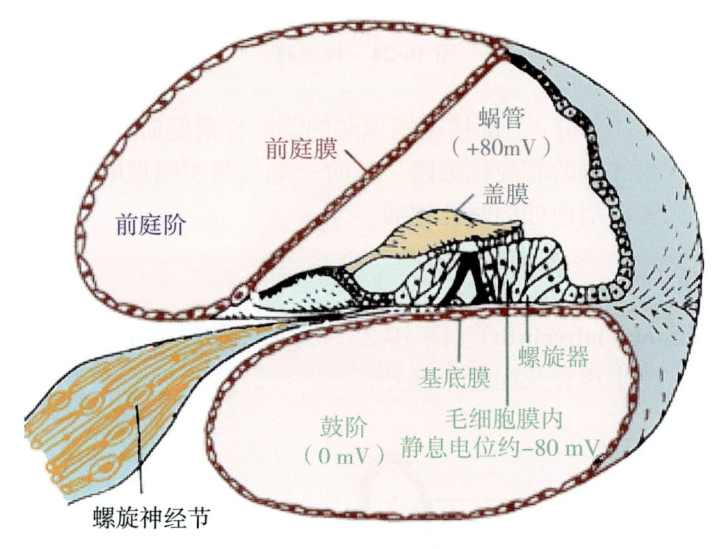

图 10-26 螺旋器结构模式图

考点：听觉感受器及位觉感受器
考题举例 10-8

弘扬中医药文化，传承中医药国粹

耳穴

诚如《黄帝内经》所言："耳者，宗脉之所聚也。"脏腑经络的病理变化，也常可反映或累及于耳。各脏腑组织在耳郭均有相应的反应点。当人体内脏或躯体患病时，往往会在耳郭的一定部位出现局部反应，这些部位就是耳针治疗的刺激点，统称为耳穴。刺激耳穴，对相应的脏腑有一定的调治作用。

阅读思考：
1. 中医药文化是中华传统文化的瑰宝，说说你对中医药文化的理解。
2. 如何促进中医药传承创新发展？

四、耳的功能

（一）外耳和中耳的传音功能

1. 外耳的功能　耳郭的形状有利于采音和集音，还可结合头部的运动判断声音的方向。外耳道是声波传入的通道，具有共振增益作用。

2. 中耳的功能　中耳的主要功能是将声波振动的能量高效传入内耳。鼓膜是声波压力的承受装置，可把声波振动如实地传递给听骨链。听骨链由3块听小骨组成，锤骨柄附着于鼓膜，镫骨底板紧贴卵圆窗膜，砧骨居中。由于鼓膜和听骨链的结构特点，使声波由鼓膜传到卵圆窗膜时声压增大22.4倍，从而使传入内耳的声波足以引起耳蜗内淋巴的位移和振动。咽鼓管可调节鼓室内的压力，使之与外界大气压保持平衡，这对维持鼓膜的正常位置、形状和功能具有重要的意义。

3. 声波传入内耳的途径

（1）**气传导**：声波经外耳道引起鼓膜振动，再经听骨链和卵圆窗传入耳蜗，这种声波传导的途径称为**气传导**（air conduction），是声波传入内耳的主要途径。此外，鼓膜振动也可引起鼓室内空气振动，再经蜗窗传入耳蜗。但这种气传导在一般情况下并不重要，仅在听骨链运动障碍时起部分代偿作用。

（2）**骨传导**：声波直接引起颅骨振动，进而引起耳蜗内淋巴振动，这种传导方式称为**骨传导**（bone conduction）。在正常情况下，骨传导的效率比气传导要低很多，故在正常听觉中不起主要作用。

知识链接

听觉功能障碍

听觉功能障碍分为3种类型。①传音性耳聋：由鼓膜或听骨链功能障碍引起，气传导受损明显，骨传导影响不大。②感觉神经性耳聋：由耳蜗病变、螺旋器和蜗神经受损引起，气传导、骨传导均明显减弱。③中枢性耳聋：由各级听觉中枢或听觉传导通路的病变所引起。在上述三种听觉功能障碍中，最常见的是传音性耳聋。临床工作中常借助音叉检查患者气传导和骨传导的情况，帮助判断听觉障碍时病变的部位和原因。因此，应注意防御中耳疾患、外力损伤、环境噪音等对鼓膜和听骨链的损伤。

（二）内耳的功能

内耳由耳蜗和前庭器官组成。耳蜗与听觉有关，前庭器官与平衡觉有关。

1. 内耳的感音功能　内耳的功能是将内淋巴的机械振动转变为蜗神经纤维的动作电位，即换能作用。在这一过程中，耳蜗基底膜的振动起关键作用。

（1）**基底膜的振动和行波学说**：观察表明，基底膜的振动是以行波的方式进行的，即内淋巴的振动首先引起靠近前庭窗处（即蜗底）的基底膜振动，然后以行波的形式沿基底膜向耳蜗的顶部传播，就像人在抖动一条绸带时有行波沿绸带向远端传播一样。不同频率的声音引起的行波都从蜗底开始，频率不同，行波传播距离的远近和最大振幅出现的部位也不同（图10-27）。声波频率越低，行波传播距离越远，最大振幅出现的部位就越靠近蜗顶；反之，声波频率越高，行波传播距离越近，最大振幅出现的部位越靠近蜗底。这样，来自基底膜不同区域的神经冲动传到中枢的不同部位，就可引起不同音调的感觉。

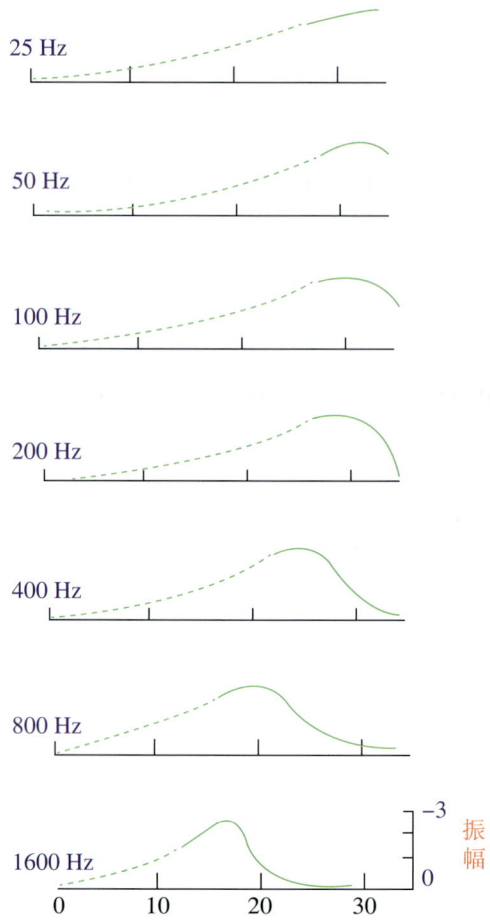

图 10-27　不同频率的声音引起的行波在基底膜上传播距离和最大振幅的出现部位

（2）耳蜗的感音换能作用：当行波引起基底膜发生振动时，可以使螺旋器（图 10-26）毛细胞顶端的听毛和盖膜之间发生交错的移行运动，引起毛细胞听毛弯曲，这种机械性变化会引起毛细胞兴奋，使毛细胞发生一系列过渡性电变化，最后引起与之相连的蜗神经纤维产生动作电位，完成听觉感受器的换能作用。听神经的动作电位通过听觉传导通路传入大脑皮质的听觉中枢，引起听觉。

> **知识链接**
>
> ### 人工耳蜗
>
> 人工耳蜗是根据耳蜗生理原理开发的一种电子仿生装置，是听力学、医学、生物医学、微电子学、材料学、机械学相结合的跨多学科的高新技术产品。人工耳蜗可以完全替代受损的内耳毛细胞，它可以将外界的声音转化为神经电脉冲信号，绕过听觉系统内坏死的毛细胞，直接刺激听觉神经的螺旋神经节，将信息传递到大脑。人工耳蜗是现代医学的重要成果之一，对于轻度或中度的听力损失，助听器可以有较好的补偿效果，而对于重度或极重度耳聋，人工耳蜗是目前国际公认的能使双侧重度或极重度感觉神经性耳聋患者恢复听觉的唯一有效装置。

2. 前庭器官的功能　前庭器官包括椭圆囊、球囊和三个膜半规管，是人体对自身运动状态和头在空间位置的感受器，对维持身体的平衡具有重要作用。

前庭器官的感受器为毛细胞，具有相似的结构和功能。每个毛细胞的顶部通常有 60～100 根纤细的纤毛，按一定形式排列。在毛细胞底部有感觉神经末梢分布。

在正常情况下，由于各前庭器官中毛细胞的所在位置和附属结构不同，当机体的运动状态和头在空间的位置改变时，都能以特定的方式改变毛细胞纤毛的倒向，从而改变神经纤维发放冲动的频率，将这些信息传入中枢后，可产生不同的运动觉和位觉。

（1）椭圆囊和球囊的功能：感受头部在空间的位置和直线变速运动。当头部空间位置改变或作直线变速运动时，刺激毛细胞，最终使得传入纤维产生神经冲动，经前庭神经传入中枢，产生位觉和运动觉，并引起姿势反射，以维持身体平衡。

（2）半规管的功能：感受旋转变速运动。适宜刺激是正、负角加速运动。当躯体作不同方向的旋转运动时，刺激相应半规管壶腹中的毛细胞，使得传入神经产生神经冲动，传入中枢后引起旋转的感觉，同时还可引起眼球震颤和躯体、四肢骨骼肌紧张性改变，以调整姿势，维持平衡。

知识链接

前庭反应

当前庭器官受到过久或过强刺激时，常可引起自主神经系统的功能反应，表现为恶心、呕吐、眩晕、心率加快、血压下降、皮肤苍白、眼球震颤等，这种现象称为前庭反应。有些人这种现象特别明显，会出现晕车、晕船和空晕病等，可能与前庭器官的功能过于敏感有关。

第四节 皮 肤

皮肤覆盖于身体表面，柔软且富有弹性，成人皮肤表面积达 1.2～2.0 m²，为人体最大的器官。身体各处皮肤厚薄不等，背侧和伸侧的皮肤比腹侧和屈侧的皮肤要厚，手掌及足底处皮肤最厚，以抵抗摩擦。皮肤深面为皮下组织，称浅筋膜，主要为疏松结缔组织，含丰富的血管、淋巴管等。皮肤借浅筋膜与深部的组织结构相连接。

一、皮肤的基本结构

皮肤由表皮和真皮组成（图 10-28）。

（一）表皮

表皮（epidermis）为角化的复层扁平上皮，位于皮肤表层，在手掌及足底处最厚。表皮无血管分布，其基底层细胞具有较强的增殖能力，不断生成新的细胞并向浅层移动。基底层细胞之间有色素细胞分布，皮肤颜色的深浅与色素细胞数量密切相关。

（二）真皮

真皮（dermis）为致密结缔组织，主要由胶原纤维和弹性纤维交织而成，位于表皮深面。胶原纤维束在真皮内按一定的方向平行排列，形成皮肤纹理，称**分裂线**或 Lange 氏线，外科手术时常考虑沿皮肤分裂线做手术切口，切口愈合后瘢痕较小。真皮内含有经表皮陷入的毛囊和腺体，以及丰富的血管、淋巴管、游离神经末梢。真皮深面为皮下组织，即浅筋膜。在临床，

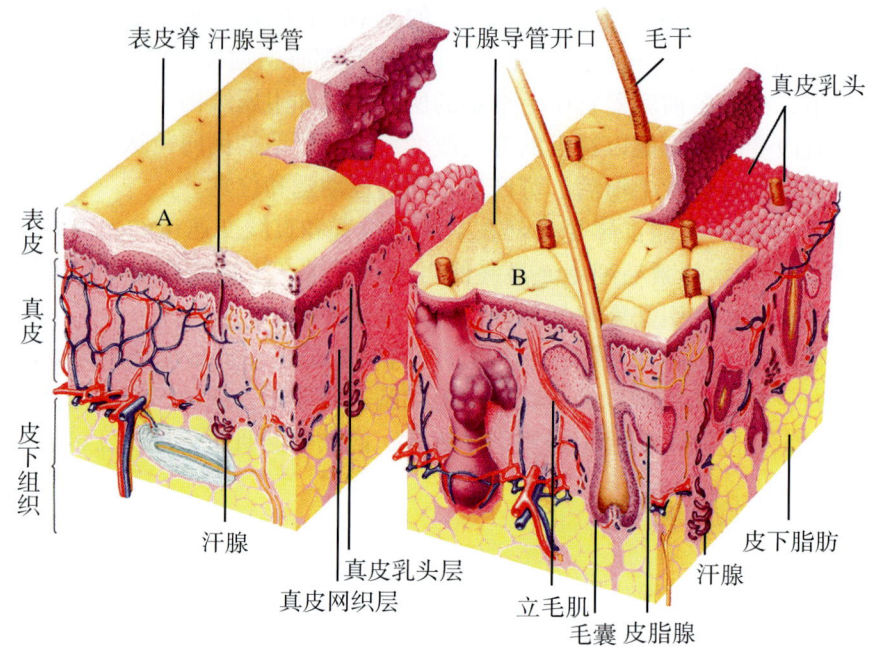

图 10-28　皮肤结构模式图
A. 厚型（无毛）皮肤；B. 薄型（有毛）皮肤

皮内注射指的是将药物注入真皮层，而皮下注射指的是将药物注入皮下组织。

二、皮肤的附属结构

皮肤的附属结构包括毛发、指（趾）甲、皮脂腺、汗腺等。皮脂腺可分泌皮脂，具有润滑毛发和皮肤的作用。汗腺可分泌汗液，依据其分布部位及分泌物，可分为小汗腺和大汗腺。小汗腺分布较广泛，分泌的汗液具有湿润及参与体温调节的作用；大汗腺则存在个体差异，主要分布于腋窝和会阴等处，其分泌物较黏稠，经细菌分解后可散发出特殊气味。

三、皮肤的功能

皮肤具有感觉、保护、吸收、分泌、参与体温调节和物质代谢等功能。

皮肤内分布着痛、温度、触、压等多种感受器，可感受外环境刺激。皮肤被视为人体免疫系统的第一道屏障，可防止体外病原微生物、生化物质等异物侵入机体，同时也可防止体内液体的丢失。皮肤表面有汗腺开口，汗液的排出可排泄代谢产物和多余的电解质及水分等，汗液的蒸发还可调节体温。

（高明灿　黄　俊）

 自测题

一、单项选择题

1. 感受机体内、外环境变化的结构或装置称为
　　A. 感受器　　　　　　　　　　　　　　　B. 受体

C．分析器 　　　　　　　　　　　　　　D．特殊器官
　　E．效应器
2．属于眼球中膜的结构为
　　A．角膜 　　　　　　　　　　　　　　　B．巩膜
　　C．睫状体 　　　　　　　　　　　　　　D．视网膜
　　E．纤维膜
3．在眼的折光系统中，折射能力最大的界面是
　　A．空气-角膜前表面界面 　　　　　　　B．角膜后表面-房水界面
　　C．房水-晶状体前表面界面 　　　　　　D．晶状体后表面-玻璃体
　　E．玻璃体-视网膜界面
4．能调节晶状体曲度的是
　　A．睫状肌 　　　　　　　　　　　　　　B．上睑提肌
　　C．瞳孔开大肌 　　　　　　　　　　　　D．瞳孔括约肌
　　E．眼轮匝肌
5．使平行光线聚焦于视网膜前方的眼，称为
　　A．远视眼 　　　　　　　　　　　　　　B．散光眼
　　C．近视眼 　　　　　　　　　　　　　　D．正视眼
　　E．老花眼
6．夜盲症发生的原因是
　　A．视紫红质过多 　　　　　　　　　　　B．视紫红质缺乏
　　C．顺视黄醛过多 　　　　　　　　　　　D．视蛋白合成障碍
　　E．视紫蓝质合成过多
7．关于中耳的描述，正确的是
　　A．由鼓膜和鼓室组成 　　　　　　　　　B．鼓室内有听小骨
　　C．鼓室为密闭的小腔 　　　　　　　　　D．成人咽鼓管平直、短粗
　　E．鼓室与乳突小房不通
8．声音传入内耳的主要途径是
　　A．骨传导
　　B．外耳→鼓膜→听骨链→卵圆窗→内耳
　　C．外耳→鼓膜→鼓室空气→圆窗→内耳
　　D．外耳→鼓膜→听骨链→圆窗→内耳
　　E．颅骨→耳蜗
9．听觉感受器是
　　A．椭圆囊斑 　　　　　　　　　　　　　B．鼓膜
　　C．螺旋器 　　　　　　　　　　　　　　D．壶腹嵴
　　E．球囊斑
10．咽鼓管开口于鼓室的
　　A．内侧壁 　　　　　　　　　　　　　　B．后壁
　　C．前壁 　　　　　　　　　　　　　　　D．下壁
　　E．外侧壁
11．基底膜由底部到顶部
　　A．逐渐变窄 　　　　　　　　　　　　　B．逐渐变宽
　　C．逐渐变薄 　　　　　　　　　　　　　D．逐渐变厚

E．宽度不变

二、简答题

1．试述房水的产生、循环途径、生理意义及临床意义。
2．为什么正常眼视近物和远物均很清楚？
3．光线穿过角膜后，依次经过哪些结构将光波刺激传入脑内产生视觉？
4．试述内耳的结构及感受器名称。

第十一章 神经系统

学习目标

通过本章内容的学习，学生应能够：

识记
1. 复述神经系统的活动方式及分类，常用术语；脊髓的位置和形态；脑干的组成、外形及主要结构；小脑的位置、外形及功能；大脑半球的主要沟、裂、回的名称、位置和分叶；大脑皮质各功能区的名称、位置及特征；侧脑室的位置、分部及联系；内囊的位置、分部；基底核的位置和组成；脊髓和脑的三层被膜；脑的动脉主要来源及各来源的供血范围；大脑动脉环的组成和位置；脑脊液的循环路径。
2. 陈述颈丛、臂丛、腰丛和骶丛的组成、位置、主要分支及分布范围；12对脑神经的名称、连脑的部位及分布的范围；内脏神经与躯体神经的比较；交感神经与副交感神经的主要区别。
3. 说出躯干和四肢的深感觉及浅感觉通路的组成、走行；视觉传导通路的组成、走行；皮质核束和皮质脊髓束的起始、走行及支配特点。

理解
1. 分析反射弧的组成及其与神经反射检查的关系；脊髓和脑干内主要上行纤维束和下行纤维束损伤后的功能障碍及原因；通过内囊的主要纤维束及其损伤后的临床表现；脊神经损伤引起的肌肉瘫痪及临床表现；不同脑神经损伤出现的临床表现。
2. 归纳周围神经系统和中枢神经系统相关的常用术语；脑干相连的脑神经与脑神经核的关系。
3. 对比躯干和四肢的浅感觉与深感觉通路的异同；上、下行传导通路不同部位损伤后的主要功能障碍。

运用
1. 初步建立对神经系统疾病的临床思维能力，具有对神经系统相关疾病的诊疗意识。
2. 利用所学知识，分析脊髓、脑的不同部位损伤后可能出现的临床表现及相关的解剖学基础；腰椎穿刺术和硬膜外麻醉相关的解剖学基础；颈、肩、腰、腿痛的产生原因及其解剖学基础；三叉神经痛、面瘫等的产生原因及其解剖学基础；内囊出血患者出现三偏综合征的原因。

思政
1. 树立舍小家为大家的医者情怀。
2. 强化关爱患者、敬佑生命、爱岗敬业的职业信念。

神经系统（nervous system）在人体生命活动中占据主导地位，由位于颅腔内的脑和椎管内的脊髓，以及遍布全身的周围神经共同组成。神经系统有别于其他各系统，是机体主要的功能调节系统，它控制和调节其他各系统的活动，使人体成为一个有机的整体，从而保证生命活动的正常、有序进行。

第一节 概 述

> **案例导入**
>
> 某患者，男性，56岁，高血压病史5年。患者突感左侧肢体麻木、无力，伴头痛、眩晕、口苦、咽干，休息后无好转。次日感左侧肢体无力加重，急诊入院。CT检查示右侧基底核高密度灶。临床诊断：脑出血。
>
> 思考题：
> 1. 依据神经系统的分类，脑属于哪一类？
> 2. 依据神经系统的分类，分析与肢体麻木、无力相关的周围神经名称。
> 3. 依据神经系统常用术语，基底核属于哪一种？

一、神经系统的分类

神经系统分为**中枢神经系统**（central nervous system，CNS）和**周围神经系统**（peripheral nervous system，PNS）（图11-1）。中枢神经系统包括脑和脊髓。周围神经系统包括与脑相连的**脑神经**（cranial nerves）和与脊髓相连的**脊神经**（spinal nerves）。脑神经共12对，主要分布于头颈部，但也有分布于胸、腹腔脏器的。脊神经共31对，主要分布于躯干和四肢。

根据周围神经分布的部位，又可将周围神经系统分为**躯体神经**（somatic nerve）和**内脏神经**（visceral nerves），躯体神经分布于体表、骨、关节和骨骼肌，内脏神经分布于内脏、心血管、平滑肌和腺体。内脏神经和躯体神经都包括**感觉神经**（sensory nerve）和**运动神经**（motor nerve）。感觉神经是将感受器的神经冲动传向中枢部，故又称**传入神经**（afferent nerve）；运动神经是将中枢部的神经冲动传向周围的效应器，故又称**传出神经**（efferent nerve）。内脏神经的传出神经即**内脏运动神经**（visceral motor nerve），具有调节心肌、平滑肌运动和腺体分泌的作用。根据形态结构和功能的不同，又可将内脏运动神经分为**交感神经**（sympathetic nerve）和**副交感神经**（parasympathetic nerve）。因内脏运动神经

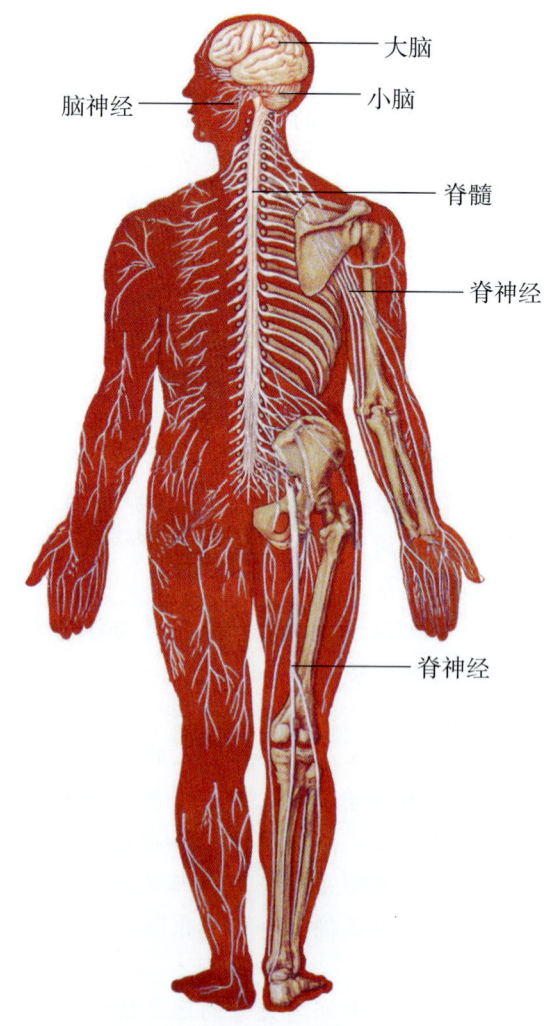

图 11-1 神经系统概况

不受人体主观意识控制，故又称**自主神经**（autonomic nerve）或**植物神经**（vegetative nerve）。

考点：神经系统的分类
考题举例 11-1

二、神经系统的活动方式

神经系统的基本活动方式是**反射**（reflex）。反射是神经系统最基本的活动形式，完成反射活动的结构基础是**反射弧**（reflex arc）（图11-2），包括5个环节：感受器→传入（感觉）神经→中枢→传出（运动）神经→效应器。神经系统通过感受器接受机体内、外环境的各种刺激，并将这些刺激转换为神经冲动，由传入神经传至脑和脊髓的各级中枢；中枢将传入的信息整合、分析后，发出相应的神经冲动，经传出神经传至相应的效应器，产生各种反应，从而控制或调节其他各系统的活动。

知识链接

反射的分类

依据感受器的位置，反射可分为浅反射和深反射两类。浅反射感受器的位置表浅，如角膜反射；深反射感受器的位置较深，如膝反射。当神经系统发生疾病时，可能出现病理反射，如巴宾斯基（Babinski）征。

反射亦可分为非条件反射和条件反射。非条件反射是先天遗传的，数量有限，是一种原始的、初级的神经活动，多为维持人体生命的本能活动。例如，食物刺激口腔引起唾液分泌，手碰到火时的迅速缩手动作。条件反射是建立在非条件反射的基础上，经过后天学习、训练获得的反射，是一种高级神经活动，具有更大的易变性和适应性，如"望梅止渴""谈虎色变"。

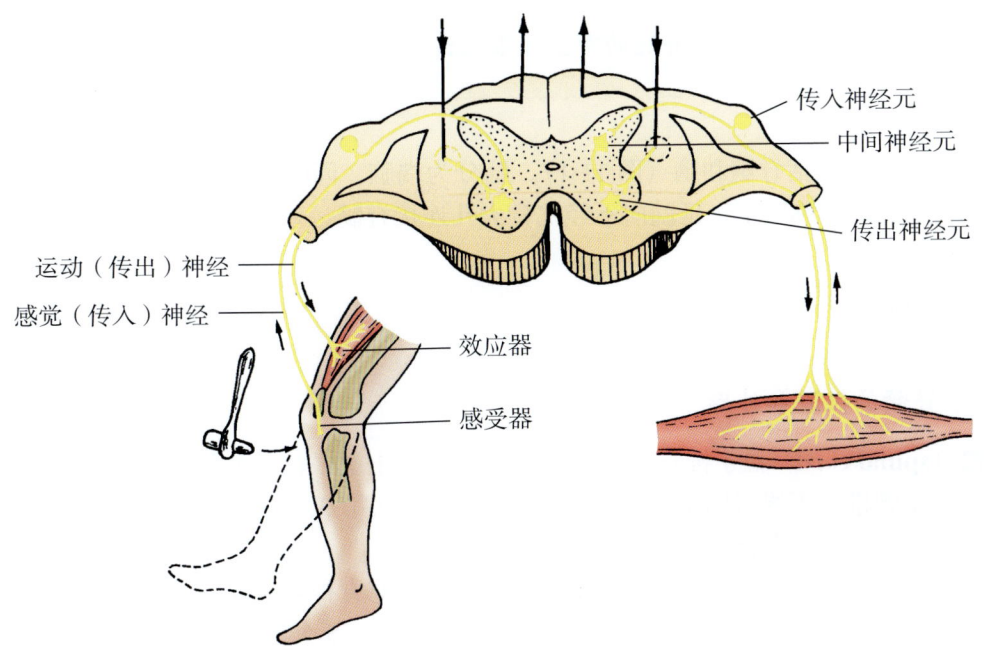

图 11-2　反射弧示意图

三、神经系统的常用术语

神经系统主要由神经组织构成。在神经系统中，不同部位的神经元胞体和突起有不同的聚集方式，因而有不同的术语名称。

1．灰质和皮质　在中枢神经系统中，神经元胞体及树突聚集处在新鲜标本上色泽灰暗，称**灰质**（gray matter）；位于大脑和小脑表面的灰质，又称**皮质**（cortex）。

2．白质和髓质　在中枢神经系统中，神经纤维聚集处在新鲜标本上色泽白亮，称**白质**（white matter）；位于大脑和小脑深面的白质，又称**髓质**（medulla）。

3．神经核和神经节　由形态和功能相似的神经元胞体聚集成团，位于中枢神经系统的称**神经核**（nucleus）；位于周围神经系统的称**神经节**（ganglion）。

4．神经纤维、神经和纤维束　神经元的轴突（或长突起）及其外包裹的神经胶质细胞构成**神经纤维**（neuro fibril）。在中枢神经系统中，起止、行程和功能相同的神经纤维聚集成束，称**纤维束**（tract）。在周围神经系统中，神经纤维聚集在一起并由结缔组织被膜包裹，称**神经**（nerve）。

5．网状结构　在中枢神经系统中，若神经纤维纵横交织成网状，网眼内含有分散的神经元胞体或灰质核团，称**网状结构**（reticular formation）。

第二节　中枢神经系统

> **案例导入**
>
> 某患者，男性，35岁，背部刀锐器伤1年后左下肢完全瘫痪。检查发现：左下肢随意运动消失，腱反射亢进，肌肉无明显萎缩，巴宾斯基征阳性。在剑突水平以下，右侧肢体的痛觉、温度觉丧失；左侧肢体的本体感觉和两点辨别觉丧失，触觉减弱。
>
> 思考题：
> 1. 推测损伤的脊髓部位和节段。
> 2. 推测刀伤的椎骨位置。
> 2. 依据临床表现，推测脊髓的哪些纤维束出现了损伤。

中枢神经系统包括脊髓和脑（图11-1）。脑分为端脑、间脑、脑干和小脑4部分，通常把中脑、脑桥和延髓合称脑干，延髓向下经枕骨大孔连接脊髓。

一、脊髓

（一）脊髓的位置和外形

脊髓（spinal cord）位于椎管内，长42～45 cm，上端平枕骨大孔处与延髓相连，下端在成人约平第1腰椎体下缘（图11-3），故临床上常选择在第3、4或第4、5腰椎棘突之间进行腰穿或腰麻，以避免损伤脊髓。

脊髓呈圆柱形，前后稍扁，外包被膜。通常把与每对脊神经所连的一段脊髓称一个脊髓节段，脊髓共有31节，即8个颈节、12个胸节、5个腰节、5个骶节和1个尾节。脊髓全长粗细不等，有两个膨大，即颈膨大和腰骶膨大。脊髓末端变细，呈圆锥状，称**脊髓圆锥**（conus medullaris）。脊髓圆锥向下延伸为细长的、无神经组织的**终丝**（**filum terminale**），终丝向下止于尾骨的背面。

考点：脊髓的位置和外形
考题举例 11-2，11-3

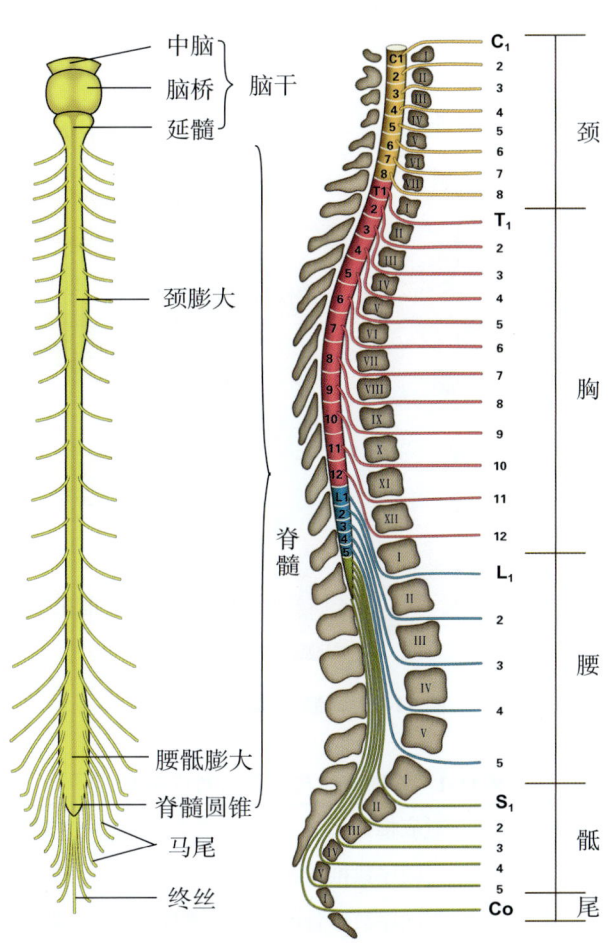

图 11-3　脊髓的外形和脊髓节段与椎骨的对应关系

脊髓表面借前、后两条纵沟分为对称的两半，前面较深的是**前正中裂**，后面较浅的是**后正中沟**（图 11-4）。此外，脊髓的前外侧面有一对**前外侧沟**，由运动神经纤维组成的脊神经前根自此沟走出；后外侧面有一对**后外侧沟**，由感觉神经纤维组成的脊神经后根经此沟进入脊髓。每条脊神经后根上有一膨大，称**脊神经节**（**spinal ganglion**）。脊神经前、后根在椎间孔处合成一条脊神经，从相应的椎间孔穿出。因椎管长于脊髓，腰、骶、尾部的脊神经前根和后根要在椎管内下行一段距离才能到达相应的椎间孔，脊髓圆锥以下这些神经根丝围绕终丝形成**马尾**（**cauda equina**）。

由于成人的脊髓和脊柱长度不对等，所以脊髓的节段与脊柱的节段不完全对应。了解脊髓节段与椎骨的对应关系，对推测脊髓病灶的位置具有重要的临床意义（表 11-1）。

> **知识链接**
>
> **腰椎穿刺术**
>
> 腰椎穿刺术简称"腰穿",是临床常用的一种诊疗操作。穿刺时,患者取侧卧位,背部与床面垂直,头部向前胸尽量屈曲,两手抱膝紧贴胸部。屈髋抱膝可使腰椎棘突间隙增宽,以利穿刺。穿刺针依次经过的结构:皮肤、皮下组织、棘上韧带、棘间韧带、黄韧带、硬脊膜、蛛网膜。针尖进入蛛网膜下腔后将针芯慢慢抽出,即可见脑脊液滴出。

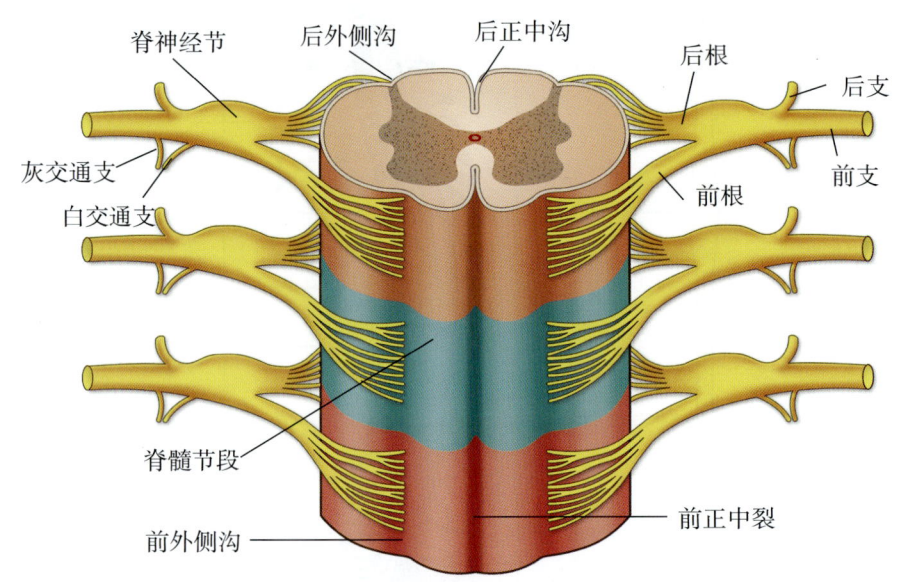

图 11-4 脊髓结构示意图

表11-1 脊髓节段与椎骨的对应关系

脊髓节段	对应椎骨	推算举例
上颈髓 $C_1 \sim C_4$	与同序数椎骨相对应	如 C_3 对应第 3 颈椎体
下颈髓 $C_5 \sim C_8$ 和上胸髓 $T_1 \sim T_4$	与同序数椎骨的上 1 节椎体平对	如 T_4 对应第 3 胸椎体
中胸髓 $T_5 \sim T_8$	与同序数椎骨上 2 节椎体平对	如 T_6 对应第 4 胸椎体
下胸髓 $T_9 \sim T_{12}$	与同序数椎骨上 3 节椎体平对	如 T_{11} 对应第 8 胸椎体
腰髓 $L_1 \sim L_5$	约平对第 10~12 胸椎体	
骶髓 $S_1 \sim S_5$、尾髓 Co	约平对第 1 腰椎体	

(二)脊髓的内部结构

在脊髓横切面的中央可见纵贯脊髓全长的**中央管**(central canal),管的周围是"H"形的**灰质**,灰质的外周是**白质**(图 11-5)。

1. 灰质 灰质前部扩大为**前角**(anterior horn),后部狭细为**后角**(posterior horn);在胸髓和上 3 节腰髓,前、后角之间还有**侧角**(lateral horn)。

脊髓前角主要由运动神经元的胞体组成,其轴突参与构成脊神经前根,支配骨骼肌运动;后角内聚集着与传导感觉有关的中间神经元,接受后根传入的感觉冲动;侧角见于 $T_1 \sim L_3$ 节段,含交感神经的节前神经元胞体和树突,在 $S_2 \sim S_4$ 节段的侧角位置含小型神经元胞体和树突组成的核团,是副交感神经的低级中枢,称**骶副交感核**。

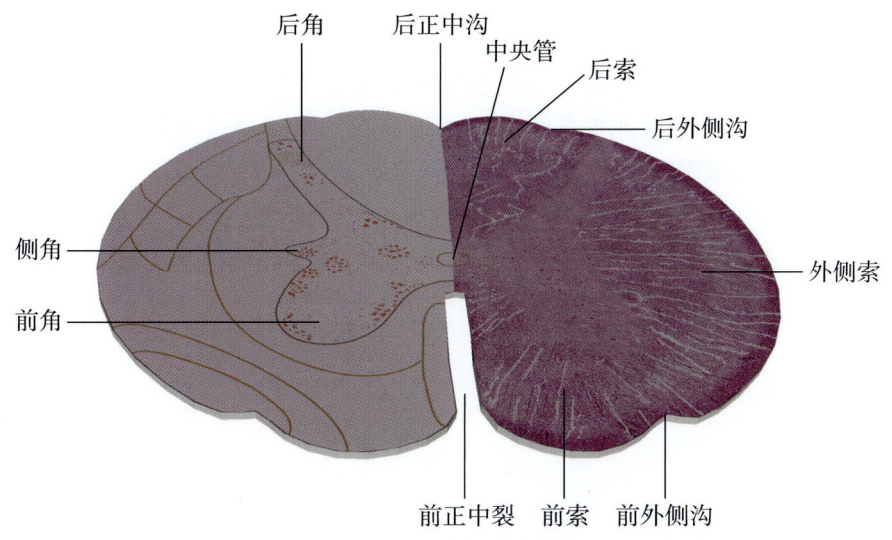

图 11-5 脊髓的内部结构

知识链接

脊髓灰质炎

脊髓灰质炎又名小儿麻痹症，是由脊髓灰质炎病毒引起的一种急性传染病，临床表现为发热、咽痛和肢体疼痛。由于脊髓前角运动神经元受损，导致支配的骨骼肌失去神经调节而出现肌肉弛缓性瘫痪、萎缩，同时皮下脂肪、肌腱及骨骼也发生萎缩。

考点：脊髓的内部结构
考题举例 11-4

2. 白质 白质借脊髓表面的纵沟分为 3 个索，前正中裂与前外侧沟之间为**前索**；前、后外侧沟之间为**外侧索**；后外侧沟与后正中沟之间为**后索**。

白质位于灰质周围，由许多纤维束组成。纤维束可分为上行（感觉）纤维束、下行（运动）纤维束和固有束。上行纤维束将不同的感觉神经冲动上传到脑，主要有薄束、楔束、脊髓丘脑束；下行纤维束从脑的不同部位将运动神经冲动下传到脊髓，主要有皮质脊髓束。

医者大仁，舍小家为大家

"糖丸爷爷"以身试药，以子试"毒"

1955年，脊髓灰质炎在江苏南通大规模暴发，全市1680人突然瘫痪，其中466人死亡，随后疾病迅速扩散，短时间内席卷全国。患病人群主要是1~7岁儿童，患者出现肌肉萎缩或全身瘫痪，严重者会引发呼吸困难、器官衰竭，最终死亡。

1956年，留学回国的顾方舟响应国家号召，带领团队用了不到2年的时间就成功研制出了活体疫苗，但是疫苗的安全性未知。疫苗第一期临床试验需在人身上检验效果，顾方舟冒着瘫痪的危险，义无反顾地喝下了一小瓶疫苗，1周后他的生命体征平稳，没有出现异常。但这并不表明疫苗就成功了，必须证明这个疫苗对儿童也安全才行，可谁又愿意把孩子给顾方舟做试验？无奈之下，顾方舟做出了一个艰难的决定，瞒着妻子，给刚满月的儿子喂下了活体疫苗。经历了漫长而又煎熬的1个月,孩子一切正常,第一期临床试验终于通过了。为了使活体疫苗能够保存更长时间,又易于让孩子们接受,顾方舟团队研制出了闻名于世的骨髓灰质炎糖丸疫苗,全国各地的孩子吃着甜滋滋的糖丸,便能免受病魔的摧残,顾方舟也因此被称为"糖丸爷爷"。

阅读思考:

作为医学生,谈谈你的心得体会。

考点:脑干

考题举例 11-5,11-6

(三)脊髓的功能

在脑的各级中枢控制和调节下,脊髓通过上、下行纤维束和灰质等完成传导功能及参与相关反射活动。当脊髓发生横断性截瘫时,虽然失去高级中枢的控制,脊髓仍然可以完成一些简单的反射活动,如腱反射、屈反射、排便反射及排尿反射。

知识链接

脊休克

当脊髓与高位中枢离断后,断面以下的脊髓暂时丧失反射活动的能力,进入无反应状态,这种现象称为脊休克。脊休克的发生是由于脊髓突然失去了高位中枢的调节,而不是因切断的损伤刺激引起的。脊休克主要表现为离断面以下的脊髓所支配的骨骼肌紧张性降低甚至消失,外周血管扩张,血压下降,发汗反射消失,大、小便潴留。脊休克持续一段时间后,脊髓反射可逐渐恢复。恢复的时间与进化程度有关,动物进化程度越高等,恢复需要的时间越长,如蛙只需几分钟,家兔约需10分钟,人类则需数周至数月。

二、脑干

脑干(brain stem)自下而上由延髓、脑桥和中脑三部分组成(图11-6)。延髓和脑桥的背面与小脑相连,它们之间的室腔为第四脑室。

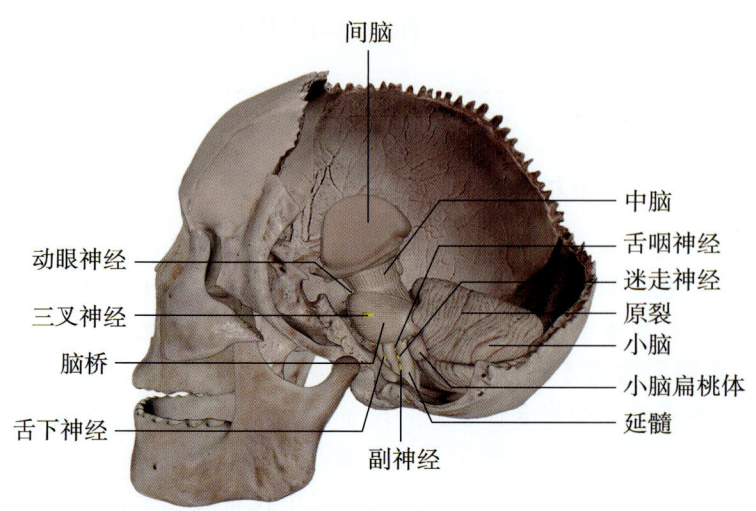

图11-6 脑干和小脑的位置

(一) 脑干的外形

1. 脑干腹侧面

(1) **延髓**（medulla oblongata）：位于脑干的下部，其下界平枕骨大孔处与脊髓相连；上界与脑桥之间有一横行的延髓脑桥沟。脊髓前面的前正中裂和前外侧沟均延伸到延髓腹侧面。前正中裂两侧有纵行的隆起称**锥体**（pyramid），其深部有皮质脊髓束经过，大部分皮质脊髓束在锥体下端发生左右交叉，构成**锥体交叉**（decussation of pyramid）。锥体外侧的卵圆形隆起称**橄榄**（olive）。橄榄与锥体之间的前外侧沟中有舌下神经（Ⅻ）根出脑。在橄榄的背方，自上而下依次连有舌咽神经（Ⅸ）、迷走神经（Ⅹ）和副神经（Ⅺ）（图11-7）。

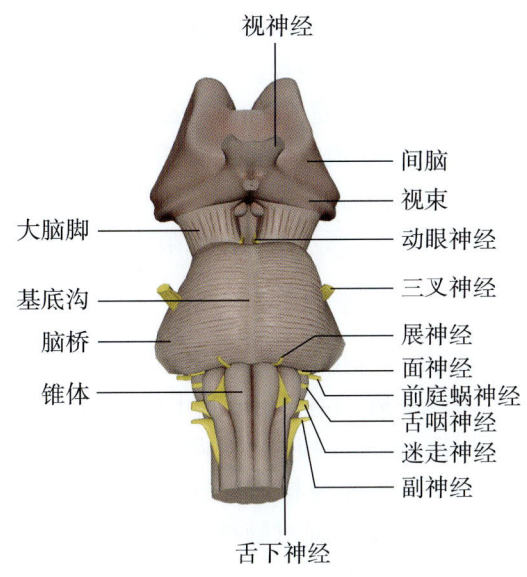

图 11-7 脑干腹侧面

(2) **脑桥**（pons）：腹侧面宽阔膨隆，上缘与中脑的大脑脚相接。下缘的延髓脑桥沟中连有3对脑神经，自内向外依次为展神经（Ⅵ）、面神经（Ⅶ）和前庭蜗神经（Ⅷ）。脑桥腹侧面正中线上有纵行的**基底沟**，容纳基底动脉；基底沟向后外逐渐变窄，移行为**小脑中脚**，移行处连有粗大的三叉神经（Ⅴ）根。

(3) **中脑**（midbrain）：上界是间脑的视束，下界为脑桥的上缘。两侧粗大的柱状结构为左、右**大脑脚**（cerebral peduncle），两脚之间的凹陷为脚间窝，窝底有动眼神经（Ⅲ）根出脑。

2. 脑干背侧面

(1) 延髓：背侧面的上部参与构成菱形窝，下部形似脊髓（图11-8），其后正中沟外侧各有2对隆起，从内向外依次为**薄束结节**（gracile tubercle）和**楔束结节**（cuneate tubercle），它们的深面分别有薄束核和楔束核。楔束结节外上方的隆起为**小脑下脚**。

(2) 脑桥：背侧面的中部参与构成菱形窝，其两侧为**小脑上脚**和小脑中脚。

(3) 中脑：背侧面有两对圆形隆起，上方的一对为**上丘**（superior colliculus），下方的一

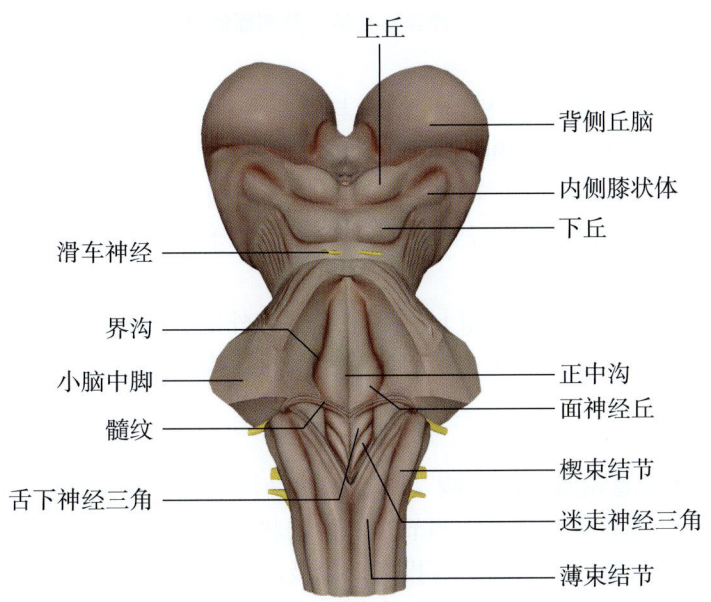

图 11-8 脑干背侧面

对为**下丘**（inferior colliculus）。下丘的下方有滑车神经（Ⅳ）根出脑，滑车神经是唯一连于脑干背侧面的脑神经。

3. **第四脑室**（fourth ventricle） 是位于延髓、脑桥和小脑之间的室腔，向上经中脑水管与第三脑室相通，向下与脊髓中央管相通，菱形窝构成第四脑室的底。第四脑室有成对的外侧孔和不成对的正中孔，与蛛网膜下隙相通。第四脑室内含有脉络组织，脉络组织中部分血管反复分支成丛，突入室腔形成第四脑室脉络丛，能产生脑脊液。

（二）脑干的内部结构

脑干内部由灰质、白质和网状结构组成。

1. **灰质** 主要位于脑干的背侧，分散成不连续的灰质团块，称神经核，脑干的神经核分为脑神经核和非脑神经核两类。

（1）**脑神经核**：直接与脑神经相连。第Ⅲ～Ⅻ对脑神经的核团都位于脑干内（图11-9），第Ⅲ～Ⅻ对脑神经核在脑干内的排列、位置、所属功能柱、连属脑神经及其具体功能列于表11-2。

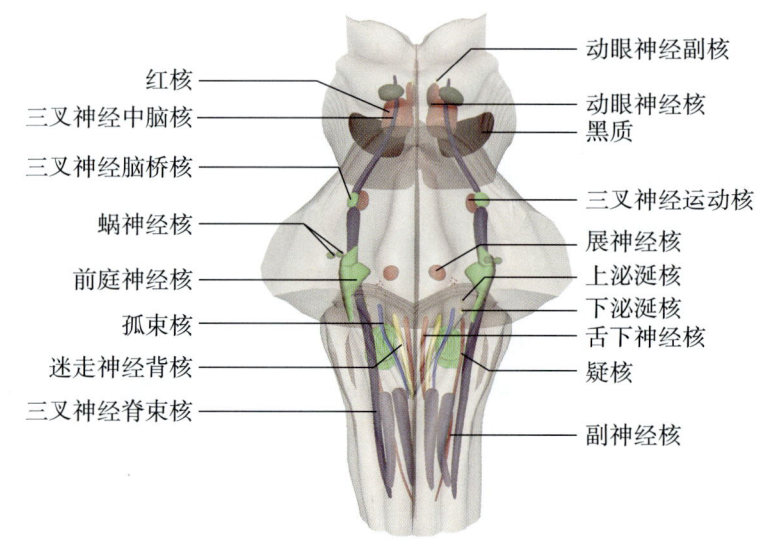

图11-9 神经核在脑干背侧面的投影

（2）**非脑神经核**：不与脑神经相连，但参与组成各种神经传导通路或反射通路，包括薄束核、楔束核、红核、黑质、上丘和下丘等（图11-9）。

2. **白质** 由大量上、下行纤维束构成，将端脑、间脑与脊髓相互联系起来。上行纤维束主要有内侧丘系、外侧丘系、三叉丘系和脊髓丘系；下行纤维束主要有皮质脊髓束和皮质核束。

3. **网状结构** 脑干内除神经核和上、下行纤维束外的区域，神经纤维纵横交织成网状，其间散在有诸多大小不等的灰质团块，这些区域称**网状结构**。

（三）脑干的功能

1. **对睡眠、觉醒和意识状态的影响** 脑干网状结构通过上行网状激活系统和上行网状抑制系统参与对睡眠、觉醒和意识状态的调节。上行网状激活系统包括经脑干网状结构的感觉传入、脑干网状结构一些核群向间脑的上行投射，以及间脑至大脑皮质广泛区域的投射，是维持大脑皮质觉醒状态的功能系统。

表11-2　第Ⅲ～Ⅻ对脑神经核在脑干内的排列、连属及功能简表

功能柱		躯体运动柱	特殊内脏运动柱	一般内脏运动柱		内脏感觉柱（一般和特殊）	一般躯体感觉柱	特殊躯体感觉柱
位置		在中线两侧	在躯体运动柱的腹外侧	在躯体运动柱的背外方		在一般内脏运动柱的外侧	在内脏感觉柱的外侧	在最外侧（前庭区深方）
中脑	上丘	动眼神经核*（Ⅲ）		动眼神经副核（Ⅲ）			三叉神经中脑核（Ⅴ）	
	下丘	滑车神经核（Ⅳ）						
脑桥	中部		三叉神经运动核（Ⅴ）				三叉神经脑桥核（Ⅴ）	
	中下部	展神经核（Ⅵ）	面神经核（Ⅶ）	上泌涎核（Ⅶ）				前庭神经核（Ⅷ）　蜗神经核（Ⅷ）
延髓	橄榄上部			下泌涎核（Ⅸ）	界沟	孤束核（Ⅶ、Ⅸ、Ⅹ）	三叉神经脊束核（Ⅴ、Ⅸ、Ⅹ）	
	橄榄中部	舌下神经核（Ⅻ）	疑核（Ⅸ、Ⅹ、Ⅺ）	迷走神经背核（Ⅹ）				
	内侧丘系交叉							
	锥体交叉		副神经核（Ⅺ）					
功能		①展神经核支配外直肌；滑车神经核支配上斜肌；其余的眼球外肌由动眼神经核支配 ②舌下神经核支配舌肌	①三叉神经运动核支配咀嚼肌 ②面神经核支配面肌 ③疑核支配咽喉肌 ④副神经核支配胸锁乳突肌和斜方肌	①动眼神经副核支配睫状肌和瞳孔括约肌 ②上泌涎核控制泪腺、舌下腺、下颌下腺和口鼻腔黏膜腺的分泌活动 ③下泌涎核控制腮腺的分泌活动 ④迷走神经背核控制大部分胸腹腔脏器的活动		①核的上端接受来自味蕾的特殊内脏感觉冲动 ②其余大部接受胸腹腔脏器的一般内脏感觉冲动	①三叉神经中脑核接受咀嚼肌、面肌和牙齿的本体感觉冲动 ②三叉神经脑桥核和脊束核接受颜面、口腔和鼻腔等处的一般感觉冲动	①前庭神经核接受球囊斑、椭圆囊斑、壶腹嵴的平衡觉冲动 ②蜗神经核接受内耳螺旋器的听觉冲动

2. 对肌张力的调节　脑干网状结构中有抑制肌紧张和肌肉运动的抑制区及加强肌紧张和肌肉运动的易化区。一般情况下，易化区的活动较强，抑制区的活动较弱，两者在一定水平上保持相对平衡，维持正常肌紧张。

在中脑上、下丘之间切断脑干，动物出现伸肌肌肉紧张亢进，表现为四肢伸直、头尾昂起、脊柱挺直等现象，称为**去大脑僵直**。其产生的原因是切断了高位抑制中枢与脑干网状结构抑制区的功能联系，造成抑制区活动减弱，而易化区活动相对增强。

3. 对内脏活动的调节　脑干内有多个反射的低级中枢，如中脑内有瞳孔对光反射中枢，脑桥内有角膜反射中枢。延髓内有调节呼吸运动和心血管活动的"生命中枢"，一旦受损，可造成呼吸、循环功能障碍，甚至危及生命。

> **知识链接**
>
> **脑干损伤的临床表现及其解剖学基础**
>
> 脑干损伤是指中脑、脑桥和延髓的损伤，是一种严重的颅脑损伤。其损伤原因及临床表现如下：①舌下神经交叉性瘫痪，可引起锥体束、内侧丘系和舌下神经根损伤。临床表现为对侧上、下肢硬瘫；对侧躯干和四肢的位觉、运动觉和精细触觉消失；伸舌时舌尖偏向患侧。②瓦伦贝格（Wallenberg）综合征，又称延髓背外侧综合征，主要损伤三叉神经核、脊髓丘脑束及疑核。临床表现为损伤同侧头面部及对侧躯干、肢体痛觉、温度觉减退或消失；同侧喉肌麻痹致吞咽困难、声音嘶哑。③韦伯（Weber）综合征，主要损伤中脑脚底部而伤及皮质脊髓束和动眼神经根。临床表现为对侧上、下肢硬瘫；同侧眼外肌除外直肌和上斜肌外均瘫痪，瞳孔散大。

三、小脑

小脑（cerebellum）位于颅后窝，延髓、脑桥的后方，构成第四脑室的顶；通过上、中、下3对小脑脚连于脑干的背面（图11-6）。

（一）小脑的外形和分叶

1. 小脑的外形　小脑的中间部比较狭窄，称**小脑蚓**（vermis），两侧部膨大称**小脑半球**（cerebellar hemisphere）。小脑上面比较平坦，在前1/3与后2/3交界处有一横行的深沟，称**原裂**（图11-10）；小脑下面近枕骨大孔处，小脑蚓两旁的膨出部分，称**小脑扁桃体**。当颅脑外伤或颅内肿瘤等导致颅内压升高时，小脑扁桃体可移位嵌入枕骨大孔，形成小脑扁桃体疝，压迫延髓，危及生命。

2. 小脑的分叶　依据表面的沟裂，小脑可分为3叶：①**绒球小结叶**，位于小脑下面的前部，包括小脑半球上的绒球和小脑蚓中的小结，两者间以绒球脚相连。②**小脑前叶**，位于小脑上面原裂以前的部分。③**小脑后叶**，为小脑上面原裂以后的部分。

根据发生与功能不同，小脑分为原小脑、旧小脑和新小脑3部分。绒球小结叶在种系发生上最古老，称**原小脑**；小脑前叶及小脑蚓下部的蚓锥体和蚓垂，在种系发生上晚于绒球小结叶，称**旧小脑**；除原、旧小脑以外的其余部分，在种系发生上出现最晚，称**新小脑**。

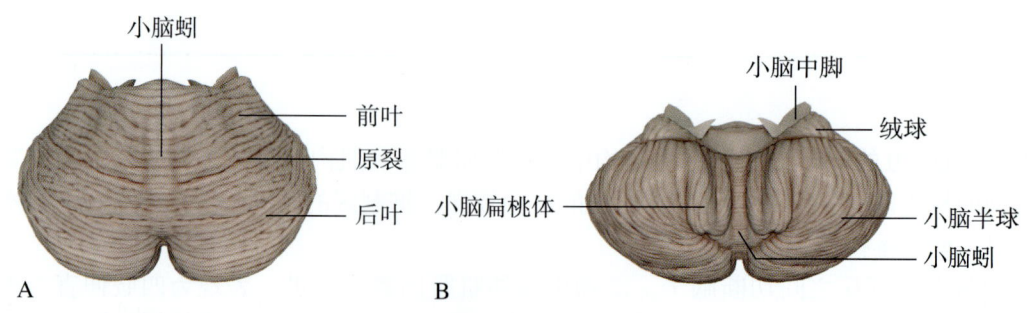

图11-10　小脑

A. 上面观；B. 下面观

（二）小脑的内部结构

小脑表面的灰质称**小脑皮质**（cerebellar cortex）；皮质深面的白质，称**小脑髓质**；髓质内有若干灰质团块，称**小脑核**（cerebellar nuclei）。小脑核有 4 对，包括**齿状核、栓状核、球状核**和**顶核**，最大的小脑核为**齿状核**（图 11-11）。

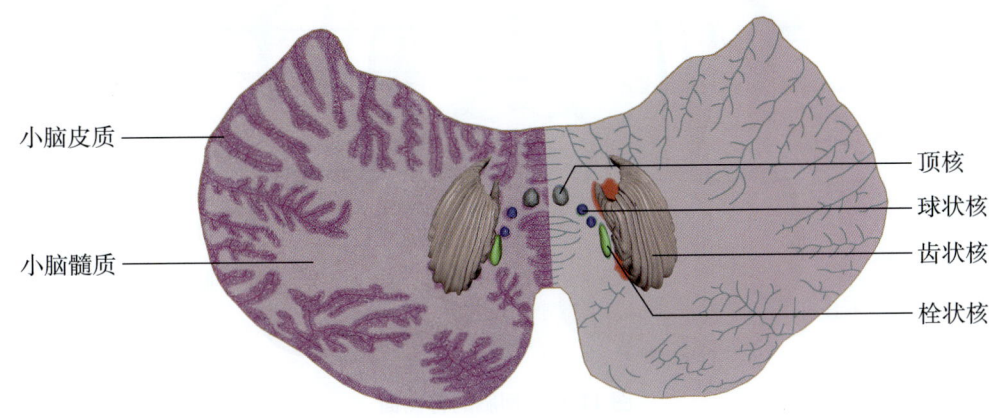

图 11-11　小脑的内部结构

考点：小脑
考题举例 11-7

（三）小脑的功能

小脑是重要的躯体运动调节中枢，其功能是维持身体平衡（原小脑）、调节肌张力（旧小脑）和协调骨骼肌的运动（新小脑）。

> **知识链接**
>
> **小脑损伤的表现**
>
> 若原小脑发生病变，患者主要表现为站立不稳、步态蹒跚；若旧小脑发生病变，患者主要表现为肌张力降低；若新小脑发生病变，患者表现为运动不协调（共济失调），如步行时抬足过高、手指不能准确指到鼻尖。

四、间脑

间脑（diencephalon）位于中脑与端脑之间，除腹侧面的一小部分露于表面以外，大部分被大脑半球掩盖。间脑分为背侧丘脑、上丘脑、后丘脑、底丘脑和下丘脑 5 部分（图 11-12）。由背侧丘脑和下丘脑围成的腔隙称**第三脑室**（third ventricle），第三脑室位于间脑的中线上，为呈矢状位的裂隙，借室间孔与大脑半球的侧脑室相通，向下借中脑水管与第四脑室相通。

（一）背侧丘脑

背侧丘脑（dorsal thalamus）又称丘脑，为两个卵圆形的灰质团块，借丘脑间黏合连接。丘脑外侧面与端脑的内囊相邻，内侧面参与构成第三脑室侧壁；其下缘以下丘脑沟与下丘脑分隔。

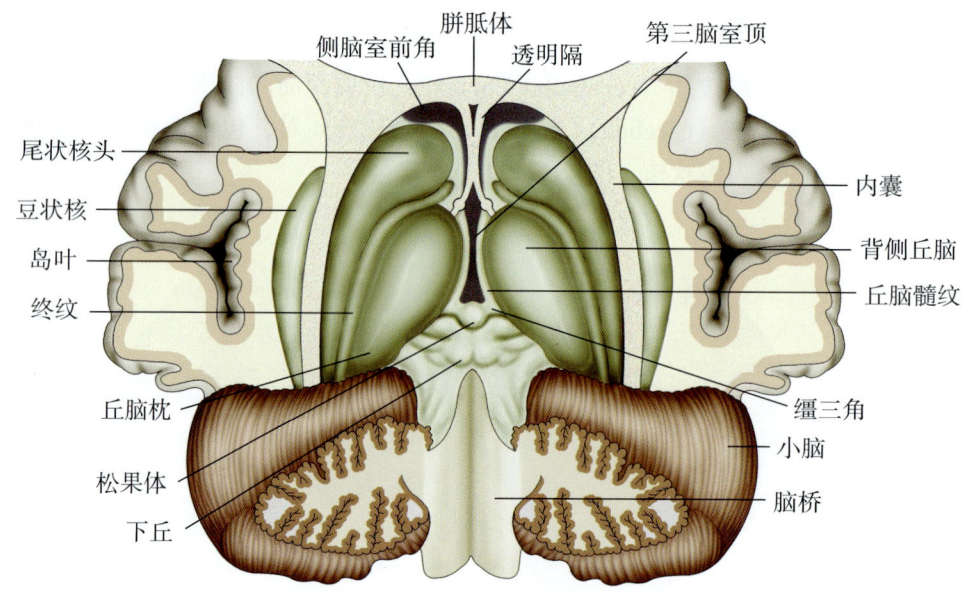

图 11-12　间脑的背侧面

丘脑的灰质团块被其"Y"字形内髓板分隔为 3 个主要核群（图 11-13），即前核群、内侧核群和外侧核群。外侧核群可分为背、腹 2 层。腹层的核团由前向后分别称腹前核、腹外侧核和腹后核。腹后核又分为**腹后内侧核**（ventral posteromedial nucleus）和**腹后外侧核**（ventral posterolateral nucleus）。腹后内侧核接受三叉丘系和来自孤束核的味觉纤维；腹后外侧核接受内侧丘系和脊髓丘脑束的纤维，上述两核均发出纤维（丘脑中央辐射）投射至大脑皮质躯体感觉区。

（二）后丘脑

后丘脑（metathalamus）位于丘脑的后下方，包括**内侧膝状体**（medial geniculate body）和**外侧膝状体**（lateral geniculate body）（图 11-13）。内侧膝状体接受下丘传来的听觉纤维，发出纤维形成听辐射，投射至颞叶的听觉皮质；外侧膝状体接受视束纤维，发出纤维形成视辐

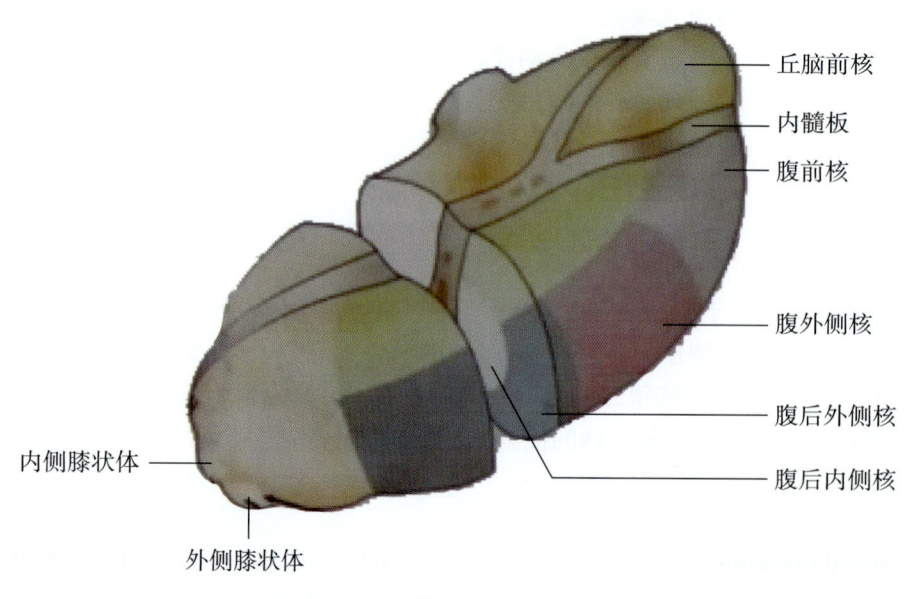

图 11-13　背侧丘脑核团的主体观模式图

射，投射至枕叶的视觉皮质。

(三) 下丘脑

下丘脑 (hypothalamus) 位于下丘脑沟以下 (图 11-14)。在脑底面，此部前方为视交叉，向后延续为视束。视交叉后方有灰结节，灰结节向下移行为漏斗与垂体相连。灰结节后方还有一对圆形隆起，称乳头体。下丘脑的主要核团有**视上核** (supraoptic nucleus) 和**室旁核** (paraventricular nucleus)，此两核分泌缩宫素和升压素，经轴突运送至神经垂体并释放入血液，影响靶器官。下丘脑通过与垂体的联系，成为调节内分泌活动的重要中枢；同时，下丘脑也是调节内脏活动的高级中枢，对体温、摄食行为、昼夜节律等进行调节。

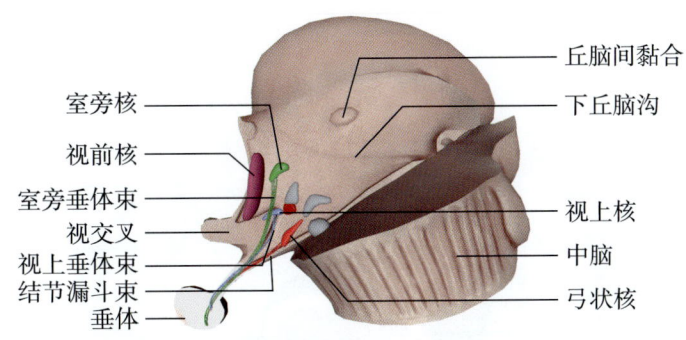

图 11-14 下丘脑核团及其与垂体间的联系示意图

(四) 上丘脑

上丘脑 (epithalamus) 位于第三脑室顶部的周围，后方连有松果体。

(五) 底丘脑

底丘脑 (subthalamus) 是间脑和中脑的移行区，表面不可见，内含底丘脑核。

考点： 间脑
考题举例 11-8，11-9

五、端脑

(一) 端脑的外形

端脑 (telencephalon) 由左、右大脑半球借胼胝体相连而成，两侧大脑半球由大脑纵裂将其不完全分隔开；大脑半球与小脑之间的间隙，称大脑横裂。

1. 大脑半球的分叶 每个大脑半球有 3 个面，即膨隆的上外侧面、两半球相对的内侧面和下面 (底面) (图 11-15)。大脑半球表面布满深浅不同的沟，沟与沟之间为隆起的**大脑回** (cerebral gyri)。通常将 3 条深而恒定的沟作为大脑分叶标志：①**外侧沟** (lateral sulcus)，是大脑半球最深的沟，起自大脑半球的前下面，转至上外侧面，行向后上；②**中央沟** (central sulcus)，起自大脑半球上缘中点稍后方，斜向前下；③**顶枕沟** (parietooccipital sulcus)，位于大脑半球内侧面的后部，自前下斜向后上。

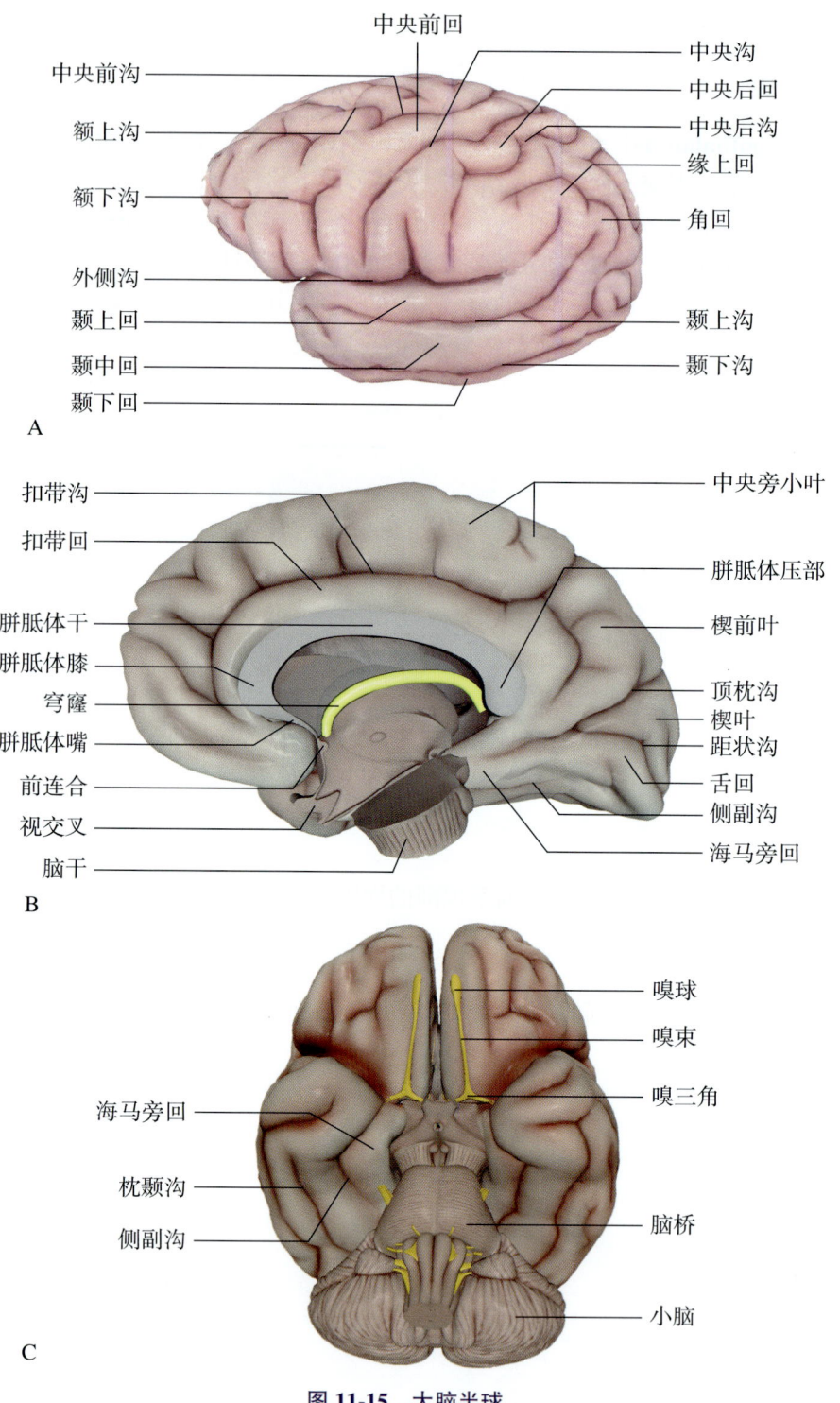

图 11-15 大脑半球
A. 上外侧面；B. 内侧面；C. 下面

借上述3条沟可将每侧大脑半球分为5叶：中央沟以前，外侧沟以上的部分是**额叶**（frontal lobe）；中央沟以后，顶枕沟以前的部分为**顶叶**（parietal lobe）；外侧沟以下的部分为**颞叶**（temporal lobe）；顶枕沟以后的部分为**枕叶**（occipital lobe）；**岛叶**（insular lobe）藏于外侧沟的深部（图11-16）。

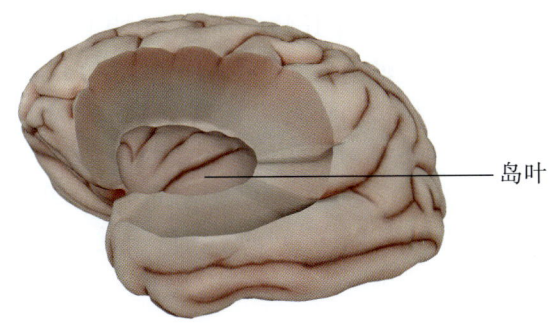

图 11-16　岛叶

考点：端脑的外形
考题举例 11-10

2. 大脑半球重要的沟回

（1）上外侧面（图 11-15A）

1）额叶：中央沟的前方有一条与其平行的中央前沟，两沟间为**中央前回**（**precentral gyrus**）。中央前沟的前方有上、下两条沟，分别称额上沟和额下沟。两沟将额叶上外侧面余部分为**额上回、额中回**和**额下回**。

2）顶叶：中央沟的后方有一条与其平行的中央后沟，两沟间为**中央后回**（**postcentral gyrus**）。中央后沟的后方有一与半球上缘大致平行的顶内沟，此沟以上部分为顶上小叶，以下部分为顶下小叶。顶下小叶又分为两部，包绕外侧沟后端的**缘上回**和围绕颞上沟末端的**角回**。

3）颞叶：外侧沟的下方有两条与其平行的颞上沟和颞下沟，两沟将颞叶分为**颞上回、颞中回**和**颞下回**。自颞上回转入外侧沟的下壁上，有两个短小的横行脑回，称**颞横回**（**transverse temporal gyri**）。

（2）内侧面：连结两侧大脑半球的巨大纤维束称**胼胝体**（**corpus callosum**），上方有与之平行的扣带沟，两者间为扣带回（图 11-15B）。扣带回外周部约中份处有**中央旁小叶**，它是中央前、后回上端在内侧面的延伸。在内侧面后部，有始于胼胝体后下方的**距状沟**（**calcarine sulcus**），呈弓形行至枕叶后端。距状沟与顶枕沟之间称楔叶，距状沟下方为舌回。

（3）下面：额叶下面靠内侧有一条嗅束，其前端膨大称**嗅球**，后端扩展为嗅三角（图 11-15C）。枕叶和颞叶下面内侧部有**海马旁回**，其前端膨大向后弯成钩形，称钩。海马旁回的外侧以侧副沟为界；内侧以海马沟为界。海马沟的上方有呈锯齿状的**齿状回**，此回的外侧有一条呈弓状隆起的**海马**。

（二）端脑的内部结构

大脑表面的灰质称**大脑皮质**，深处的白质称大脑髓质；深部髓质中包含有若干灰质团块，称**基底核**；大脑半球内的室腔为**侧脑室**。

1. 侧脑室（**lateral ventricle**）　左、右各一，略呈"C"形，可分为 4 部分（图 11-17）：①**中央部**，位于顶叶内，发出三个角；②**前角**，向前伸入额叶；③**后角**，向后伸入枕叶；④**下角**，向前下伸入颞叶。左、右侧脑室分别经室间孔与第三脑室相通。侧脑室内有脉络丛，能产生脑脊液。

2. 基底核（**basal nuclei**）　包括尾状核、豆状核、杏仁体和屏状核（图 11-17，图 11-18）。

（1）**尾状核**（**caudate nucleus**）：分头、体、尾 3 部分，全长都与侧脑室相邻，尾部末端连接杏仁体。

(2) **豆状核**（lentiform nucleus）：位于丘脑的外侧，豆状核被髓板分为2部分，其外侧部称**壳**（putamen），内侧部称**苍白球**（globus pallidus）。尾状核和豆状核合称**纹状体**（corpus striatum）。在种系发生上，尾状核和壳是较新的结构，称**新纹状体**；苍白球较古老，称**旧纹状体**。

(3) **杏仁体**：与尾状核尾相连，属边缘系统，与内脏活动有关。

(4) **屏状核**：为位于岛叶皮质和豆状核之间的一薄层灰质，功能不明。

> **知识链接**
>
> ### 纹状体
>
> 纹状体是躯体运动的一个主要调节中枢，其病变后的主要表现为运动异常和肌张力改变，其中一类主要表现为运动减少，肌张力亢进，如帕金森（Parkinson）病，患者主要症状为震颤、肌张力过高、随意运动减少、运动缓慢、面部表情呆板；另一类表现为运动过多，肌张力低下，如舞蹈病，患者主要表现为上肢、头面部不自主的动作。

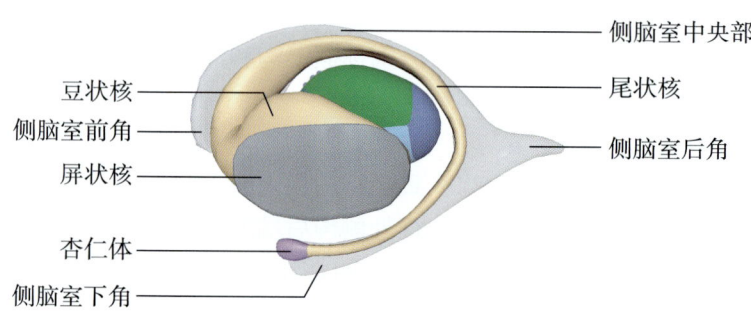

图 11-17 侧脑室

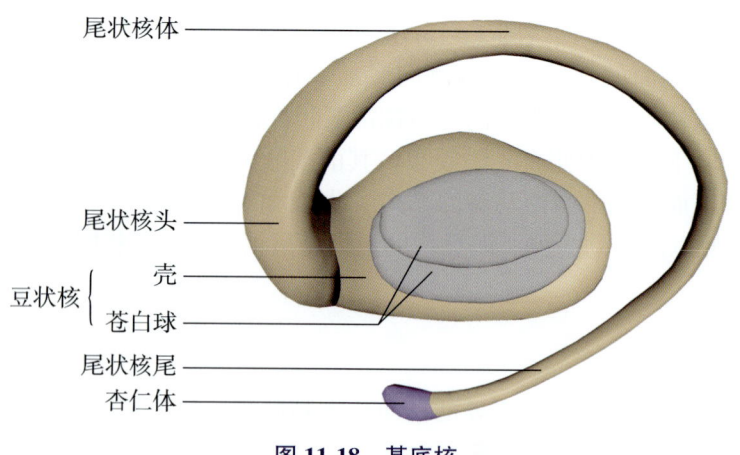

图 11-18 基底核

3. 大脑髓质 由大量神经纤维组成，可分为以下3类。

(1) **连合纤维**：为连接左、右大脑半球的纤维，包括**胼胝体**（corpus callosum）、前连合和穹窿连合（图11-19）。胼胝体位于大脑纵裂底，在脑的正中矢状切面上呈弓形，由前向后依次为嘴、膝、干和压部4部分。

(2) **联络纤维**：为联系同侧大脑半球内部回与回或叶与叶之间的纤维。短纤维联系相邻脑回，称弓状纤维；长纤维联系同侧大脑半球各脑叶，如上纵束、下纵束、钩束和扣带（图11-20）。

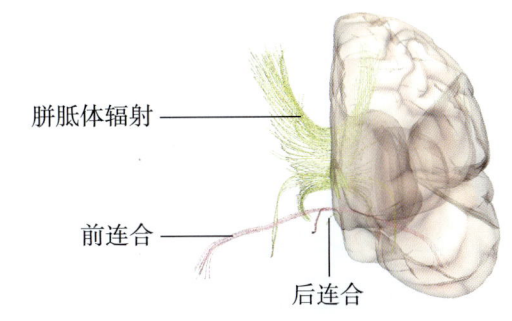

图 11-19　大脑半球髓质连合纤维示意图

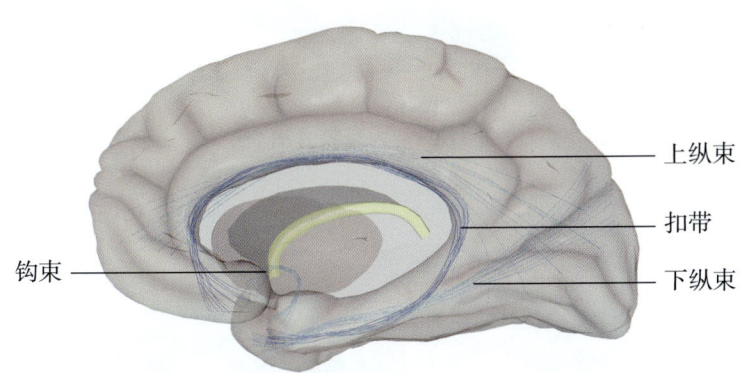

图 11-20　大脑半球髓质联络纤维（内侧面观）

（3）**投射纤维**：连接大脑皮质和皮质下中枢的上、下行纤维称投射纤维，这些纤维绝大部分经过内囊。

内囊（internal capsule）为一宽厚的白质层，位于尾状核、丘脑与豆状核之间（图 11-21，图 11-22）。在端脑的水平切面上，内囊呈尖端向内侧的"＞＜"形，可分为 3 部分：①**内囊前肢**，位于豆状核与尾状核头之间；②**内囊后肢**，位于豆状核与丘脑之间；③**内囊膝**，位于前、后肢的结合部。由于大脑皮质和皮质下结构的上、下行纤维束大部分经过内囊，因此内囊的损伤会引起机体严重的功能障碍。如内囊广泛损伤时，患者可出现对侧半身感觉障碍、对侧半身随意运动障碍以及双眼对侧视野偏盲的三偏综合征。

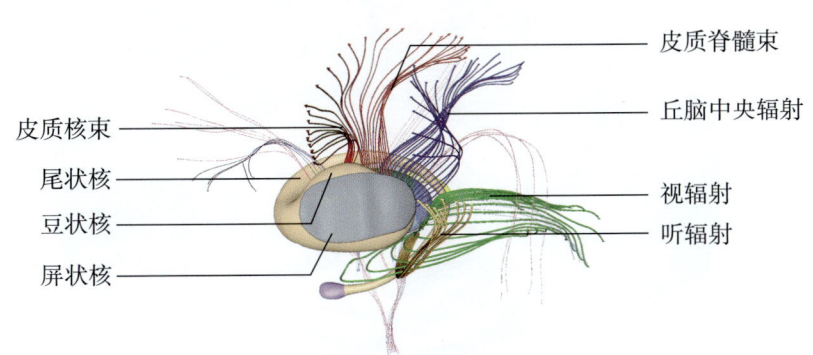

图 11-21　投射纤维

4．大脑皮质（cerebral cortex）　是神经系统的最高级中枢，依据细胞和纤维构筑不同，可将大脑皮质分为若干功能区，各区行使不同的功能。目前应用最广泛的是将大脑皮质分为 52 个功能区的布罗德曼（Brodmann）皮质区（图 11-23）。以下为 5 个重要的功能定位区。

（1）**第一躯体运动区**：主要位于中央前回和中央旁小叶前部，是控制躯体运动最重要的

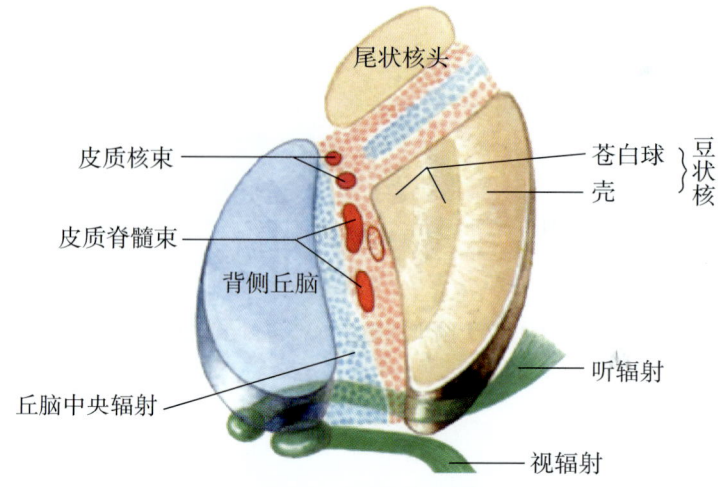

图 11-22 内囊模式图

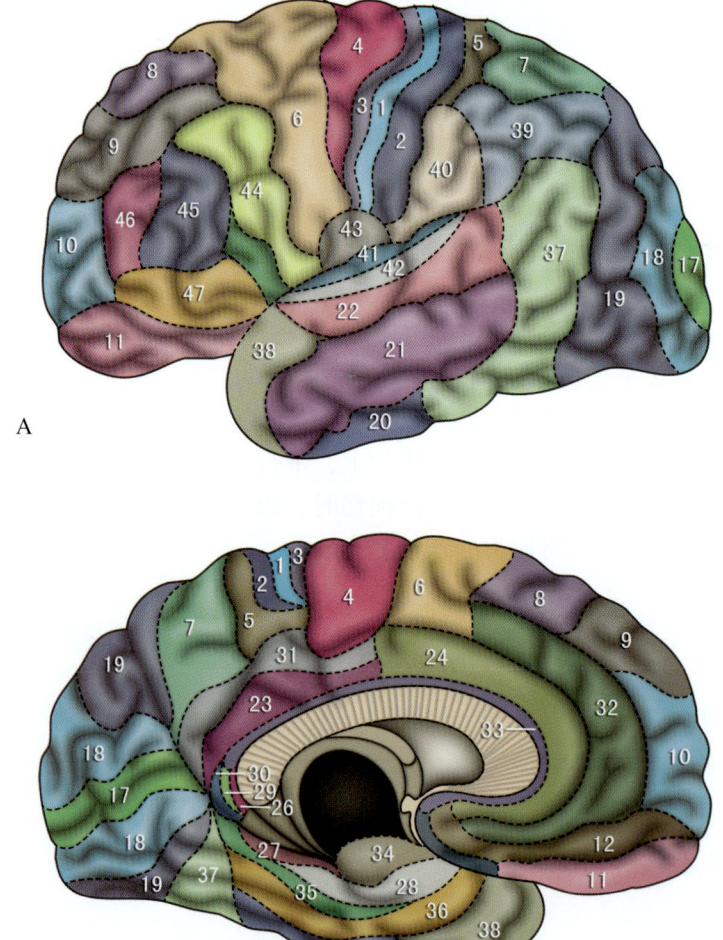

图 11-23 大脑皮质的分区（布罗德曼皮质区）
A. 外侧面观；B. 内侧面观

区域。身体各部在此区的投影犹如倒置人形,但头部仍然是正置的(图11-24)。各投影区的大小与运动的精细和复杂程度有关,如头和手的运动很精细,所占的面积比较大。

(2) **第一躯体感觉区**:位于中央后回和中央旁小叶的后部,该区接受对侧半身的痛觉、温度觉、触觉、压觉、位觉和运动觉等信号。身体各部在此区的投影也如倒置的人形,头部也是正立的(图11-25)。

(3) **视区(17区)**:为位于枕叶内侧面距状沟两侧的皮质(图11-23),接受外侧膝状体传来的视辐射纤维。因视神经鼻侧半纤维在视交叉处发生交叉,一侧视区接受同侧视网膜颞侧半和对侧视网膜鼻侧半传来的信息,管理双眼对侧半视野的物像。

(4) **听区(41,42区)**:位于颞横回(图11-23),接受内侧膝状体发出的听辐射纤维,因一侧听区接受来自双耳的听觉冲动,故一侧听区受损时,仅有轻度双侧听力障碍,不引起全聋。

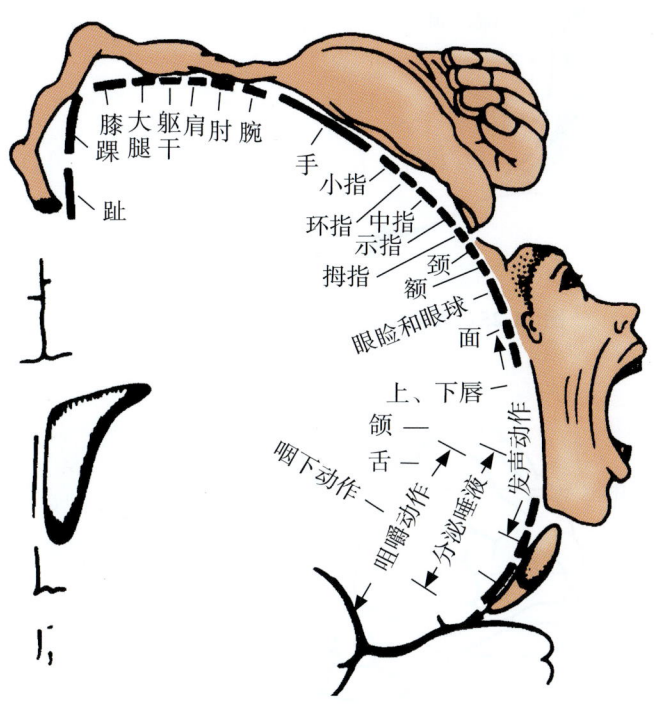

图11-24 人体各部在第一躯体运动区的定位

(5) **语言中枢**:大脑优势半球有说话、听话、书写和阅读4个语言中枢(图11-26)。

1) **运动性语言中枢(说话中枢)**:位于中央前回底部前方[又称布罗卡(Broca)区]。若此区受损,虽唇、舌、咽喉肌未瘫痪,但不能说出有意义的语言,称运动性失语症。

2) **听觉性语言中枢(听话中枢)**:位于颞上回后部。若此区受损,虽然听觉正常,但听不懂别人的讲话,自己讲的话也同样不被理解,称感觉性失语症。

3) **书写中枢**:位于额中回后部。若此区受损,虽然手部的运动没有障碍,但不能以书写方式表达意思,称失写症。

4) **视觉性语言中枢(阅读中枢)**:位于顶下小叶的角回。若此区受损,虽然视觉没有障碍,但不理解曾认识的文字的含意,称失读症。

考点:大脑皮质的功能定位
考题举例 11-11,11-12

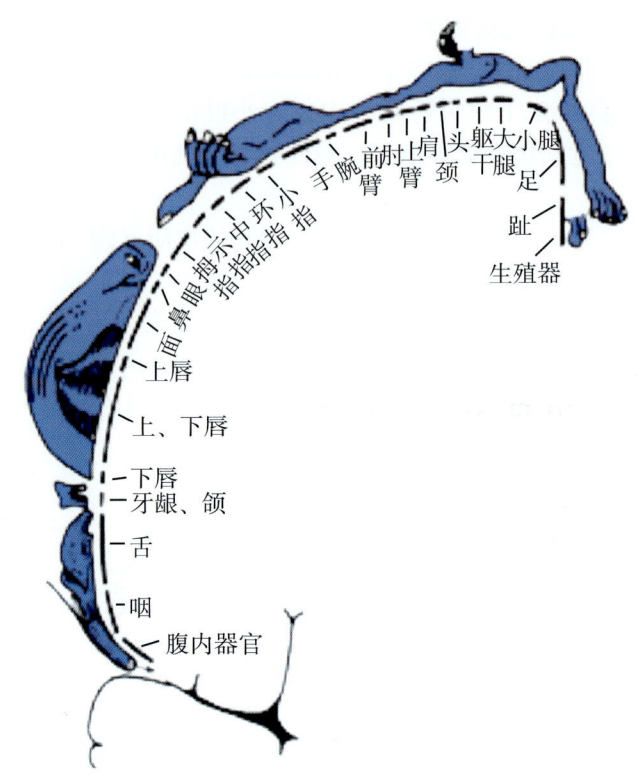

图 11-25　人体各部在第一躯体感觉区的定位

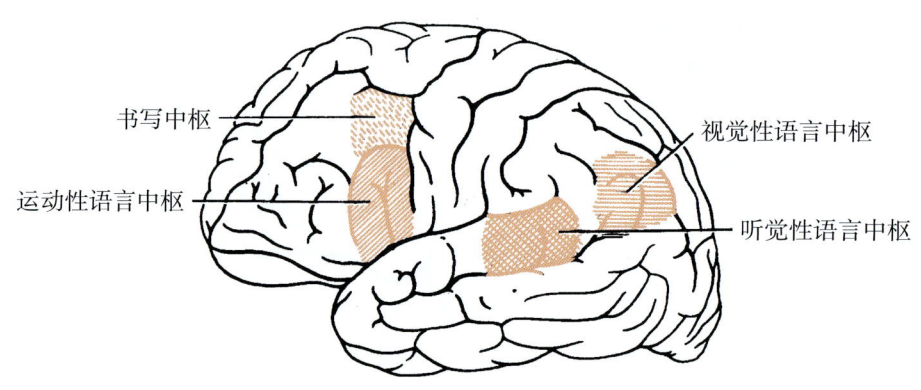

图 11-26　左侧大脑半球的语言中枢

知识链接

优势半球

人类大脑左、右半球的功能基本相同，但各有其特化方面。与语言功能有关的半球可视为"优势半球"，多数为左半球（左利手者少数人在右半球），另一侧为"非优势半球"。优势半球在语言、意识、数学、逻辑分析等方面占优势；而非优势半球在时空辨认、美术、音乐等方面占优势。

5．**边缘系统**　在大脑半球的内侧面，围绕胼胝体的隔区、扣带回、海马旁回、海马和齿状回等，合称**边缘叶**。边缘叶以及与它联系密切的皮质和皮质下结构共同组成**边缘系统**

（**limbic system**），边缘系统与内脏调节、学习记忆、情绪反应和性活动等有关。

六、脑和脊髓的被膜、脑的血管和脑脊液循环

（一）脑和脊髓的被膜

脑和脊髓的外面均包有3层被膜，由外向内依次为硬膜、蛛网膜和软膜，具有支持、保护和营养功能（图11-27）。

1. 脊髓的被膜

（1）**硬脊膜**（**spinal dura mater**）：是厚而坚韧的纤维膜，呈管状包被脊髓及脊神经根（图11-27）。上端附着于枕骨大孔边缘，并与硬脑膜相延续；下端在第2骶椎以下包裹马尾和终丝，附于尾骨。硬脊膜与椎管内面的骨膜之间有一腔隙，称**硬膜外隙**（**extradural space**）。硬膜外隙内含脊神经根、静脉丛、淋巴管和脂肪及疏松结缔组织，略呈负压，临床上进行硬膜外麻醉就是将麻醉药注入硬膜外隙，以阻断脊神经的传导。

（2）**脊髓蛛网膜**（**spinal arachnoid mater**）：为半透明薄膜，位于硬脊膜的深面，与脑蛛网膜相延续（图11-28）。脊髓蛛网膜与软脊膜之间的腔隙称**蛛网膜下隙**（**subarachnoid space**），腔内充满脑脊液，向上与脑蛛网膜下隙相通，向下在脊髓下端至第2骶椎平面之间扩大为**终池**，终池内有马尾和终丝。因此临床上常在第3、4或第4、5腰椎之间进针穿刺，以抽取脑脊液或注入药物，且可避免损伤脊髓。

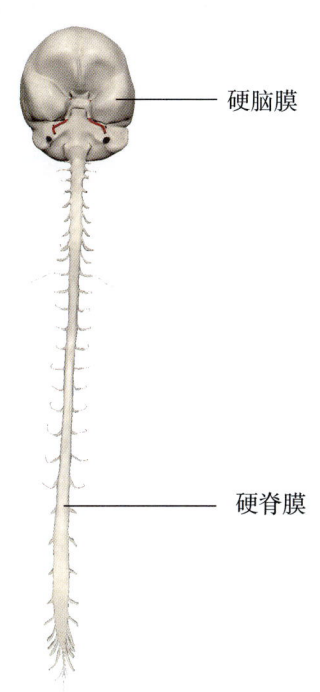

图 11-27 硬膜

知识链接

腰椎穿刺的解剖学基础

腰椎穿刺常用于检查脑脊液的性质，对诊断中枢神经系统炎症性疾病、血管性疾病、脊髓病变等具有重要意义。操作时，患者侧卧于床上，双手抱膝，这种体位可以使腰椎后凸、椎间隙增宽、黄韧带拉伸，利于穿刺。缓慢进针至终池，当针头穿过韧带与硬脊膜时，可感觉阻力突然降低，拔出针芯，将滴出的脑脊液送检，常进针4～5 cm。最后插上针芯，拔出穿刺针，用消毒纱布块固定，嘱患者去枕平卧4～6小时。

（3）**软脊膜**（**spinal pia mater**）：为薄而富含血管的透明结缔组织膜，紧贴于脊髓表面并深入脊髓的沟裂之中（图11-28）。软脊膜自脊髓下端延续为终丝，附着于尾骨。软脊膜在脊髓两侧脊神经前、后根之间形成**齿状韧带**，具有固定脊髓的作用，临床上也作为椎管内手术的标志。

2. 脑的被膜

（1）**硬脑膜**（**cerebral dura mater**）：厚而韧，由2层合成（图11-27）。外层是颅骨内面的骨膜，因此颅内无硬膜外隙；内层为**脑膜层**，两层之间有丰富的血管和神经。硬脑膜与颅盖

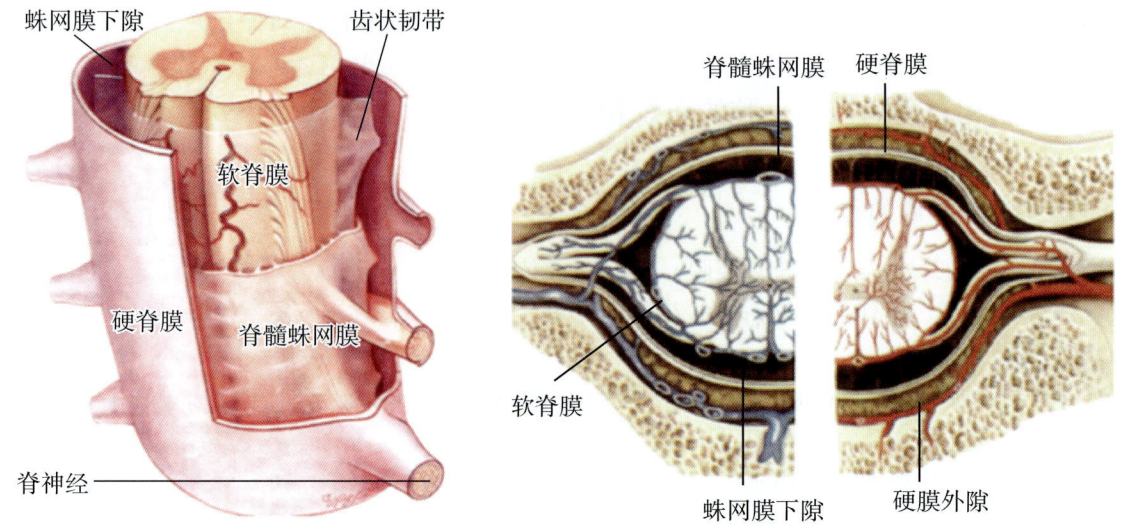

图 11-28 脊髓的被膜

骨连结疏松，当硬脑膜血管损伤时，可在颅骨与硬脑膜之间形成硬脑膜外血肿；硬脑膜与颅底骨结合紧密，当颅底骨折时，往往伤及硬脑膜和蛛网膜，致使脑脊液外漏，如颅前窝骨折时，脑脊液可流入鼻腔，形成脑脊液鼻漏。

硬脑膜内层在某些部位折叠形成板状突起，伸入各部脑的间隙中，对脑有固定和承托作用，如**大脑镰**（cerebral falx）和**小脑幕**（tentorium of cerebellum）。硬脑膜在某些部位 2 层分开，构成腔隙，内衬内皮细胞，称**硬脑膜窦**（sinus of dura mater），收纳脑的静脉血。由硬脑膜形成的结构有（图 11-29）：

1）**大脑镰**：呈镰刀形伸入大脑纵裂，前端附着于筛骨的鸡冠，后端连于小脑幕，下缘游

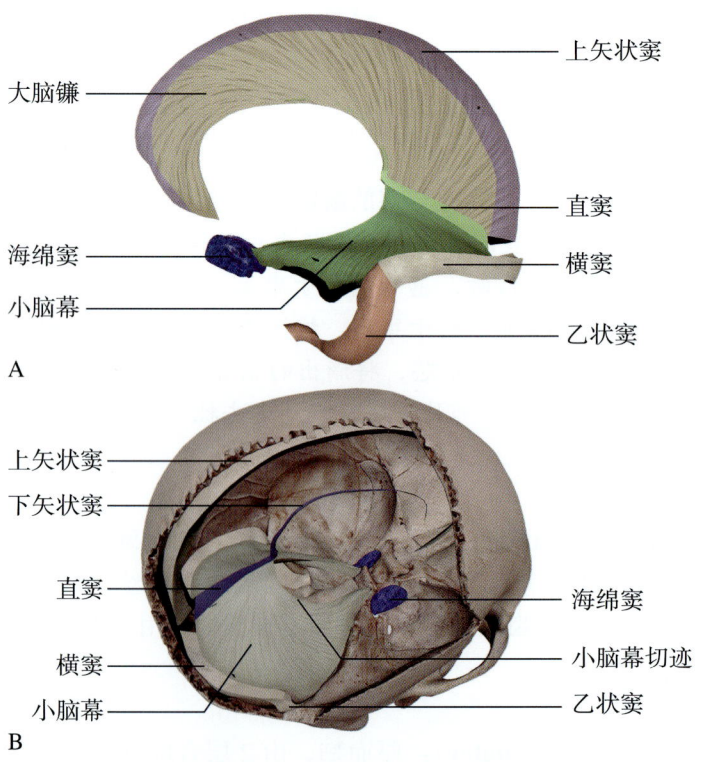

图 11-29 硬脑膜及硬脑膜窦
A. 侧面观；B. 上面观

离于胼胝体之上。

2）**小脑幕**：形似幕帐深入大脑半球和小脑之间，小脑幕的前缘呈弧形凹陷，称**小脑幕切迹**。当颅内压增高时，切迹上方的脑组织可能被挤入小脑幕切迹下，形成小脑幕切迹疝。

3）**硬脑膜窦**：主要有上矢状窦、下矢状窦、直窦、横窦、乙状窦和海绵窦。

海绵窦（cavernous sinus）位于蝶鞍两侧，为硬脑膜两层间的不规则腔隙，腔隙内有许多结缔组织小梁，形似海绵而得名。海绵窦外侧壁有动眼神经、滑车神经、眼神经和上颌神经通过，海绵窦内部有展神经及颈内动脉通过，故海绵窦炎和血栓形成可以累及窦内通过的神经，出现相应的症状和体征。

（2）**脑蛛网膜**（cerebral arachnoid mater）：与脊髓蛛网膜相连，位于硬脑膜内面，同样有蛛网膜下隙，并与脊髓蛛网膜下隙相通。脑蛛网膜下隙在某些位置扩大成池，其中最大的是位于小脑和延髓背面之间的**小脑延髓池**（cerebellomedullary cistern）。脑蛛网膜在上矢状窦两侧形成许多颗粒突起，突入窦内，称**蛛网膜粒**（arachnoid granulations），脑脊液由此渗入上矢状窦内，回流进入静脉。

（3）**软脑膜**（cerebral pia mater）：紧贴脑的表面并深入脑的沟裂之中。脑室壁一定部位的软脑膜与毛细血管、室管膜上皮一起突入脑室形成**脉络丛**，产生脑脊液。

关爱患者，敬佑生命，爱岗敬业

麻醉医生吴友华躺地为患者吸痰排险

2019年12月5日上午，在宁波市北仑区人民医院的手术室内，一位69岁的男性患者正在接受脑膜瘤手术。因脑膜瘤长在枕后部，患者俯卧在手术台上接受手术。当手术进行至20分钟时，麻醉医生吴友华观察到患者气道压升高，麻醉机开始报警"气道高压"！但此刻手术正在进行中，患者的颅腔已经打开，患者的自主呼吸也被完全抑制，全靠呼吸机维持。吴友华医生凭经验判断，很可能是痰液造成了患者气道的堵塞，他直接钻进手术台下，发现患者气道内有一大团痰栓。吴友华请同事帮忙递给他吸引器，但因为痰栓过浓，吸不动，于是他用水一点一点冲，冲开一点痰栓，吸出一点。吴友华就这样躺在手术台下坚持将卡在患者气管里的痰栓全部吸了出来，警报解除，患者的气道压力恢复正常，手术最终顺利完成。

阅读思考：

结合吴友华医生的事迹，谈谈如何做到"关爱患者，敬佑生命，爱岗敬业"。

（二）脑的血管

1. 脑的动脉 脑的动脉来自颈内动脉和椎动脉（图11-30）。颈内动脉供应大脑半球前2/3（以顶枕沟为界）和部分间脑；椎动脉供应大脑半球后1/3、部分间脑、小脑和脑干，它们的分支均分为皮质支和中央支。

（1）**颈内动脉**：经颈动脉管入颅，向前穿出海绵窦，折向后方，在视交叉的外侧分出以下主要分支。

1）**大脑前动脉**（anterior cerebral artery）：向前内进入大脑纵裂，与对侧同名动脉借**前交通动脉**相连，然后沿胼胝体背侧后行，其皮质支分布于顶枕沟以前的大脑半球内侧面、额叶底面的一部分和额、顶两叶外侧面的上部；其起始部发出数支细小的中央支，经前穿质入脑实质，供应豆状核、尾状核前部和内囊前肢（图11-31）。

2）**大脑中动脉**（middle cerebral artery）：是颈内动脉最大的分支（图11-31B），它沿大

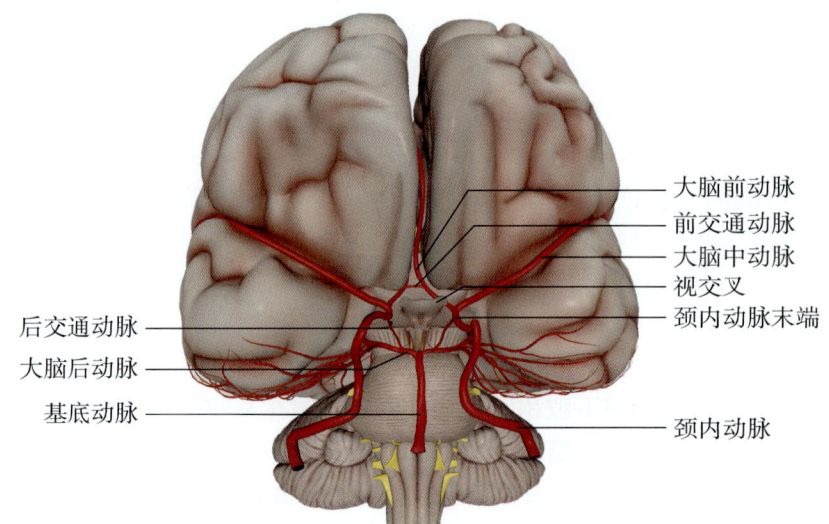

图 11-30 脑的动脉（底面）

脑外侧沟后行，皮质支分布于大脑半球上外侧面大部和岛叶，其中包括躯体运动区、躯体感觉区和语言中枢。若该动脉发生阻塞，将出现严重的功能障碍。其起始段发出一些纤细的中央支，又称**豆纹动脉**，经后穿支垂直向上进入脑实质，主要供应尾状核、豆状核、内囊膝及后肢前部。豆纹动脉在高血压动脉硬化时容易破裂（故又名**出血动脉**）而发生脑卒中，导致严重的功能障碍，甚至危及生命。

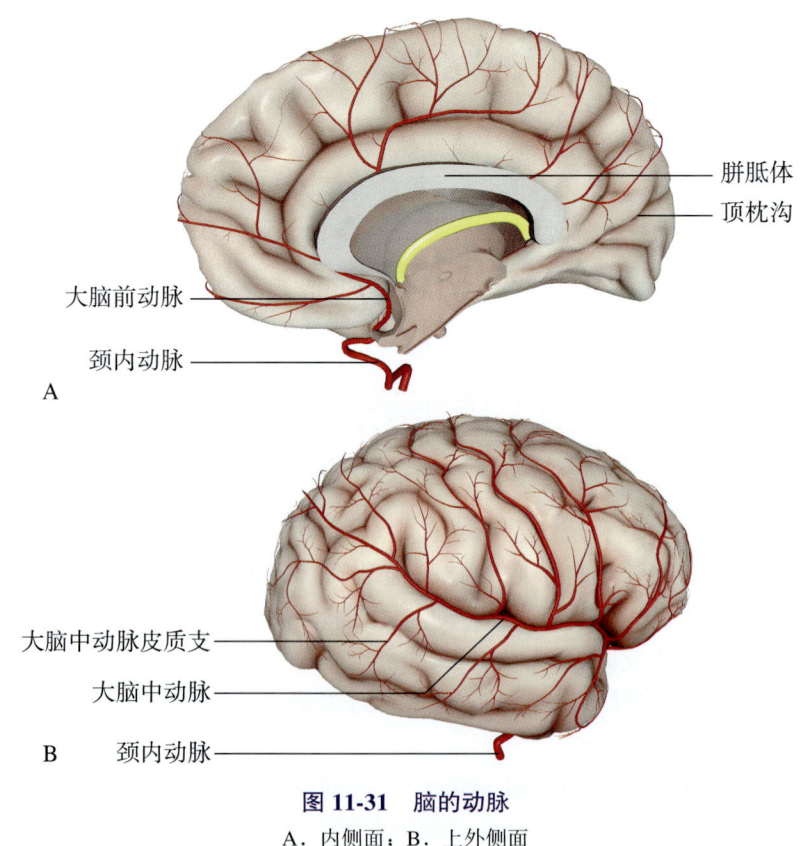

图 11-31 脑的动脉
A. 内侧面；B. 上外侧面

3) **后交通动脉**（posterior communicating artery）：较小，于视束下方后行，与大脑后动脉相吻合，是颈内动脉系与椎基底动脉系的吻合支。

(2) **椎动脉**：起自锁骨下动脉，穿经第 6 至第 1 颈椎横突孔，再经枕骨大孔进入颅后窝，至脑桥腹侧下缘，两侧椎动脉汇合成 1 条**基底动脉**（**basilar artery**）（图 11-30），沿脑桥腹侧面基底沟行向前上，在脑桥上缘处分为左、右 2 条大脑后动脉。

大脑后动脉（**posterior cerebral artery**）（图 11-30）是基底动脉的终支，绕大脑脚后行，其终支达顶枕沟，起始部与后交通动脉相连。皮质支主要分布于枕叶的全部和颞叶的底面及内侧面；中央支起自其根部，穿入脑实质，供应丘脑、内侧膝状体、外侧膝状体、下丘脑和底丘脑等。

(3) **大脑动脉环**（**cerebral arterial circle**）：又称威利斯环（Willis circle），是由前交通动脉、大脑前动脉、颈内动脉末端、后交通动脉和大脑后动脉彼此吻合形成的动脉环路（图 11-30），此环位于脑底中部，环绕视交叉、灰结节和乳头体，故也称**脑底动脉环**。在正常情况下，来自两侧颈内动脉和椎动脉的血液各有流向，互不相混，但当某一条动脉发生慢性阻塞或被阻断时，血液则可通过此环重新分配和代偿，以维持脑的血液供应。

2. 脑的静脉 脑的静脉壁薄，无瓣膜，不与动脉伴行，分浅、深 2 组。浅静脉（图 11-32）收集皮质及浅层白质的静脉血，在脑表面汇成大脑浅静脉，注入邻近的硬脑膜窦回流，如上矢状窦、海绵窦和横窦。

深静脉收集大脑深部白质、基底核、间脑和脉络丛等处的血液，在胼胝体下方合成一条**大脑大静脉**［**盖伦静脉**（**Galen vein**）］并向后注入直窦（图 11-33）。

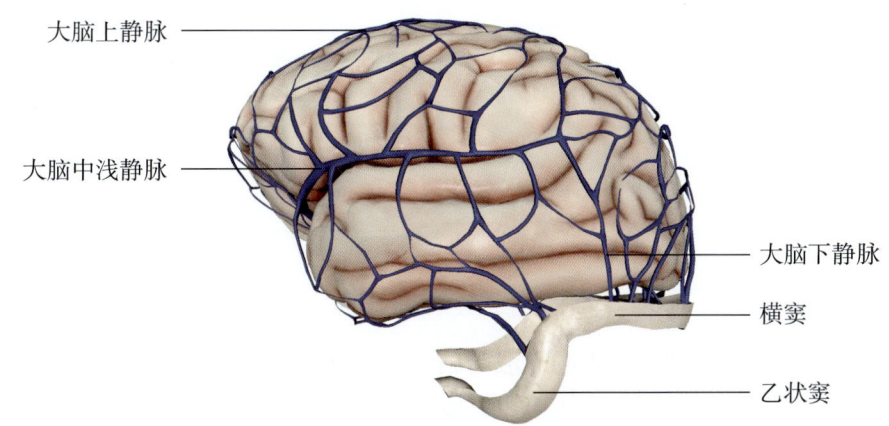

图 11-32 大脑半球外侧面的静脉

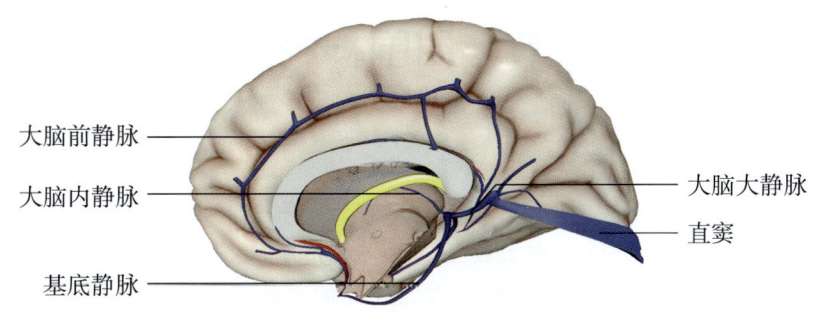

图 11-33 大脑大静脉及其属支

(三) 脑脊液及其循环

脑脊液（**cerebrospinal fluid**）为无色透明的液体，成人总量平均为 150 ml。脑脊液充满于各脑室、脊髓中央管和蛛网膜下隙中，起缓冲、保护、营养、运输代谢产物以及维持颅内压的作用。脑脊液主要由各脑室的脉络丛产生，最后进入血液。正常脑脊液呈动态平衡，其循环途径（图11-34）为：

左、右侧脑室→室间孔→第三脑室→中脑水管→第四脑室→第四脑室正中孔和两外侧孔→蛛网膜下隙→蛛网膜粒→上矢状窦→颈内静脉。

循环途径中的任何部位发生阻塞，可引起脑积水和颅内压增高，甚至危及生命。

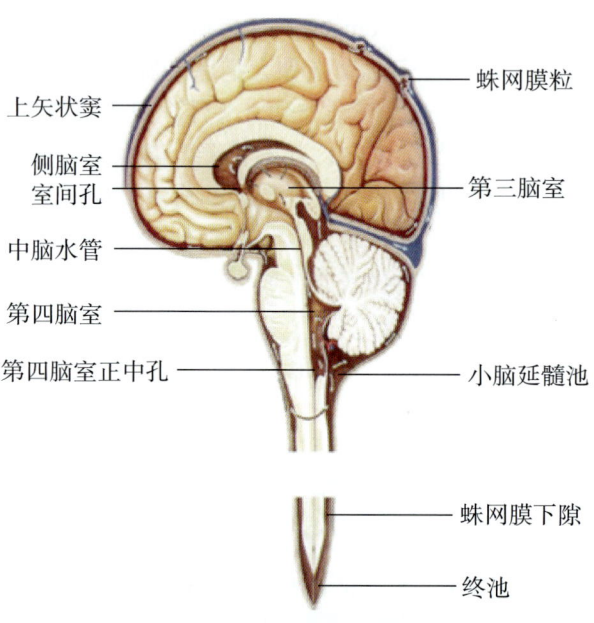

图11-34　脑脊液循环模式图

（四）血-脑屏障

在中枢神经系统内，毛细血管内的血液与脑组织之间具有一种选择性通透作用的结构，称血-脑屏障，由毛细血管内皮细胞、基膜和星形胶质细胞构成，对维持颅内内环境的稳定具有重要意义。血-脑屏障具有选择性通透作用，允许某些物质通过，而不允许另一些物质通过，临床上治疗脑部疾病时应注意血-脑屏障的通透特点。

第三节　周围神经系统

案例导入

某患者，男性，21岁，因与人斗殴致右肩部被刺伤。体格检查：右侧肩部开放性伤口，长约4 cm，右臂运动障碍，右上肢呈下垂状态，前臂呈旋前位，右肩关节不能做屈曲、外展和旋外运动，肘关节不能屈曲，右上肢外侧皮肤感觉消失。

思考题：
1．什么是脊神经丛？脊神经丛包括哪些？
2．依据临床表现，推测该病例中损伤的神经丛及其受损的分支。
3．依据临床表现，推测可能瘫痪的肌肉。

周围神经系统是指脑和脊髓以外的神经成分,按其与中枢神经连接的部位不同,可分为脑神经和脊神经;按其分布部位,可分为躯体神经和内脏神经。为了便于叙述,通常将周围神经系统分为脊神经、脑神经和内脏神经。

一、脊神经

脊神经与脊髓相连,共31对,包括**颈神经**(cervical nerves)8对($C_{1～8}$)、**胸神经**(thoracic nerves)12对($T_{1～12}$)、**腰神经**(lumbar nerves)5对($L_{1～5}$)、**骶神经**(sacral nerves)5对($S_{1～5}$)和**尾神经**(coccygeal nerve)1对(Co)。每对脊神经由与脊髓相连的前根和后根在近椎间孔处合成,前根属运动性,由运动纤维组成,其胞体位于脊髓的灰质内;后根属感觉性,其上有一椭圆形膨大,称**脊神经节**(spinal ganglion)。

脊神经均为混合性神经,既含感觉纤维,又含运动纤维(图11-35)。脊神经出椎间孔后,主要分为前支和后支,均为混合性。后支较细小,主要分布于项、背部皮肤及深群肌,节段性明显;前支较粗大,主要分布于躯干前、外侧部和四肢的肌和皮肤。除胸神经前支保持明显的节段性外,其余前支均先交织成神经丛,即**颈丛**、**臂丛**、**腰丛**和**骶丛**,再由神经丛发出分支分布于相应的区域。

考点:脊神经的构成和分支
考题举例11-13

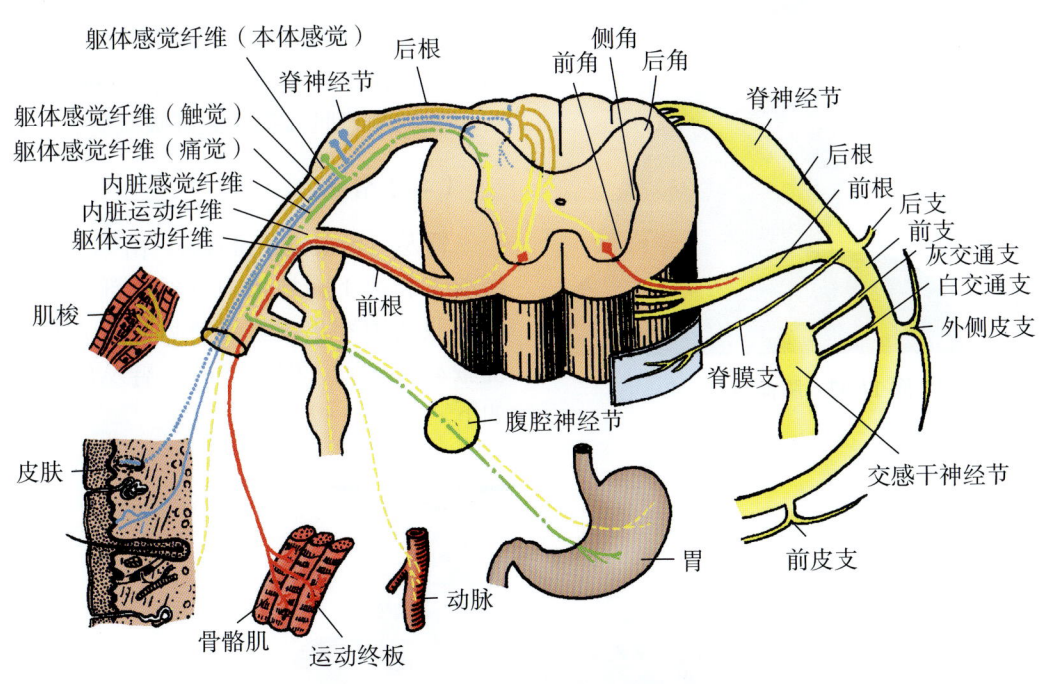

图11-35 脊神经的组成和分布模式图

(一)颈丛

颈丛(cervical plexus)由第1～4颈神经前支组成,位于胸锁乳突肌上部的深面。颈丛的主要分支如下。

(1)**皮支**:自胸锁乳突肌后缘中点附近浅出,在浅筋膜中呈放射状分布(图11-36)。颈

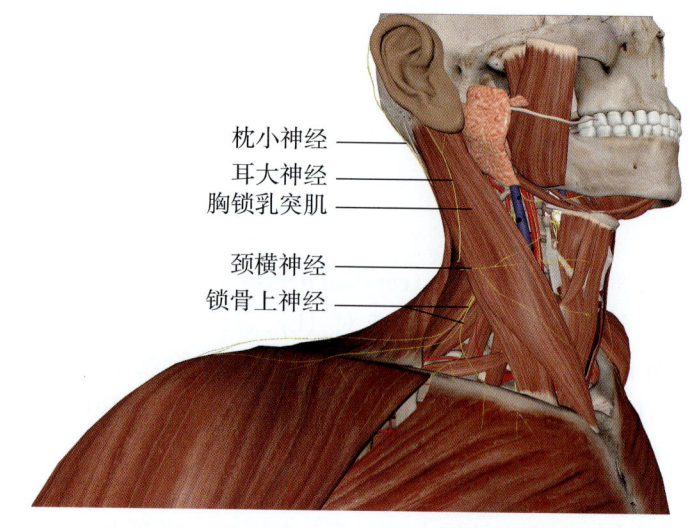

图 11-36　颈丛皮神经（右侧）

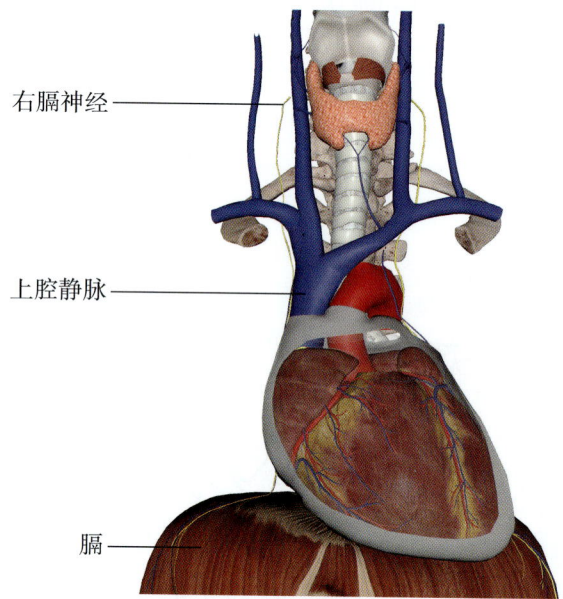

图 11-37　膈神经

部手术时麻醉颈丛皮支，注射部位即在胸锁乳突肌后缘中点处。

（2）肌支：**膈神经**（phrenic nerve）为混合性神经（图 11-37），是颈丛的最重要分支，经胸廓上口入胸腔，再经肺根前方下行至膈。其运动纤维支配膈，感觉纤维分布于胸膜、心包和膈下的部分腹膜。膈神经受刺激时，可出现呃逆现象。一侧膈神经受损时，可引起同侧膈肌瘫痪而致呼吸减弱。

（二）臂丛

臂丛（brachial plexus）由第 5～8 颈神经前支和第 1 胸神经前支的大部分组成，自斜角肌间隙穿出，经锁骨后方进入腋窝，围绕腋动脉排列（图 11-38）。臂丛的主要分支如下。

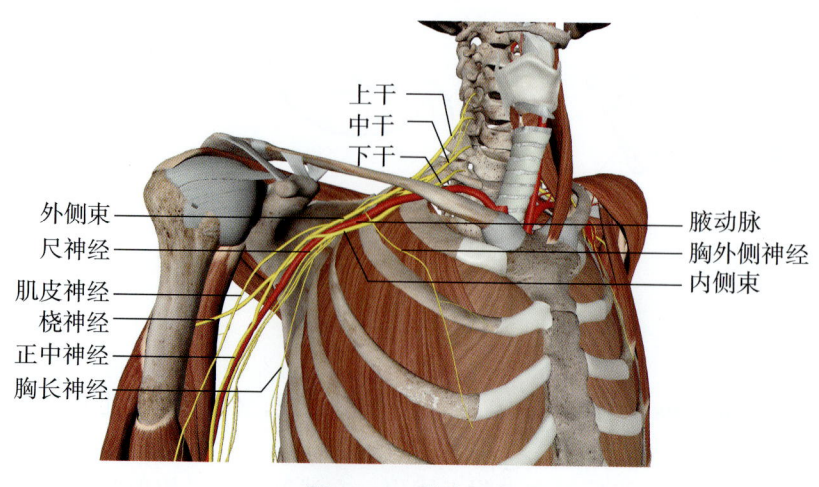

图 11-38　臂丛组成

1. 肌皮神经（musculocutaneous nerve） 斜穿喙肱肌，经肱二头肌和肱肌间下行，发出分支支配上述三肌，其终支延续为前臂外侧皮神经，分布于前臂外侧的皮肤。

2. 正中神经（median nerve） 沿肱二头肌内侧沟下降至肘窝，继而在前臂前面沿正中线下行至手掌。正中神经在臂部无分支。在前臂，发出肌支支配除肱桡肌、尺侧腕屈肌和指深屈肌尺侧半以外的所有前臂前群肌。在手部，发出肌支支配鱼际肌（拇收肌除外）和第1、2蚓状肌；皮支分布于手掌桡侧2/3、桡侧三个半指的掌面及其中节和远节背面的皮肤。

3. 尺神经（ulnar nerve） 沿肱动脉内侧、肱二头肌内侧沟下行，经肱骨内上髁后方的尺神经沟，至前臂前面内侧，与尺动脉伴行至手掌。尺神经在臂部无分支。在前臂，发出肌支支配尺侧腕屈肌、指深屈肌尺侧半。在手部，发出肌支支配小鱼际肌、拇收肌、骨间肌及第3、4蚓状肌；皮支分布于手掌尺侧1/3及尺侧一个半指掌面和手背尺侧半及尺侧两个半指背面的皮肤。

4. 桡神经（radial nerve） 紧贴肱骨背面的桡神经沟行向外下，达肱骨外上髁前上方，分支至前臂背侧和手背。桡神经粗大，支配整个上肢背侧的肌和皮肤，在手背的皮支分布于手背桡侧半及桡侧两个半指背面的皮肤。

5. 腋神经（axillary nerve） 伴旋肱后动脉绕肱骨外科颈后方至三角肌深面，其肌支支配三角肌和小圆肌；皮支分布于肩部和臂部外侧上部的皮肤。

考点： 臂丛的主要分支
考题举例 11-14，11-15

知识链接

臂丛神经损伤的临床表现

当肱骨中段骨折损伤肌皮神经时，表现为屈肘无力和前臂外侧皮肤感觉减弱。当正中神经损伤后，表现出其分布区域的运动障碍（屈腕能力减弱，前臂不能旋前等）和感觉障碍（以拇、示、中指末节皮肤最明显）。其损伤使鱼际肌群萎缩而手掌显平坦，形成"猿手"体征。当尺神经损伤后，表现出其分布区域的运动障碍（屈腕能力减弱，拇指不能内收等）和感觉障碍（以手内侧缘皮肤最明显）。其损伤可使第4、5指掌指关节过伸，指间关节屈曲，形成"爪形手"体征。当桡神经损伤后，表现出其分布区域的运动障碍（不能伸肘、腕和指等）和感觉障碍（以第1、2掌骨间背面皮肤最明显）。抬前臂时，由于后群伸肌瘫痪及重力作用，出现"垂腕"体征（图11-39）。当腋神经损伤后，表现出其分布区域的运动障碍（臂不能外展等）和感觉障碍（以三角肌区皮肤最明显）。因三角肌萎缩，肩部失去圆隆外形，肩峰突出，呈现"方形肩"体征。

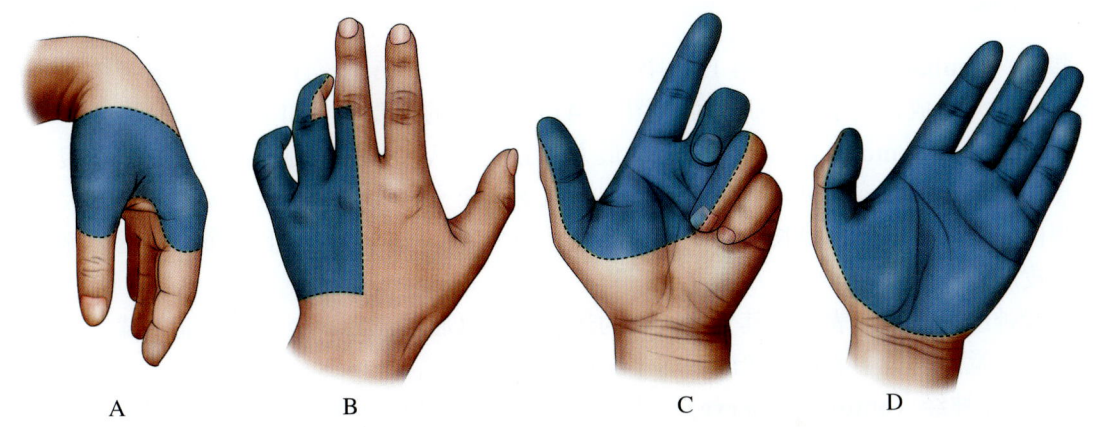

图 11-39 神经损伤时的手形及皮肤感觉丧失区
A．桡神经损伤；B．尺神经损伤；C．正中神经损伤；D．正中神经与尺神经合并损伤

(三)胸神经前支

胸神经前支共12对。第1对(大部分参加臂丛)至第11对位于相应肋间隙中,称**肋间神经**(intercostal nerves)(图11-40);第12对(小部分参加腰丛)位于第12肋下方,称**肋下神经**。

胸神经前支发出肌支支配肋间肌和腹前外侧肌群。皮支分布于胸、腹壁皮肤和胸腹膜壁层,分布保持明显的节段性,呈环状的条带分布,其规律是:T_2分布于胸骨角平面,T_4分布于乳头平面,T_6分布于剑突平面,T_8分布于肋弓下缘平面,T_{10}分布于脐平面,T_{12}分布于脐与耻骨联合连线的中点平面(图11-40)。

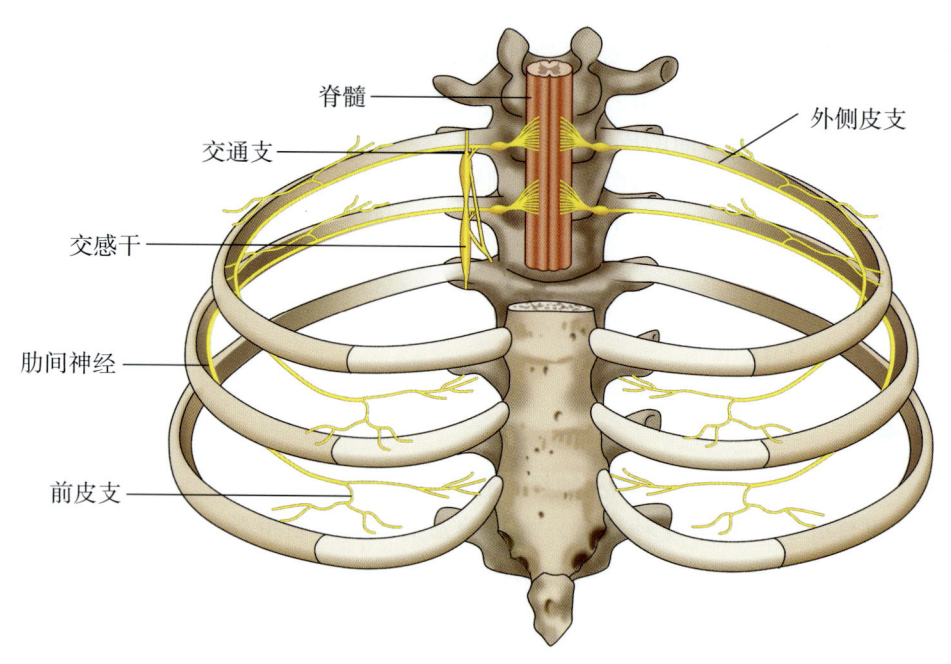

图11-40 肋间神经

考点:胸神经前支的节段性分布
考题举例11-16

(四)腰丛

腰丛(lumbar plexus)由第12胸神经前支的一部分、第1~3腰神经前支及第4腰神经前支的一部分组成,位于腰大肌深面(图11-41)。腰丛的主要分支如下。

1. 股神经(femoral nerve) 是腰丛最大的分支,从腰大肌外侧缘走出下行,在腹股沟韧带中点稍外侧经韧带深面进入大腿部。股神经肌支主要支配大腿前群肌;皮支分布于大腿前面和小腿内侧面皮肤。其中最长的皮支为**隐神经**,与大隐静脉伴行,向下分布于小腿内侧面及足内侧缘皮肤。

当股神经损伤后,表现为其分布区域的运动障碍(屈髋无力,坐位时不能伸膝,膝跳反射消失)和感觉障碍(主要在大腿前面和小腿内侧面皮肤)。

2. 闭孔神经(obturator nerve) 从腰大肌内侧缘走出,穿闭孔至大腿内侧,其肌支支配大腿内收肌群,皮支分布于大腿内侧皮肤。

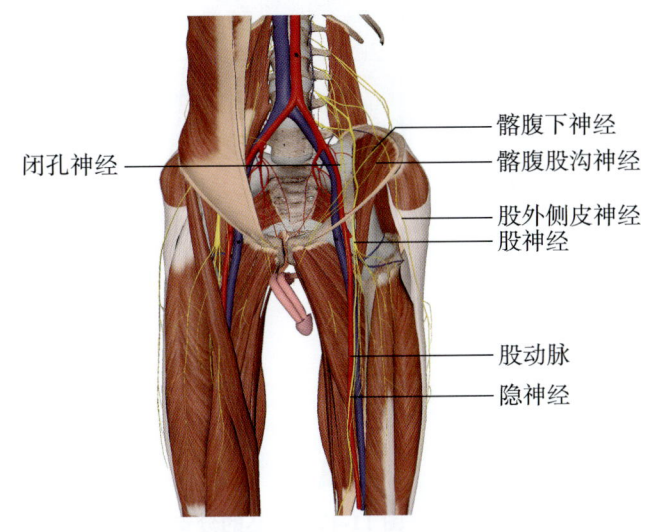

图 11-41　腰丛及其分支

（五）骶丛

骶丛（sacral plexus）由第 4 腰神经前支的一部分和第 5 腰神经前支合成的腰骶干及全部骶神经和尾神经的前支组成。骶丛位于盆腔内，骶骨及梨状肌前面。骶丛的主要分支如下：

1. **阴部神经**（pudendal nerve）　伴阴部血管经梨状肌下孔出骨盆，随即绕坐骨棘经坐骨小孔入坐骨肛门窝行向前，分布于会阴部、外生殖器、肛门的肌肉和皮肤。

2. **坐骨神经**（sciatic nerve）　是全身最长、最粗大的神经，经梨状肌下孔出骨盆至臀大肌深面，在股骨大转子和坐骨结节之间降至股后区，继而走行于股二头肌深面达腘窝，通常在腘窝上角分为胫神经和腓总神经两大终支（图 11-42）。

知识链接

坐骨神经痛

坐骨神经痛是指沿坐骨神经通路及其分布区产生疼痛的临床综合征，即疼痛位于臀部、大腿后侧、小腿后外侧和足外侧，常为放射性痛。坐骨神经痛并不是一种疾病，而是一种常见的临床症状。按病因不同，分为原发性和继发性坐骨神经痛。前者即坐骨神经炎，多由感染或中毒等直接损害坐骨神经所致；继发性坐骨神经痛最常见的病因是腰椎间盘突出，以及椎管狭窄、肿瘤、结核、妊娠子宫压迫等。在临床上，绝大多数为继发性坐骨神经痛，原发性极少见。治疗方法大致分为手术疗法和非手术疗法，治疗原则主要是对症处理和去除病因。

（1）**胫神经**（tibial nerve）：为坐骨神经干的直接延续，沿腘窝中线与腘动脉伴随下行，至小腿后面在比目鱼肌深方伴胫后动脉下行，再经内踝后方至足底分为足底内、外侧神经。胫神经的肌支支配小腿后群肌和足底肌；皮支分布于小腿后面和足底的皮肤。

（2）**腓总神经**（common peroneal nerve）：自腘窝上角沿股二头肌内侧缘走向外下，绕过腓骨颈，穿腓骨长肌达小腿前面分为腓浅神经和腓深神经。**腓浅神经**下行于腓骨长、短肌之间，肌支支配此二肌，皮支分布于小腿外侧、足背和第 2～5 趾背的皮肤。**腓深神经**与胫前动

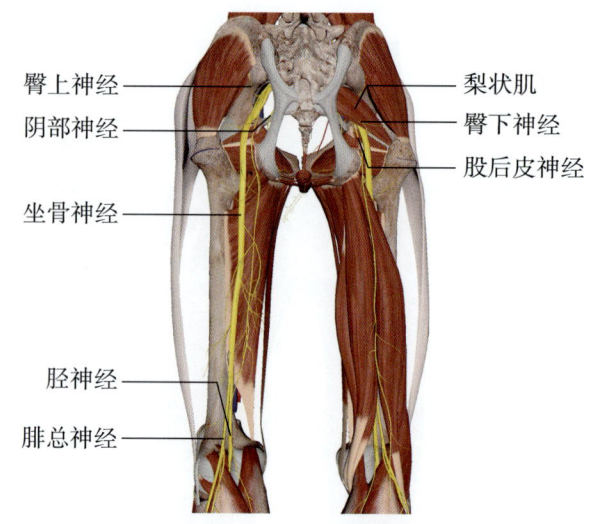

图 11-42 骶丛的分支

脉伴行,其分支支配小腿前群肌和足背肌,并分布于第 1、2 趾相对缘的皮肤。

> **知识链接**
>
> **胫神经和腓总神经损伤的临床表现**
>
> 　　胫神经损伤后,表现出其分布区域的运动障碍(足不能跖屈,不能屈趾,内翻力减弱)和感觉障碍(主要在小腿后面及足底皮肤)。由于小腿后群肌收缩无力,小腿前群和外侧群肌因失去拮抗肌而过度牵拉,致使足呈背屈和外翻位,出现"钩状足"畸形。
>
> 　　腓总神经损伤后,表现出其分布区域的运动障碍(足不能背屈,趾不能伸,行走时呈"跨阈步态")和感觉障碍(主要在小腿前、外侧面及足背皮肤)。由于小腿前、外侧群肌收缩无力,小腿后群肌因失去拮抗肌而过度牵拉,致使足呈跖屈和内翻位,出现"马蹄内翻足"畸形。

二、脑神经

脑神经(图 11-43)共 12 对,主要分布于头颈部,也可远至胸、腹腔脏器,其序号通常用罗马数字表示。根据脑神经所含纤维的性质不同,可将脑神经分为**感觉性脑神经**(Ⅰ、Ⅱ、Ⅷ)、**运动性脑神经**(Ⅲ、Ⅳ、Ⅵ、Ⅺ、Ⅻ)和**混合性脑神经**(Ⅴ、Ⅶ、Ⅸ、Ⅹ)。

脑神经的名称、性质及分布列于表 11-3。

考点:脑神经的分支和分布
考题举例 11-17

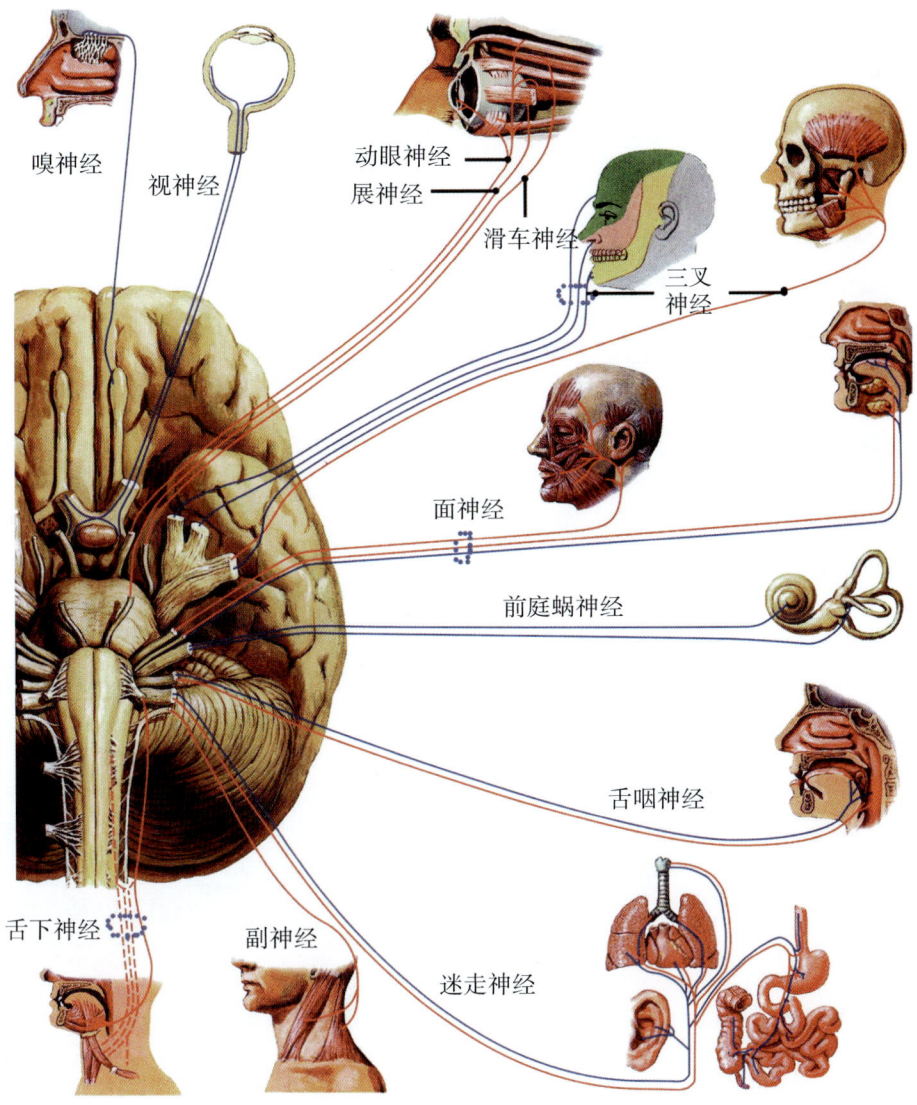

图 11-43 脑神经概况

表11-3 脑神经的名称、性质及分布

序号	名称	连接脑的部位	出入颅腔的部位	分布	功能性质	损伤后的症状
I	嗅神经	端脑	筛孔	鼻腔嗅黏膜	感觉	嗅觉障碍
II	视神经	间脑	视神经管	眼球视网膜	感觉	视觉障碍
III	动眼神经	中脑	眶上裂	上、下、内直肌，下斜肌，上睑提肌	运动	眼外斜视、上睑下垂
				瞳孔括约肌、睫状肌	运动（副交感）	瞳孔散大、对光反射消失
IV	滑车神经	中脑	眶上裂	上斜肌	运动	眼不能向下外斜视
V	三叉神经	脑桥	眼神经经眶上裂 上颌神经经圆孔 下颌神经经卵圆孔	头面部皮肤、口鼻腔黏膜、舌前2/3黏膜、头面部皮肤、黏膜、牙及牙龈、眶区结构	感觉	感觉障碍，角膜反射消失
				咀嚼肌	运动	咀嚼肌瘫痪

续表

序号	名称	连接脑的部位	出入颅腔的部位	分布	功能性质	损伤后的症状
VI	展神经	延髓脑桥沟	眶上裂	外直肌	运动	眼内斜视
VII	面神经	延髓脑桥沟	内耳门→面神经管→茎乳孔	面肌、颈阔肌	运动	额纹消失、眼不能闭合、口角歪向健侧、鼻唇沟变浅
				泪腺、下颌下腺、舌下腺及口鼻腔黏膜腺	运动(副交感)	分泌障碍
				舌前2/3味蕾	感觉	味觉障碍
				耳部皮肤	感觉	皮肤感觉障碍
VIII	前庭蜗神经	延髓脑桥沟	内耳门	壶腹嵴、球囊斑和椭圆囊斑	感觉	眩晕等平衡觉障碍
				耳蜗螺旋器	感觉	听力障碍
IX	舌咽神经	延髓	颈静脉孔	部分咽肌	运动	部分咽肌瘫痪
				腮腺	运动(副交感)	分泌障碍
				咽、鼓室、舌后1/3黏膜，咽与舌后1/3感觉、颈动脉窦、颈动脉小球	感觉	咽反射丧失
				舌后1/3味蕾	感觉	舌后1/3味觉丧失
				耳后皮肤	感觉	皮肤感觉障碍
X	迷走神经	延髓	颈静脉孔	胸腹腔脏器平滑肌、心肌、腺体	运动(副交感)	内脏运动障碍、心率加快、腺体分泌障碍
				咽、喉肌	运动	发音困难、声音嘶哑、吞咽障碍
				胸腹腔脏器、咽喉黏膜	感觉	内脏感觉障碍
				耳郭及外耳道皮肤	感觉	皮肤感觉障碍
XI	副神经	延髓	颈静脉孔	咽、喉肌	运动	侧胸锁乳突肌瘫痪，头无力转向对侧；斜方肌瘫痪，肩下垂，提肩无力
				胸锁乳突肌、斜方肌		
XII	舌下神经	延髓	舌下神经管	舌内肌和部分舌外肌	运动	舌肌瘫痪、萎缩，伸舌时舌尖偏向患侧

三、内脏神经

内脏神经（visceral nerve）指分布于内脏、心血管、平滑肌和腺体的神经，分为感觉神经和运动神经两类。内脏运动神经调节内脏、心血管活动和腺体的分泌，以维持机体内、外环境的相对平衡。内脏神经通常不受人的意志控制，因而又称**自主神经**（autonomic nerve）；又因它主要控制和调节动、植物共有的物质代谢活动，故也称**植物神经**（vegetative nerve）。

（一）内脏运动神经

内脏运动神经（visceral motor nerve）和躯体运动神经一样，受大脑皮质和皮质下各级中枢的控制和调节，但二者在形态结构、分布范围和功能上存在较大差异（表11-4）。内脏运动神经包括交感和副交感两种纤维成分。

表11-4　内脏运动神经和躯体运动神经的比较

比较要点	内脏运动神经	躯体运动神经
低级中枢	脊髓胸1至腰3节，脑干及骶副交感核（相对较分散）	脑干躯体运动核，脊髓灰质前柱（有一定的连续性）
效应器	平滑肌、心肌、腺体	骨骼肌
自低级中枢至效应器的神经通路	由两级神经元构成，有节前、节后纤维之分	仅一级神经元，胞体位于低级中枢
神经纤维特点	为较细的无髓或薄髓纤维，传导速度较慢	多为低级的有髓纤维，传导速度较快
支配器官形式	常为交感、副交感纤维双重支配	仅为一种纤维独立支配
功能特征	不受意识支配	受意识支配
分布特点	在器官附近壁内先形成丛，丛发出分支到达效应器	直接到达效应器

1. 内脏运动神经的结构

（1）**交感神经**（sympathetic nerve）：分为中枢部和周围部。低级中枢位于脊髓胸1～腰3节段灰质的侧角内（图11-44）；周围部有交感神经节、交感干、节前纤维和节后纤维。

交感神经节（sympathetic ganglia）因位置不同，分为椎旁神经节和椎前神经节。**椎旁神经节**（paravertebral ganglion）即**交感干神经节**，位于脊柱的两侧，每侧有19～24个。椎旁神经节借节间支连成左、右两条**交感干**。交感干上至颅底，下至尾骨，于尾骨的前面两干合并。**椎前神经节**（prevertebral ganglion）位于脊柱前方，包括成对的**腹腔神经节**和**主动脉肾神经节**，以及单个的**肠系膜上神经节**和**肠系膜下神经节**等。

知识链接

霍纳（Horner）综合征

霍纳综合征即颈交感神经麻痹综合征，凡可引起颈部及脑干部交感神经损伤或压迫的原因，如外伤、手术、肿瘤、炎症和血管病变等因素均可引发，少数病例可为先天性或无明显病因。如损害波及胸腔内的颈交感干，阻断了交感干至颈上神经节的通路，可使颈部交感神经麻痹，导致出现瞳孔开大肌功能障碍（上睑下垂，眼裂缩窄，外观似眼球内陷，瞳孔缩小）、支配面部汗腺分泌的交感神经受阻（面部少汗）、支配面部血管收缩的交感神经抑制（面部血管扩张，发红）。

（2）**副交感神经**（parasympathetic nerve）：分为中枢部和周围部。低级中枢位于脑干副交感神经核和脊髓骶2～4节段的副交感核；周围部包括副交感神经节、节前纤维和节后纤维。**副交感神经节**大多位于器官附近或器官壁内，称器官旁节或器官内节（壁内节）。

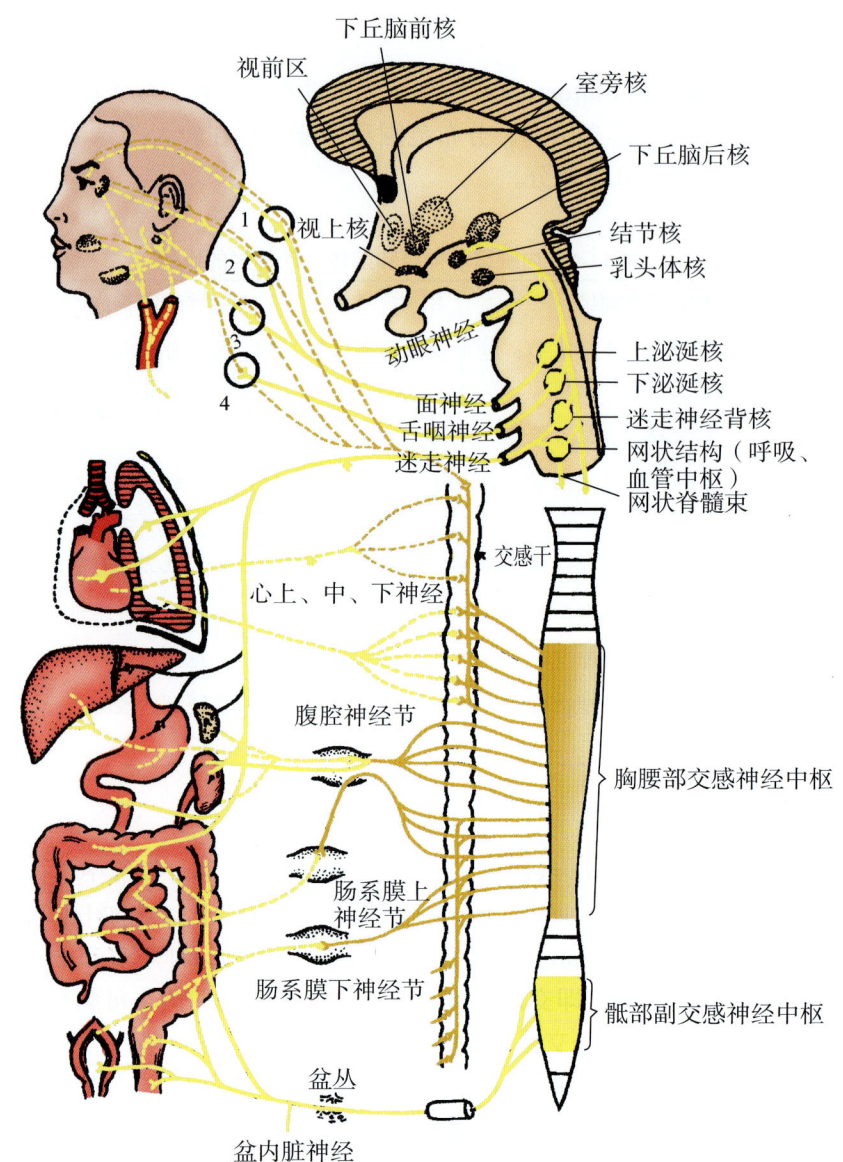

1. 睫状神经节　2. 翼腭神经节　3. 下颌下神经节　4. 耳神经节

图 11-44　内脏运动神经模式图

> **考点：** 内脏运动神经
> 考题举例 11-18

2. 内脏运动神经的主要功能　交感神经和副交感神经都是内脏运动神经，人体绝大多数内脏器官受二者双重支配（图 11-45，表 11-5）。交感神经的意义主要是有利于机体动员潜在力量，提高适应能力，以应付环境的急剧变化。当机体内、外环境发生急剧变化时，如在剧烈运动、窒息、失血或寒冷等情况下，使交感肾上腺系统活动增强的适应性反应称为应急反应。机体的应急反应包括心率加快、皮肤及腹腔内脏血管收缩、红细胞增多、贮血库释放血液以增加循环血量，保证重要器官的血液供应；呼吸频率加快，支气管平滑肌舒张，肺通气量增加；肝糖原分解加速，使血糖升高等。

副交感神经的作用相对比较局限，它在机体安静时活动较强，其意义主要在于促进消化、积蓄能量，加强排泄和生殖功能，使机体尽快休整恢复。

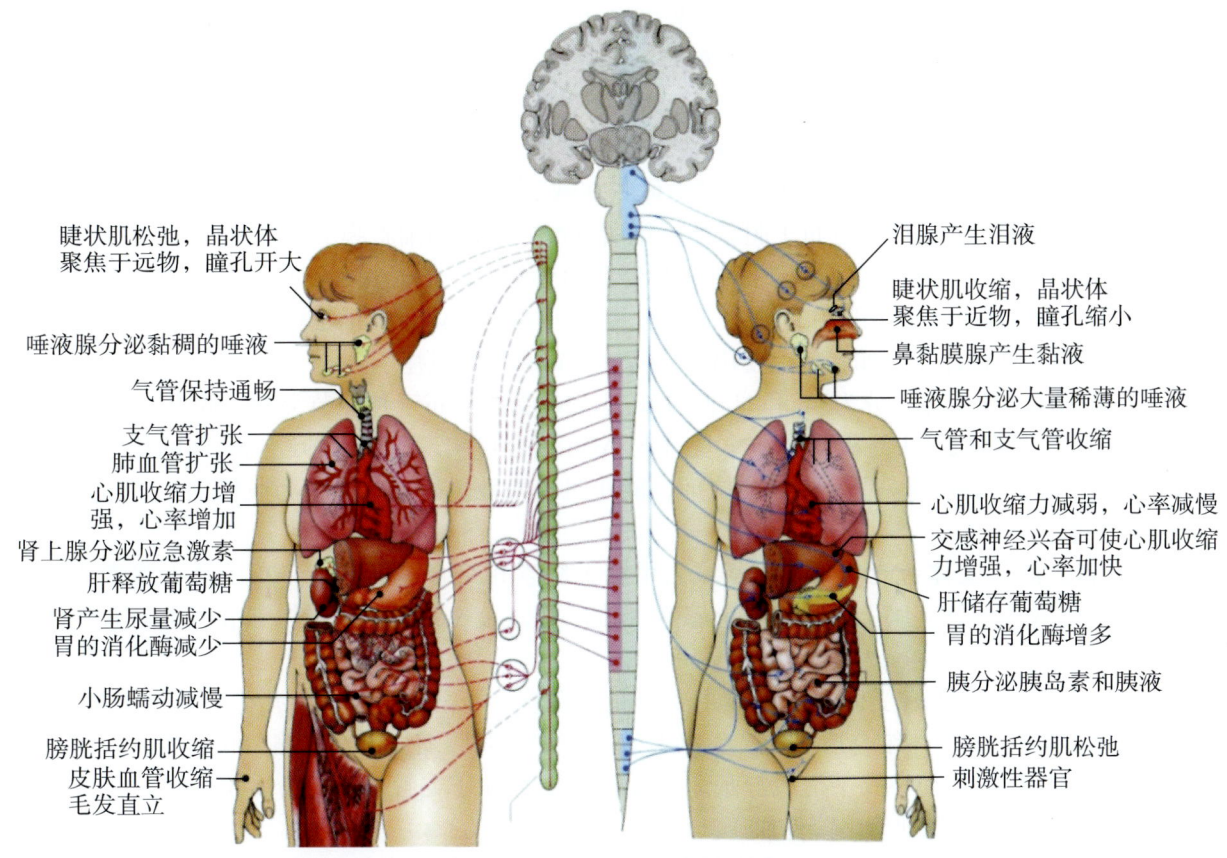

图 11-45 内脏运动神经的功能

表11-5 交感神经和副交感神经对器官的作用

系统	器官	交感神经	副交感神经
脉管系统	心脏	心率加快，心肌收缩力增强	心率减慢，心肌收缩力减弱
	冠状动脉	舒张	轻度收缩
	躯干、四肢的动脉	收缩	无作用
呼吸系统	支气管平滑肌	舒张	收缩
消化系统	胃肠平滑肌	抑制蠕动	增强蠕动
	胃肠括约肌	收缩	舒张
泌尿系统	膀胱	膀胱壁的平滑肌舒张、括约肌收缩（潴尿）	膀胱壁的平滑肌收缩、括约肌舒张（排尿）
视器	瞳孔	散大	缩小
	泪腺	抑制分泌	增加分泌
皮肤	汗腺	促进分泌	无作用
	竖毛肌	收缩	无作用

3. 内脏运动神经的递质、纤维分类及受体 自主神经的信息传递是通过神经末梢释放神经递质与节后神经元或效应器上相应的受体起作用来实现的。

（1）**递质及纤维分类**：自主神经末梢释放的递质主要有乙酰胆碱（ACh）和去甲肾上腺素（NA）。根据自主神经末梢释放的递质种类不同，将自主神经分为两大类：以乙酰胆碱为递质的神经纤维称为胆碱能纤维，以去甲肾上腺素为递质的神经纤维称为肾上腺素能纤维。

胆碱能纤维包括全部自主神经的节前纤维、绝大多数副交感神经的节后纤维和极少数交感神经的节后纤维，如支配汗腺的交感神经节后纤维和支配骨骼肌血管的交感舒血管纤维。大部分交感神经节后纤维都是肾上腺素能纤维。

(2) 受体

1) 胆碱受体：存在于突触后膜或效应器细胞膜上，能与乙酰胆碱结合而发挥生理作用的特殊蛋白质称为胆碱受体，可分为毒蕈碱受体和烟碱受体两类。

毒蕈碱受体（M 受体）分布于胆碱能纤维所支配效应器的细胞膜上。ACh 与 M 受体结合后产生 M 样作用，表现为心脏活动抑制，骨骼肌血管舒张，支气管和消化管平滑肌、膀胱逼尿肌收缩，瞳孔缩小，消化腺和汗腺分泌增加等。阿托品是 M 受体拮抗药，它能与 M 受体结合，从而阻断 M 样作用，如临床上使用阿托品解除胃肠平滑肌痉挛。

烟碱受体（N 受体）分为 N_1 和 N_2 两种亚型，N_1 受体分布于神经节突触后膜上，N_2 受体分布于神经-骨骼肌接头终板膜上。N_2 受体与 ACh 结合可实现兴奋由神经向肌肉的传递，导致骨骼肌兴奋。筒箭毒碱是 N 受体拮抗剂，能使肌肉松弛，如临床上作为肌松剂，多用于腹部外科手术。

2) 肾上腺素受体：能与肾上腺素或去甲肾上腺素相结合的受体，分布于肾上腺素能纤维所支配的效应器细胞膜上，称为肾上腺素受体，可分为 α 肾上腺素受体和 β 肾上腺素受体两类。

α 受体分为 $α_1$ 和 $α_2$ 受体。$α_1$ 受体主要分布于血管、子宫平滑肌、瞳孔等处。肾上腺素、去甲肾上腺素与 $α_1$ 受体结合后主要产生兴奋效应，如血管收缩、子宫收缩、瞳孔放大，但对小肠为抑制性效应，使小肠平滑肌舒张。$α_2$ 受体主要存在于突触前膜。酚妥拉明是 α 受体拮抗剂，临床可用于舒张血管，降低血压。

β 受体分为 $β_1$ 和 $β_2$ 两种。$β_1$ 受体分布于心脏组织中，如窦房结、房室传导系统、心肌，具有兴奋效应，能使心率加快、传导速度加快、心肌收缩力增强，促进脂肪的分解代谢。$β_2$ 受体分布于支气管、胃、肠、子宫及许多血管平滑肌细胞上，具有抑制效应，表现为使这些平滑肌舒张。普萘洛尔（心得安）是 β 受体拮抗药，阿替洛尔主要阻断 $β_1$ 受体，吲哚洛尔（心得乐）则主要阻断 $β_2$ 受体。

（二）内脏感觉神经

内脏感觉神经（visceral sensory nerve）将来自内脏、心血管等的感觉冲动传入中枢，中枢则通过内脏运动神经或间接通过神经-体液调节对内脏器官的活动加以调节。

知识链接

牵涉痛

当某些内脏器官发生病变时，常引起体表一定区域的皮肤感觉过敏或疼痛，这种现象称牵涉痛（referred pain）。牵涉痛可发生在患病内脏附近的体表，也可发生在较远处的体表。例如，当心肌缺血产生心绞痛时，常在胸前区和左臂内侧皮肤感到疼痛（图 11-46）；当肝、胆有病变时，常在右肩部感到疼痛。了解牵涉痛现象，对某些内脏疾病的鉴别诊断具有一定的意义。

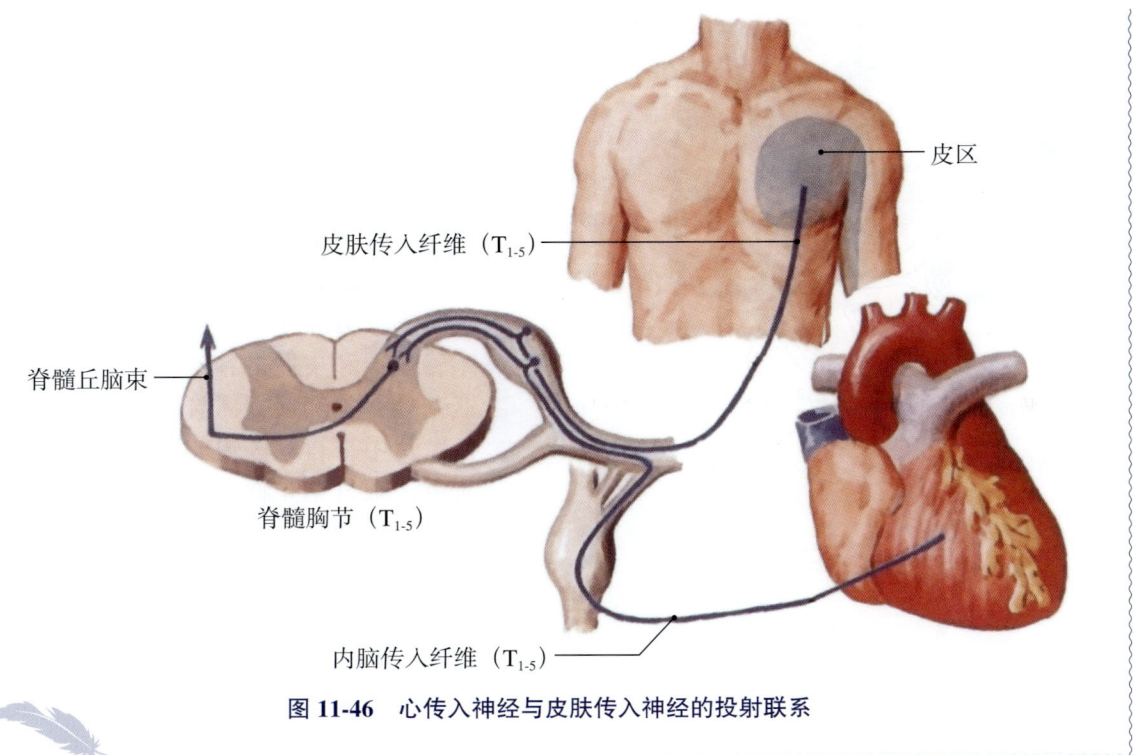

图 11-46 心传入神经与皮肤传入神经的投射联系

第四节 神经系统的传导通路

> **案例导入**
>
> 某患者，男性，65岁，高血压病史20年，与人激烈争吵时突然倒地，剧烈头痛，送医院途中呕吐2次。体格检查：痛苦面容，右侧鼻唇沟明显变浅，口角低垂并偏向左侧。右半身感觉障碍，右半身运动障碍，肌张力明显增高，右侧膝跳反射消失。
> 思考题：
> 1. 依据病史及临床表现，推测该患者的病变部位。
> 2. 依据临床表现，推测哪些神经传导束发生了损伤。
> 3. 该患者的视野可能会发生什么变化？瞳孔对光反射可有何表现？

感受器接受机体内、外环境的各种刺激，并将其转换成神经冲动，经传入神经传入中枢，最后传递至大脑皮质的特定功能区产生感觉，这种由感受器到大脑皮质的神经通路称为上行或**感觉通路**（sensory pathway）。大脑皮质对传入的信息进行分析整合后，再发出神经冲动，经传出神经至效应器，引起反应活动，这种由大脑皮质至效应器的神经通路，称为下行或**运动通路**（motor pathway）。

一、感觉通路

（一）躯体感觉通路

1. 躯干、四肢的本体感觉和精细触觉传导通路 本体感觉又称深感觉，是指来自骨骼肌、

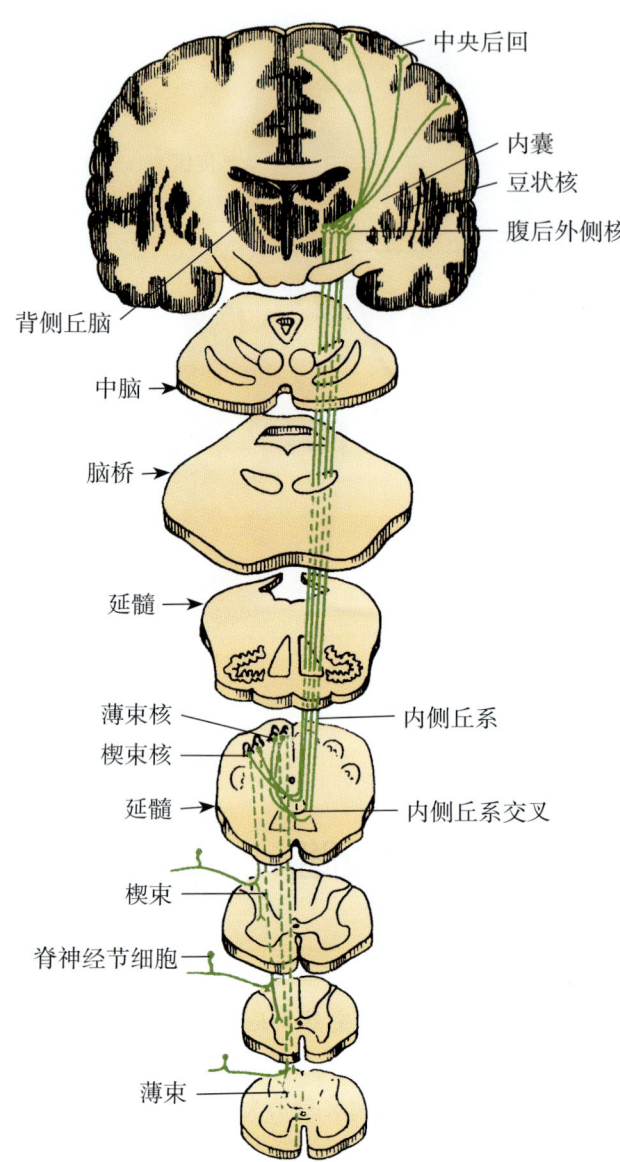

肌腱、关节等器官本身在不同状态（运动或静止）时产生的感觉，包括位觉、运动觉和振动觉。此外，该传导通路还传导皮肤的精细触觉（如辨别两点距离、物体的纹理粗细）。此通路由三级神经元组成（图 11-47）。

第一级神经元的胞体在脊神经节内，其周围突分布于肌、腱、关节等处的本体感受器和皮肤的精细触觉感受器；中枢突经脊神经后根入脊髓的后索直接上行，其中来自第 5 胸节以下的纤维形成薄束，来自第 4 胸节以上的纤维走行于薄束的外侧形成楔束。两束分别终于延髓的薄束核和楔束核。

第二级神经元的胞体在薄束核和楔束核，此两核发出的纤维经中央管腹侧交叉至对侧组成内侧丘系，上行终止于丘脑的腹后外侧核。

第三级神经元的胞体在丘脑的腹后外侧核，此核发出的纤维（丘脑中央辐射）经内囊后肢主要投射到中央后回的中、上部和中央旁小叶的后部。

此通路若在内侧丘系交叉以下部位受损，患者闭眼时，不能确定同侧各关节的位置和运动方向（身体易倾倒）及皮肤的两点距离等；若在内侧丘系或其以上部位受损，则功能障碍在对侧。

图 11-47　躯干和四肢的本体感觉和精细触觉传导通路

> **考点**：躯干和四肢的本体感觉通路
> 考题举例 11-19

2. 躯干及四肢的痛觉、温度觉、粗触压觉传导通路　此通路又称浅感觉通路，由三级神经元组成（图 11-48）。

第一级神经元的胞体在脊神经节内，其周围突分布于躯干和四肢皮肤内的感受器；中枢突经后根入脊髓。其中，传导痛觉、温度觉的纤维经后根进入脊髓，上升 1~2 节后，止于脊髓灰质；传导粗触压觉的纤维经后根入后索直接止于脊髓灰质。

第二级神经元胞体主要在脊髓灰质的后角，这些神经元发出的纤维经白质前连合到对侧的外侧索和前索上行，组成脊髓丘脑侧束（传导痛觉、温度觉）和脊髓丘脑前束（传导粗触压觉），脊髓丘脑束向上终止于丘脑的腹后外侧核。

第三级神经元的胞体在丘脑的腹后外侧核，由此核发出丘脑中央辐射，经内囊后肢，投射到中央后回中、上部和中央旁小叶后部。

若在脊髓损伤一侧脊髓丘脑束，对侧损伤平面1～2节段以下痛觉、温度觉消失；若在脊髓以上损伤此通路，感觉障碍涉及整个对侧躯干和四肢。

（二）头面部痛觉、温度觉和触压觉传导通路

第一级神经元的胞体在三叉神经节内，其周围突经三叉神经分布于头面部皮肤、口和鼻腔黏膜，中枢突经三叉神经根入脑桥，其中传递痛觉、温度觉的纤维止于三叉神经脊束核；传递触压觉的纤维终止于三叉神经脑桥核（图11-48）。

第二级神经元的胞体在三叉神经脊束核和脑桥核，此两核发出的纤维越至对侧组成三叉丘系，止于丘脑的腹后内侧核。

第三级神经元的胞体在丘脑的腹后内侧核，此核发出的纤维（丘脑中央辐射）经内囊后肢投射到中央后回的下部。

在此通路中，若三叉丘系或其以上的部分受损时，对侧头面部痛觉、温度觉、触压觉障碍。若三叉丘系以下受损，则感觉障碍在同侧。

（三）视觉传导通路

视觉传导通路由三级神经元组成（图11-49）。

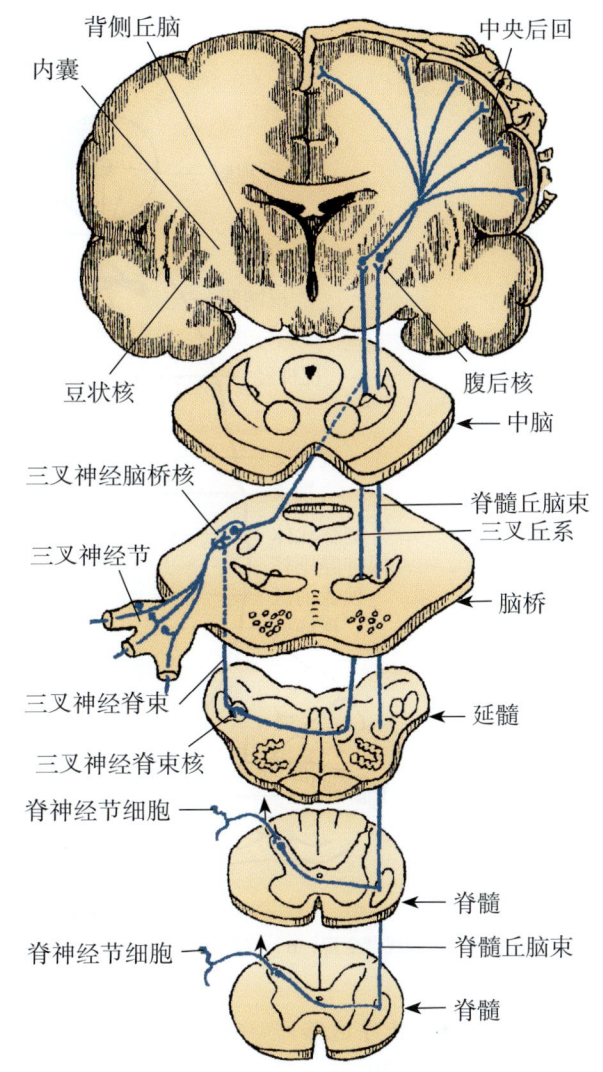

图11-48 痛觉、温度觉、粗触压觉传导通路

第一级神经元为双极细胞，其周围突分布于视网膜上的视锥细胞和视杆细胞，中枢突与节细胞形成突触。

第二级神经元为节细胞，其轴突在视神经盘处向后穿出形成视神经，通过视神经管入颅后形成视交叉，延续为视束，其中来自视网膜鼻侧半的纤维交叉到对侧，而来自视网膜颞侧半的纤维不交叉，故一侧视束内含来自双眼同侧半视野的神经冲动。视束向后绕大脑脚止于外侧膝状体。

第三级神经元位于外侧膝状体，其发出的纤维组成视辐射，经内囊后肢投射到枕叶距状沟两侧的视觉皮质。

> **知识链接**
>
> **视觉传导通路的不同部位损伤表现**
>
> 当眼球固定向前平视时，所能看到的空间范围称视野。单眼的视野可分为颞侧半和鼻侧半。视觉传导通路的不同部位发生损害时，可引起不同的视野缺损：①一侧视神经损伤，患侧视野全盲。②视交叉中央部的交叉纤维损伤（如垂体瘤），可引起双眼的颞侧视野偏盲。③视交叉外侧部的不交叉纤维损伤，患侧眼的鼻侧视野偏盲。④一侧视束或视辐射或视觉皮质损伤，可引起双眼视野对侧半同向性偏盲（同侧眼的鼻侧视野和对侧眼的颞侧视野偏盲）。

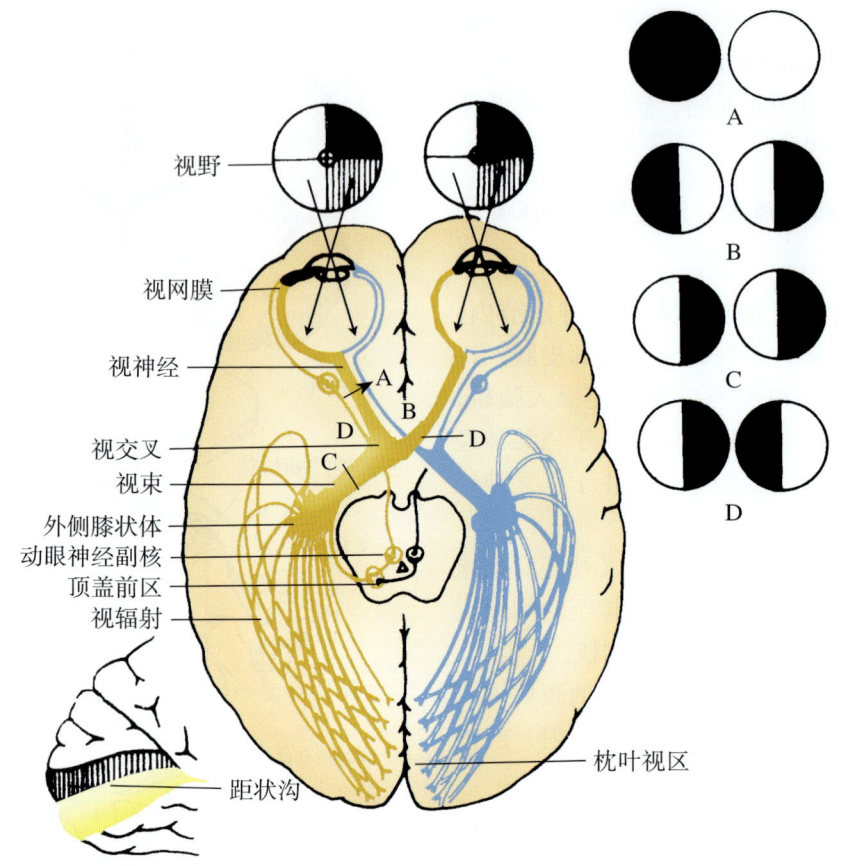

图 11-49 视觉传导通路
A. 患侧视野全盲；B. 双眼颞侧视野偏盲；C. 双眼视野对侧半同向性偏盲；D. 双眼鼻侧视野偏盲

考点：视觉传导通路
考题举例 11-20

（四）听觉传导通路

听觉传导通路由 4 级神经元组成（图 11-50）。

第一级神经元为螺旋神经节的双极细胞，其周围突分布于内耳螺旋器，中枢突组成蜗神经，与前庭神经伴行，入脑止于蜗神经核。

第二级神经元胞体在蜗神经核，它发出的纤维中大部分在脑桥内交叉，形成外侧丘系；少数不交叉的纤维进入同侧的外侧丘系。外侧丘系的纤维主要止于下丘。

第三级神经元胞体在下丘，它发出的纤维经下丘臂止于内侧膝状体（外侧丘系中少数纤维可直接终止于内侧膝状体）。

第四级神经元胞体在内侧膝状体，它发出的纤维组成听辐射，经内囊后肢投射到大脑皮质的听区（颞横回）。

由于外侧丘系传递双耳来的听觉信息，所以一侧外侧丘系及其以上的听觉传导通路受损，不会引起明显的听觉障碍，但损伤蜗神经或蜗神经核或内耳，则引起患侧听觉障碍。

二、运动通路

大脑皮质对躯体运动的调节是通过锥体系和锥体外系来实现的，两者在功能上互相协调、

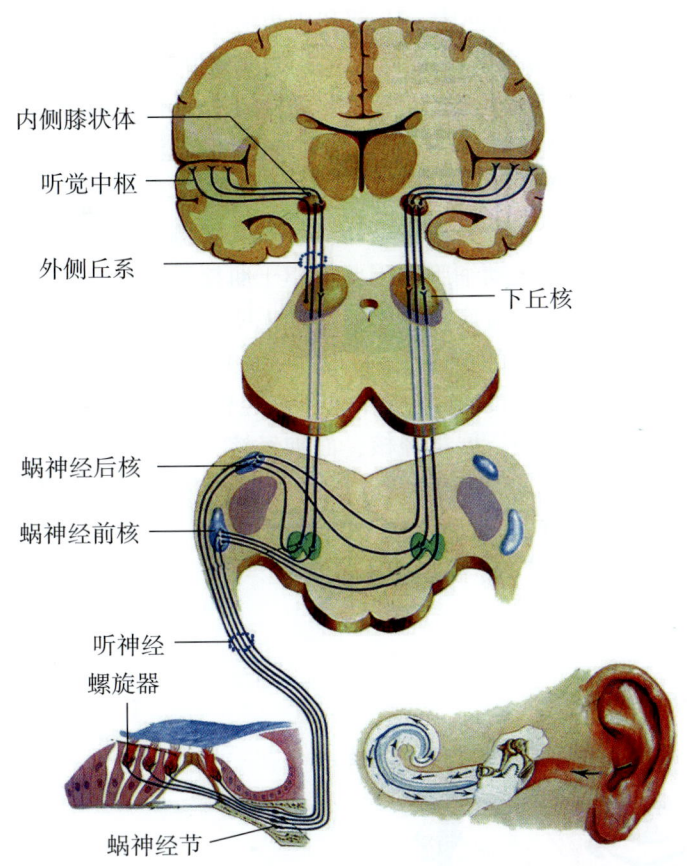

图 11-50 听觉传导通路

互相配合，共同完成各项复杂而精巧的随意运动。

（一）锥体系

锥体系（pyramidal system）由两级神经元构成。第一级神经元称**上运动神经元**（upper motor neurons），其胞体主要位于大脑皮质躯体运动区的锥体细胞。这些细胞的轴突组成下行的锥体束，其中下行至脊髓的纤维称为皮质脊髓束；直接或间接止于脑神经运动核（与骨骼肌有关的）的纤维为皮质核束。第二级神经元称**下运动神经元**（lower motor neurons），其胞体位于脑神经运动核和脊髓前角运动细胞，它们的轴突分别经脑神经和脊神经到达所支配的骨骼肌。

知识链接

锥体系受损后的症状及解剖学基础

锥体系的任何部位受到损伤，都可引起其支配区的随意运动发生障碍，即瘫痪。临床上可分为上运动神经元损伤和下运动神经元损伤两类。

上运动神经元损伤是指脑神经运动核和脊髓前角细胞以上的锥体系损伤，即锥体细胞或锥体束损伤，表现为骨骼肌随意运动障碍，伴有肌张力增高；呈痉挛性瘫痪（硬瘫）；深反射亢进；浅反射（如腹壁反射、提睾反射）减弱或消失；可出现病理反射（如巴宾斯基征）。因为下运动神经元正常，病程早期肌不萎缩。

下运动神经元损伤是指脑神经运动核和脊髓前角细胞及其轴突损伤，由于骨骼肌失去神经支配，表现为肌张力降低，呈弛缓性瘫痪（软瘫）；肌因营养障碍而萎缩。因为所有反射弧都中断，浅、深反射均消失；无病理反射。

1. **皮质脊髓束** 主要由中央前回中、上部和中央旁小叶前部等处皮质锥体细胞的轴突构成，它下行经过内囊后肢、大脑脚底、脑桥的基底部至延髓形成锥体（图 11-51）。在锥体下端，75%～90% 的纤维交叉，形成锥体交叉，交叉后的纤维沿对侧脊髓外侧索下行，称**皮质脊髓侧束**，此束陆续止于其同侧的前角运动神经元。在延髓内没有交叉的小部分纤维，则在同侧前索下行，称**皮质脊髓前束**，一般只达脊髓上胸节段，陆续经白质前连合越过中线，止于其对侧的前角运动神经元；但有少量纤维不越边，而止于其同侧的前角运动神经元。皮质脊髓前束主要终止于支配躯干肌的前角运动细胞。因此，躯干肌接受双侧皮质脊髓束的支配，一侧皮质脊髓束受损，主要引起对侧肢体瘫痪，躯干肌运动无明显影响。

2. **皮质核束** 由中央前回下部皮质锥体细胞的轴突构成（图 11-52），纤维下行经内囊膝、大脑脚底，一部分纤维止于动眼神经核和滑车神经核；大部分纤维继续下行至脑桥和延髓，沿途陆续止于三叉神经运动核、展神经核、面神经核、疑核、舌下神经核和副神经核。在这些脑神经核中，面神经核下部（支配眼裂以下面肌）和舌下神经核只接受对侧皮质核束纤维，其余的均接受双侧皮质核束支配。

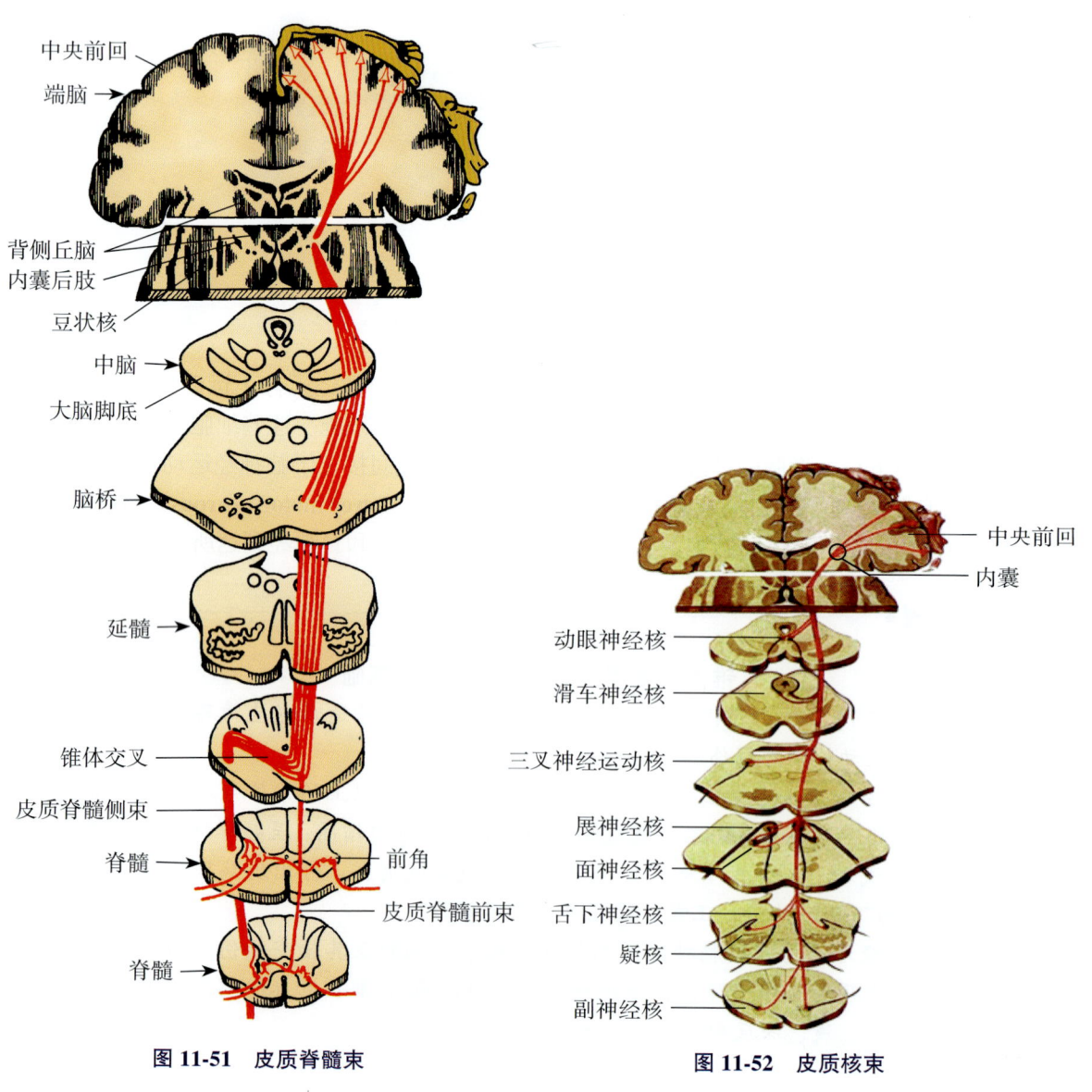

图 11-51 皮质脊髓束　　　　　　　　　　图 11-52 皮质核束

> **知识链接**
>
> ### 核上瘫和核下瘫
>
> 　　一侧皮质核束或其起始区的锥体细胞受损，可产生对侧眼裂以下的面肌和对侧舌肌瘫痪，因损伤发生在脑神经核以上，称核上瘫，表现为对侧鼻唇沟变浅或消失、口角低垂，口歪向病灶侧，伸舌时舌尖偏向病灶对侧，但舌肌不萎缩。一侧脑神经运动核及其轴突组成的脑神经运动纤维损伤引起的瘫痪，称核下瘫。面神经的核下瘫特点是损伤的同侧所有面肌瘫痪，表现为额横纹消失，眼不能闭，口角下垂，鼻唇沟消失等；舌下神经的核下瘫的特点是病灶侧舌肌全部瘫痪，表现为伸舌时舌尖偏向病灶侧（图11-53）。
>
>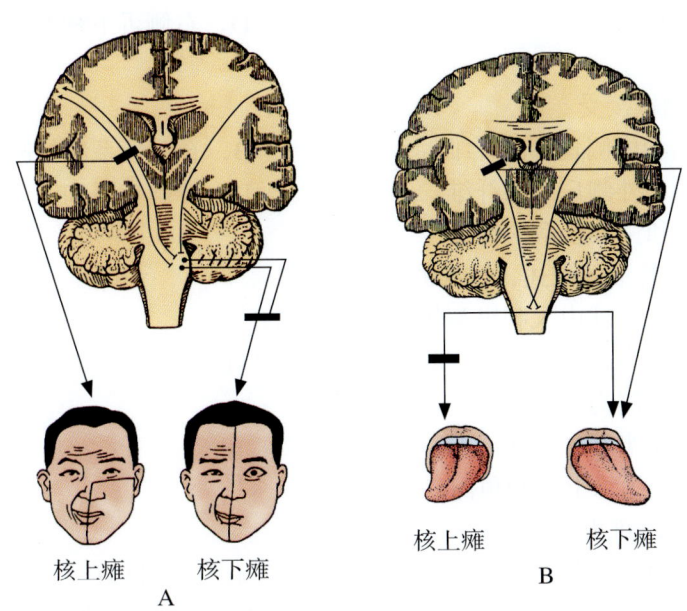
>
> 图11-53　面神经（A）、舌下神经（B）核上瘫及核下瘫

考点：皮质核束
考题举例 11-21

（二）锥体外系

锥体外系（extrapyramidal system）是指锥体系以外影响和控制躯体运动的一切传导通路，主要功能是调节肌张力，协调肌的运动，维持体态姿势和习惯性动作（如走路时双臂自然协调地摆动）等。

（尹史帝　师淑君）

自测题

一、单项选择题
1. 成人脊髓圆锥下端平齐

A．第 1 腰椎体下缘　　　　　　　　　　B．第 2 腰椎体下缘
C．第 3 腰椎体下缘　　　　　　　　　　D．第 1 骶椎体下缘
E．第 2 骶椎体下缘

2．自脑干背面出脑的脑神经是
A．动眼神经　　　　　　　　　　　　　B．滑车神经
C．三叉神经　　　　　　　　　　　　　D．展神经
E．面神经

3．患者右侧舌肌萎缩，伸舌时舌尖偏向右侧，其病变累及
A．左侧皮质核束　　　　　　　　　　　B．右侧皮质核束
C．左侧舌下神经　　　　　　　　　　　D．右侧舌下神经
E．右侧舌神经

4．丘脑腹后外侧核接受
A．脊髓丘系和内侧丘系的纤维　　　　　B．脊髓丘系和外侧丘系的纤维
C．内侧丘系和外侧丘系的纤维　　　　　D．脊髓丘系和三叉丘系的纤维
E．内侧丘系和三叉丘系的纤维

5．关于大脑半球外形的叙述，错误的是
A．左、右大脑半球由大脑纵裂将其完全分隔开
B．每个半球分为额叶、顶叶、颞叶、枕叶和岛叶
C．岛叶位于外侧沟的深面
D．顶枕沟位于半球外侧面后部
E．顶下小叶分为缘上回和角回

6．穿经内囊膝的纤维束是
A．皮质脊髓束　　　　　　　　　　　　B．皮质核束
C．丘脑顶叶束　　　　　　　　　　　　D．视辐射和听辐射
E．额桥束

7．脊髓的被膜由内向外依次为
A．软脊膜、硬脊膜、蛛网膜　　　　　　B．软脊膜、蛛网膜、硬脊膜
C．蛛网膜、软脊膜、硬脊膜　　　　　　D．硬脊膜、蛛网膜、软脊膜
E．蛛网膜、硬脊膜、软脊膜

8．硬膜外麻醉是将药物注入
A．脊髓中央管内　　　　　　　　　　　B．小脑延髓池
C．蛛网膜下隙　　　　　　　　　　　　D．硬膜外隙
E．终池

9．脑脊液的产生部位是
A．蛛网膜　　　　　　　　　　　　　　B．脉络丛
C．上矢状窦　　　　　　　　　　　　　D．颈内静脉
E．颈内动脉

10．以下哪个神经损伤后患者出现"翼状肩"
A．腋神经　　　　　　　　　　　　　　B．胸背神经
C．胸长神经　　　　　　　　　　　　　D．肌皮神经
E．桡神经

11．腓骨头骨折容易损伤的神经是
A．胫神经　　　　　　　　　　　　　　B．腓总神经

C. 股神经 D. 隐神经
E. 坐骨神经

12. 不属于骶丛的神经是
    A. 阴部神经 B. 臀上神经
    C. 坐骨神经 D. 臀下神经
    E. 股神经

13. 乳头平面分布的胸神经前支是
    A. 第 4 对 B. 第 2 对
    C. 第 6 对 D. 第 8 对
    E. 第 10 对

14. 眼球不能转向下外方是由于损伤了
    A. 动眼神经 B. 展神经
    C. 眼神经 D. 滑车神经
    E. 视神经

15. 支配腮腺分泌活动的神经是
    A. 面神经 B. 舌咽神经
    C. 迷走神经 D. 耳颞神经
    E. 上颌神经

16. 交感神经的低级中枢位于
    A. 脑干内 B. 全部胸髓和上部腰髓的侧角
    C. 骶髓 2~4 节段内 D. 椎旁神经节
    E. 椎旁神经节和椎前神经节

17. 关于精细触觉传导通路的描述，错误的是
    A. 第一级神经元的胞体在背神经节
    B. 第二级神经元的胞体在薄束核和楔束核
    C. 第二级纤维止于丘脑的腹外侧核
    D. 第三级纤维经内囊后肢主要投射到中央后回和中央旁小叶的后部
    E. 此通路也是深感觉通路

18. 关于视觉传导通路的描述，正确的是
    A. 节细胞感受光的刺激
    B. 一侧视束含来自两眼视网膜同侧半的纤维
    C. 两侧视神经纤维全部在视交叉处交叉至对侧
    D. 一侧视神经损伤后出现双眼视野对侧半同向性偏盲
    E. 视交叉中央部损伤后出现双眼视野颞侧半偏盲

19. 关于皮质脊髓束的叙述，错误的是
    A. 躯干肌接受双侧皮质脊髓束的支配
    B. 在锥体下端 75%~90% 的纤维交叉
    C. 皮质脊髓前束只达脊髓上胸节段
    D. 含少量不交叉纤维
    E. 损伤皮质脊髓侧束，可引起对侧肢体瘫痪

20. 关于锥体系中皮质核束的叙述，错误的是
    A. 主要由中央前回下部皮质的锥体细胞轴突构成
    B. 一侧皮质核束损伤，可引起对侧眼裂以下面肌痉挛性瘫痪

C. 一侧皮质核束损伤，伸舌时舌尖偏向病灶对侧
D. 下行经内囊膝
E. 下行经大脑脚底外 1/5

二、名词解释
1. 灰质
2. 蛛网膜下隙
3. 大脑动脉环
4. 自主神经
5. 交感干

三、问答题
1. 试述内囊的位置、分部和损伤后的表现。
2. 试述脑脊液产生及循环途径。
3. 试述 12 对脑神经出入颅和连脑的部位。
4. 针刺中指指尖产生痛觉，简述其相关感觉传导途径。
5. 简述视觉传导通路。

第十二章 内分泌系统

数字资源

学习目标

通过本章内容的学习，学生应能够：

识记

1. 说出内分泌系统的组成；垂体、甲状腺、甲状旁腺、肾上腺的形态和位置。
2. 复述激素的分类及作用机制；甲状旁腺激素、降钙素、生长激素、甲状腺激素、糖皮质激素、胰岛素的主要生理作用；生长激素、甲状腺激素、糖皮质激素、胰岛素分泌的调节。

理解

1. 对比内分泌腺和外分泌腺的区别。
2. 归纳下丘脑与垂体的功能联系。

运用

1. 应用所学知识，分析甲状腺功能亢进、巨人症、呆小病等常见内分泌疾病的相关解剖生理学基础。
2. 具有对内分泌系统相关疾病的诊疗意识，运用所学知识开展健康宣传教育。

思政

1. 提高医德医风修养，防范医疗事故。
2. 树立不怕困难、勇于开拓的科学精神。

内分泌系统是人体重要的调节系统，通过分泌各种激素，全面调控机体的基本生命活动，如新陈代谢、生长发育、生殖及衰老。在对人体功能活动的调节过程中，内分泌系统与神经系统、免疫系统相互联系、相互配合、相互协调，共同调节机体的各种功能活动，保证机体生命活动的正常进行。

第一节 概 述

> **案例导入**
>
> 某患者，女性，46岁，因下腰部疼痛就诊。患者自述情绪越来越不稳定，时而高兴，时而抑郁，睡眠不规律，以前正常的月经周期变为每4~6个月才来一次，前3年体重增加了18 kg，且伴有肌无力和易挫伤等倾向。体格检查：锁骨以上及面部和躯干脂肪组织丰富，四肢末端却瘦小，伴肌肉萎缩，皮肤细薄且有较多淤伤，腹部有紫色瘢痕，上唇和皮肤毛发过度生长。神经系统检查显示邻近肌群反应减弱，但深部肌腱反射正常，血压164/102 mmHg，脉搏76次/分。X线检查示第3腰椎压缩性骨折伴脊柱骨质疏松。实验室检查示空腹血糖108 mm/dl，碳酸氢盐水平轻度升高，钾盐水平轻度降低，白细胞计数16 000/L，92%为中性粒细胞，2%为淋巴细胞。
>
> 诊断：肾上腺皮质腺瘤——皮质醇增多症。
>
> **思考题：**
> 1. 患者为什么面部及躯干脂肪组织丰富，四肢末端却瘦小？
> 2. 简述糖皮质激素的作用。
> 3. 患者空腹血糖升高的原因是什么？

一、内分泌系统与激素

内分泌系统是由内分泌腺和散在分布于某些组织、器官中的内分泌细胞构成的。人体主要的内分泌腺包括垂体、甲状腺、肾上腺、甲状旁腺和松果体等。散在的内分泌细胞分布比较广泛，如消化道黏膜、下丘脑、心血管、肺、肾、胎盘和皮肤等组织和器官中均存在各种不同的内分泌细胞。

由内分泌腺或散在的内分泌细胞所分泌的高效生物活性物质称为**激素（hormone）**，其经组织液或血液传递而发挥调节作用。激素作用的细胞、组织和器官，分别称为靶细胞、靶组织和靶器官。常见激素的传递方式有以下3种（图12-1）：①经血液运输至远处的靶器官、靶组织、靶细胞而发挥作用，这种方式称为远距离分泌。大多数激素都是这种分泌方式，如垂体、甲状腺、肾上腺髓质和肾上腺皮质等内分泌腺分泌激素的作用方式；②有些激素分泌后不经血液运输，仅由组织液扩散而作用于邻近的组织或细胞，这种作用方式称为旁分泌，如胃黏膜D细胞分泌生长抑素作用于胃壁细胞；③体内还有一些内分泌细胞所产生的激素在局部扩散后返回作用于该内分泌细胞而发挥反馈作用，这种现象称为自分泌。

另外，下丘脑有很多神经元也具有分泌激素的功能，神经元分泌的激素称为神经激素，产生后由轴浆运输至轴突末梢而释放，经血液运输再作用于靶细胞，这种作用方式称为神经分泌。

二、激素的分类和作用原理

（一）激素的分类

激素种类繁多，按其化学结构不同，可分为两大类。

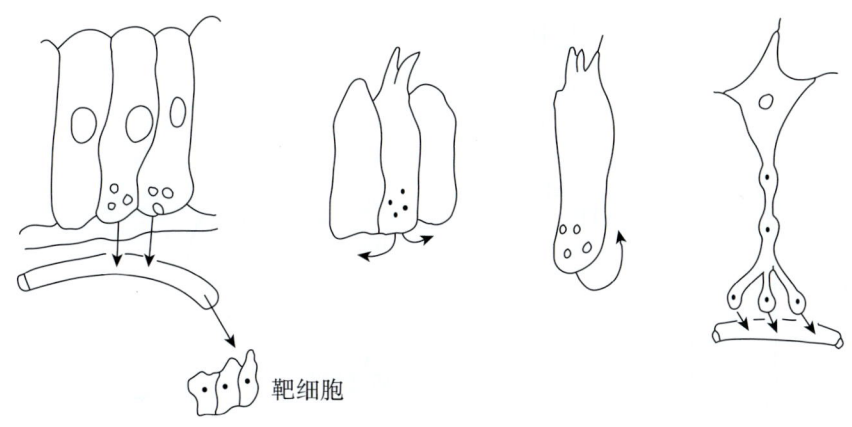

图 12-1 激素的传递方式
A．远距离分泌；B．旁分泌；C．自分泌；D．神经分泌

1．含氮激素 主要包括胺类、肽类和蛋白质。此类激素分子结构中含有氮元素，体内多数激素属于此类激素。例如，胺类激素主要有肾上腺素、去甲肾上腺素和甲状腺激素等；肽类激素有神经垂体激素、降钙素和胃肠道激素等；蛋白质激素主要有胰岛素、甲状旁腺激素和腺垂体分泌的多种激素等。此类激素易被消化酶分解，不宜口服，但甲状腺激素例外，可以口服。

2．类固醇激素 以胆固醇作为合成原料的激素称为类固醇激素，主要包括肾上腺皮质激素和性激素，如皮质醇、醛固酮、雌激素、孕激素和雄激素。此类激素不易被消化酶分解，可以口服。另外，胆固醇的衍生物 1, 25- 二羟维生素 D_3 也被看作类固醇激素。

（二）激素的作用原理

激素通过与靶细胞上的受体结合进行信息传递，经过一系列复杂的反应过程，最终产生相应的生物学效应。因为激素根据化学性质不同分为含氮激素和类固醇激素两类，其作用机制也不同。现将其作用机制分别叙述如下。

1．含氮激素的作用机制——第二信使学说 经过大量研究，1965 年 Sutherland 等提出第二信使学说，认为含氮激素作用于靶细胞时，首先与靶细胞膜上的相应受体结合，可激活细胞膜上的鸟苷酸调节蛋白（简称 G 蛋白），继而激活膜上的腺苷酸环化酶，促使 ATP 转变为环磷酸腺苷（cAMP），cAMP 再激活细胞内的蛋白激酶 A（PKA），进而催化靶细胞内各种蛋白质的磷酸化反应，从而引起靶细胞的各种生物学效应，如肌细胞收缩、腺细胞分泌。cAMP 发挥作用后，即被细胞内磷酸二酯酶降解为 5′-AMP 而失活（图 12-2）。在这一过程中，激素将调节信息由内分泌腺或内分泌细胞传递到靶细胞表面，所以称为**第一信使（first messenger）**；cAMP 将调节信息由靶细胞表面传递至靶细胞内，从而引起靶细胞内的功能改变，称为**第二信使（second messenger）**。

研究证明，除 cAMP 外，环磷酸鸟苷（cGMP）、三磷酸肌醇（IP3）、二酰甘油（DG）以及 Ca^{2+} 等均可作为第二信使。在细胞内起关键作用的蛋白激酶，除 PKA 外，还有蛋白激酶 C（PKC）和蛋白激酶 G（PKG）等。

2．类固醇激素的作用机制——基因表达学说 类固醇激素一般分子量小，脂溶性高，容易透过靶细胞膜进入细胞内。在进入靶细胞之后，先与胞浆受体结合，形成激素 - 胞浆受体复合物，后者构型发生改变，再由胞浆进入核内，与核受体结合，转变为激素 - 核受体复合物，再与染色质的特异性位点结合，调控 DNA 的转录过程，促进或抑制生成新的 mRNA，诱导或减少某种蛋白质的合成，从而引起相应的生物学效应（图 12-3）。

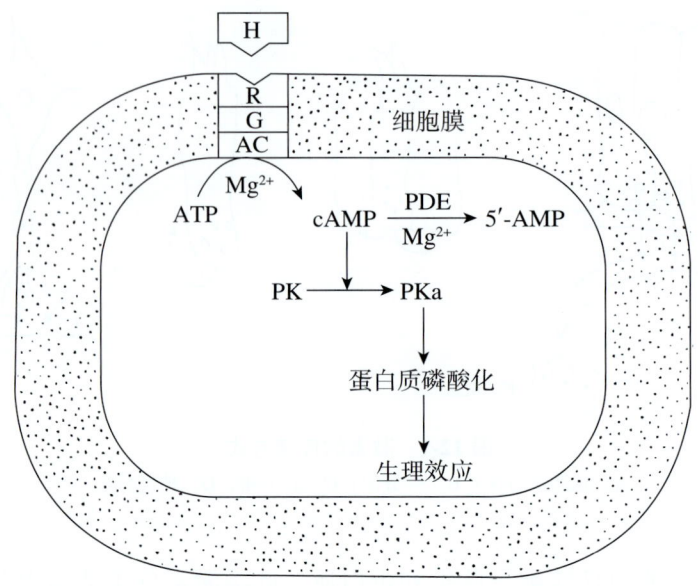

图 12-2　含氮激素作用机制示意图

H. 激素；R. 受体；G. 鸟苷酸调节蛋白；AC. 腺苷酸环化酶；cAMP. 环磷酸腺苷；PDE. 磷酸二酯酶；PK. 蛋白激酶；PKa. 蛋白激酶活化

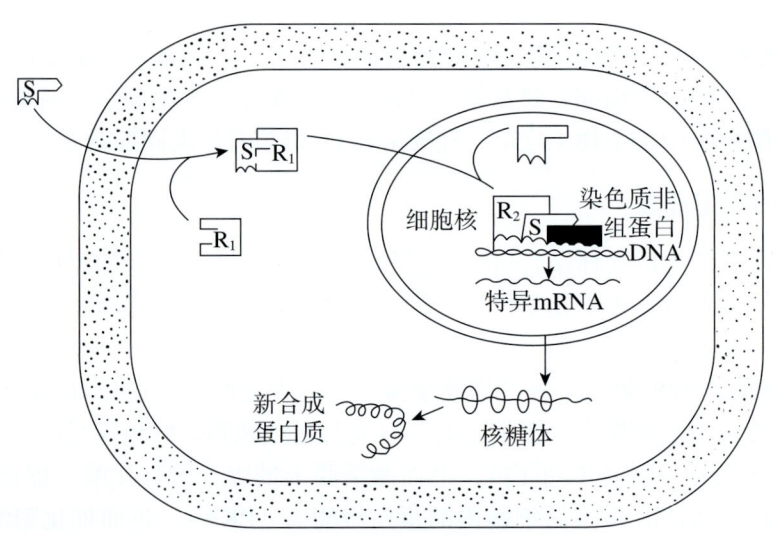

图 12-3　类固醇激素作用机制示意图

S. 激素；R_1. 胞质受体；R_2. 核受体

机体内激素的作用机制和作用途径非常复杂，并不是绝对的。如甲状腺激素虽属含氮激素，但其作用机制却与类固醇激素相似，进入靶细胞后，直接与核受体结合，通过调节基因表达发挥作用。某些类固醇激素也可以作用于细胞膜结构，调节细胞的生理功能。

三、激素作用的一般特征

激素种类繁多，作用复杂，作用机制也不一样，但可表现出以下共同特征。

（一）作用的相对特异性

激素作用的特异性是指激素只作用于某些特定的器官和组织。被激素选择性地作用的器官、组织和细胞分别称为激素的靶器官、靶组织和靶细胞。激素的这种选择性作用的本质是靶细胞膜上或细胞内存在有能与该激素相结合的特异性受体。激素作用的特异性是内分泌系统实现调节功能的基础。有些激素的特异性受体分布比较广泛，所以该激素所作用的靶器官、靶组织数量较多，作用比较广泛。

（二）信使作用

激素是在细胞间传递信息的信使媒介。激素本身并不直接参与细胞的物质和能量代谢过程，它只是作为信息的传递者，将调节信息以化学方式传递给靶细胞，使靶细胞原有的生理生化过程增强或减弱。在完成信息传递作用后，激素被分解、失活。

（三）高效能生物放大作用

在生理状态下，血浆中激素浓度很低，一般在 nmol/L 甚至 pmol/L 数量级，但其作用十分显著。如 0.1 μg 的促肾上腺皮质激素释放激素（CRH）可使腺垂体分泌 1 μg 的促肾上腺皮质激素（ACTH），促肾上腺皮质激素再引起肾上腺皮质分泌 40 μg 的糖皮质激素，最终可产生约 6000 μg 的糖原储备的细胞效应。这是由于激素与受体结合后，在细胞内发生一系列酶促反应，呈"瀑布式级联放大"效应，形成一个效能极高的生物放大系统。

（四）激素间的相互作用

当两种或者多种激素共同参与某一功能活动的调节时，激素与激素之间的作用相互影响、相互调节，主要表现有：①协同作用，激素间的作用一致，则称为协同作用，如肾上腺素、糖皮质激素以及胰高血糖素均有升高血糖的作用；②拮抗作用，如果激素间的作用相反，则称为拮抗作用，如糖皮质激素能升高血糖，而胰岛素则降低血糖；③允许作用，指有的激素本身并不能直接对某一组织或器官发生调节作用，但它的存在却是另外一种激素发挥作用的必要条件，或者可使另外一种激素的效应明显增强。例如，糖皮质激素本身对血管平滑肌并无收缩作用，但是必须有糖皮质激素的存在，去甲肾上腺素才能更好地发挥对血管平滑肌的收缩作用。

考点：激素作用的一般特征
考题举例 12-1

第二节　内分泌腺

内分泌腺包括垂体、甲状腺、甲状旁腺、肾上腺和松果体等。

一、垂体

（一）垂体的位置与结构

垂体（hypophysis）（图 12-4）是体内最重要、最复杂的内分泌腺，呈椭圆形，位于蝶骨体背面的垂体窝内，借漏斗连于下丘脑。垂体可分为**腺垂体**和**神经垂体** 2 部分。腺垂体又分为远侧部、结节部和中间部；神经垂体分为神经部和漏斗。

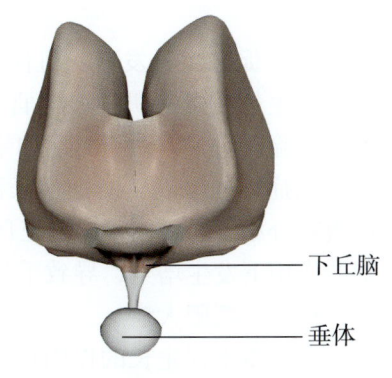

图 12-4　垂体

(二)下丘脑与垂体的功能联系

下丘脑是重要的内分泌调节中枢。下丘脑的内侧基底部存在一个"促垂体区",主要包括正中隆起、弓状核、腹内侧核、视上核、室旁核等,这些部位的小细胞神经元能合成分泌至少9种肽类激素,具有调节腺垂体内分泌的功能,这些激素称为下丘脑调节肽(表12-1)。下丘脑与垂体在结构和功能上联系密切,其分泌的下丘脑调节肽经垂体门脉系统运送到腺垂体,调节腺垂体激素的合成和分泌,构成下丘脑-腺垂体系统;下丘脑视上核和室旁核的大细胞神经元可合成**血管升压素(vasopressin,VP)**和**缩宫素(oxytocin,OT)**,经下丘脑垂体束运输到神经垂体,并储存在这里,构成下丘脑-神经垂体系统。

表12-1 下丘脑调节肽的种类及主要作用

下丘脑调节肽	英文缩写	主要作用
生长激素释放激素	GHRH	促进 GH 释放
生长激素释放抑制激素(生长抑素)	GHRIH	抑制 GH 释放
催乳素释放因子	PRF	促进 PRL 释放
催乳素释放抑制因子	PIF	抑制 PRL 释放
促黑素细胞激素释放因子	MRF	促进 MSH 释放
促黑素细胞激素释放抑制因子	MIF	抑制 MSH 释放
促甲状腺激素释放激素	TRH	促进 TSH 释放
促肾上腺皮质激素释放激素	CRH	促进 ACTH 释放
促性腺激素释放激素	GnRH	促进 LH 与 FSH 释放(以 LH 为主)

(三)腺垂体激素

腺垂体是人体内最高位的内分泌腺。腺垂体能分泌7种含氮激素,即生长激素、促甲状腺激素、促肾上腺皮质激素、卵泡刺激素、黄体生成素、催乳素和促黑素细胞激素。其中促甲状腺激素、促肾上腺皮质激素、卵泡刺激素和黄体生成素均有各自的靶腺,其作用是分别调节各自靶腺的内分泌活动,因而称为"促激素"。而生长激素、催乳素与促黑素细胞激素直接作用于靶组织或靶细胞,起到各自的功能调节作用。

1. 生长激素(GH) 是一种蛋白质激素,由191个氨基酸残基组成。成人血清中GH的基础水平不足 0.3 μg/dl,通常儿童高于成人,女性略高于男性,但一般不超过 0.3 μg/dl。生长激素有明显的种属特异性,只有人和猴的生长激素可通用。近年利用 DNA 重组技术可以大量生产 GH,供临床使用。生长激素的作用广泛,靶细胞广泛分布于全身,可以促进物质代谢与生长发育。

(1)**促进生长发育**:机体的生长发育受多种激素的影响,其中生长激素的调节作用非常重要。生长激素对机体各器官、组织均有影响,尤其对骨骼、肌肉和内脏器官的作用更为显著。实验证明,人幼年时期如果缺乏生长激素,则生长发育停滞、身材矮小,但智力正常,称为侏儒症;如果幼年时期生长激素分泌过多,导致身材异常高大,称为巨人症;若成年后生长激素分泌过多,由于骨骺已闭合,长骨不再生长,但肢端短骨、颜面骨及其软组织在生长激素的作用下发生增生,导致手足粗大、鼻大、唇厚、下颌突出,以及内脏器官(肝、肾等)增大,称为肢端肥大症。

生长激素促生长的作用是刺激肝、肾产生一种小分子多肽物质,称为生长调节肽。生长调节肽可促进氨基酸进入软骨细胞，增强蛋白质的合成，促进软骨的增殖与骨化，使长骨加长。饥饿或缺乏蛋白质时，生长激素不能刺激生长调节肽生成，故营养不良儿童的生长会较正常儿童迟缓。

(2) **调节物质代谢**：生长激素对代谢的作用较为广泛。主要表现为：促进蛋白质合成，抑制蛋白质分解；促进脂肪分解，增强脂肪酸氧化；抑制外周组织对葡萄糖的摄取和利用，使血糖升高。因此生长激素分泌过多时，可因血糖升高而引起糖尿，称为垂体性糖尿。

(3) **参与应激反应**：在机体发生应激反应时，生长激素分泌明显增加。生长激素是参与机体应激反应的重要激素之一。生长激素的分泌受下丘脑生长激素释放激素和生长抑素的双重调控，二者相互配合。血中生长激素水平降低时，可反馈性引起下丘脑分泌生长激素释放激素增多。此外，睡眠、代谢因素和某些激素等因素也会影响生长激素的分泌。

2. 催乳素（PRL） 由199个氨基酸残疾组成。成人血液中催乳素浓度低于20 μg/L。其生理作用如下。

(1) **对乳腺的作用**：催乳素可促进乳腺发育，引起并维持泌乳。青春期时，女性乳腺的发育主要由雌激素、孕激素、生长激素、皮质醇、胰岛素、甲状腺激素以及催乳素等协同发挥作用。在妊娠期，催乳素、雌激素和孕激素分泌增多，使乳腺进一步发育，并具有泌乳能力，但并不泌乳，主要是因为高浓度的雌激素和孕激素抑制了催乳素的泌乳作用。分娩后，血中雌激素和孕激素水平大大降低，催乳素才发挥始动和维持泌乳的作用。

(2) **对性腺的作用**：在女性，小剂量催乳素可刺激黄体生成素受体的生成，促进排卵和黄体生成，促进孕激素与雌激素分泌，大剂量时则有抑制作用。临床上患闭经泌乳综合征的妇女表现为闭经、泌乳和不孕，就是因为高催乳素血症引起的。在男性，催乳素可促进前列腺及精囊的生长，促进睾酮合成。此外，在应激状态下，催乳素的分泌量显著增加，同时促肾上腺皮质激素和生长激素的分泌量也增加，共同参与应激反应，增强机体适应环境的耐受力。

知识链接

闭经泌乳综合征

实验表明，小剂量催乳素对雌激素和孕激素的合成有促进作用，但大剂量催乳素则有抑制作用。闭经泌乳综合征的妇女表现为闭经、泌乳和不孕。这些患者血中催乳素浓度异常增高，因此出现泌乳现象，而高浓度的催乳素可通过负反馈抑制下丘脑促性腺激素释放激素的分泌，使腺垂体卵泡刺激素和黄体生成素分泌减少，致使患者出现无排卵及雌激素水平低下的情况。

3. 促黑素细胞激素（melanocyte stimulating hormone，MSH） 主要作用于黑素细胞。其主要生理作用是使黑素细胞内的酪氨酸转化为黑色素。黑色素合成增加，使皮肤、虹膜和毛发等处的颜色变深。

（四）神经垂体的功能

神经垂体没有腺细胞，不能合成激素。神经垂体贮存和释放的激素包括血管升压素和缩宫素，它们是由下丘脑视上核和室旁核合成和分泌的。

1. 血管升压素 生理剂量的血管升压素主要促进肾远曲小管和集合管上皮细胞对水的重吸收，使尿量减少，即抗利尿作用，故血管升压素又称为**抗利尿激素**（antidiuretic hormone，**ADH**）。在大剂量时，如机体大失血的情况下，血管升压素才会引起血管收缩，血压升高。临床上大剂量的 ADH 常用于内脏出血时的紧急止血。

2. 缩宫素 又称为催产素，具有促进乳汁排出和刺激子宫收缩的双重作用。一方面，缩宫素可引起乳腺导管周围肌上皮细胞收缩，使已经具有泌乳功能的乳腺排乳；另一方面，它能促进子宫收缩，在分娩过程中，胎儿刺激子宫颈可反射性地引起缩宫素分泌量增加，促进子宫进一步收缩。临床上，缩宫素主要用于诱导分娩（催产）及防止产后出血。

考点：生长激素的作用
考题举例 12-2

二、甲状腺

（一）甲状腺的位置和形态

甲状腺是人体最大的内分泌腺，位于喉下部、气管上部的两侧和前面，略呈"H"形，由左、右两个侧叶和中间的甲状腺峡组成。甲状腺侧叶呈锥体形，贴于喉和气管上段的侧面，上端达甲状软骨中部，下端达第 6 气管软骨环，甲状腺峡连接两侧叶，位于第 2～4 气管软骨的前面。约有 2/3 的人自甲状腺峡向上伸出一锥状叶（图 12-5）。

成人甲状腺平均重 20～40 g，柔软，血液供应丰富，呈深红色。外面由薄层结缔组织形成甲状腺被囊，囊外包有颈深筋膜（气管前层）形成的腺鞘，又称假被囊，将甲状腺固定在喉和气管壁上，吞咽时甲状腺可随喉上、下移动。甲状腺过度肿大时，可压迫喉和气管而引起呼吸和吞咽困难。

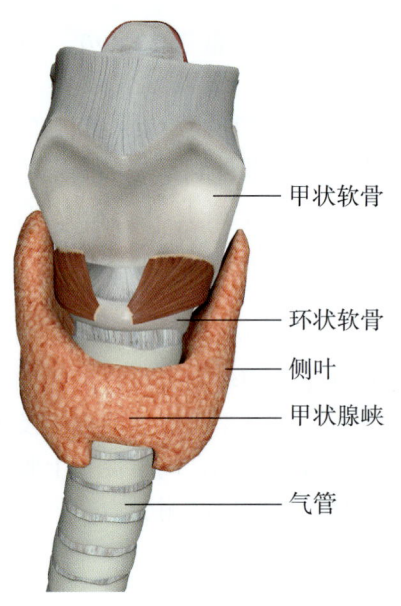

图 12-5　甲状腺（前面观）

（甲状软骨、环状软骨、侧叶、甲状腺峡、气管）

（二）甲状腺的微细结构

甲状腺由许多大小不等的甲状腺腺泡组成，腺泡壁由单层上皮细胞构成，能合成和释放甲状腺激素。腺泡腔中充满大量的胶状物质，其主要成分为含有甲状腺激素的甲状腺球蛋白。甲状腺激素是体内唯一将激素大量储存于细胞外的内分泌腺。在甲状腺腺泡之间和腺泡上皮细胞之间还有滤泡旁细胞，又称 C 细胞，可合成和分泌降钙素。

（三）甲状腺激素

甲状腺激素（thyroid hormone，TH）主要包括四碘甲腺原氨酸（T_4）和三碘甲腺原氨酸（T_3）两种。血浆中的甲状腺激素主要是 T_4（约占甲状腺激素总量的 93%），但 T_3 的活性要比 T_4 约大 5 倍。

1. 甲状腺激素的代谢　甲状腺激素合成的主要原料是碘和甲状腺球蛋白（TG），碘主要来自食物，甲状腺球蛋白由滤泡上皮细胞合成和分泌。合成过程主要包括甲状腺腺泡聚碘、碘的活化、酪氨酸的碘化和碘化酪氨酸的耦联等步骤。甲状腺腺泡从血浆中聚碘是通过碘泵的主动转运完成的，而碘的活化、酪氨酸的碘化以及耦联都离不开甲状腺过氧化酶（TPO）的催化，因此过氧化酶抑制剂硫氧嘧啶和硫脲类药物可抑制 T_3、T_4 的合成，可用于临床上治疗甲状腺功能亢进。

2. 甲状腺激素的生理作用　甲状腺激素作用广泛、缓慢而持久，其主要作用是促进物质代谢与能量代谢，促进机体的生长和发育。

（1）**产热效应**：甲状腺激素可以提高绝大多数组织的耗氧量和产热量，尤以心、肝、骨骼肌和肾等组织最为显著。实验表明，1 mg T_4 可使机体产热量增加约 4200 kJ，基础代谢率提高 28%。此外，T_3、T_4 也能促进脂肪酸氧化，产生大量热量。因此，甲状腺功能亢进的患者由于产热量增加，极易出汗，喜凉怕热，同时基础代谢率也显著增高；而甲状腺功能减退的患者，因产热量减少而喜热怕寒，基础代谢率也降低。

（2）**对物质代谢的作用**

1）**对蛋白质代谢的作用**：生理剂量的 T_3、T_4 可促进蛋白质的合成，有利于机体的生长发育。当 T_3、T_4 分泌过多时，则加速蛋白质的分解，尤其是加速骨和骨骼肌蛋白质的分解，导致血钙升高、骨质疏松、消瘦无力。当 T_3、T_4 分泌不足时，蛋白质合成减少，但组织间的黏蛋白增多，可结合大量的正离子和水分子，引起黏液性水肿（指压不凹陷）。

2）**对糖代谢的作用**：甲状腺激素可促进小肠黏膜对葡萄糖的吸收，促进糖原分解，并能增强胰高血糖素、肾上腺素、生长激素等激素的升糖作用，使血糖升高；同时甲状腺激素也可以加强外周组织对葡萄糖的摄取和利用，降低血糖。甲状腺功能亢进患者常表现为血糖升高，甚至出现糖尿。

3）**对脂肪代谢的作用**：甲状腺激素能促进脂肪酸的氧化，增强儿茶酚胺和胰高血糖素对脂肪的分解作用。此外，甲状腺激素既能促进胆固醇合成，又能促进其分解，但分解速度超过合成速度，所以甲状腺功能亢进时血中胆固醇含量低于正常。

（3）**对生长发育的作用**：甲状腺激素是维持机体正常生长发育不可缺少的重要激素之一，特别是对长骨和脑的发育尤为重要。胚胎时期由于缺碘导致甲状腺激素合成不足，或出生后甲状腺功能减退，会导致脑和长骨的发育明显障碍，表现为智力低下且身材矮小，称为克汀病（呆小病）。治疗呆小病应在出生后 3 个月内补充甲状腺激素，过迟则难以奏效。

（4）**对神经系统的作用**：甲状腺激素对分化成熟的神经系统也有作用，主要是提高中枢神经系统的兴奋性。甲状腺功能亢进的患者，由于中枢神经系统的兴奋性增高，表现为注意力不集中、易激动、多愁善感、烦躁不安、失眠多梦以及肌肉震颤等。甲状腺功能减退时，则表现为记忆力减退、行动迟缓、表情淡漠以及终日思睡等。

（5）**其他作用**：甲状腺激素可使心率加快，心肌收缩力增强，心输出量增加。此外还可使小血管舒张，外周阻力降低，收缩压增高，舒张压正常或稍低，脉压增大。所以甲状腺功能亢进的患者常表现为心动过速，甚至因为心肌过度疲劳而导致心力衰竭。

考点：甲状腺激素的生理作用
考题举例 12-3

加强医德医风，防范医疗事故

做合格医务工作者，防范医疗事故发生

甲状腺位于颈前部，是人体重要的内分泌器官，与它有关的临床疾病有很多，如甲状腺功能亢进、甲状腺结节、甲状腺肿瘤，都是临床上的常见病和多发病。部分甲状腺疾病可以采用手术治疗。作为手术医生，应强化医德修养，提高业务能力，养成认真、细致的工作作风，杜绝医疗事故的发生。

阅读思考：
作为医学生，说说如何强化医德修养和业务能力，从而杜绝医疗事故的发生。

3. 甲状腺激素分泌的调节　甲状腺的功能主要受下丘脑与腺垂体的调节，三者形成下丘脑 - 垂体 - 甲状腺轴。此外，甲状腺功能还存在一定程度的自身调节和自主神经调节。

（1）下丘脑 - 垂体 - 甲状腺轴的调节：下丘脑分泌的**促甲状腺激素释放激素**（thyrotropin-releasing hormone，TRH）经垂体门脉系统运至腺垂体，促进垂体**促甲状腺激素**（thyroid-stimulating hormone，TSH）的合成和释放。TSH 一方面可促进甲状腺细胞的增生，使腺体增大；另一方面可促进甲状腺激素的合成与释放。在整体情况下，TRH 神经元可以接受神经系统其他部位传来的信息，然后通过改变 TRH 的分泌量来调节甲状腺的功能。例如，寒冷刺激的信息传入中枢后，可促使下丘脑释放 TRH，进而通过 TSH 释放增多，促进甲状腺激素分泌，结果产热量增加，有利于御寒。

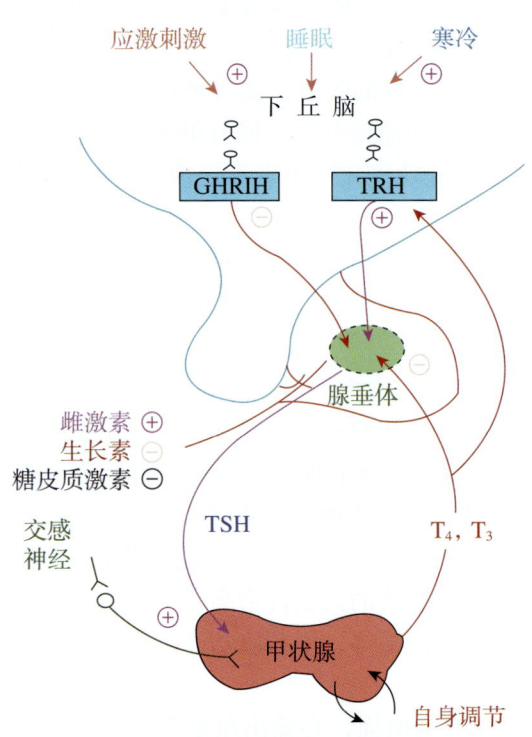

图 12-6　甲状腺激素分泌调节示意图

血液中游离 T_4 和 T_3 浓度变化，对 TSH 的合成与分泌起着经常性反馈调节作用。当 T_4 和 T_3 增高时，抑制 TSH 分泌，同时还可降低垂体对 TRH 的反应性，减弱 TRH 对垂体的作用，最终导致 T_4、T_3 分泌减少，反之亦然。这是体内 T_4、T_3 浓度维持正常生理水平的重要机制（图 12-6）。如由于某些地区饮水和食物中缺碘，体内 T_3、T_4 合成不足，血中 T_3、T_4 水平长期处于低水平，对腺垂体的负反馈作用减弱，导致 TSH 分泌增加，甲状腺增生肥大，称为地方性甲状腺肿或大脖子病。

（2）**甲状腺激素的自身调节**：当碘供应不足或过多时，甲状腺还可调节对碘的摄取、合成以及释放甲状腺激素的能力，在缺乏 TSH 或 TSH 浓度不变的情况下，这种调节仍能发生，称为自身调节，它是一个有限度的、缓慢的调节方式。如当饮食中碘含量不足时，甲状腺摄取碘的能力增强，使甲状腺激素的合成与释放不致因碘供应不足而减少。反之，当食物中碘过多时，甲状腺对碘的摄取减少，甲状腺激素合成亦不致过多。

（3）**自主神经的调节**：甲状腺受自主神经（交感神经和副交感神经）的支配，交感神经兴奋可促进 T_3、T_4 分泌；而副交感神经兴奋则抑制 T_3、T_4 分泌。

（四）降钙素

正常人血清中降钙素浓度为 1～2 ng/dl，半衰期不足 15 分钟，主要经肾分解并排出。降钙素的主要生理作用是降低血钙和血磷。

1. 降钙素的生理作用　降钙素可抑制破骨细胞的活动，减弱溶骨过程，使骨钙向血钙转换减少；增强成骨过程，使骨钙、骨磷释放减少，钙、磷沉积增加因而降低血钙和血磷。但对于成人，由于溶骨过程所能提供的钙非常少，因此降钙素对血钙水平影响不大，此外，降钙素可抑制肾小管对钙、磷、钠及氯的重吸收，使这些离子从尿中排出增加。降钙素还能通过抑制肾脏的 1, 25- 羟化酶，间接抑制小肠对钙和磷的吸收。

2. 降钙素分泌的调节　降钙素的分泌主要受血钙浓度的调节。当血钙浓度升高时，降钙素的分泌增加；反之，分泌减少。

三、甲状旁腺

（一）甲状旁腺的位置和形态

甲状旁腺呈扁椭圆形，呈棕黄色，黄豆大小，每个重 30～50 mg，附于甲状腺侧叶背面的甲状腺被囊之外，一般上、下各 1 对（图 12-7），少数人的甲状旁腺埋在甲状腺内。甲状旁腺表面被覆薄层结缔组织被膜。腺细胞呈团索状，间质中有丰富的有孔毛细血管，腺细胞分为主细胞和嗜酸性细胞。**主细胞**数量最多，分泌**甲状旁腺激素**（parathyroid hormone，PTH）。

（二）甲状旁腺激素

甲状旁腺激素是由 84 个氨基酸组成的含氮激素。正常人血浆甲状旁腺素浓度呈现昼夜节律波动，清晨 6 时最高，以后逐渐降低，到下午 4 时达最低，以后又逐渐升高，范围在 1～5 ng/dl。半衰期约为 4 分钟，主要在肝水解灭活，由肾随尿液排出体外。甲状旁腺激素的主要作用是升高血钙和降低血磷，是调节血钙和血磷水平最重要的激素。

1. 甲状旁腺激素的生物学作用

（1）**对骨的作用**：甲状旁腺激素能加强破骨细胞的溶骨过程，动员骨钙入血，使血钙升高。血钙是维持神经、肌肉正常兴奋性的必要物质。在实验中，摘除动物的甲状旁腺后，其血钙水平逐渐降低，可导致动物低钙抽搐，甚至死亡。

（2）**对肾的作用**：甲状旁腺激素可促进肾远曲小管上皮细胞对钙的重吸收，减少尿钙的排出，升高血钙，同时可抑制肾近端小管对磷的重吸收，促进磷的排出，降低血磷。

此外，甲状旁腺激素可激活 1,25-羟化酶，此酶可促进 25-羟维生素 D_3 转变为 1,25-二羟维生素 D_3，后者可促进小肠上皮细胞对钙的吸收，升高血钙。

2. 甲状旁腺激素分泌的调节　血钙浓度是调节甲状旁腺激素分泌的主要因素。血钙浓度升高，甲状旁腺激素分泌减少；血钙浓度降低，甲状旁腺激素分泌增加。这是一个负反馈调节，对于调节甲状旁腺激素分泌和血钙浓度相对稳定具有重要意义。

甲状旁腺激素对血钙的调节作用与降钙素相反，二者共同调节血钙浓度的相对稳定。

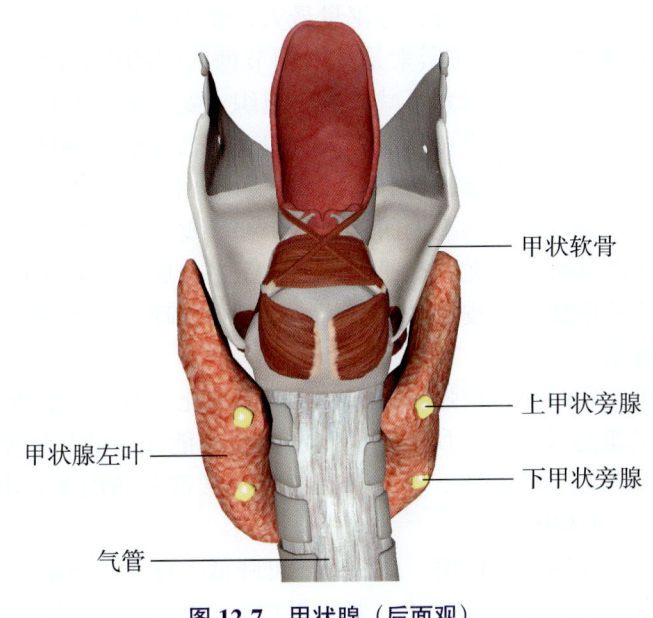

图 12-7　甲状腺（后面观）

四、肾上腺

肾上腺（suprarenal gland）左右各一，位于肾上端的内上方，呈灰黄色（图12-8）。左肾上腺近似半月形，右肾上腺为三角形。肾上腺与肾共同包被于肾筋膜中。肾上腺实质由皮质和髓质构成。**肾上腺皮质**位于肾上腺外围，可分泌盐皮质激素和糖皮质激素。**肾上腺髓质**位于肾上腺的中央部，分泌肾上腺素和去甲肾上腺素。

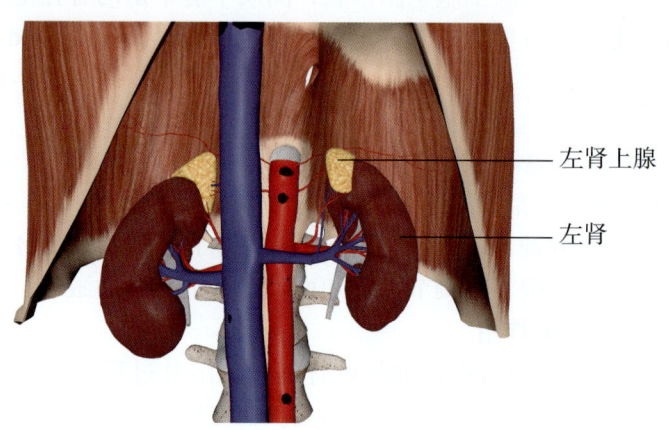

图 12-8　肾上腺

（一）肾上腺皮质激素

肾上腺皮质由外向内分为球状带、束状带和网状带三层不同的细胞。球状带分泌的激素主要参与体内水盐代谢，故称为盐皮质激素，以醛固酮为代表；束状带分泌糖皮质激素，以皮质醇（或称为氢化可的松）为代表；网状带主要分泌性激素，如脱氢异雄酮和雌二醇。实验证明，切除动物的双侧肾上腺后，动物很快就死亡了，但如果仅切除肾上腺髓质，动物可以存活较长时间，说明肾上腺皮质是维持生命所必需的。

1. 糖皮质激素的作用　非常广泛，对于维持代谢平衡和对人体功能的全面调节方面均至关重要。人体糖皮质激素主要为皮质醇，分泌量最大，作用最强。

（1）**对物质代谢的影响**：糖皮质激素是体内调节糖代谢的重要激素之一，能够显著升高血糖。其原因是：一方面，糖皮质激素可减少外周组织对氨基酸的利用，促进糖异生，增加肝糖原的贮存；另一方面，糖皮质激素可降低外周组织对胰岛素的敏感性，抑制肝外组织对糖的摄取和利用，发挥抗胰岛素作用，使血糖升高。因此，如糖皮质激素分泌过多，或者应用此类激素药物过多，会出现血糖升高，甚至糖尿；相反，如糖皮质激素缺乏，可出现低血糖。

糖皮质激素可促进肝外组织，尤其是肌肉组织的蛋白分解，抑制蛋白质的合成。因此，当糖皮质激素分泌过多或长期使用糖皮质激素类药物时，会出现肌肉萎缩、骨质疏松、皮肤变薄以及伤口愈合延迟等现象。

糖皮质激素可促进脂肪分解，增强脂肪酸在肝内的氧化，有利于肝糖原异生。由于机体不同部位对糖皮质激素的敏感性不同，所以当肾上腺皮质功能亢进或长期使用此类激素药物时，体内脂肪重新分布，使四肢脂肪减少，面、颈、躯干和腹部脂肪增多，出现"满月脸""水牛背""向心性肥胖"的特殊体形。

糖皮质激素有较弱的保钠排钾作用。此外，还可降低入球小动脉的血流阻力，使肾血浆流量和肾小球滤过率增加，有利于水的排出。肾上腺皮质功能不全的患者，排水能力明显降低，严重时可出现"水中毒"。

(2) **对心血管系统的影响**：糖皮质激素对血管没有直接作用，但可增强血管平滑肌对儿茶酚胺的敏感性，提高儿茶酚胺的缩血管效应，有利于提高血管的张力和维持血压，这种作用即糖皮质激素的允许作用。糖皮质激素还可降低毛细血管的通透性，减少血浆滤出，有利于维持血容量。

(3) **对血细胞的影响**：糖皮质激素能增强骨髓造血功能，使血液中红细胞和血小板的数量增多。同时它能促使附着在血管壁的中性粒细胞进入血液循环，使血液中中性粒细胞增多。能抑制淋巴细胞DNA的合成过程，因而使淋巴细胞数量减少。糖皮质激素还能增强巨噬细胞系统吞噬和分解嗜酸性粒细胞的活动，使血中嗜酸性粒细胞数量减少。所以，长期应用糖皮质激素可导致免疫功能低下，容易发生感染。

(4) **对胃肠道的影响**：糖皮质激素能增加胃酸及胃蛋白酶原的分泌，并使胃黏膜的保护和修复功能减弱。因此，长期大量服用糖皮质激素可诱发或加剧胃溃疡。

(5) **在应激反应中的作用**：当机体受到各种有害刺激，如创伤、感染、缺氧、饥饿、手术、疼痛、寒冷以及精神紧张等时，血中促肾上腺皮质激素浓度立即增加，导致血中糖皮质激素浓度升高，并产生一系列非特异性全身反应，称为**应激**（**stress**）反应。在应激反应中，糖皮质激素分泌增多，可提高机体的生存能力和对应激刺激的耐受力，帮助机体渡过"难关"。实验证明，切除肾上腺皮质的动物，给予维持量的糖皮质激素，在安静环境中，动物可正常生存，而一旦遭受应激刺激时，则易于死亡。此外，大剂量的糖皮质激素还具有抗炎、抗过敏、抗中毒和抗休克等作用。

考点：糖皮质激素的生理作用
考题举例 12-4

2. 糖皮质激素分泌的调节 糖皮质激素的分泌主要受下丘脑 - 腺垂体 - 肾上腺皮质轴的调控（图 12-9）。血液中糖皮质激素的水平又可反馈性地调节腺垂体和下丘脑的功能。

（1）**下丘脑 - 腺垂体 - 肾上腺皮质轴的调节**：下丘脑分泌的促肾上腺皮质激素释放激素（CRH）通过垂体门脉系统运输到腺垂体，促进**促肾上腺皮质激素**（adrenocorticotropic hormone，ACTH）的合成和分泌，进而引起肾上腺皮质合成、释放糖皮质激素增多。各种应激刺激（如寒冷、创伤、剧痛及缺氧）可刺激下丘脑释放 CRH，引起下丘脑 - 腺垂体 - 肾上腺皮质轴活动增强，使血中 ACTH 和糖皮质激素水平显著增高。腺垂体释放的 ACTH 既能促进糖皮质激素的合成和释放，又能促进束状带和网状带的增生，因此，当腺垂体功能低下时，ACTH 分泌减少，肾上腺皮质网状带和束状带会发生萎缩。

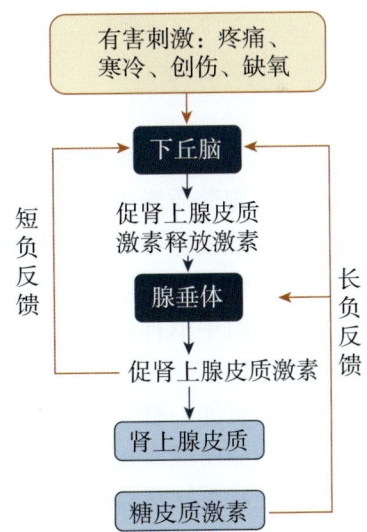

图 12-9 糖皮质激素分泌调节示意图

正常情况下，腺垂体每天分泌一定量的 ACTH，以维持糖皮质激素的基础分泌。ACTH 的分泌具有昼夜周期波动，即入睡后分泌逐渐减少，午夜最低，随后又逐渐增多，至觉醒前进入高峰，白天维持在低水平，入睡时再减少。由于 ACTH 分泌的日节律波动，糖皮质激素的分泌也呈现出相应的周期性波动。ACTH 分泌的日节律波动是由下丘脑 CRH 节律性释放所决定的。

（2）糖皮质激素的反馈调节：当血中糖皮质激素水平升高时，可反馈性地抑制下丘脑和腺垂体，使下丘脑促肾上腺皮质激素释放激素和腺垂体促肾上腺皮质激素合成和释放受到抑制。此外，血中 ACTH 的升高还可通过反馈作用抑制促肾上腺皮质激素释放激素的释放。

由于以上反馈抑制的存在，临床上长期大量应用糖皮质激素的患者，外源性糖皮质激素可通过负反馈抑制促肾上腺皮质激素的合成与分泌，可造成肾上腺皮质萎缩，分泌功能降低甚至停止。如果此时突然停药，患者可因肾上腺皮质功能低下而发生肾上腺皮质危象，甚至危及生命。所以针对这类患者，应逐渐减量，缓慢停药。

（二）肾上腺髓质激素

肾上腺髓质嗜铬细胞能以酪氨酸为原料合成去甲肾上腺素（NE）和肾上腺素（E），二者均为儿茶酚胺类化合物。正常情况下，髓质中去甲肾上腺素和肾上腺素的比例约为 1：4，但在不同情况下，分泌的比例会发生变化。

1. 肾上腺髓质激素的作用　去甲肾上腺素和肾上腺素的主要生理作用在有关章节中已经叙述，现列表 12-2 比较。

表12-2　去甲肾上腺素与肾上腺素的生理作用比较

	肾上腺素（E）	去甲肾上腺素（NE）
心脏	心率加快，心肌收缩力明显增强，心输出量增加	心率减慢（降压反射的结果）
血管	皮肤、胃肠、肾血管收缩；冠状血管、骨骼肌血管舒张	冠状血管舒张（局部体液因素），其他血管均收缩
血压	升高（以心输出量增加为主）	明显升高（以外周阻力增大为主）
支气管平滑肌	舒张（强）	舒张（较弱）
瞳孔	扩大（强）	扩大（较弱）
糖代谢	血糖（强）	血糖（较弱）

肾上腺髓质直接受交感神经节前纤维的支配，交感神经兴奋时，肾上腺素和去甲肾上腺素分泌增多。肾上腺髓质激素的作用与交感神经兴奋时的效应相似。二者在结构和功能上紧密联系，组成交感-肾上腺系统。当机体遇到紧急情况，受到伤害性刺激（如创伤、失血、剧痛、脱水、缺氧、恐惧、焦虑以及剧烈运动）时，这一系统的活动明显增强，肾上腺髓质激素分泌量大大增加，此时中枢神经系统兴奋性增高，使机体处于警觉状态，反应灵敏；呼吸加快、加深，通气量增加；心搏加快，心肌收缩力增强，心输出量增加，血压升高；全身血液重新分配，以保证重要器官（如心脏、脑和骨骼肌）的血液供应；肝糖原分解加强，血糖升高，脂肪分解加速，葡萄糖和脂肪酸氧化过程增强，为机体在紧急情况下提供更多的能量。这种在紧急情况下通过交感肾上腺系统活动增强发生的适应性反应，称为应急反应。

事实上，能引起应急反应的各种刺激也都是引起应激反应的刺激，当机体受到应激刺激时，同时引起应激反应与应急反应，二者既有区别，又有联系，相辅相成，共同提高机体的适应能力。

2. 肾上腺髓质激素分泌的调节　当交感神经兴奋时，肾上腺素和去甲肾上腺素分泌增加。ACTH 可直接促进肾上腺髓质激素的分泌，也可通过糖皮质激素促进肾上腺髓质激素分泌。此外，当血液中儿茶酚胺的浓度增加到一定的程度时，可抑制儿茶酚胺的某些合成酶的活性，使儿茶酚胺合成减少。反之，儿茶酚胺合成增加。

五、松果体

松果体（pineal body）又称**松果腺**（pineal gland），为1个椭圆形小体，色灰红，形似松果（图12-10）。松果体位于丘脑的后上方，以细柄附于第三脑室的后部，在儿童时期比较发达，于7岁左右开始退化，青春期后不断有钙盐沉积，成年后部分钙化形成钙斑，可在X线片上看到，临床上可作为颅X线片的定位标志。

松果体分泌的激素的主要功能是抑制垂体促性腺激素释放，有防止儿童性早熟的作用。光照可抑制其激素的分泌。

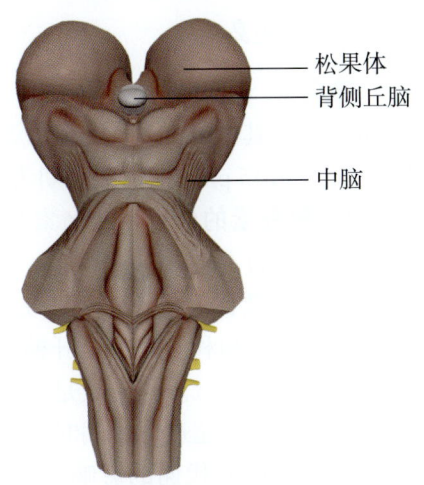

图12-10　松果体

第三节　其他激素

一、胰岛素与胰高血糖素

胰岛是呈小岛状散在分布于外分泌腺泡之间的内分泌细胞团。根据形态学特征和分泌激素的种类，人类胰岛的内分泌细胞可分为四类：A细胞，约占20%，分泌胰高血糖素；B细胞，约占75%，分泌胰岛素；D细胞，约占5%，分泌生长抑素；PP细胞，极少，分泌胰多肽。本节只讨论胰岛素和胰高血糖素。

不怕困难，勇于开拓

中国科学家人工合成结晶牛胰岛素

1953年，英国生物化学家桑格破译出17种由51个氨基酸组成的两条多肽链牛胰岛素的全部结构。这也是人类第一次搞清一种重要蛋白质分子的详细结构。从1958年开始，中国科学院上海生物化学研究所、上海有机化学研究所和北大生物系三个单位联合成立协作组，开始探索用化学方法合成胰岛素。1965年9月17日，协作组完成了结晶牛胰岛素的全合成。这是当时人工合成的、具有生物活力的、最大的天然有机化合物，实验的成功使中国成为第一个合成蛋白质的国家。经过严格鉴定，这种人工合成的结晶牛胰岛素在结构、生物活力、物理及化学性质、结晶形状上都与天然的牛胰岛素完全一样。人工合成结晶牛胰岛素是世界上第一个人工合成的蛋白质，为人类认识生命、揭开生命奥秘迈进了一大步。时任中国科学院上海生物化学研究所研究员龚岳亭说："胰岛素有17种氨基酸，我们是赤手空拳起家，这17种氨基酸全由我们自己搞出来。再有，有的试剂非常毒，我们当时因陋就简，在屋顶上面搭一个棚，自己戴防毒面具去生产。所以这是一不怕苦二不怕死的大无畏精神。当时很多科学家就讲，努力一把，跳一跳把这个树上的果实能够摘下来，那我们就跳！"

阅读思考：
谈谈你对龚岳亭研究员讲话的心得体会。

(一)胰岛素

胰岛素(insulin)是由 51 个氨基酸组成的小分子蛋白质,由 A、B 两条链借两个二硫键相连而成,其中 A 链含 21 个氨基酸,B 链含 30 个氨基酸。正常人空腹状态下血清胰岛素浓度为 35~145 pmol/L,半衰期为 5 分钟,主要在肝内失活。

1. 胰岛素的作用 胰岛素是体内促进物质合成代谢、能量贮存、生长发育、维持血糖水平相对稳定的主要激素。

(1) **对糖代谢的影响**:一方面胰岛素能促进全身组织(特别是肝、肌肉和脂肪组织)对葡萄糖的摄取和利用,加速肝糖原和肌糖原的合成;另一方面,胰岛素还可抑制糖原分解和糖异生,使血糖降低。胰岛素是体内唯一能降低血糖的激素。当胰岛素缺乏时,可表现为血糖浓度升高,当血糖超过肾糖阈时,糖即随尿排出,出现糖尿。

(2) **对脂肪代谢的影响**:胰岛素可促进脂肪的合成和储存,抑制脂肪的分解,降低血中脂肪酸的浓度。胰岛素缺乏时,脂肪代谢紊乱,脂肪分解增强,血脂升高,引起动脉硬化,导致心脑血管疾病。同时,由于大量脂肪酸在肝内氧化,生成大量酮体,引起酮症酸中毒,甚至昏迷。

(3) **对蛋白质代谢的影响**:胰岛素既可以促进细胞对氨基酸的摄取和蛋白质合成,又可以抑制蛋白质的分解,因而有利于生长发育。

2. 胰岛素分泌的调节

(1) **血糖浓度**:是调节胰岛素分泌最重要的因素。当血糖浓度升高时,可直接刺激 B 细胞,使胰岛素分泌量明显增加,使血糖降低;血糖降低则可抑制胰岛素的分泌,促使血糖回升。

(2) **激素的作用**:促胃液素、促胰液素、缩胆囊素和抑胃肽等胃肠激素对胰岛素的分泌都有一定的促进作用。此外,生长激素、糖皮质激素、甲状腺激素和胰高血糖素等可通过升高血糖而间接刺激胰岛素的分泌,长期大量应用这些激素有可能使 B 细胞衰竭而导致糖尿病。肾上腺素、去甲肾上腺素、生长抑素等对胰岛素的分泌则有抑制作用。

(3) **神经调节**:胰岛素的分泌受迷走神经和交感神经的双重支配。迷走神经兴奋可促进胰岛素分泌;交感神经兴奋可抑制胰岛素分泌。

> **考点**:胰岛素的生理作用
> 考题举例 12-5

(二)胰高血糖素

胰高血糖素由胰岛 A 细胞分泌,由 29 个氨基酸组成。胰高血糖素的作用与胰岛素相反,是一种促进分解代谢的激素。

1. 胰高血糖素的作用 胰高血糖素的靶器官主要是肝,具有很强的促进糖原分解和糖异生的作用,使血糖明显升高。胰高血糖素还可激活脂肪酶,促进脂肪分解及脂肪酸氧化,使酮体生成增多;促进蛋白质分解,抑制其合成,使氨基酸转化为肝糖原。此外,大剂量的胰高血糖素可增强心肌的收缩力。

2. 胰高血糖素分泌的调节 影响胰高血糖素分泌的最重要的因素是血糖浓度。血糖浓度降低时,胰高血糖素分泌增加;血糖浓度升高时,则胰高血糖素分泌减少。胰高血糖素的分泌还受神经系统调节。交感神经兴奋,可促进胰高血糖素的分泌;而迷走神经兴奋,则可抑制胰高血糖素的分泌。

> **知识链接**
>
> **胰岛素抵抗**
>
> 胰岛素是调节机体功能活动不可或缺的重要激素之一。胰岛素抵抗（insulin resistance，IR）是指靶组织对胰岛素的敏感性降低，导致正常剂量的胰岛素不能引起相应的生物学效应。胰岛素抵抗患者表现为高胰岛素血症，血浆胰岛素水平可比正常高出数十倍，而胰岛素的生物学效应却明显降低，这说明胰岛素抵抗是因为胰岛素与受体的结合或者胰岛素与受体结合后的信号转导过程发生了缺陷。目前已知，胰岛素抵抗是导致血糖升高和 2 型糖尿病（即非胰岛素依赖型糖尿病）的发病基础，而且多数 2 型糖尿病患者的胰岛素抵抗并不是因为胰岛素受体的结构发生异常，而是因为胰岛素受体的酪氨酸激酶活性降低。流行病学资料显示，胰岛素抵抗在糖尿病及糖尿病继发性心血管疾病患者发病的多年前就已存在，并且经常与肥胖、高血压、高血脂和高龄等情况相伴随。

二、维生素 D_3

维生素 D_3 又称胆钙化醇，主要来源于食物及由皮肤中的 7-脱氢胆固醇经日光中的紫外线照射转化而来。维生素 D_3 在肝内先经 25-羟化酶的催化生成 25-羟维生素 D_3，25-羟维生素 D_3 再在肾内经 1α-羟化酶的催化生成活性最强的 1,25-二羟维生素 D_3。

1,25-二羟维生素 D_3 的主要靶器官是小肠、骨和肾，主要作用是升高血钙和血磷。主要表现为：①促进小肠上皮细胞内钙结合蛋白的生成，促进小肠黏膜上皮细胞对钙的吸收，升高血钙；同时，1,25-二羟维生素 D_3 也能促进小肠对磷的吸收，升高血磷。②既能增强破骨细胞的活动，动员骨钙和骨磷入血，使血钙和血磷升高，也能刺激成骨细胞的活动，促进骨钙沉积和骨的形成。但总的效应是升高血钙。③可促进肾小管对钙、磷的重吸收，减少尿钙、尿磷的排出，使血钙和血磷升高。临床上儿童缺乏 1,25-二羟维生素 D_3 可引起佝偻病，而成人缺乏 1,25-二羟维生素 D_3 时，则可能引起骨质疏松或骨软化症。

甲状旁腺激素、降钙素和 1,25-二羟维生素 D_3 共同调节体内钙和磷的代谢，它们主要通过影响骨钙代谢、肾的排泄和肠道吸收几个环节来对钙磷代谢进行调节（图 12-11）。

三、瘦素

瘦素（leptin）是由肥胖基因表达的蛋白质。它主要是由白色脂肪合成和分泌的，褐色脂肪组织、肌肉、胎盘和胃黏膜也可以少量合成。瘦素的分泌具有昼夜节律，在夜间分泌水平较高。瘦素可直接作用于脂肪细胞，抑制脂肪合成，降低体内脂肪储存量，并加强脂肪动员，使脂肪储存的能量转化、释放，避免发生肥胖。

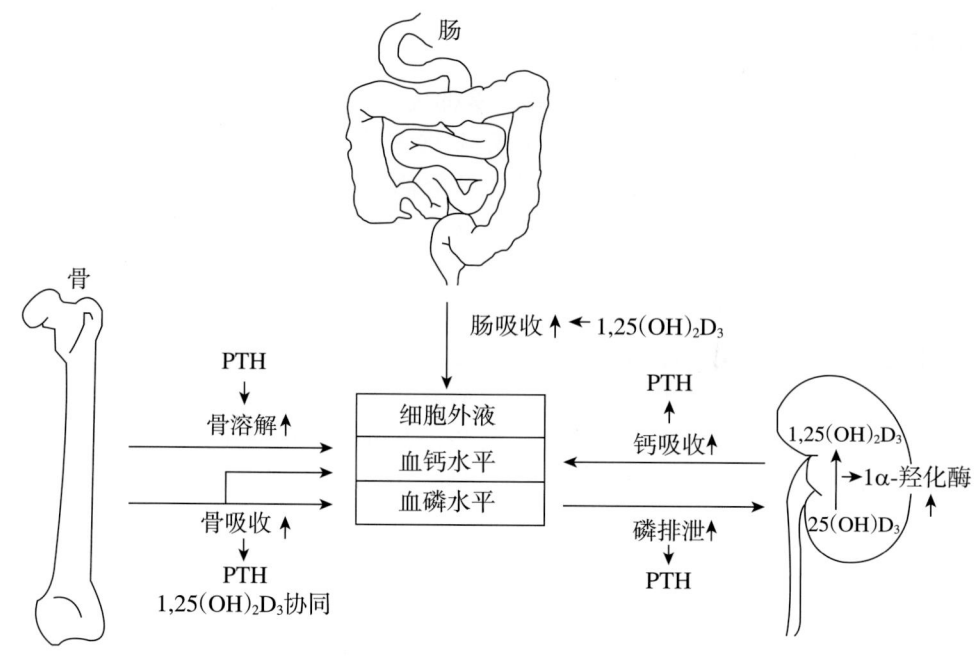

图 12-11　调节钙磷代谢激素的主要作用环节
PTH．甲状旁腺激素

（付海荣　黄声鸣）

自测题

一、单项选择题

1．内分泌腺不包括
　　A．腮腺　　　　　　　　　　　　　　B．垂体
　　C．甲状腺　　　　　　　　　　　　　D．肾上腺
　　E．甲状旁腺

2．抗利尿激素的主要生理作用是
　　A．降低肾集合管对水的通透性　　　　B．使血管舒张，维持血压
　　C．促进肾对钠的重吸收　　　　　　　D．增加肾集合管对水的通透性
　　E．增加肾近端小管对水的通透性

3．肾上腺皮质球状带分泌
　　A．肾上腺素　　　　　　　　　　　　B．糖皮质激素
　　C．盐皮质激素　　　　　　　　　　　D．性激素
　　E．性激素和盐皮质激素

4．能分泌抗利尿激素、缩宫素的是
　　A．腺垂体嗜酸性细胞　　　　　　　　B．腺垂体嗜碱性细胞
　　C．神经垂体　　　　　　　　　　　　D．下丘脑
　　E．腺垂体

5．甲状腺激素能降低

A．糖酵解 B．糖异生
C．胰岛素分泌 D．血浆游离脂肪酸浓度
E．血浆胆固醇水平

6．糖皮质激素对代谢的作用是
   A．促进葡萄糖利用，促进蛋白质合成
   B．促进葡萄糖利用，促进蛋白质分解
   C．抑制葡萄糖利用，抑制蛋白质分解
   D．抑制葡萄糖利用，抑制糖异生
   E．抑制葡萄糖利用，促进蛋白质分解

7．当大量长期服用糖皮质激素类药物后，会产生
   A．侏儒症 B．红细胞和血小板数量减少
   C．肢端肥大症 D．向心性肥胖
   E．水中毒

8．能降低血糖的激素是
   A．生长激素 B．降钙素
   C．胰岛素 D．促胃液素
   E．促胰液素

9．不是胰岛素的作用的是
   A．促进脂肪合成，抑制脂肪分解 B．抑制糖异生
   C．促进蛋白质合成 D．促进肝糖原分解
   E．促进组织细胞对糖的利用

10．甲状腺激素主要促进其生长发育的是
   A．骨骼和肌肉 B．脑和肌肉
   C．内脏和骨骼 D．脑和长骨
   E．内脏和脑

二、名词解释

1．激素
2．允许作用

三、问答题

1．甲状腺功能亢进患者为什么会出现心悸、出汗、失眠多梦、食量增加但体重降低等症状？
2．简述糖皮质激素的作用。

数字资源

第十三章 能量代谢和体温

学习目标

通过本章内容的学习，学生应能够：

识记
1. 复述能量代谢、基础代谢率、体温的概念。
2. 说出影响能量代谢的主要因素。
3. 知道主要产热、散热器官及形式；产热活动的调节及体温调节中枢；体温调定点学说。

理解
1. 对比产热和散热的不同。
2. 理解物理降温措施的生理学原理。

运用
1. 应用所学知识分析体温调节失衡时可能出现的临床表现及相关的解剖生理学基础。
2. 认识能量代谢与健康的关系，运用所学知识开展健康科普宣传教育。

思政
1. 增强健康生活意识；养成良好的生活方式。
2. 坚定文化自信；树立奉献、创新意识。

第一节 能量代谢

案例导入

某患者，女性，26岁，心悸、消瘦、突眼，伴颈部增粗2个月。体格检查：T 37.4℃，P 120次/分，R 28次/分，BP 140/88 mmHg。眼球突出，双侧甲状腺弥漫性Ⅱ度肿大，质软，无压痛，未触及结节，甲状腺上极可听到血管杂音。体重减轻约5 kg。实验室检查：甲状腺激素 T_3、T_4↑，TSH↓。临床诊断：甲状腺功能亢进。

思考题：
1. 患者出现上述表现的原因是什么？
2. 结合所学内容，该患者可做何种辅助检查？

在新陈代谢的过程中，物质代谢与能量代谢是相伴发生、不可分割的两个方面。通常将机体内物质代谢过程中所伴随发生的能量的释放、转移、贮存和利用过程等称为**能量代谢**（energy metabolism）。

一、机体能量的来源和转化

（一）能量的来源

1. 糖 糖是机体主要的供能物质。一般情况下，机体所需能量的50%～70%是由糖提供的。糖的供能方式主要包括有氧氧化和无氧糖酵解。在氧气充足时，有氧氧化可为机体提供大量的能量；在机体缺氧时，无氧糖酵解是机体唯一不需氧的供能途径。脑组织所需能量较多且完全依赖于糖的有氧氧化，故当机体缺氧或低血糖时，可导致意识障碍、抽搐甚至昏迷。

2. 脂肪 脂肪既是体内重要的供能物质，也是体内能源物质储存的主要形式。脂肪在体内氧化释放的能量约为等量糖有氧氧化释放能量的2倍。在一般情况下，人体所消耗的能量有30%～50%来自脂肪。饥饿时，机体主要由体内储存的脂肪氧化分解供能。

3. 蛋白质 蛋白质在体内主要是作为构成组织的原料，以实现组织的自我更新，并非主要的能源物质。只有在某些特殊情况下，如长期不能进食或体力极度消耗时，体内蛋白质才被分解供能，以维持基本的生理功能。

知识链接

肥胖症

目前，肥胖症已成为世界性的健康问题之一，其病因尚不完全清楚。但从能量代谢的角度来说，凡能量的摄入超过人体的消耗，即无论是多食，还是消耗减少，或两者兼有，都可导致机体肥胖。一般情况下，肥胖者的体重超重是由于体内脂肪组织占机体重量的比例增加所致。

体重指数（body mass index，BMI）是临床上确定肥胖症较常用的指标。BMI计算公式为：BMI = 体重（kg）/ [身高（m）]^2。亚洲成人BMI正常范围为18.5～22.9；≥23为超重；23～24.9为肥胖前期；25～29.9为Ⅰ度肥胖；≥30为Ⅱ度肥胖。肥胖症的预防比治疗更重要，要适当控制进食量，增加运动量，保持机体能量代谢平衡。

关注健康，健康生活

能量代谢平衡与健康

能量代谢的收支平衡与人体身心健康息息相关。比如糖、脂肪在生命活动中有重要的功能，但是过多的摄入就会导致机体物质和能量代谢紊乱，甚至引起肥胖、糖尿病等。因此，在日常生活中，人们应根据自身的实际生理状况、活动强度等调整营养物质的摄入量，养成合理饮食并结合运动的健康生活方式，使机体保持有利于健康的能量代谢水平。

阅读思考：
结合现在社会上众多的肥胖群体，谈谈你对健康生活方式的理解。

(二)能量的转化

糖、脂肪、蛋白质等营养物质在体内进行氧化分解释放能量,这些能量 50% 以上以热能的形式用于维持体温,并向体外散发。在人体内,热能是最"低级"形式的能,热能不能转化为其他形式的能,不能用来做功。其余不足 50% 用于合成含有高能磷酸键的高能磷酸化合物。体内最主要的高能磷酸化合物是腺苷三磷酸(ATP),用于生物体各种生命活动所需(如物质转运、肌肉收缩、神经传导、体温维持、生物合成)。当机体需要能量时,ATP 水解为腺苷二磷酸(ADP)及磷酸,同时释放能量。人体在生命活动过程中不断消耗 ATP,同时营养物质氧化分解释放的能量又将 ADP 磷酸化重新生成 ATP,形成 ATP 循环。可见,在体内,ATP 既是直接的供能物质,又是能量储存的重要形式。

除 ATP 以外,体内还有其他的高能化合物,如磷酸肌酸(CP)。CP 主要存在于肌肉和脑组织中,当物质氧化分解释放的能量过剩时,ATP 将高能磷酸键转给肌酸,在肌酸激酶催化下合成 CP;反之,当组织消耗 ATP 增多,超过营养物质氧化生成 ATP 的速度时,CP 的高能磷酸键又可快速转给 ADP,生成 ATP,以补充 ATP 的消耗。因此,可以认为 CP 是体内 ATP 的储存库。总之,从机体能量代谢的整个过程来看,ATP 的合成与分解是体内能量转化和利用的关键环节(图 13-1)。

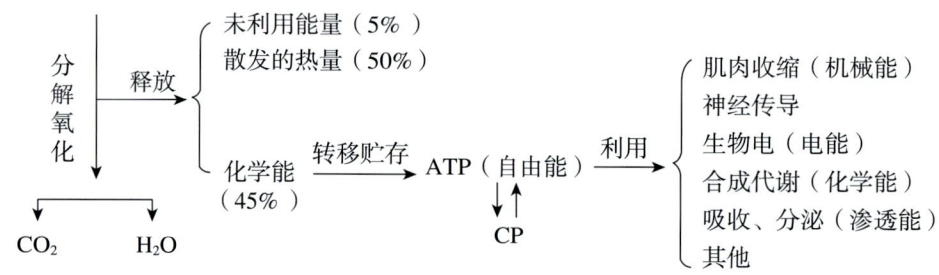

图 13-1 体内能量的释放、转移、贮存和利用示意图
CP. 磷酸肌酸

考点:能量的直接利用形式
考题举例 13-1

(三)能量代谢的表示方法

体内食物氧化所释放的能量除骨骼肌收缩完成的机械功以外,其余的能量最后均转变为热能并散发出体外。因此,在人体安静状态下,测定单位时间内散发的总热量,即可测算出人体单位时间内所消耗的能量。人体在单位时间内的产热量称为**能量代谢率**。研究表明,能量代谢率若以体表面积为标准,则无论身材高大或瘦小,每平方米体表面积的产热量是比较接近的。所以通常以单位体表面积的产热量作为能量代谢率的衡量标准,单位为 $kJ/(m^2 \cdot h)$。

二、影响能量代谢的因素

能量代谢率的高低受年龄、性别的影响。一般情况下,处于生长发育阶段的儿童能量代谢率比成年高,男子的能量代谢率比女子高。在年龄、性别相同的情况下,能量代谢主要受下列因素影响。

(一)肌肉活动

肌肉活动对能量代谢的影响最为显著,这是因为全身骨骼肌的重量约占体重的40%,所以骨骼肌任何轻微的活动,都可提高能量代谢率。机体在剧烈运动或劳动强度大时,短时间内的产热量比平静时可增加数倍到数十倍。表13-1显示机体在躺卧休息和不同强度劳动或运动时的能量代谢率变化情况。劳动强度通常用单位时间内机体的产热量来表示,因此可以把能量代谢率作为评价劳动强度的指标。

表13-1 劳动或运动时的能量代谢率

肌肉活动形式	平均产热量 [kJ/($m^2 \cdot min$)]
静卧	2.73
开会	3.40
擦窗	8.30
洗衣	9.89
扫地	11.36
打排球	17.05
打篮球	24.22
踢足球	24.96

考点: 影响能量代谢的最重要因素
考题举例 13-2

(二)精神活动

当人处于精神紧张或情绪激动(如愤怒、恐惧、焦急)时,由于骨骼肌紧张性增加和交感肾上腺系统活动加强,将使机体产热量增加。但一般的精神活动(如人在平静地思考问题)时,能量代谢受到的影响并不大,产热量增加一般不超过4%。

(三)食物的特殊动力作用

人在安静状态下摄入食物后,机体产热量比摄入食物前有所增加,即吃进的食物能使机体的产热量增加。这种食物能使机体产生"额外"热量的作用称为**食物的特殊动力作用**(**specific dynamic action of food**)。在三种营养物质中,以蛋白质食物的特殊动力作用最高,在进食蛋白质食物后,机体额外增加的产热量可达30%左右;脂肪和糖的食物的特殊动力作用较低,其额外增加的产热量为4%~6%;而混合食物可增加10%左右。食物的特殊动力作用产生的原因目前还不十分清楚,有关实验提示,食物的特殊动力作用可能与肝处理氨基酸或合成糖原等过程有关,而与消化道运动无关。

(四)环境温度

人在安静状态时的能量代谢以在20~30℃的环境中最稳定,这主要是肌肉松弛的结果。当环境温度低于20℃或高于30℃时,能量代谢率均会增加。前者是由于寒冷刺激使肌肉紧张性增强并反射性引起战栗的结果;后者可能是由于体内化学反应速度加快,以及发汗功能旺盛、呼吸和循环功能增强等因素的共同作用。

三、基础代谢

基础代谢（basal metabolism）是指人体在基础状态下的能量代谢。基础状态是指：①受试者要在空腹（清晨未进餐以前），且距前次进餐 12 小时以上，以排除食物的特殊动力作用的影响；②必须静卧 0.5 小时以上，以使肌肉处于松弛状态；③清醒、安静以排除精神紧张的影响；④环境温度保持在 20～25 ℃。由于这种基础状态消除了影响能量代谢的各种因素，人体此时的能量消耗只用来维持心搏、呼吸及神经活动等基本生理活动，这时所消耗的能量最终都将转化为热能，没有做外功，能量代谢比较稳定。通常把基础代谢作为测定能量代谢的标准。

单位时间内的基础代谢称为**基础代谢率**（basal metabolism rate，BMR）。BMR 随着性别、年龄等不同而有差异。当其他情况相同时，男子的 BMR 平均值比同年龄组女子高，幼年比成年高，年龄越大，BMR 值越低。但是，同一个体的 BMR 值，只要测定时严格按照规定的条件，重复测定的结果都基本相同。这说明正常人的 BMR 是相当稳定的。表 13-2 为我国正常人 BMR 的平均值。

表13-2　我国正常人基础代谢率的平均值

年龄（岁）	11～15	16～17	18～19	20～30	31～40	41～50	51以上
男性 [kJ/(m²·h)]	195.5	193.4	166.2	157.8	158.6	154.1	149.1
女性 [kJ/(m²·h)]	172.5	181.7	154.1	146.5	146.9	142.4	138.6

一般来说，判定某受试者所测的 BMR 值正常与否，是将其 BMR 值与表 13-2 所对应的正常平均值相比较，相差在 ±10%～15%，无论较高或较低，均属于正常。只有当相差超过 ±20% 时，才有可能是病理变化。

在临床上，一些疾病常伴有 BMR 的异常变化。如甲状腺功能亢进时，BMR 可比正常值高 25%～80%；甲状腺功能减退时，BMR 可比正常值低 20%～40%。因此，BMR 的测定成为临床诊断甲状腺疾病的主要辅助方法。体温的改变对 BMR 也产生重要影响，一般体温每升高 1 ℃，BMR 将升高 13% 左右。其他如糖尿病、红细胞增多症、白血病以及伴有呼吸困难的心脏病等也伴有 BMR 升高。而当机体处于病理性饥饿时，BMR 降低。肾上腺皮质和垂体功能低下、肾上腺皮质功能不全、肾病综合征以及垂体性肥胖症等疾病，也常伴有 BMR 降低。

第二节　体温及其调节

案例导入

某患者，女性，21 岁，5 天前外出旅游，回家后出现咳嗽、寒战、发热、乏力等症状，体温高达 39.0 ℃，于发热门诊就医。经医生仔细检查后，确诊为新型冠状病毒感染。经抗病毒和退热药处理后，患者大汗淋漓，随后体温下降至正常。

思考题：
1. 什么是体温？何为正常体温？
2. 正常人体温是如何维持稳定的？
3. 该患者发热的机制是什么？

体温既是机体物质代谢活动的结果,又是保证人体正常生命活动的重要条件。在正常情况下,在体温调节系统的调控下,体温保持相对稳定。

一、体温及其生理变动

(一)体表温度和体核温度

人体各组织、器官代谢水平不同,加之外界环境温度变化的影响,使机体各部位温度并不一致。生理学把体壳部分(包括皮肤)的温度称为**体表温度**(shell temperature),机体深部(包括心脏、肺、腹腔器官和脑)的温度称为**体核温度**(core temperature)。体表温度不稳定,特别是最表层的皮肤温度,易受环境温度的影响,其波动幅度、各部位之间的差异较大。体核温度表现相对稳定而又均匀。

体温是指机体深部的平均温度,即体核温度。全身血液均回流于右心房,故右心房血液温度可作为机体深部温度的平均值(即体温)的代表。由于右心房血液温度不易测量,所以临床上通常用腋窝温度、口腔温度和直肠温度来代表体温。正常值:直肠温度为 36.9 ~ 37.9 ℃,口腔温度为 36.7 ~ 37.7 ℃,腋窝温度为 36.0 ~ 37.4 ℃。在测量直肠温度时,应该将温度计插入直肠 6 cm 以上,所测得的温度值才能接近体核温度;在测量腋窝温度时,应该令被测者上臂紧贴其胸廓,使腋窝紧闭形成人工体腔,而且测量时间不少于 10 分钟,这样机体内部的热量才能逐渐传导到腋窝,使腋窝温度上升至接近于体核温度水平。

(二)体温的生理变动

在生理情况下,人体体温可随昼夜周期、年龄、性别、环境温度、精神紧张和体力活动等因素的影响而发生变化。但这些因素引起体温变化的幅度一般不超过 1 ℃。

1. 昼夜变化 正常人(新生儿除外)体温在一昼夜之间呈周期性波动,清晨 2 ~ 6 时最低,午后 1 ~ 6 时最高,这种昼夜的周期性波动称为昼夜节律。这种变化的节律是生物节律的一种,与肌肉活动及耗氧量无关,受体内生物钟的控制。

2. 性别 成年女性的体温平均比男性高约 0.3 ℃。女性的**基础体温**(basal temperature)随月经周期而发生变动,在月经期和月经后的前半期较低,排卵日最低,排卵后体温升高,一直持续到下次月经前(图 13-2)。这种体温变化规律同血中孕激素的变化相一致。临床上每日测定女性的基础体温有助于了解有无排卵和排卵的日期。

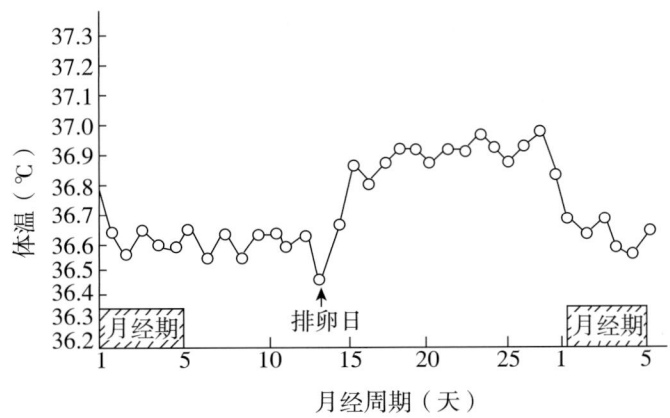

图 13-2 女性基础体温变化曲线

考点：女性基础体温的周期性变化
考题举例 13-3

3．年龄 新生儿，尤其是早产儿，因其体温调节结构发育还不完善，调节体温的能力差，他们的体温容易受环境因素的影响而变动。老年人因基础代谢率低，体温也偏低。

4．肌肉活动与精神活动 肌肉活动、情绪激动、精神紧张等因代谢加强，产热量增加，可导致体温升高。所以测体温时应排除肌肉活动、精神紧张对体温的影响。

5．其他因素 进食及甲状腺激素增多等因素都会使体温升高，而甲状腺激素减少，体温往往会下降。麻醉药物可通过抑制温度感受器和体温调节中枢的体温调节活动，以及扩张皮肤血管，增加机体散热而降低体温。所以对于麻醉手术患者，术中和术后应注意机体保温护理。

二、体热平衡

恒温动物体温的恒定是建立在一个非常简单的原则上，即机体的产热量始终等于机体的散热量，称为体热平衡。体热平衡是在体温调节机制的控制下，对机体的产热与散热两个生理过程调节的结果。一旦由于某种原因导致体热平衡被打破，体温就将升高或降低。

（一）机体的产热过程

1．主要产热器官 人体的热量来自组织的能量代谢。组织的功能状态和代谢水平不同，产生的热量也不同。机体安静时，内脏器官（特别是肝）产热量大且稳定，是机体的主要产热器官。运动或劳动时，骨骼肌为主要产热器官。各器官产热比例列于表13-3。

表13-3 机体安静和活动情况下各器官和组织的产热比例

器官	占体重的百分比（%）	占总产热量比例（%）	
		安静状态	劳动或运动状态
脑	2.5	16	1
内脏	34.0	56	8
肌肉	56.0	18	90
其他	7.5	10	1

2．机体的产热形式 在基础状态下或在机体安静时，机体的主要产热器官是内脏和脑，产热量主要来自基础代谢产热。当机体处于寒冷环境之中时，其散热量增多，产热量也增多，以维持体热平衡。此时机体增加产热的形式有以下两种。

（1）**战栗产热**：是人在寒冷环境中主要的产热形式。所谓战栗（又称寒战），是指骨骼肌发生不随意节律性收缩，其特点为屈肌和伸肌同时收缩，所以基本上不做外功，而产热量很高。

（2）**非战栗产热**：又称为代谢产热，是指寒冷刺激加强了机体褐色脂肪组织的代谢产热过程。虽然机体所有组织、器官均有代谢产热的功能，但以机体褐色脂肪组织的代谢产热量最大，约占非战栗产热总量的70%。

3．产热的调节

（1）**体液调节**：甲状腺激素是调节产热活动最重要的体液因素。如果机体暴露于寒冷环境数周，甲状腺激素大量分泌，使机体代谢率增加。除甲状腺激素外，肾上腺素、去甲肾上腺素以及生长激素等也可刺激产热。

（2）**神经调节**：寒冷刺激可使下丘脑后部的寒战中枢兴奋，引起寒战；还可使交感神经系统兴奋，进而引起肾上腺髓质活动增强，导致肾上腺素和去甲肾上腺素释放增多，使代谢产热增加。

（二）机体的散热过程

1. 散热途径 人体的散热途径包括皮肤、呼吸道、泌尿道、消化道等，其中最主要的途径是皮肤散热。

2. 皮肤的散热方式

（1）**辐射散热**：是指机体以热射线（电磁波）的形式将体热传给外界较冷物体的一种散热方式。辐射散热的总热量取决于体表面积的大小以及皮肤与周围物体的温度差。皮肤与环境温度差越大、有效辐射面积越大时，散热就越多；反之，则越少。人体站立，两臂伸展和两腿叉开时的有效辐射面积比身体尽量蜷曲时增大约 35%。人体在 21 ℃ 的环境中，不着衣的情况下，以辐射方式散发的热量占机体产热量的 60%。可见，当人体安静地处于气温较低的环境中时，辐射是机体散热的主要形式。当然，在相反的情况下，环境温度高于体温时，机体也会以同样的方式从外界获得热量。因此，在炎热的沙漠中，穿白衣服要比裸体少摄取周围的热量。

（2）**传导散热**：是指机体将热量直接传给与它相接触的较冷物体的散热方式。传导散热量取决于与所接触物体表面的温度差、物体的热导率和接触面积大小。空气和棉织物的热导率较低，机体的衣着和皮肤之间的不流动空气层就起到绝热保暖作用。人体的脂肪也是热的不良导体，因而肥胖的人，由深部传导到皮肤的热量要少，在夏日里特别容易出汗。水的比热大，热导率高，导热效能好，临床上使用冰帽、冰袋给高热患者降温，就是利用这个原理。

（3）**对流散热**：是传导散热的一种特殊形式。人体的热量不断传给周围与皮肤接触的较冷的空气，由于空气不断流动（对流），便将体热散发到空间。对流散热量受风速影响极大。风速越大，对流散热量也越多。反之，对流散热量就越少。例如电风扇加快空气对流速度，可增加散热。

以上三种散热方式均是在皮肤温度高于环境温度的前提下进行的。当环境温度等于或高于皮肤温度时，上述三种散热方式将失去作用，蒸发散热便成为机体散热的唯一方式。

考点：对流散热
考题举例 13-4

（4）**蒸发散热**：是指体表的水分汽化时吸收热量而散发体热的一种散热方式。这是一种很有效的散热途径，体表每有 1 g 水分蒸发，可带走 2.43 kJ 的热量。临床上酒精擦浴，为高热患者增加蒸发散热，以达到降温的目的。人体蒸发散热又表现为不感蒸发和发汗两种形式。

不感蒸发是指体内的水分直接透出皮肤和呼吸道黏膜，在未形成明显的水滴之前就蒸发掉的一种散热方式，其中发生在皮肤的水分蒸发又称为不显汗。不感蒸发的水分来源与汗腺的活动无关，完全是一种自然的水分蒸发，即使在低温环境中也可发生。在 30 ℃ 以下的环境中，人体每日的不感蒸发量较恒定，一般为 1000 ml 左右，其中通过皮肤蒸发的为 600 ~ 800 ml，通过呼吸道黏膜蒸发的为 200 ~ 400 ml。婴幼儿不感蒸发的速率比成人高，机体缺水时，婴幼儿更容易发生脱水。临床上为患者补液时，应注意补充由不感蒸发丢失的这部分液体。

可感蒸发即发汗，是指通过汗腺分泌的汗液蒸发而散热的方式。发汗的速度及发汗量受环境温度、湿度及劳动强度的影响。人在安静状态时，当环境温度达 30 ℃ 左右时开始发汗；空气湿度大且衣着较多时，气温达 25 ℃ 便可发汗，加之环境湿度大，汗液蒸发困难，体热不易放散，可反射性引起大量出汗；劳动或运动时，气温虽在20℃以下，也可发汗，而且发汗量较大；反之，发汗减少。

在正常情况下，汗液中的水分占99%以上，固体成分不到1%。固体成分中，大部分为NaCl，也有少量KCl、尿素和乳酸等。汗液中NaCl的浓度一般低于血浆，乳酸的浓度高于血浆，葡萄糖和蛋白质的浓度几乎等于零。汗腺刚分泌出来的汗液与血浆是等渗的，在汗液经汗腺导管流向体表时，在醛固酮作用下，其中一部分NaCl被导管细胞重吸收，故最后排出的汗液是低渗的。因此，通常由大量出汗而造成的脱水为高渗性脱水。但是当发汗速度过快时，汗腺管来不及重吸收NaCl，可使排出汗液的NaCl浓度增高。机体在丢失了大量水分的同时，也丢失了大量NaCl，这时如不注意及时补充大量丢失的水分和NaCl，就会引起水和电解质代谢紊乱，严重者可影响神经肌肉组织的兴奋性而发生"热痉挛"。汗腺分泌汗液除了有散热作用以外，还有排泄作用。如尿毒症患者，由于肾衰竭，尿中排出的尿素减少，而使得汗液中的尿素含量增加，可在出汗后的皮肤上形成"尿素霜"。

3. 散热的调控 人体主要通过皮肤血流量的调节和发汗来调控散热。

当皮肤温度高于环境温度时，主要通过辐射、传导和对流方式散热，散热的多少取决于皮肤与外环境之间的温度差，而皮肤血流量的大小决定了皮肤温度的高低。人体皮肤血管受交感神经控制。在炎热环境中，交感神经紧张性降低，皮肤小动脉舒张，动静脉短路开放，皮肤血流量大大增加，其作用如同一个"散热片"，于是皮肤温度升高，增强了散热作用。相反，在寒冷环境中，交感神经活动增强，皮肤血管收缩，血流量减少，皮肤温度降低，同时在皮下脂肪层的协同作用下，又如同一个"隔热板"，使散热量大幅度下降，以保持正常体温。所以皮下有着很厚脂肪的南极海豹，在冰水之中依然能保持37℃的正常体温。

当环境温度高于皮肤温度时，主要通过发汗散热调节体温。在一定范围内，发汗量随着气温的升高而增多。人若在高温环境中停留时间过长，发汗速度可因汗腺疲劳而明显减慢。若环境中同时存在风速低、湿度大等情况，不容易蒸发散热，容易导致体温升高，甚至发生中暑。

> **知识链接**
>
> **中暑**
>
> 中暑是指机体长期处于高温或强烈日光暴晒环境中，体温调节中枢出现功能障碍，水、电解质代谢紊乱，导致循环系统及神经系统功能损害症状的总称，是体热平衡失调而发生的一种急症。临床分为先兆中暑、轻症中暑和重症中暑。重症中暑会出现高热、晕厥、手足痉挛、皮肤干燥无汗或大汗淋漓，如不及时抢救，会有生命危险。
>
> 急救处理：迅速将患者抬至通风良好的阴凉处，使其仰卧并解开外衣，面部发红的患者可将头部稍垫高，面部发白的患者头部稍放低。

三、体温调节

人体体温的相对恒定，即机体的产热和散热过程在某一个温度点所表现的热平衡，有赖于人体自主性和行为性两种体温调节活动。**自主性体温调节（automatic thermoregulation）**是在下丘脑体温调节中枢的控制下，随机体内、外环境温热性刺激信息的变动，通过增减皮肤血流量、发汗、战栗等生理反应，以维持产热和散热的动态平衡，使体温保持相对恒定的调节方式。这是体温调节的基础。**行为性体温调节（behavioral thermoregulation）**是指机体通过一定的行为来保持体温的相对稳定。如在不同温度环境中，为了保暖或降温而有意识地采取的特殊姿势和行为（如在严寒环境中，有意识地搓手、拱肩缩背和跺脚等御寒行为；夏日里用电扇和开空调）。这两种体温调节机制相互关联和补充，使人体能更好地适应自然环境的变化。在这里仅讨论自主性体温调节。

通过自主性体温调节，自动地将一个系统的温度维持在一个稳定的水平上，就需要能够感知和测量内环境和外环境温度变化的温度感受器、对温度传入信息进行加工和处理的中枢调节器和能够被控制的适时产热或散热的执行机构的相互配合、协调作用。

（一）温度感受器

温度感受器是感受人体各处温度变化的特殊结构。根据温度感受器存在的部位不同，可将其分为外周温度感受器和中枢温度感受器。

1. 外周温度感受器 是指分布在皮肤、黏膜和腹腔内脏等处的温度感受器，本质为游离的神经末梢。按照它们的功能，又分为对热刺激敏感的**热感受器**和对冷刺激敏感的**冷感受器**两种，共同对机体外周的温度变化起监测作用。

2. 中枢温度感受器 是指分布在脊髓、延髓、脑干网状结构、下丘脑以及大脑皮质运动区中对中枢温度变化敏感的神经元。这些神经元又称为**中枢性温度敏感神经元**。根据它们对温度变化的反应又被分为两类：一类在温度升高时放电频率增多，称为**热敏神经元**；另一类在温度降低时放电频率增多，称为**冷敏神经元**。其中，在**视前区-下丘脑前部（preoptic-anterior hypothalamus area，PO/AH）**，热敏神经元居多；而在脑干网状结构和下丘脑的弓状核，冷敏神经元较多，温度敏感神经元对温度的变化十分敏感，当局部组织温度变动 0.1 ℃时，放电频率就会发生变化，且不出现适应现象。

（二）体温调节中枢

实验证明，体温调节的基本中枢位于下丘脑，PO/AH 是体温调节中枢整合的关键部位。PO/AH 的热敏神经元和冷敏神经元不但能感受人体深部组织温度变化的刺激，而且能对从其他途径传入的温度变化信息进行整合处理，并通过多种途径调控产热和散热，以维持体温稳定。主要包括以下途径：①通过交感神经系统调节皮肤血管舒缩反应和汗腺的分泌活动，改变人体的散热量；②由躯体神经来调节骨骼肌的活动，如寒战增强或减弱，改变产热量；③通过改变激素（如甲状腺激素、肾上腺髓质激素）的分泌来调节人体的代谢率，改变产热量。

（三）体温调节机制

正常人体温为何能维持在 37 ℃左右，多以**调定点（set-point）**学说来解释。调定点学说认为，体温调节类似于恒温器的调节，PO/AH 的中枢性温度敏感神经元在体温调节中起调定点作用。调定点数值的设定决定着体温恒定的水平。关于调定点的取值，一般认为取决于 PO/AH 两类温度敏感神经元对温度变化的敏感性，以及它们两者之间相互制约、相互协调活动所达到的平衡状态，其中热敏神经元的作用最为重要。

考点：体温调定点
考题举例 13-5

体温调节过程（图 13-3）：下丘脑体温调节中枢（包括调定点）属于控制系统，它的传出指令控制着受控系统（即产热和散热装置等）的活动。当输出变量体温超过 37 ℃时，通过外周和中枢温度感受器，将体温变化信息传给 **PO/AH** 神经元，导致热敏神经元活动增加，散热大于产热，使升高的体温降回到 37 ℃；当体温低于 37 ℃时，通过上述过程，热敏神经元活

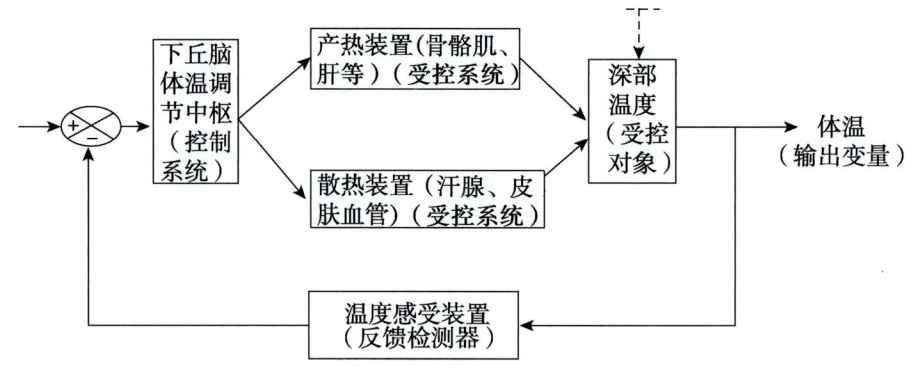

图 13-3 体温调节自动控制示意图

动减弱，冷敏神经元活动增强，产热大于散热，使降低了的体温回升到 37 ℃。

文化自信，奉献创新

青蒿素是中医药献给世界的礼物

调定点学说可以较好地解释发热现象。如果某种原因使体温调定点上移，体温升高超过了正常范围则出现发热，例如由微生物、细菌引起的发热，是由于致热原使热敏神经元对温度反应的兴奋性下降，温度反应阈值升高，而冷敏神经元的温度反应阈值降低，结果使调定点上移。疟疾是内热源与疟原虫代谢产物共同作用于下丘脑体温调节中枢而引起发热，中医关于疟疾的记载可以追溯到几千年前，而青蒿作为药材的使用也是如此。我国科学家屠呦呦因发现青蒿素治疗疟疾的全新治疗方法而获得 2015 年诺贝尔生理学或医学奖。培育创新文化，弘扬科学家精神，艰难困苦的研发过程折射出屠呦呦团队科学研究的专注、执着和恒心，同时也体现出我国科学家的无私奉献、团结合作和创新精神。

阅读思考：
结合屠呦呦的事迹，说说你对文化自信的理解。

（陈　文　宋　宇）

自测题

一、单项选择题

1. 既是重要的贮能物质，又是直接供能物质的是
   A. 肝糖原　　　　　　　　　　　B. 腺苷三磷酸
   C. 脂肪酸　　　　　　　　　　　D. 葡萄糖
   E. 磷酸肌酸

2. 关于基础代谢率的叙述，正确的是
   A. 能量消耗只用于维持一些基本的生命活动
   B. 代谢率是最低的
   C. 男性比女性低
   D. 与体重呈正比
   E. 体温每升高 1 ℃，基础代谢率将升高 30% 左右

3. 食物的特殊动力作用最大的物质是
   A．糖 B．脂肪
   C．蛋白质 D．维生素
   E．核苷酸
4. 食物的特殊动力作用效应大的是
   A．氨基酸的氧化脱氨基 B．消化道运动
   C．消化道分泌 D．蛋白质的消化和吸收
   E．脂肪的消化和吸收
5. 基础代谢率最低的情况是
   A．安静时 B．基础条件下
   C．清醒后未进食前 D．平卧时
   E．熟睡时
6. 关于基础代谢率的实测值与正常平均值的相差，不属于病态的是
   A．+0% ~ 10% B．+10% ~ 15%
   C．+20% ~ 25% D．+20% ~ 30%
   E．+30%
7. 不影响体温的生理波动的因素是
   A．昼夜节律 B．性别差异
   C．年龄差异 D．情绪变化
   E．身高及体重差异
8. 关于体温的叙述，不正确的是
   A．是指机体深部组织的平均温度
   B．腋窝温度正常值为 36.0 ~ 37.4 ℃
   C．成年男性的平均体温比女性高
   D．视交叉上核很可能是体温日节律的控制中心
   E．生育年龄女性的基础体温在排卵日最低
9. 酒精擦浴降温主要是增加了皮肤的
   A．传导散热 B．对流散热
   C．辐射散热 D．蒸发散热
   E．散热面积
10. 在寒冷环境中，不会出现的反应是
    A．甲状腺激素分泌增加 B．皮肤血管舒张，血流量增加
    C．出现寒战 D．组织代谢提高，产热量增加
    E．肾上腺素和去甲肾上腺素释放增加

二、名词解释

1. 食物的特殊动力作用
2. 基础代谢率
3. 体温

三、问答题

1. 简述基础代谢率的具体测定要求及其意义。
2. 体温是如何维持恒定的？
3. 简述人体的主要散热方式及其特点。根据散热原理，如何降低高热患者的体温？

主要参考文献

[1] 唐军民,刘荣志,齐云飞. 组织学与胚胎学 [M]. 5 版. 北京:北京大学医学出版社,2019.

[2] 杨宏静,伍爱荣. 人体生理学 [M]. 5 版. 北京:北京大学医学出版社,2019.

[3] 陈地龙,赵永. 人体解剖学与组织胚胎学 [M]. 3 版. 北京:北京大学医学出版社,2019.

[4] 董博,孟繁伟. 正常人体结构 [M]. 北京:北京大学医学出版社,2019.

[5] 岳应权,宁国强,郭新庆. 人体解剖学 [M]. 北京:北京大学医学出版社,2019.

中英文专业词汇索引

A

暗适应（dark adaptation） 290

B

白细胞（white blood cell，WBC） 57
白质（white matter） 306
背侧丘脑（dorsal thalamus） 315
背阔肌（latissimus dorsi） 101
被动转运（passive transport） 19
被覆上皮（covering epithelium） 25
鼻（nose） 151
鼻骨（nasal bone） 81
鼻泪管（nasolacrimal duct） 285
鼻旁窦（paranasal sinuses） 152
鼻前庭（nasal vestibule） 151
鼻腔（nasal cavity） 151
闭孔动脉（obturator artery） 233
闭孔神经（obturator nerve） 334
壁胸膜（parietal pleura） 160
臂丛（brachial plexus） 332
边缘系统（limbic system） 324
扁骨（flat bone） 71
扁肌（flat muscle） 98
表皮（epidermis） 299
髌骨（patella） 91
玻璃体（vitreous body） 282
薄束结节（gracile tubercle） 311
不规则骨（irregular bone） 71

C

苍白球（globus pallidus） 320
侧角（lateral horn） 308
侧脑室（lateral ventricle） 319
长骨（long bone） 71
长肌（long muscle） 98
肠系膜上动脉（superior mesenteric artery） 232
肠系膜下动脉（inferior mesenteric artery） 232
超常期（supranormal period，SNP） 257
超极化（hyperpolarization） 22
尺侧（ulnar） 5
尺动脉（ulnar artery） 230
尺骨（ulna） 87
尺神经（ulnar nerve） 333
齿状线（dentate line） 127
耻骨（pubis） 89
耻骨结节（pubic tubercle） 89
耻骨联合（pubic symphysis） 93
出胞作用（exocytosis） 20
传出神经（efferent nerve） 304
传入神经（afferent nerve） 304
垂体（hypophysis） 357
垂直轴（vertical axis） 5
锤骨（malleus） 293
唇（lip） 116
雌激素（estrogen） 208
刺激（stimulus） 6
促黑素细胞激素（melanocyte stimulating hormone，MSH） 359
促甲状腺激素（thyroid-stimulating hormone，TSH） 362
促甲状腺激素释放激素（thyrotropin-releasing hormone，TRH） 362
促肾上腺皮质激素（adrenocorticotropic hormone，ACTH） 365

D

大肠（large intestine） 126
大多角骨（trapezium bone） 87
大结节（greater tubercle） 86
大脑动脉环（cerebral arterial circle） 329
大脑后动脉（posterior cerebral artery） 329
大脑回（cerebral gyri） 317
大脑脚（cerebral peduncle） 311
大脑镰（cerebral falx） 326
大脑皮质（cerebral cortex） 321

大脑前动脉（anterior cerebral artery） 327
大脑中动脉（middle cerebral artery） 327
大隐静脉（great saphenous vein） 239
大转子（greater trochanter） 89
代偿性间歇（compensatory pause） 257
单纯扩散（simple diffusion） 17
岛叶（insular lobe） 318
底丘脑（subthalamus） 317
骶丛（sacral plexus） 335
骶骨（sacrum） 76
骶管（sacral canal） 77
骶管裂孔（sacral hiatus） 77
骶棘韧带（sacrospinous ligament） 93
骶角（sacral horn） 77
骶结节韧带（sacrotuberous ligament） 93
骶髂关节（sacroiliac joint） 92
骶神经（sacral nerves） 331
第二信使（second messenger） 355
第三脑室（third ventricle） 315
第四脑室（fourth ventricle） 312
第一信使（first messenger） 355
蝶骨（sphenoid bone） 81
顶骨（parietal bone） 81
顶叶（parietal lobe） 318
动脉（artery） 218
动脉血压（arterial blood pressure） 260
动作电位（action potential，AP） 23
豆状核（lentiform nucleus） 320
窦房结（sinuatrial node） 224
端脑（telencephalon） 317
短骨（short bone） 71
短肌（short muscle） 98

E

额骨（frontal bone） 81
额叶（frontal lobe） 318
额状轴（coronal axis） 5
腭骨（palatine bone） 81
耳垂（auricular lobule） 291
耳郭（auricle） 291
耳蜗（cochlea） 294
二尖瓣（mitral valve） 223

F

反馈（feedback） 9
反射（reflex） 7，305
反射弧（reflex arc） 305
反应（reaction） 6
房间隔（interatrial septum） 224

房室结（atrioventricular node） 224
房室束（atrioventricular bundle） 224
房室延搁（atrioventricular delay） 258
房水（aqueous humor） 281
腓侧（fibular） 5
腓骨（fibula） 91
腓总神经（common peroneal nerve） 335
肺（lung） 156
肺动脉瓣（valve of pulmonary trunk） 222
肺动脉干（pulmonary trunk） 228
肺静脉（pulmonary vein） 228
肺门（hilum of lung） 157
跗骨（tarsal bone） 91
负反馈（negative feedback） 9
附睾（epididymis） 202
复极化（repolarization） 22
副交感神经（parasympathetic nerve） 304，339
腹股沟韧带（inguinal ligament） 103
腹横肌（transversus abdominis） 103
腹后内侧核（ventral posteromedial nucleus） 316
腹后外侧核（ventral posterolateral nucleus） 316
腹内斜肌（obliquus internus abdominis） 103
腹腔干（celiac trunk） 232
腹外斜肌（obliquus externus abdominis） 103
腹直肌（rectus abdominis） 103
腹主动脉（abdominal aorta） 231

G

肝（liver） 128
肝门管区（portal area） 131
肝门静脉（hepatic portal vein） 241
肝素（heparin） 63
肝小叶（hepatic lobule） 129
感觉器（sensory organs） 276
感觉神经（sensory nerve） 304
感觉通路（sensory pathway） 343
感受器（receptor） 277
感受器电位（receptor potential） 277
感受器换能作用（transduction of receptor） 277
橄榄（olive） 311
肛管（anal canal） 127
睾酮（testosterone） 202
睾丸（testis） 200
睾丸动脉（testicular artery） 231
膈（diaphragm） 102
膈神经（phrenic nerve） 332
跟骨（calcaneus） 91
肱尺关节（humeroulnar joint） 88
肱动脉（brachial artery） 230

肱骨（humerus） 86
肱骨滑车（trochlea of humerus） 86
肱骨头（head of humerus） 86
肱骨小头（capitulum of humerus） 86
肱桡关节（humeroradial joint） 88
肱三头肌（triceps brachii） 104
巩膜（sclera） 279
巩膜静脉窦（sinus venous scleral） 279
钩骨（hamate bone） 87
股动脉（femoral artery） 234
股骨（femur） 89
股骨颈（neck of femur） 89
股骨内侧髁（medial condyle of femur） 89
股骨外侧髁（lateral condyle of femur） 89
股骨头（femoral head） 89
股静脉（femoral vein） 239
股神经（femoral nerve） 334
骨（bone） 71
骨半规管（bony semicircular canals） 294
骨传导（bone conduction） 297
骨干（diaphysis） 71
骨迷路（bony labyrinth） 294
骨密质（compact bone） 72
骨膜（periosteum） 72
骨盆（pelvis） 93
骨盆腔（pelvic cavity） 93
骨松质（spongy bone） 72
骨髓（bone marrow） 72
骨髓腔（medullary cavity） 71
骨性鼻腔（bony nasal cavity） 82
骨组织（osseous tissue） 34
鼓膜（tympanic membrane） 292
鼓膜脐（umbo of tympanic membrane） 292
鼓室（tympanic cavity） 292
固有鼻腔（nasal cavity proper） 151
固有结缔组织（connective tissue proper） 30
固有口腔（oral cavity proper） 115
关节唇（articular labrum） 74
关节面（articular surface） 74
关节囊（articular capsule） 74
关节盘（articular disc） 74
关节腔（articular cavity） 74
关节盂（glenoid cavity） 86
冠状缝（coronal suture） 82
冠状面（frontal plane） 5
冠状轴（frontal axis） 5
光锥（cone of light） 292
贵要静脉（basilic vein） 239
腘动脉（popliteal artery） 234

H

海绵窦（cavernous sinus） 327
含气骨（pneumatic bone） 71
横断面（transverse plane） 5
横突（transverse process） 75
横突孔（transverse foramen） 76
红细胞（red blood cell，RBC） 54
红细胞沉降率（erythrocyte sedimentation rate，ESR） 55
红细胞渗透脆性（osmotic fragility of erythrocyte） 56
红细胞生成素（erythropoietin，EPO） 56
虹膜（iris） 279
喉（larynx） 152
喉肌（muscle of larynx） 154
喉腔（laryngeal cavity） 153
喉软骨（laryngeal cartilage） 153
后（posterior） 5
后交通动脉（posterior communicating artery） 328
后角（posterior horn） 308
后丘脑（metathalamus） 316
呼吸（respiration） 149
呼吸系统（respiratory system） 149
壶腹嵴（crista ampullaris） 296
滑车切迹（trochlear notch） 87
滑膜关节（synovial joint） 74
化学性消化（chemical digestion） 133
环状软骨（cricoid cartilage） 153
寰椎（atlas） 76
黄斑（macula lutea） 281
黄韧带（ligamenta flava） 78
灰质（gray matter） 306
回肠（ileum） 124
会厌软骨（epiglottic cartilage） 153
会阴（perineum） 213
喙突（coracoid process） 85

J

机械性消化（mechanical digestion） 133
肌（muscle） 97
肌层（muscularis） 113
肌腹（muscle belly） 98
肌腱（tendon） 98
肌皮神经（musculocutaneous nerve） 333
肌组织（muscle tissue） 36
基础代谢（basal metabolism） 376
基础代谢率（basal metabolism rate，BMR） 376
基础体温（basal temperature） 377
基底动脉（basilar artery） 329
基底核（basal nuclei） 319

奇静脉（azygos vein） 239
极化（polarization） 22
棘突（spinous process） 75
脊神经（spinal nerves） 304
脊神经节（spinal ganglion） 307，331
脊髓（spinal cord） 306
脊髓圆锥（conus medullaris） 306
脊髓蛛网膜（spinal arachnoid mater） 325
脊柱（vertebral column） 75
甲状旁腺激素（parathyroid hormone，PTH） 363
甲状软骨（thyroid cartilage） 153
甲状腺激素（thyroid hormone，TH） 360
间脑（diencephalon） 315
肩峰（acromion） 86
肩关节（shoulder joint） 87
肩胛冈（spine of scapula） 86
肩胛骨（scapula） 85
睑板（tarsus） 283
睑板腺（tarsal gland） 283
简化眼（reduced eye） 287
剑突（xiphoid process） 79
腱鞘（tendinous sheath） 99
交感神经（sympathetic nerve） 304，339
交感神经节（sympathetic ganglia） 339
结肠（colon） 126
结缔组织（connective tissue） 30
结膜（conjunctiva） 283
结膜囊（conjunctival sac） 284
结膜穹窿（conjunctival fornix） 284
睫状肌（ciliary muscle） 280
睫状体（ciliary body） 280
睫状突（ciliary processes） 280
解剖学姿势（anatomical position） 4
近侧（proximal） 5
近髓肾单位（juxtamedullary nephron） 182
晶状体（lens） 281
精囊（seminal vesicle） 202
精索（spermatic cord） 202
颈丛（cervical plexus） 331
颈静脉切迹（jugular notch） 79
颈内动脉（internal carotid artery） 230
颈内静脉（internal jugular vein） 237
颈神经（cervical nerves） 331
颈外动脉（external carotid artery） 230
颈外静脉（external jugular vein） 238
颈椎（cervical vertebrate） 75
颈总动脉（common carotid artery） 229
胫侧（tibial） 5
胫骨（tibia） 91

胫骨粗隆（tibial tuberosity） 91
胫后动脉（posterior tibial artery） 235
胫前动脉（anterior tibial artery） 235
胫神经（tibial nerve） 335
静脉（vein） 218
静息电位（resting potential，RP） 22
局部电位（local potential） 24
局部反应期（local response period） 256
局部兴奋（local excitation） 24
距骨（talus） 91
距小腿关节（talocrural joint） 95
距状沟（calcarine sulcus） 319
绝对不应期（absolute refractory period，ARP） 256

K

抗利尿激素（antidiuretic hormone，ADH） 272，359
抗凝血酶Ⅲ（antithrombin Ⅲ） 63
壳（putamen） 320
空肠（jejunum） 124
空间总和（spatial summation） 24
口腔（oral cavity） 115
口腔前庭（oral vestibule） 115
口腔腺（oral gland） 119
库普弗细胞（Kupffer cell） 130
髋骨（hip bone） 89
髋关节（hip joint） 94
眶（orbit） 82
眶脂体（adipose body of orbit） 285
阔筋膜张肌（tensor fasciae latae） 105

L

阑尾（vermiform appendix） 126
肋（rib） 79
肋弓（costal arch） 79
肋间内肌（intercostales interni） 102
肋间神经（intercostal nerves） 334
肋间外肌（intercostales externi） 102
肋间隙（intercostal space） 80
泪道（lacrimal passage） 284
泪点（lacrimal punctum） 285
泪骨（lacrimal bone） 81
泪囊（lacrimal sac） 285
泪器（lacrimal apparatus） 284
泪腺（lacrimal gland） 284
泪小管（lacrimal ductule） 285
犁骨（vomer） 81
利特尔区（Little area） 151
淋巴（lymph） 218
淋巴干（lymphatic trunk） 244

淋巴管（lymphatic vessel） 244
淋巴结（lymph node） 245
淋巴系统（lymphatic system） 218, 242
颅后窝（posterior cranial fossa） 82
颅前窝（anterior cranial fossa） 82
颅中窝（middle cranial fossa） 82
滤过膜（filtration membrane） 187
卵巢（ovary） 207
卵巢动脉（ovarian artery） 231
轮匝肌（orbicular muscle） 98
螺旋器（spiral organ） 296

M

马尾（cauda equina） 307
麦克伯尼点（McBurney point） 126
脉管系统（vascular system） 218
脉络膜（choroid） 280
盲肠（caecum） 126
毛细淋巴管（lymphatic capillary） 243
毛细血管（capillary） 218
每搏输出量（stroke volume） 250
泌尿系统（urinary system） 180
面肌（facial muscle） 99
面静脉（facial vein） 237
明适应（light adaptation） 290
膜半规管（membranous semicircular duct） 296
膜迷路（membranous labyrinth） 295

N

男性尿道（male urethra） 205
脑干（brain stem） 310
脑脊液（cerebrospinal fluid） 329
脑桥（pons） 311
脑神经（cranial nerves） 304
脑蛛网膜（cerebral arachnoid mater） 327
内（interior） 5
内侧（medial） 5
内侧膝状体（medial geniculate body） 316
内侧楔骨（medial cuneiform bone） 91
内耳（internal ear） 293
内踝（medial malleolus） 91
内环境（internal environment） 7
内环境稳态（internal environment homeostasis） 7
内囊（internal capsule） 321
内上髁（medial epicondyle） 86
内脏感觉神经（visceral sensory nerve） 342
内脏神经（visceral nerve） 304, 338
内脏运动神经（visceral motor nerve） 304, 339
能量代谢（energy metabolism） 373

黏膜（mucosa） 113
黏膜下层（submucosa） 113
尿道球腺（bulbourethral gland） 203
颞骨（temporal bone） 81
颞横回（transverse temporal gyri） 319
凝血因子（blood coagulation factor） 61

P

排卵（ovulation） 207
膀胱三角（trigone of bladder） 195
膀胱上动脉（superior vesical artery） 234
膀胱下动脉（inferior vesical artery） 234
皮质（cortex） 306
皮质肾单位（cortical nephron） 182
脾（spleen） 245
胼胝体（corpus callosum） 319, 320
贫血（anemia） 54
平滑肌（smooth muscle） 38

Q

期前收缩（premature systole） 257
脐动脉（umbilical artery） 233
气传导（air conduction） 297
气管（trachea） 154
器官（organ） 3
髂骨（ilium） 89
髂后上棘（posterior superior iliac spine） 89
髂嵴（iliac crest） 89
髂内动脉（internal iliac artery） 233
髂内静脉（internal iliac vein） 240
髂前上棘（anterior superior iliac spine） 89
髂外动脉（external iliac artery） 234
髂外静脉（external iliac vein） 241
髂腰肌（iliopsoas） 105
髂总动脉（common iliac artery） 233
髂总静脉（common iliac vein） 240
前（anterior） 5
前角（anterior horn） 308
前锯肌（serratus anterior） 102
前列腺（prostate） 203
前庭（vestibule） 294
前庭窗（fenestra vestibuli） 292
前庭器（vestibular apparatus） 290
前庭蜗器（vestibulocochlear organ） 290
前纵韧带（anterior longitudinal ligament） 78
浅（superficial） 5
浅筋膜（superficial fascia） 98
球囊（saccule） 295
球囊斑（macula sacculi） 295

球旁器（juxtaglomerular apparatus） 182
躯体神经（somatic nerve） 304
去极化（depolarization） 22
去甲肾上腺素（norepinephrine） 271
颧骨（zygomatic bone） 81

R

桡侧（radial） 5
桡尺近侧关节（proximal radioulnar joint） 88
桡动脉（radial artery） 230
桡骨（radius） 86
桡神经（radial nerve） 333
桡神经沟（sulcus for radial nerve） 86
桡腕关节（radiocarpal joint） 88
人中（philtrum） 116
人字缝（lambdoid suture） 82
韧带（ligament） 74
乳房（mamma） 212
乳糜池（cisterna chyli） 245
乳突窦（mastoid antrum） 293
乳突小房（mastoid cell） 293
入胞作用（endocytosis） 20
软骨（cartilage） 34
软骨组织（cartilage tissue） 34
软脊膜（spinal pia mater） 325
软脑膜（cerebral pia mater） 327

S

腮腺（parotid gland） 119
三尖瓣（tricuspid valve） 222
三角骨（triquetral bone） 87
筛骨（ethmoid bone） 81
上（superior） 5
上颌骨（maxilla） 81
上皮组织（epithelial tissue） 25
上腔静脉（superior vena cava） 237
上丘（superior colliculus） 311
上丘脑（epithalamus） 317
上运动神经元（upper motor neurons） 347
杓状软骨（arytenoid cartilage） 153
舌骨（hyoid bone） 81
舌下腺（sublingual gland） 119
射精管（ejaculatory duct） 202
射血分数（ejection fraction） 250
深（profundal） 5
深筋膜（deep fascia） 98
神经（nerve） 44，306
神经胶质细胞（neuroglial cell） 39
神经节（ganglion） 306
神经末梢（nerve ending） 44
神经调节（neural regulation） 7
神经系统（nervous system） 304
神经细胞（nerve cell） 39
神经纤维（nerve fiber） 43，306
神经组织（nerve tissue） 39
肾（kidney） 181
肾动脉（renal artery） 231
肾门（renal hilum） 181
肾上腺（suprarenal gland） 364
肾上腺素（epinephrine） 271
肾上腺中动脉（middle suprarenal artery） 231
肾盂（renal pelvis） 181
升主动脉（ascending aorta） 228
生殖系统（reproductive system） 199
十二指肠（duodenum） 124
时间总和（temporal summation） 24
食物的特殊动力作用（specific dynamic action of food） 375
矢状缝（sagittal suture） 82
矢状面（sagittal plane） 5
矢状轴（sagittal axis） 5
视敏度（visual acuity） 290
视器（visual organ） 278
视前区-下丘脑前部（preoptic-anterior hypothalamus area，PO/AH） 381
视上核（supraoptic nucleus） 317
视神经盘（optic disc） 280
视神经乳头（papilla optic nerve） 280
视网膜（retina） 280
视网膜中央动脉（central artery of retina） 286
视野（visual field） 290
适宜刺激（adequate stimulus） 277
室间隔（interventricular septum） 224
室旁核（paraventricular nucleus） 317
手舟骨（scaphoid bone） 87
瘦素（leptin） 369
枢椎（axis） 76
疏松结缔组织（loose connective tissue） 30
输精管（ductus deferens） 202
输卵管（uterine tube） 209
竖脊肌（erector spinae） 101
水平面（horizontal plane） 5
松果体（pineal body） 367
松果腺（pineal gland） 367
髓核（nucleus pulposus） 77
髓质（medulla） 306
缩宫素（oxytocin，OT） 358
锁骨（clavicle） 85

锁骨下动脉（subclavian artery）230
锁骨下静脉（subclavian vein）238

T

体表温度（shell temperature）377
体核温度（core temperature）377
体液调节（humoral regulation）8
调定点（set-point）381
听器（auditory apparatus）290
瞳孔（pupil）279
瞳孔开大肌（dilator pupillae）279
瞳孔括约肌（sphincter pupillae）279
头臂干（brachiocephalic trunk）229
头臂静脉（brachiocephalic vein）237
头静脉（cephalic vein）239
头状骨（capitate bone）87
骰骨（cuboid bone）92
突触（synapse）41
臀大肌（gluteus maximus）106
臀上动脉（superior gluteal artery）233
臀下动脉（inferior gluteal artery）233
椭圆囊（utricle）295
椭圆囊斑（macula utriculi）295

W

外（exterior）5
外鼻（external nose）151
外侧（lateral）5
外侧沟（lateral sulcus）317
外侧膝状体（lateral geniculate body）316
外侧楔骨（lateral cuneiform bone）92
外耳（external ear）291
外耳道（external acoustic meatus）291
外踝（lateral malleolus）91
外科颈（surgical neck）86
外膜（adventitia）113
外上髁（lateral epicondyle）86
外周静脉压（peripheral venous pressure）263
豌豆骨（pisiform bone）87
腕骨（carpal bone）87
腕关节（wrist joint）88
网状结构（reticular formation）306
微循环（microcirculation）264
尾骨（coccyx）77
尾神经（coccygeal nerve）331
尾状核（caudate nucleus）319
胃（stomach）121
胃底腺（fundic gland）123
胃排空（gastric emptying）134

纹状体（corpus striatum）320
蜗窗（fenestra cochleae）292
蜗管（cochlear duct）296

X

吸收（absorption）133
膝关节（knee joint）95
系统（system）3
细胞（cell）3
下（inferior）5
下鼻甲（inferior nasal concha）81
下颌骨（mandible）81
下颌后静脉（retromandibular vein）238
下颌下腺（submandibular gland）119
下腔静脉（inferior vena cava）241
下丘（inferior colliculus）312
下丘脑（hypothalamus）317
下运动神经元（lower motor neurons）347
纤维蛋白溶解（fibrinolysis）64
纤维环（annulus fibrosus）77
纤维束（tract）306
腺（gland）28
相对不应期（relative refractory period，RRP）257
消化（digestion）133
消化管（alimentary canal）112
消化系统（alimentary system）112
消化腺（alimentary gland）112
小肠（small intestine）124
小多角骨（trapezoid bone）87
小结节（lesser tubercle）86
小脑（cerebellum）314
小脑半球（cerebellar hemisphere）314
小脑核（cerebellar nuclei）315
小脑幕（tentorium of cerebellum）326
小脑皮质（cerebellar cortex）315
小脑延髓池（cerebellomedullary cistern）327
小脑蚓（vermis）314
小隐静脉（small saphenous vein）239
小转子（lesser trochanter）89
楔束结节（cuneate tubercle）311
斜方肌（trapezius）101
心（heart）218
心包（pericardium）225
心传导系（conduction system of heart）224
心底（cardiac base）221
心电图（electrocardiogram，ECG）255
心动周期（cardiac cycle）247
心房钠尿肽（atrial natriuretic peptide，ANP）272
心肌（cardiac muscle）38

心尖（cardiac apex） 221
心力储备（cardiac reserve） 250
心率（heart rate，HR） 247
心输出量（cardiac output） 250
心血管系统（cardiovascular system） 218
心音（heart sound） 252
心指数（cardiac index） 250
新陈代谢（metabolism） 6
兴奋性（excitability） 6
行为性体温调节（behavioral thermoregulation） 380
胸大肌（pectoralis major） 101
胸导管（thoracic duct） 245
胸骨（sternum） 79
胸骨柄（manubrium sterni） 79
胸骨角（sternal angle） 79
胸廓（thoracic cage） 79
胸膜（pleura） 160
胸膜腔（pleural cavity） 160
胸神经（thoracic nerves） 331
胸锁乳突肌（sternocleidomastoid） 100
胸腺（thymus） 246
胸小肌（pectoralis minor） 101
胸主动脉（thoracic aorta） 230
胸椎（thoracic vertebra） 76
雄激素（androgen） 202
血管升压素（vasopressin，VP） 272，358
血红蛋白（hemoglobin，Hb） 54
血浆（blood plasma） 50
血浆胶体渗透压（colloid osmotic pressure） 52
血浆晶体渗透压（crystal osmotic pressure） 52
血量（blood volume） 51
血清（serum） 61
血细胞（blood cell） 50
血细胞比容（hematocrit） 50
血小板（platelet） 60
血型（blood group） 65
血压（blood pressure） 260
血液凝固（blood coagulation） 61

Y

牙（teeth） 117
牙髓（dental pulp） 117
咽鼓管（auditory tube） 293
咽峡（isthmus of fauces） 116
延髓（medulla oblongata） 311
眼动脉（ophthalmic artery） 286
眼副器（accessory organs of eye） 282
眼睑（eyelids） 282
眼球（eyeball） 278

眼球外肌（ocular muscles） 285
腰丛（lumbar plexus） 334
腰神经（lumbar nerves） 331
腰椎（lumbar vertebra） 76
腋动脉（axillary artery） 230
腋静脉（axillary vein） 238
腋神经（axillary nerve） 333
胰（pancreas） 132
胰岛素（insulin） 368
易化扩散（facilitated diffusion） 18
翼点（pterion） 82
阴部内动脉（internal pudendal artery） 234
阴部神经（pudendal nerve） 335
阴道（vagina） 211
阴茎（penis） 204
阴囊（scrotum） 204
应激（stress） 365
鹰嘴（olecranon） 87
硬脊膜（spinal dura mater） 325
硬膜外隙（extradural space） 325
硬脑膜（cerebral dura mater） 325
硬脑膜窦（sinus of dura mater） 326
有效不应期（effective refractory period，ERP） 256
右肺动脉（right pulmonary artery） 228
右冠状动脉（right coronary artery） 225
右淋巴导管（right lymphatic duct） 245
右心耳（right auricle） 222
右心房（right atrium） 222
右心室（right ventricle） 222
阈电位（threshold potential） 24
阈强度（threshold intensity） 6
阈值（threshold） 6
远侧（distal） 5
月骨（lunate bone） 87
月经（menstruation） 213
月经周期（menstrual cycle） 213
孕激素（progestogen） 208
孕酮（progesterone） 208
运动神经（motor nerve） 304
运动通路（motor pathway） 343

Z

脏胸膜（visceral pleura） 160
掌骨（metacarpal bone） 87
掌浅弓（superficial palmar arch） 230
掌深弓（deep palmar arch） 230
枕骨（occipital bone） 81
枕叶（occipital lobe） 318
真皮（dermis） 299

砧骨（incus） 293
正反馈（positive feedback） 9
正中神经（median nerve） 333
正中矢状面（median sagittal plane） 5
支气管（bronchi） 156
支气管肺段（bronchopulmonary segment） 157
支气管树（bronchial tree） 157
直肠（rectum） 127
直肠下动脉（inferior rectal artery） 234
植物神经（vegetative nerve） 305
跖骨（metatarsal bone） 92
指骨（phalanx） 87
趾骨（phalange of toe） 92
中耳（middle ear） 292
中间楔骨（intermediate cuneiform bone） 91
中脑（midbrain） 311
中枢神经系统（central nervous system，CNS） 304
中心腱（central tendon） 102
中心静脉压（central venous pressure，CVP） 263
中央凹（fovea centralis） 281
中央沟（central sulcus） 317
中央管（central canal） 308
中央后回（postcentral gyrus） 319
中央前回（precentral gyrus） 319
终丝（filum terminale） 307
周围神经系统（peripheral nervous system，PNS） 304
肘关节（elbow joint） 88
肘正中静脉（median cubital vein） 239
蛛网膜粒（arachnoid granulations） 327
蛛网膜下隙（subarachnoid space） 325
主动脉（aorta） 228

主动脉瓣（aortic valve） 223
主动脉弓（aortic arch） 229
主动转运（active transport） 19
椎弓（vertebral arch） 75
椎骨（vertebrae） 75
椎间孔（intervertebral foramen） 75
椎间盘（intervertebral disc） 77
椎孔（vertebral foramen） 75
椎旁神经节（paravertebral ganglion） 339
椎前神经节（prevertebral ganglion） 339
椎体（vertebral body） 75
锥体（pyramid） 311
锥体交叉（decussation of pyramid） 311
锥体外系（extrapyramidal system） 349
锥体系（pyramidal system） 347
子宫（uterus） 209
子宫动脉（uterine artery） 234
自身调节（autoregulation） 8
自主神经（autonomic nerve） 305
自主性体温调节（automatic thermoregulation） 380
纵隔（mediastinum） 161
足舟骨（navicular bone） 91
组织（tissue） 3
左肺动脉（left pulmonary artery） 228
左冠状动脉（left coronary artery） 225
左心耳（left auricle） 223
左心房（left atrium） 223
左心室（left ventricle） 223
坐骨（ischium） 89
坐骨棘（ischial spine） 89
坐骨结节（ischial tuberosity） 89
坐骨神经（sciatic nerve） 335